百病偏验方一本通

詹锐文◎主编

SPM 南方出版传媒
广东科技出版社｜全国优秀出版社
·广州·

图书在版编目（CIP）数据

百病验方偏方一本通 / 詹锐文主编. —广州：广东科技出版社，2022.3
ISBN 978-7-5359-7684-0

Ⅰ. ①百… Ⅱ. ①詹… Ⅲ. ①验方—汇编②土方—汇编 Ⅳ. ①R289.2

中国版本图书馆CIP数据核字（2021）第131439号

百病验方偏方一本通
Baibing Yanfang Pianfang Yibentong

出 版 人：严奉强
责任编辑：邹 荣 邓 彦
装帧设计：友间文化
责任校对：高锡全 李云柯
责任印制：彭海波
出版发行：广东科技出版社
（广州市环市东路水荫路11号 邮政编码：510075）
销售热线：020-37607413
http://www.gdstp.com.cn
E-mail：gdkjbw@nfcb.com.cn
经 销：广东新华发行集团股份有限公司
印 刷：东莞市翔盈印务有限公司
（东莞市东城街道莞龙路柏洲边路段129号 邮政编码523113）
规 格：787mm×1 092mm 1/16 印张31 字数620千
版 次：2022年3月第1版
2022年3月第1次印刷
定 价：168.00元

百病验方偏方一本通

编委会

主　编

詹锐文

副主编

王耿介　龙康辉　黄文锋　罗黎明　胡华娟

编　委

龙炳新　詹昊冰　吴桂林　滕惠兰　林红坤

梁玉清　张晓晖　阮福生　杨婉莹

前 言

祖国医学博大精深，千百年来，很多民间流传的偏方、秘方、验方、奇方、良方在防病、治病、康复、养生等方面有着良好的功效，是中华医药宝库的瑰宝，自神农氏尝百草开始，历经数千年的锤炼而不衰。譬如：一块姜、一根葱、一滴醋、一滴酒都可以治病，刚摘下的绿叶、果实就能止血、止痛、止呕、止泻，一杯白开水都能制止打嗝……简便易行，疗效显著，直至现时，许多妙用仍令人拍手称奇。编者本着“勤求古训，博取良方，善于总结，撷取精华，重在实效，服务大众，花小钱治好病”的原则，精心摘选一批实用验方，并从现代医学论文和书籍等研究成果中挑选出一批功效实用、取材简便、操作简单的疗法，结合作者几十年丰富的临床经验，编著成书。

本书整理了许多操作简单、安全温和的方药和治法，呈现了集防、治、养、体、膳于一体的治疗思路，值得收藏。本书因繁就简，语言通俗易懂，深入浅出。它传递历代名医的经验，传递前人的良方妙法，传递临床前沿的成功经验，搜罗古今，细分类别，按类列方列法，查找简便。

服务每一位追求健康养生的人士，是我们编撰此书的意旨所在，但我们的见识和经验毕竟有限，难免会有不足之处，敬请各位读者见谅，并予以批评指正。

编者的话

1. 本书选方特点

一是取材方便，药源丰富，其中很多都是取自老百姓日常所吃的五谷杂粮、瓜果蔬菜和禽肉蛋。二是配制简便，大都采用煎、煮、研末等方法制取，有的甚至仅仅是用日常食物煲粥或制成药酒饮用，操作简便。三是疗效显著。四是经济实用，价格低廉。五是一方多用，有的方可治疗多种疾病。

2. 用方讲究辨证论治

用方用法因人、因时、因地制宜，有的放矢，辨证施治。

3. 中西医结合疗法

西医审证查真，通过相关检查，得出结论，确立方案，选择手段，诊断疾病较准确，西药治标较快较好；中医论证较优，中药治本效果较好。中西医各有所长，两长归一，是当今治病的较佳选择。

4. 治疗手法从简单开始，逐步升级

疾病的发生发展，由轻到重，由重至危，治法也由单一到综合。例如：风寒感冒，开始用生姜、葱、蒜、醋治疗，用药油擦穴位，自身按摩；无效则升级治疗，用风寒感冒中药方或验方，买些风寒感冒中成药；仍未效则加西药治疗。

5. 采取综合疗法效果更佳

对疾病继续加重或对慢性病、多种病，单一疗法难以见效，为了收到最佳效果，必须采取综合疗法。例如用饮食疗法、按摩、针灸、外治法、单方对药治疗，疗效仍不佳则辨证用药，选用中成药或验方、西药治疗。综合疗法是治疗的组合，可起到1+1等于2或大于2的效果。综合疗法，不仅比单一疗法疗效显著，而且能缩短治疗时间。仍无效则需要到医院进行专业诊治。

6. 简略说明

（1）常规煎服法：所煎中药加清水浸过药面，浸泡15分钟后煎药2次，2次药液混合后，分2次早、晚温服，每日1剂。常规煎服法后分3次服者，则混合的药液分3

次服。

（2）保留灌肠法：灌肠前排净大便，然后将肛管涂抹甘油，采取左侧卧位插入肛门，使其到达乙状结肠，肛门外留5厘米。用注射器将药剂抽搅均匀后注入乙状结肠内，迅速拔出肛管，抬高臀部片刻，使药液均匀地与肠壁接触，随后躺1小时。

（3）每节内容分以下几项介绍：①饮食疗法；②单方对药，筛选1味药或2味药治疗；③按摩、针灸；④外治法；⑤中成药，按药物说明选择使用；⑥辨证治疗，发挥中医治病优势；⑦验方精选，是综合作者多年的临床经验及全国名医验方、民间的经验方；⑧西医治疗，扼要介绍现代医学的治疗方法；⑨生活常识与注意事项；⑩预防，防重于治。有些病种有缺项或者是前文已有相关介绍的，编写时也按顺序，对相关缺项进行了省略处理。

（4）病名为临床常用的中、西医病名，多数是单独病名，有的是中西医合并，有的是多种病与症合并在一起讨论。

7. 名词解释

（1）调饮食：鼓励患者养成良好的饮食习惯，少食多餐，细嚼慢咽，给予高热量、高蛋白、高维生素、易消化的饮食。避免摄入过冷、过热、粗糙、辛辣的刺激性食物和饮料，戒除烟酒。合理选择易于消化的食物，指导改进烹调技巧，粗粮细做，软硬适中，色、香、味俱全，以增进患者食欲。提供良好的进餐环境，避免环境中的不良刺激，如不良气味等，以利于患者进餐。

（2）惜精神：爱惜精神，珍惜精神。保持乐观稳定的情绪，戒除一切情绪心态不好的坏习惯。精神调节失常，可发生疾病，也可由小病至大病，由轻症至重症。因此，调节好精神状态，保持开心快乐、无忧无虑的心理状态，才能做到诸邪不受，百毒不侵，百病不犯。

（3）七情养生：中医的七情即喜、怒、思、悲、忧、恐、惊，七情太过或不及时就会发生疾病。因此，一定要遵循七情养生，调整心态，应对情绪变化，防止疾病的发生及加重。

（4）慢性病心态：慢性病，就是说疾病有一个慢性过程，不可能在短期内治愈，有些病能治愈五六成、七八成就已经相当不错了。必须有心理准备，树立与疾病做长期斗争的决心。

（5）防病：防病实则是中医的治“未病”。有病则治，无病则防，防病重于治病。这里包括防各种诱因诱发本病、防本病传变加重。

（6）顺四时，适寒温：一定要顺应春、夏、秋、冬四季以及风、寒、暑、湿、燥、火六气的变化，随时调整生活作息，不能逆境、逆时、逆气而行。

（7）加强运动：生命在于运动，健康在于运动。运动要适时、适量、适度，持之以恒。通过运动增强体质，提高机体抗病力和免疫力。

（8）敷药：敷药也称药物外敷疗法，是将药物制成散剂、糊剂、膏剂、饼剂、丸剂、汤剂等贴敷于患部或穴位，从而达到治疗疾病的一种方法。

目 录

Contents

中医部分

第二章 心血管系统疾病

第三章 消化系统疾病

第四章 血液系统疾病

第五章　呼吸系统疾病

第六章　泌尿系统疾病

第七章　内分泌系统疾病

第八章　骨伤科常见病

第九章　外科、肛肠科疾病

中医部分

百病验方偏方一本通

ZHONGYI BUFEN

第一章 肺系疾病

第一节 感冒

感冒又称伤风、冒风、冒寒，是风邪侵袭人体所引起的以头痛、鼻塞、流涕、喷嚏、恶寒、发热等为主要临床表现的常见疾病。现代医学中的普通感冒、流行性感冒、上呼吸道感染、扁桃体炎等可参考本节内容。

一 饮食疗法

方1

【组　成】大蒜、生姜各15克，红糖10克。

【功　效】发汗解表，温中止呕，温肺止咳。

【适应证】用于感冒恶寒无汗者。

【用　法】将大蒜去皮，洗净，切片；生姜洗净，切片；大蒜片、生姜片放入锅中，加水1碗，煎至半碗，饮时加红糖。

【来　源】《特效偏方》

方2

【组　成】姜片适量，大枣15枚，红糖3勺。

【功　效】发散风寒。

【适应证】主治风寒感冒。

【用　法】将姜片、大枣与3勺红糖一起煮汤。每日2次，服用后盖被发汗效果更佳。

【来　源】《特效偏方》

二 单方对药

方1

【组　成】蒲公英20克。

【功　效】清热解毒。

【适应证】病毒性感冒、流行性感冒。

【用　法】加水煎。代茶饮，1日1剂，连用3~5天。

【来　源】《民间偏方奇效》

方2

【组　成】香菜（芫荽）30克，黄豆20克。

【功　效】清热解表。

【适应证】用于流行性感冒的初期使用。

【用　法】将黄豆洗净，加水300毫升煮至豆瓣开裂时，再将洗净切碎的香菜放入，水开停火。去渣取汁，趁热服下，盖被取汗。

【来　源】《特效偏方》

三 按摩、针灸

1. 反射区按摩：可以对症选择相应反射区进行按摩。如足部反射区（肾、输尿管、膀胱、输尿管、腹腔神经丛）；手部反射区（大脑、前额、鼻、三叉神经、头颈淋巴结、支气管、肺、胸部淋巴结、咽喉、气管）；脊柱反射区（颈椎、胸椎、腰椎、骶骨、尾骨）；等等。

2. 穴位按摩：点按列缺、解溪、太冲、印堂、太阳、迎香、足三里、丰隆、合谷、风池、外关、天突、膻中、风门、肺俞等穴位。

3. 背部按摩，从大椎推到长强，再从长强推到命门。

4. 患者俯卧，按摩者沿督脉和膀胱经从上背部向腰部拍打。

5. 针灸：对症选用风池、肺俞、身柱、外关为主穴，用轻刺激法。

四 外治法

方1

【组　成】胡椒15克，丁香9克，葱白适量。

【适应证】风寒型感冒。

【用　法】前2味研末，入葱白捣如膏状，取适量敷于大椎穴，胶布固定；另取药膏涂于双劳宫穴；合掌放于两大腿内侧，夹定，屈膝侧卧，盖被取汗，早晚各1次，每次45~60分钟，连用2~3日或病愈止。

【来　源】《药到病除小绝招》

方2

【组　成】葱白15克，生麻黄、生石膏各适量。

【适应证】风热感冒。

【用　法】将生麻黄、生石膏共研成细末，与葱白一同捣烂如泥，敷于患者脐部，固定，每日换药1次。

【来　源】《药到病除小绝招》

五 中成药

可对症选用荆防败毒颗粒、感冒疏风颗粒、柴胡饮冲剂、风寒表实感冒冲剂、风寒表虚感冒冲剂、银翘解毒丸、风热感冒冲剂、蓝芩口服液、柴黄颗粒、防风通圣丸、藿香正气丸、暑湿感冒颗粒、参苏丸、玉屏风颗粒等。

六 辨证治疗

1. 风寒：治宜辛温解表；方选荆防败毒散加减。

2. 风热：治宜辛凉解表；方选银翘散加减。

3. 暑湿：治宜清暑祛湿解表；方选新加香薷饮加减。

4. 气虚感冒：治宜益气解表；方选

参苏饮加减。

5. 阴虚感冒：治宜滋阴解表；方选加减葳蕤汤加减。

6. 阳虚感冒：治宜助阳解表；方选参附再造丸加减。

7. 血虚感冒：治宜养血解表；方选葱白七味汤加减。

七 验方精选

方1

【组　成】葛根、柴胡、黄芩、金银花各15克，辛夷花、玄参、秦艽、桑枝、连翘各10克，白芷、薄荷、荆芥、防风、甘草各5克。

【功　效】疏风散寒，清热解毒。

【适应证】感冒风寒化热证。症见恶寒发热、头身疼痛、流清涕、鼻塞、口干苦、咽喉干痛，恶心欲吐，小便黄等。

【用　法】常规煎服法。

【来　源】《经验方》

方2

【组　成】苦竹叶、白茅根各30克，桑叶、菊花各5克，薄荷3克。

【功　效】疏散风热，辛凉解表。

【适应证】风热感冒。

【用　法】所有材料洗净，同放入茶壶内，用沸水泡10分钟即可。代茶随时饮用。

【来　源】《特效偏方》

八 生活常识与注意事项

1. 饮食以清淡易消化为宜，不吃油腻、煎炸食物，喝点小米粥。保持口腔、鼻咽清洁，防止继发细菌感染，并发他病。

2. 感冒流行期间，可在居室内熏些醋。可适当食用一些辛辣食物，如辣椒、生大蒜等（热盛者不宜）。

九 预防

加强体育锻炼，增强体质，预防感冒。感冒流行期间，不宜到公共场所。要勤戴口罩、勤洗手。居所宜通风透气，空气要新鲜，居室内可熏些醋，有预防作用。宜饮食清淡有营养食品。

第二节　咳嗽

咳嗽是指肺气上逆作声，咳吐痰液而言，为上呼吸道、肺部、胸膜疾病的主要症状。现代医学的急、慢性支气管炎和支气管扩张等常以咳嗽为主要症状，与中医学咳嗽相合。

一 饮食疗法

方1

【组　成】生萝卜汁、藕汁、生薄荷汁、雪梨汁各200毫升。

【适应证】咳嗽。

【用　法】加入砂糖少许搅和均匀，以慢火熬成膏。每次服用1匙，服用时候不限。

【来　源】《偏方大全》

方2

【组　成】百合、蜂蜜各250克，雪梨4个。

【适应证】咳嗽肺阴亏耗型。症见干咳、痰中夹血、声音嘶哑、口干。

【用　法】百合用水浸泡1夜，次日连水以小火煮至极烂；梨榨汁，同蜂蜜一起放锅中，与百合共熬成浓液，以瓦罐盛。早晚各用1汤匙，以开水冲开，温饮。

【来　源】《民间偏方奇效方》

二 单方对药

方1

【组　成】无花果30克，冰糖适量。

【适应证】肺热咳嗽、声音嘶哑、痔疮出血、便秘、咽干喉痛等。

【用　法】将无花果清洗干净，加水与冰糖共同煎煮，取其汤饮用。每日服用1次，服3~5天可收显效。

【来　源】《偏方大全》

方2

【组　成】竹沥30克，粳米100克。

【适应证】肺热咳嗽，风热痰火、痰多色黄。

【用　法】先煮粳米做粥，临熟时加入竹沥，搅拌均匀。任意时间食用。

【来　源】《偏方大全》

三 按摩、针灸

1. 反射区按摩。

2. 穴位按摩：食指关节点按涌泉、行间、解溪、丰隆、孔最、中府、肺俞、膻中、尺泽、风门、大杼等穴位各30~50次。

3. 用拇指指腹顺时针按压胸骨上缘的小凹处，每下6次，共10下。

4. 两手交替摩搓胸部，由一侧肩部自上而下呈斜线搓至对侧肋下角区100次，然后两手自上而下拍打胸部100次。

5. 针灸：对症选用肺俞、太冲、阳陵泉、解溪、尺泽等穴。

四 外治法

方1

【组　成】百部30克，黄芩20克，黄酒少许。

【适应证】咳嗽风热型。症见咳痰不爽、痰黄黏稠、咽痛。

【用　法】上药研末，炒热备用。由

上向下热熨上胸和上背部，药包温度下降后就放在上背部（两肩胛骨上角之间），再用热水袋保温半小时，每日2次。

【来　源】《民间偏方奇效方》

方2

【组　成】葱白50克。

【适应证】咳嗽，痰饮积于胸膈。症见吐不出、咽不下，时时呛咳，食欲不振，胸闷不舒。

【用　法】将葱白捣烂蒸熟。取葱糊趁热贴于膻中、上脘穴半小时，积痰徐徐自下，胸膈舒适。

【来　源】《民间偏方奇效方》

五　中成药

可对症选用通宣理肺丸、杏苏止咳露、川贝枇杷糖浆、牛黄蛇胆川贝液、半贝丸、橘红痰咳冲剂、养阴清肺口服液、百合固金丸、二贝宁嗽丸、莱阳梨膏、清气化痰丸、复方鲜竹沥液、补肺丸、润肺膏、人参保肺丸等。

六　辨证治疗

（一）外感咳嗽

1．风寒袭肺证：治宜疏风散寒，宣肺止咳；方选止嗽散合三拗汤加减。

2．风热犯肺证：治宜疏风清热，宣肺止咳；方选桑菊饮加减。

3．风燥伤肺证：治宜疏风清肺，润燥止咳；方选桑杏汤加减。

（二）内伤咳嗽

1．痰湿蕴肺：治宜燥湿化痰，理气止咳；方选二陈平胃散合三子养亲汤加减。

2．痰热郁肺证：治宜清热肃肺，豁痰止咳；方选清气化痰丸加减。

3．肝火犯肺证：治宜清肺泻肝，顺气降火；方选黛蛤散合清金化痰丸加减。

4．肺阴亏耗证：治宜滋阴润肺，化痰止咳；方选沙参麦冬汤加减。

七　验方精选

方1

【组　成】款冬花、川贝母、橘红、党参、远志、前胡各6克，麻黄、马兜铃各5克，五味子、杏仁各3克。

【适应证】咳嗽痰湿犯肺型。症见久咳、咳嗽痰多，痰出则憋减咳缓。

【用　法】将上药用水煎成汁，滤渣，用红糖适量熬成糊状收膏。每日服3次，每次服6克。

【来　源】《民间偏方奇效方》

方2

【组　成】五味子、当归、青皮、桑白皮、甘草、半夏、茯苓、川贝母各6克，杏仁3克。

【适应证】咳嗽痰湿型。症见咳嗽痰多。

【用　法】以上9味药用水煎成汁，滤去渣，用冰糖适量熬成糊状收膏。每日服3次，每次服6克。禁烟、喝茶及刺激性食物。

【来　源】《民间偏方奇效方》

八　生活常识与注意事项

顺四时，适寒温；调饮食，惜精神。

九　预防

加强运动，积极防病。

第三节　喘病

喘病是以呼吸困难，甚则张口抬肩，鼻翼翕动，不能平卧为临床特征的病症。多由于外感或内伤，导致肺失宣降，肺气上逆或气无所主，肾失摄纳，以致喘病。现代医学多见于喘息性支气管炎、肺部感染、肺炎、肺气肿、心源性哮喘、肺结核、硅肺以及癔证性喘息等疾病。

一　饮食疗法

方1

【组　成】海蜇80克，萝卜60克。

【适应证】慢性支气管炎，久咳喘病。

【用　法】海蜇漂洗干净，萝卜洗净后切成细丝，两味加水三碗，煎煮至一半。每日分成2次服完，连续服用2周即愈。

【来　源】《偏方大全》

方2

【组　成】萝卜适量，红糖少许。

【功　效】清肺除痰，下气宽中。

【适应证】适用于哮喘。症见咳嗽胸闷、痰喘。

【用　法】将萝卜切碎绞汁1碗，加少许红糖煎煮即可饮用。代茶饮用。

【来　源】《传世奇效偏方》

二　单方对药

方1

【组　成】人参、核桃仁各6克。

【适应证】肺肾功能不足而致气喘、久嗽等。

【用　法】以水煎煮。饮用其汤，每日饮用2~3次。

【来　源】《偏方大全》

方2

【组　成】薏苡仁200克，百合50克。

【适应证】痰浓味臭、久咳胸痛、气促而喘。

【用　法】将两味药放入锅中，加入清水五碗，煎熬成三碗。分4次服用，1日服完。

【来　源】《偏方大全》

三　按摩、针灸

1. 反射区按摩。

2. 穴位按摩：拇指按揉太溪、涌泉、解溪、足三里、三阴交、丰隆、太冲、行间等穴位，每次1分钟。

3. 用拇指按压胸骨上缘的小凹处，每次6秒，10次。

4. 两手交替摩搓胸部，由一侧肩部自上而下呈斜线搓至对侧肋下角处100次，然后两手自上而下拍打胸部100次。

5. 针灸：对症选用云门、中府、膻中、孔最、大椎、肺俞、丰隆、合谷等穴。

四　外治法

方

【组　成】木鳖子、桃仁（炒）、杏仁各10克，白胡椒7粒。

【适应证】喘病。

【用　法】均研成粉末，用鸡蛋清调匀，敷在双脚心15小时。人静卧，将两脚平放。一般用药1剂即愈。

【来　源】民间方。

五　中成药

可对症选用寒喘丸、寒喘祖帕颗粒、小青龙合剂颗粒、清气化痰丸、五海咳喘片、蛤蚧养肺丸、补肺丸、养阴清肺口服液、蛤蚧定喘丸、苏黄止咳胶囊、补金片、止咳宝片等。

六　辨证治疗

（一）实喘

1. 风寒壅肺：治宜宣肺散寒；方选麻黄汤合华盖散加减。

2. 表寒肺热：治宜解表清里，化痰平喘；方选麻杏石甘汤加减。

3. 痰热郁肺：治宜清热化痰，宣肺平喘；方选桑白皮汤加减。

4. 痰浊阻肺：治宜祛痰降逆，宣肺平喘；方选二陈汤合三子养亲汤加减。

5. 肺气郁痹：治宜开郁降气平喘；方选四磨饮子加减。

（二）虚喘

1. 肺气虚耗：治宜补肺益气养阴；方选生脉散合补肺汤加减。

2. 肾虚不纳：治宜补肾纳气；方选金匮肾气丸合参蛤散加减。

3. 正虚喘脱：治宜扶阳固脱，镇摄肾气；方选参附汤送服黑锡丹。

七　验方精选

方1

【组　成】黄芩18克，桑白皮15克，黄连、杏仁、贝母、半夏、紫苏子各10克。

【功　效】清热化痰。

【适应证】喘咳气涌，胸部胀痛，痰多黏稠色黄。

【用　法】常规煎服法。

【来　源】《千家妙方》

方2

【组　成】丝瓜秧、冬瓜秧、南瓜秧各100克，石膏90克，大蒜50克，前胡、甘草各30克。

【功　效】止咳平喘。

【适应证】慢性支气管炎咳嗽气喘。

【用　法】将上述3种瓜秧汁榨出，取700毫升，再将大蒜、前胡、甘草、石膏用纱布包好，加入瓜秧汁，入蒸锅隔水蒸熟即可。每日2次，每次50毫升。

【来　源】《传世奇效偏方》

八　生活常识与注意事项

顺四时，适寒温；调饮食，惜精神。

九　预防

加强运动，积极防病。

第四节　哮病

哮病是一种发作性的痰鸣气喘疾患。发作时喉中有哮鸣声，呼吸气促困难，甚则喘息不能平卧。症状是发作性的喘息、气急、胸闷或咳嗽等。常因患者接触烟雾、香水、油漆、宠物、花粉等刺激性气体或变应原之后发作。现代医学多见于喘息性支气管炎、哮喘等病。

一　饮食疗法

方1

【组　成】紫苏子15克，白芥子、杏仁各10克，粳米50克。

【功　效】化痰平喘。

【适应证】痰浊哮喘。症见咳嗽痰多而黏腻、胸中闷满、恶心。

【用　法】前3味水细磨煎汤去渣，加入粳米煮作粥，调入蜂蜜任意食用。

【来　源】《民间偏方奇效方》

方2

【组　成】萝卜适量，红糖少许。

【功　效】清肺除痰，下气宽中。

【适应证】哮喘。症见咳嗽胸闷、痰喘。

【用　法】将萝卜切碎绞汁1碗，加少许红糖煎煮即可代茶饮用。

【来　源】《传世奇效偏方》

二　单方对药

方1

【组　成】椒目适量。

【功　效】除痰平喘

【适应证】哮喘性气管炎。

【用　法】将椒目研细粉，装入胶囊，每丸3克，每次服4~5丸，每日3次。

【来　源】《传世奇效偏方》

方2

【组　成】南瓜根30克，黄牛肉6克。

【适应证】哮喘。

【用　法】清水煮至熟为度，去渣澄清温服。每日1次。

【来　源】《特效偏方》

三　按摩、针灸

1. 基本反射区按摩。

2. 穴位按摩：拇指按揉太溪、涌泉、解溪、足三里、三阴交、丰隆、太冲、行间、神阙、定喘、孔最穴等，每穴30~50次。

3. 针灸：对症选用肺俞、督俞、天突、膻中、肩井、中脘、气海、列缺、足三里、三阴交等穴。每日针治一次，连续数日。

四　外治法

方1

【组　成】杏仁、桃仁、胡椒、糯米、栀子各8粒，鸡蛋1只（取蛋清）。

【功　效】下气平喘。

【适应证】对支气管哮喘有较好辅助疗效。

【用　法】将上药共研为末，加入鸡蛋清外敷双足涌泉穴，用纱布覆盖，胶布固定，至鸡蛋清干为止。每日1剂，3剂为1疗程。

【来　源】《传世奇效偏方》

方2

【组　成】麻黄、老姜、面粉各120克。

【功　效】温经散寒。

【适应证】用于寒性哮喘。

【用　法】将麻黄研成细末，老姜捣烂，与面粉共拌匀炒热包熨背部。

【来　源】《传世奇效偏方》

五　中成药

可对症选用小青龙冲剂、寒喘丸、清气化痰丸、五海咳喘片、蛤蚧养肺丸、蛤蚧定喘丸、补肺丸等。

六　辨证治疗

（一）发作期

1. 冷哮：治宜宣肺散寒，化痰平喘；方选小青龙汤或射干麻黄汤加减。

2. 热哮：治宜清热宣肺，化痰定喘；方选定喘汤加减。

3. 寒包热哮：治宜解表散寒，清化热痰；方选小青龙汤加石膏加减。

4. 风痰哮：治宜祛风涤痰，降气平喘；方选三子养亲汤加味。

5. 虚哮：治宜补肺纳肾，降气化痰；方选平喘固本汤加减。

（二）缓解期

1. 肺脾气虚：治宜健脾益气，补土生金；方选六君子汤加减。

2. 肺肾两虚：治宜补肺益肾；方选生脉地黄汤合金水六君煎加减。

七 验方精选

方1

【组　成】地龙、杏仁、冬瓜子、熟地黄、山药各15克，桑白皮、紫苏、炙麻黄、天花粉、甘草各10克。

【功　效】滋阴润燥，清肺平喘。

【适应证】哮喘病。

【用　法】常规煎服法。

【来　源】《传世奇效偏方》

方2

【组　成】杏仁、炙麻黄、陈皮、桂枝、法半夏、紫苏子各9克，炙甘草6克。

【功　效】理气降逆，化痰平喘。

【适应证】用于支气管哮喘。

【用　法】常规煎服法。

【来　源】《传世奇效偏方》

八 生活常识与注意事项

顺四时，适寒温；调饮食，惜精神。

九 预防

加强运动，积极防病。

第五节　肺痈

肺痈是热毒瘀结于肺，以致肺叶生疮，形成脓肿而出现咳嗽、胸痛发热、咳吐腥臭浊痰，甚则咳吐脓血的病症，以高热、咳吐脓痰为中心证候。肺痈属现代医学的“肺脓肿”。

一 饮食疗法

方1

【组　成】多年老鸭1只，白及30克。

【适应证】肺痈。

【用　法】老鸭洗净，去内脏；白及研为细末，纳入鸭腹内，蒸至极熟，连汤食用。

【来　源】《偏方大全》

方2

【组　成】百合、豆腐各500克，白糖200克。

【适应证】肺脓肿，健康人食之有益。

【用　法】上药加水煎服。

【来　源】民间方。

二 单方对药

方1

【组　成】金银花150克，甘草30克。

【适应证】肺脓肿。

【用　法】将上药加水500毫升，煎至250毫升，再加酒250毫升，略煎。分3次服，1昼夜服尽。重者每日2剂。

【来　源】《偏方大全》

方2

【组　成】鱼腥草250克，鸡蛋2个。

【适应证】肺痈。

【用　法】将鱼腥草加水煎煮取汤，然后打入鸡蛋煮熟食用。

【来　源】《偏方大全》

三 外治法

方

【组　成】大蒜100克，芒硝50克，大黄200克。

【适应证】肺脓肿。

【用　法】将大蒜和芒硝共捣如泥。敷药时，下垫油纱布2~4层，外敷肺俞穴及胸背部阿是穴（湿啰音区），每次2小时，胸背轮换敷，敷毕，去掉药泥，用温开水洗净蒜汁，再将大黄研细粉，醋调成糊，敷于阿是区，8小时后去掉，每日1次，用至脓痰排净为止。

【来　源】《药到病除小绝招》

四 中成药

可对症选用清气化痰丸、清瘟败毒饮（丸）、龙胆泻肝丸、双黄连口服液等。

五 辨证治疗

1. 初期：治宜疏风散热，清肺化痰；方选银翘散加减。

2. 成痈期：治宜清热解毒，化瘀消痈；方选千金苇茎汤合如金解毒散加减。

3. 溃脓期：治宜排脓解毒；方选加味桔梗汤加减。

4. 恢复期：治宜清养补肺；方选沙参清肺汤加减。

六 验方精选

方1

【组　成】鲜芦根50克，鱼腥草30克，金银花、冬瓜子、薏苡仁各20克，黄芩、贝母各15克，桔梗、桃仁、甘草各10克。

【功　效】清热解毒，祛痰化瘀。

【适应证】肺脓肿。

【用　法】常规煎服法。重者2天3剂。

【来　源】《单方偏方精选》

方2

【组　成】芦根30克，薏苡仁20克，冬瓜子9克，桃仁6克。

【适应证】肺痈，发热咳嗽，痰中带血。

【用 法】常规煎服法。

【来 源】《千家妙方》

七 生活常识与注意事项

及时对各种特殊症状（如高热、胸痛、痰症等）进行处理和护理。调饮食，忌肥腻、燥热、煎炸食物，注意休息，惜精神。

八 预防

顺四时，适寒温，加强运动。

第六节 痰饮

痰饮指体内水液不得输化，停留或渗注于体内某一部位而发生的病证，相当于西医的慢性支气管炎、支气管哮喘、渗出性胸膜炎、胃肠功能紊乱、不完全性肠梗阻、慢性心功能不全等疾病的某些阶段。

一 饮食疗法

方

【组 成】梨汁300毫升，蜂蜜、生姜汁各200毫升，薄荷末90克。

【适应证】痰壅。

【用 法】上药混合后搅拌均匀，以重汤煮沸5~8次，任意食用。

【来 源】《偏方大全》

二 单方对药

方1

【组 成】丝瓜100克，大枣100克。

【适应证】痰饮。

【用 法】将丝瓜烧存性为细末，用枣肉作为丸，如弹子大小。每次1丸，以姜汤送下。

【来 源】《偏方大全》

方2

【组 成】神曲、半夏各30克。

【适应证】脾虚痰盛不入食。

【用 法】上药混合后共研细末，以枣肉为丸，如梧桐子大小。每次服用50丸，以姜汤送下。

【来 源】《偏方大全》

三 针灸

1. 取穴：肺俞、天突、中脘、俞府、尺泽、足三里；风门、身柱、肩井、太渊、气海、丰隆。每日交换作中刺激之针治。

2. 灸法：取穴身柱、肺俞、灵台、天突、膻中、脾俞、中脘、足三里、丰隆。每日各灸小炷，如大者五或七壮。

四 中成药

可对症选用橘贝半夏颗粒、念慈庵蜜炼川贝枇杷膏、陈夏六君丸、二陈丸、补金片、胆龙止喘片、寒喘祖帕颗粒、止咳宝片、清气化痰丸等。

五 辨证治疗

（一）痰证

1. 痰浊阻肺：治宜祛痰肃肺；方选杏苏散加减。

2. 痰浊中阻：治宜和胃化痰；方选二陈汤加减。

3. 痰郁互结：治宜解郁化痰，镇心宁神；方选温胆汤加味。

4. 风痰闭阻：治宜祛风通络，豁痰开窍；方选牵正散加味。

5. 痰留胸胁：治宜化痰宽胸；方选瓜蒌薤白半夏汤加减。

6. 肺虚痰恋：治宜补肺化痰；方选补肺阿胶散合半贝丸加减。

7. 脾虚痰盛：治宜健脾化痰；方选六君子汤加减。

（二）饮病

1. 水饮壅盛：治宜攻逐水饮，利水通便；方选防己椒目葶苈大黄丸加减。

2. 脾肾阳虚：治宜温补脾肾；方选金匮肾气丸加减。

六 验方精选

方1

【组　成】石膏60克，黄芩、白术、黄连各30克，青黛15克。

【适应证】痰盛火旺。

【用　法】上药混合后共研为末，蒸饼为丸服用。

【来　源】《偏方大全》

方2

【组　成】瓜蒌、法半夏各9克，枳壳、甘草各3克。

【适应证】有痰在膈上，大满大实，气塞不能伸，药怯不得下。

【用　法】常规煎服法。

【来　源】《偏方大全》

七 生活常识与注意事项

顺四时，适寒温；调饮食，惜精神。

八 预防

加强运动，积极防病。

第二章 心、血液系疾病

第一节 心悸

心悸是指心中悸动，惊惕不安，甚则不能自主的一种证。多因体虚劳倦，七情所伤或感受外邪或药食不当。致气血阴阳亏虚，心失所养，或邪扰心神，心神不宁。可见于现代医学的心律失常等。

一 饮食疗法

【组　成】猪心1个，大枣15克。

【适应证】心悸心血虚症。

【用　法】猪心带血破开，放入大枣，置碗内加水，蒸熟食之。

【来　源】《千家妙方》

二 单方对药

方1

【组　成】琥珀3克，朱砂2克。

【适应证】心悸心虚胆怯症。

【用　法】上药共研细末，分2次服。

【来　源】《千家妙方》

方2

【组　成】白芷30克，朱砂15克。

【适应证】惊恐自汗，周身酸楚，倦怠困弱。

【用　法】上药混合后共研为细末。每次服用3克，以茯神、麦冬煎汤送下。

【来　源】《偏方大全》

三 按摩、针灸

（一）按摩

1. 足部反射区按摩。

2. 穴位按摩：用拇指按揉涌泉、太溪、三阴交、足三里、行间、太冲、悬钟、丘墟、阳陵泉等各50次。

3. 其他。

（1）横起拇指，由下至上推按心脏反射区10分钟（左足底）。

（2）双手指头叩颤中，拍三阴经，从上而下（手内侧）。

（3）把拇指倒立过来，用指尖重力掐揉大鱼际9下。

（二）针灸

取穴：风池、肩井、大杼、心俞、中脘、气海；天柱、风门、膏肓、督俞、建里、关元。每日轮换用30号针轻针一次，加强心功能。或用皮肤针刺激之。

四 外治法

方

【组 成】生天南星、川乌各等量。

【适应证】心悸。

【用 法】上药共研细末，用黄蜡熔化摊于手、足心。每日1次，晚敷晨取，10次为1疗程。

【来 源】《药到病除小绝招》

五 中成药

可对症选用柏子养心丸、补心气口服液、天王补心丸、滋心阴口服液、参归脾丸、芪参胶囊、安神温胆丸、牛黄清心丸、血府逐瘀丸、心灵丸、心可舒片、心血宁片、心达康片、心宝丸、宁心宝胶囊、血栓心脉宁片、芪参益气滴丸、养心氏片、芪冬颐心颗粒、养心定悸胶囊等。

六 辨证治疗

1. 心虚胆怯：治宜镇惊定志，养心安神；方选安神定志丸加减。

2. 心血不足：治宜补血养心，养心安神；方选归脾汤加减。

3. 阴虚火旺：治宜滋阴清火，养心安神；方选天王补心丹加减。

4. 心阳不振：治宜温补心阳；方选龙牡桂枝汤合参附汤加减。

5. 水饮凌心：治宜振奋心阳，化气行水安神；方选苓桂术甘汤加减。

6. 瘀阻心脉：治宜活血化瘀，理气通络；方选桃仁红花煎合龙牡桂枝汤。

7. 痰火扰心：治宜清热化痰，宁心安神；方选黄连温胆汤加减。

七 验方精选

方1

【组 成】党参30克，茯苓、麦芽、白术各20克，法半夏15克，丹参、麦冬各10克，陈皮、炙甘草各6克。

【适应证】心悸心血瘀阻症。

【用 法】常规煎服法。

【来 源】《千家妙方》

方2

【组 成】酸枣仁、人参各30克，辰砂15克，乳香6克。

【适应证】惊心怖胆。

【用 法】上药共同研为末，炼蜜为丸，如弹子大小。每次服用1丸，以薄荷煎汤化下。

【来 源】《偏方大全》

八 生活常识与注意事项

顺四时，适寒温；调饮食，惜精神。

九 预防

加强运动，积极防病，重视七情养生。

第二节　胸痹、真心痛

胸痹指以胸部闷痛，甚则胸痛彻背，气短喘息不得卧为主症的一种疾病。本病与西医的冠心病、心绞痛、心包炎等疾病引起的心前区疼痛，以及肺部疾病、胸膜炎、肋间神经痛等以胸痛为主的疾病相类似。

真心痛，为剧烈而持久的胸骨后疼痛，伴心悸、肢冷、喘促、汗出、面色苍白等症。可见于现代医学的心绞痛、心肌梗死范畴。

一　饮食疗法

【组　成】破鸡子1枚，苦酒60毫升。

【适应证】卒心痛。

【用　法】上药共混合搅匀，饮之，好酒效果更好。

【来　源】《偏方大全》

二　单方对药

方1

【组　成】炒荔枝核36克，木香21克。

【适应证】心痛。

【用　法】上药共研为细末。每次6克，以米汤、开水或酒调服。

【来　源】《偏方大全》

方2

【组　成】桂心、炮乌头各30克。

【适应证】卒心痛。

【用　法】捣筛为细末，蜜和为丸，如梧桐子大小。每次3丸，以白汤送下。

【来　源】《偏方大全》

三　外治法

方1

【组　成】丁香。

【适应证】冠心病心绞痛。

【用　法】取丁香6粒，研为细末，用米酒调成药饼，贴敷双足涌泉穴。每日1次。并用丁香四神散：山楂30克，川芎20克，丁香、郁金各15克，人参10克。共研为细末，装入胶囊81粒内，口服。每次3粒，每日3次。

【来　源】《当代中医外治妙方》

方2

【组　成】冠心止痛贴（含丹参、川芎各30克，木香15克，乳香、檀香、红花各10克，冰片2克。研末，过120目筛）。

【适应证】冠心病心绞痛。

【用　法】用冠心止痛贴5克，置

6厘米×4厘米胶布中心，贴敷穴位，每次12小时，每天换药1次。用特定电磁波治疗仪预热20分钟后，照射药贴处30分钟，每日1次。

【来　源】《当代中医外治妙方》

四　中成药

可对症选用芪苈强心胶囊、麝香保心丸、通心络胶囊、速效救心丸、冠心苏合香丸、心灵丸、生脉饮、益心复脉冲剂、心宝丸、建参片、三七通舒胶囊、活心丸、宽胸气雾剂、速效心痛滴丸、愈心痛胶囊、理气活血滴丸等。

五　辨证治疗

1. 心血瘀阻：治宜活血化瘀，通脉止痛；方选血府逐瘀汤加减。

2. 气滞心胸：治宜疏肝理气，活血通络；方选柴胡疏肝散合丹参饮加减。

3. 痰浊闭阻：治宜通阳泄浊，豁痰宣痹；方选瓜蒌薤白半夏汤合涤痰汤。

4. 寒凝心脉证：治宜辛温散寒，宣通心阳；方选枳实薤白桂枝汤加减。

5. 气阴两虚：治宜益气养阴，活血通脉；方选生脉散合人参养荣汤加减。

6. 气虚血瘀（真心痛）：治宜益气活血，通脉止痛；方选保元汤合血府通瘀汤加减。

7. 寒凝心脉（真心痛）：治宜温补心阳，散寒通脉；方选当归四逆汤加减。

8. 正虚阳脱（真心痛）：治宜回阳救逆，益气固脱；方选四逆加人参汤加减。

六　验方精选

方1

【组　成】蒲黄、五灵脂各30克，赤芍15克，木通6克。

【适应证】诸种心痛。

【用　法】上药共研为细末。每次取出12克，加水煎煮，临熟加入盐少许，分3次服用。

【来　源】《偏方大全》

方2

【组　成】五味子150克，桂心、川乌各30克。

【适应证】心痛。

【用　法】上药共研为粗末，加水300毫升，煎取150毫升，去渣，加入好蜜60克，再熬成膏。温酒化下一弹子大，不拘时候。

【来　源】《偏方大全》

七　生活常识与注意事项

顺四时，适寒温；调饮食，惜精神。

八　预防

加强运动，积极防病，避免剧烈运动及情绪激动。

第三节 齿衄

齿衄即牙龈出血，乃指牙缝或牙龈渗出血液而言。另有“牙宣”一症，牙缝中常有血液渗出。因此，齿衄、舌衄、齿血、牙宣等都归属此病范畴内治疗。

一 饮食疗法

方1

【组 成】豆腐渣适量。

【适应证】牙龈出血。

【用 法】呷口内，半小时另换，1日数次。

【来 源】《小偏方大功效》

方2

【组 成】萝卜不拘量。

【适应证】牙龈出血。

【用 法】含口内嚼碎，热即吐掉另嚼。

【来 源】《小偏方大功效》

二 单方对药

方1

【组 成】鲜仙鹤草根30克。

【适应证】牙龈出血。

【用 法】鲜仙鹤草根洗净，捶烂后，倒入口盅内，用第2次米泔水浸泡半小时以上。用浸泡液100毫升反复含服，每日4次。

【来 源】《小偏方大功效》

方2

【组 成】地骨皮15克，枸杞子10克。

【适应证】牙龈出血。

【用 法】加水煎服。

【来 源】《小偏方大功效》

三 外治法

方1

【组 成】荆芥穗、槐花各30克。

【适应证】牙宣出血不止，疼痛。

【用 法】上药共研成细末。干贴于牙患处。

【来 源】《偏方大全》

方2

【组 成】骨碎补、墨旱莲各31克，青盐3克。

【适应证】牙龈出血。

【用 法】将上药共研细末，贮瓶备用。用时取少许药粉涂于齿龈处，后用食指指腹轻轻摩擦患处，每日3次。

【来 源】《外敷治病10分钟》

四 中成药

可对症选用云南白药、三七片、三黄片、加味逍遥丸、越鞠丸、导赤丸、清咽润喉丸、裸花紫珠片、知柏地黄丸、归脾丸等。

五 辨证治疗

1．胃热炽盛：治宜清胃泻火，凉血止血；方选加味清胃散合泻心汤加减。

2．胃中虚火：治宜养胃阴清胃火；方选甘露饮加蒲黄。

3．阴虚火旺证：治宜滋阴降火，凉血止血；方选知柏六味地黄丸加减。

4．脾不统血：治宜健脾益气摄血；方选归脾汤加仙鹤草、炒侧柏叶。

六 验方精选

方1

【组　成】生石膏（先煎半小时）45克，白茅根30克（鲜品80）克，天花粉15克。

【适应证】齿衄。

【用　法】将上药加水煎，取汁450毫升，凉后含漱，每日4~6次。每日1剂。

【来　源】《当代妙方》

方2

【组　成】栀子、侧柏叶各15克，蜂蜜30克。

【适应证】齿衄。

【用　法】水煎服，每天1剂。

【来　源】《小偏方大功效》

七 生活常识与注意事项

顺四时，适寒温；调饮食，惜精神。

八 预防

加强运动，积极防病。

第四节　咳血（咯血）

咳血是由肺及气管上溢而咳出，表现为痰中带血或痰血相兼，或纯血鲜红，间夹泡沫，又称为咯血，亦称为嗽血。现代医学认为咳血是指气管、支气管及肺实质出血，血液经咳嗽由口腔咯出的一种症状，是喉部以下呼吸道或肺血管破裂，血液随咳嗽从口腔咯出。

一 饮食疗法

方1

【组　成】仙人掌根100克，白糖50克。

【功　效】清热止血。

【适应证】各种原因所致的咯血。

【用 法】将仙人掌根切碎，加水共煎，饭后服。

【来 源】《千家妙方》

方2

【组 成】连根蕹菜、萝卜各250克。

【适应证】肺热咯血。

【用 法】上药共同捣汁，取1杯以蜜调服。

【来 源】《千家妙方》

二 单方对药

方1

【组 成】百合适量。

【功 效】养阴清热，润肺止咳。

【适应证】肺阴虚所致肺病咯血。

【用 法】百合捣汁，加水拌匀代茶饮。

【来 源】《传世奇效偏方》

方2

【组 成】白及粉10克。

【适应证】各种原因所致的咯血。

【用 法】口服。

【来 源】《小偏方大功效》

三 针灸

取穴：尺泽、孔最、鱼际、肺俞、足三里、太溪。

每次选3~4穴，根据证之虚实，施补法或泻法。留针20~30分钟。

四 外治法

方1

【组 成】大蒜适量。

【适应证】咯血。

【用 法】大蒜捣烂，用3~5层纱布包裹，压成饼状，贴脚心。

【来 源】《小偏方大功效》

方2

【组 成】生大黄10克。

【适应证】血热咯血。

【用 法】将大黄烘干，研末，用醋调成膏，纱布包裹，敷神阙穴。固定。每2~3天换药1次，3次为1疗程。

【来 源】《药到病除小绝招》

五 中成药

可对症选用羚羊清肺丸、八宝治红丸、黛蛤散、十灰散、百合固金丸、大补阴丸、云南白药、裸花紫珠片、三七片、栀子金花丸等。

六 辨证治疗

1. 燥热伤肺：治宜清热润肺，宁络止血；方选桑杏汤加减。

2. 肝火犯肺：治宜清肝泻火，凉血止血；方选泻白散合黛蛤散加减。

3. 阴虚肺热：治宜滋阴润肺，宁络止血；方选百合固金汤加减。

七 验方精选

方1

【组　成】石膏15克，桑叶、麦冬、阿胶（烊化）各10克，杏仁、胡麻仁、枇杷叶各6克，人参3克。

【功　效】润肺泻热，镇咳止血。

【适应证】肺虚咯血。

【用　法】常规煎服法。

【来　源】《古今桑系列验方大全》

方2

【组　成】藕节30克，桑白皮、地骨皮、茜草各9克，青黛、黄芩各6克。

【功　效】宣肺清热，凉血止血。

【适应证】支气管扩张咯血。

【用　法】常规煎服法。

【来　源】《古今桑系列验方大全》

八 生活常识与注意事项

顺四时，适寒温；调饮食，惜精神。

九 预防

加强运动，积极防病。

第五节　吐血

吐血又名呕血，是指胃、食道出血，血液从口中吐出或呕出，多挟有食物残渣。多由胃炎、胃溃疡、十二指肠溃疡、胃癌、肝硬化致食道胃底静脉破裂出血、胃黏膜脱垂等疾病所致。

一 饮食疗法

方1

【组　成】大蓟汁、生地黄汁各30克。

【适应证】呕血、吐血。

【用　法】上药调和均匀，加入姜汁、生蜜少许搅匀，不拘时冷服。

【来　源】《偏方大全》

方2

【组　成】三七粉1.5克，鸡蛋1只。

【功　效】滋阴润燥，止血化瘀。

【适应证】吐血。

【用　法】将鸡蛋打入碗内，加入三七粉及适量清水，调匀后上笼蒸熟即可服。每日1~2剂。

【来　源】《偏方秘方验方》

二 单方对药

方1

【组　成】干柏枝、干藕节各30克。

【适应证】小儿吐血、衄血。

【用　法】上药混合后共研为末。3岁服用1.5克，视小儿大小加减，藕汁入蜜，以沸汤调下。

【来　源】《偏方大全》

方2

【组　成】生地黄250克，大黄末21克。

【适应证】吐血不止。

【用　法】将生地黄洗净捣烂后取汁，煎沸地黄汁3次，加入大黄末调匀。空腹温饮50毫升，每日3次。

【来　源】《偏方大全》

三　针灸

取穴：上脘、大陵、郄门、神门、鱼际。每次选3~5穴，根据证之虚实，施补法或泻法。留针20~30分钟。

四　外治法

方1

【组　成】栀子15克，白芷6克。

【适应证】胃热吐血。

【用　法】上药加水煎后，用布包药渣，趁热敷胸口。

【来　源】《药到病除小绝招》

方2

【组　成】生大黄适量。

【适应证】吐血，亦治便血。生大黄末0.5~1克内服，每日3次。

【用　法】烘干研为细末，用醋调成膏。纱布包裹，敷脐部。固定。

【来　源】《药到病除小绝招》

五　中成药

可对症选用一清颗粒、三黄丸、云南白药、三七片、附桂理中丸、胃疡安丸、大补阴丸合荷叶丸、止血胶、归脾丸、当归补血丸、再生血片、止血定痛片、失血奇效丸、八宝治红丸、断血流片等。

六　辨证治疗

1. 胃热壅盛：治宜清胃泻火，凉血化瘀止血；方选三黄泻心汤加减。

2. 肝火犯胃：治宜泻肝清胃，凉血止血；方选龙胆泻肝汤加减。

3. 气虚血溢：治宜健脾益气摄血；方选归脾汤加减。

4. 阴虚火旺：治宜滋水降火；方选六味地黄汤加阿胶、童便。

5. 脾肾阳虚：治宜温补脾肾、固阳摄血；方选黄土汤加减。

七　验方精选

方1

【组　成】藕节末、炒蒲黄、血余炭各50克。

【适应证】吐血、尿血。

【用　法】上药共研细末和匀。每

次9克，以温水送服，每日4~5次。

【来　源】《偏方大全》

方2

【组　成】白茅根30克，侧柏叶、茜草各15克，陈皮、乌梅各10克，大黄粉6克（冲服）。

【适应证】胃热者。

【用　法】常规煎服法。

【来　源】《偏方秘方验方》

八　生活常识与注意事项

顺四时，适寒温；调饮食，惜精神。

九　预防

加强运动，积极防病。

第六节　便血

便血又名"血便""下血""泻血"，指的是血液从肛门排出体外，症状表现为大便带血或全为血便，呈鲜红色、暗红色或柏油样。本病多见于西医学的消化道溃疡出血，胃肠息肉、肿瘤、肛周疾病下血，以及一些血液病、急性传染病、寄生虫病等。

一　饮食疗法

方1

【组　成】黑豆150克。

【适应证】便血症。

【用　法】上药加水煮熟，余汤一碗，饭前吃豆子喝汤。

【来　源】《偏方治大病》

方2

【组　成】香蕉皮3只，红糖适量。

【适应证】大便出血。

【用　法】取香蕉皮炖熟后加红糖服用。

【来　源】《偏方治大病》

二　单方对药

方1

【组　成】地榆30克。

【适应证】治便血久治不愈。症见便后下血。

【用　法】地榆加水煎，分3次服，每日1剂。

【来　源】《偏方治大病》

方2

【组　成】槐角炭、地榆炭各等份。

【功　效】凉血止血。

【适应证】各种便血。

【用　法】上药共研细末，备用。每次9克，以开水冲服，每日2次。

【来　源】《千家妙方》

三 针灸

1. 取穴：上髎、次髎、中膂俞、手三里、合谷、足三里、行间，行中等度刺激。

2. 取穴：脾俞、大肠俞、中髎、长强、关元、三阴交。每次选3~4穴，根据证之虚实，施补法或平补平泻法。留针20~30分钟。

四 外治法

方1

【组　成】大黄粉10克，加醋适量。

【适应证】便血。

【用　法】将大黄粉调成糊状，敷脐部，每日1~2次，2天为1疗程。

【来　源】《药到病除小绝招》

方2

【组　成】地肤子30克，明矾9克，鸦胆子9粒。

【适应证】婴儿便血。

【用　法】上药水煎100毫升，每次取50毫升保留灌肠，每天2次。

【来　源】《单方偏方精选》

五 中成药

可对症选用三黄丸合十灰散、紫地宁血散、地榆槐角丸、止红肠癖丸、归脾丸、当归补血丸、再生血片、三七片、断血流片（颗粒）、止血定痛片、槐角丸等。

六 辨证治疗

1. 肠道湿热：治宜清化湿热，凉血止血；方选地榆散合槐角丸加减。

2. 气虚不摄：治宜益气摄血；方选归脾汤加减。

3. 脾胃虚寒：治宜健脾温中，养血止血；方选黄土汤加减。

七 验方精选

方1

【组　成】白茅根、八仙草各30克，仙鹤草15克。

【适应证】便血、尿血。

【用　法】常规煎服法。

【来　源】《偏方秘方验方》

方2

【组　成】黄芪30克，仙鹤草、大蓟、小蓟、地榆炭、当归各20克，荆芥炭15克，枳壳10克。

【适应证】便血。

【用　法】常规煎服法。

【来　源】《奇效方》

八 生活常识与注意事项

顺四时，适寒温；调饮食，惜精神。

九 预防

加强运动，积极防病。

第七节　尿血

尿血，指血从小便排出，尿色因之而淡红、鲜红、红赤，甚或夹杂血块。西医学认为，正常尿液含有极少量的红细胞，经离心的尿液在显微镜下每个高倍视野下有红细胞0~2个，如果超过此数，即为血尿。主要由泌尿系统疾病引起，如肾结核、肾炎、尿路感染、尿路结石、尿路肿瘤等。

一　饮食疗法

方1

【组　成】鲜荠菜200克，鸡蛋1个。

【适应证】血尿，阴虚火旺型。症见潮热盗汗，肾结核血尿尤宜。

【用　法】把荠菜加水2碗煎至1碗，打入鸡蛋煮熟，入盐调服。每日1剂，1日2次，1个月为1个疗程。

【来　源】《民间偏方奇效方》

方2

【组　成】滑石30克，粳米100克，小蓟10克。

【适应证】血尿，心火亢盛型。症见小便热赤带血、鲜红，心烦口渴。

【用　法】滑石用布包扎，与小蓟同入砂锅煎汁，去渣，入粳米煮成粥，分2次食，每日1剂。

【来　源】《民间偏方奇效方》

二　单方对药

方1

【组　成】石榴树根、白茅根各50克。

【适应证】尿血。

【用　法】上药洗净，加水煎取400毫升，分2次服。

【来　源】《小偏方大功效》

方2

【组　成】牛膝10克，郁金6克。

【适应证】实证尿血。

【用　法】水煎服，每日1剂。

【来　源】《小偏方大功效》

三　针灸

1. 取穴：小肠俞、气海、大陵、列缺、复溜。强刺激，连针数日。

2. 取穴：命门、肾俞、关元、足三里、梁丘、三阴交。选用3~4穴，施平补平泻法或补法。留针20~30分钟。梁丘可施灸。

四　外治法

方1

【组　成】鲜墨旱莲一撮，生小蓟

汁适量。

【适应证】尿血。

【用　法】将墨旱莲捣烂如泥，掺入面粉少许共调匀，加入生小蓟汁共调成厚膏状，摊于纱布上，贴于患者脐上固定，每日1次。

【来　源】民间方。

方2

【组　成】独头蒜1~2个。

【适应证】血尿，亦治鼻血、呕血。

【用　法】将蒜去皮捣烂如泥，分成2份。1份用8层麻纸包裹，置于百会穴；1份用7层麻纸包裹，置于涌泉穴，并用热水包上加温。

【来　源】民间方。

五　中成药

可对症选用八正合剂、三金片、龙胆泻肝丸、知柏地黄丸、六味地黄丸、补中益气丸、归脾丸、云南白药、三七片、断血流片等。

六　辨证治疗

1. 膀胱湿热：治宜清热利湿，凉血止血；方选小蓟饮子加减。

2. 肝胆湿热：治宜泻肝清胆，凉血止血；方选龙胆泻肝汤加减。

3. 肾虚火旺：治宜滋阴降火，凉血止血；方选知柏地黄丸加减。

4. 肾气不固：治宜补益肾气，固摄止血；方选无比山药丸加减。

5. 心火亢盛：治宜清心泻火，凉营止血；方选导赤散加味。

七　验方精选

方1

【组　成】当归、威灵仙、分心木各10克。

【适应证】尿血不痛者。

【用　法】常规煎服法。

【来　源】《偏方秘方验方》

方2

【组　成】马鞭草30~60克，生地榆30克，大枣5枚。

【适应证】各种血尿。

【用　法】常规煎服法。

【来　源】《当代妙方》

八　生活常识与注意事项

应大量饮水或吃西瓜等，增加尿量，防止形成血块，阻塞尿道。

确定是肾脏、膀胱、尿道出血时，在腰部、下腹部、会阴部放置冰袋或敷冷毛巾有利于减缓出血。

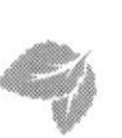

第三章 脾胃、肝胆系疾病

第一节 胃痛

胃痛是指上腹部近心窝处经常发生的以疼痛为主症的病症，又叫“心口痛”。有的为隐隐作痛，有的为剧烈疼痛，多伴有食欲减退、恶心、呕吐、大便稀薄或秘结、背部紧张或疼痛。可见于现代医学之急性胃炎、慢性胃炎、胃及十二指肠溃疡、胃痉挛、胃癌和其他消化系统疾患引起的胃脘痛。

一 饮食疗法

方1

【组　成】生姜5片，猪肚1个，胡椒10粒。

【适应证】胃痛，脾胃虚弱型。症见胃痛已久、饮食减少、渐瘦。

【用　法】将猪肚用醋水反复洗净，纳入生姜、胡椒，隔水炖至烂熟，每日早、晚就餐食。

【来　源】《民间偏方奇效方》

方2

【组　成】鲜土豆100克，蜂蜜适量。

【适应证】胃痛，胃阴虚型。症见胃痛隐隐、口燥咽干，便结。

【用　法】把土豆洗净捣烂绞汁，先大火后文火煎熬浓缩，加入蜂蜜，直到稠黏如蜜时，冷却装瓶。每次2匙，每日3次。

【来　源】《民间偏方奇效方》

二 单方对药

方1

【组　成】干菜30克。

【适应证】胃痛，胃阴虚型。

【用　法】水煎服，每日2次。

【来　源】《民间偏方奇效方》

方2

【组　成】干姜、胡椒各10克。

【适应证】胃痛，寒邪犯胃型。症见胃痛暴作，恶寒喜暖，得温痛减。

【用　法】上药晒干，共研为细末，开水冲服，1日2次服完。

【来　源】《民间偏方奇效方》

三 按摩、针灸

（一）按摩

1. 足部反射区按摩。

2. 穴位按摩：按揉上巨虚、三阴交、百会、涌泉、内关、外关、胃俞、合谷、劳宫、中脘、足三里穴，每穴30~50次。

3. 耳部穴位按摩：肝、小肠、神门、交感、十二指肠、胰胆。

4. 手部按摩：按揉手部胃、小肠、胰脏反射区。

（二）针灸

1. 穴位：大杼、劳宫、中脘、足三里、上巨虚、三阴交、内关、合谷、脾俞、胃俞、三焦俞、上巨虚。每日交换作轻刺激，持续治疗。

2. 姜片扎眼放在中脘上，温灸中脘20分钟，连灸20天。

四 外治法

方1

【组　成】香附、良姜各50克，干姜、肉桂各30克。

【适应证】胃痛，寒邪犯胃型及脾胃虚寒型。症见胃痛暴作，恶寒喜暖，得温痛减，或胃痛隐隐、绵绵不断、喜按。

【用　法】将上药用滚水浸泡，待水温后将足浸洗，每次20分钟，每日3次。

【来　源】《民间偏方奇效方》

方2

【组　成】栀子2份，延胡索、桃仁各1份。

【适应证】胃脘痛。

【用　法】将上药共研细末，以白酒调为糊状敷于疼痛处，每日1次。

【来　源】《外敷治病10分钟》

五 中成药

可对症选用十香止痛丸、复方胃痛胶囊、加味逍遥丸、气滞胃痛冲剂、柴胡舒肝丸、元胡止痛片、云南白药、理中丸、香砂养胃丸、黄芪建中丸、阴虚胃痛冲剂、参梅养胃颗粒、胃苏颗粒、胃痛宁片、胃康灵丸、胃疼宁片、复方田七胃痛片、养胃颗粒、养胃舒颗粒、荆花胃康胶丸等。

六 辨证治疗

1. 寒邪客胃证：治宜温胃散寒，行气止痛；方选香苏散合良附丸（汤）加减。

2. 饮食伤胃证：治宜消食导滞，和胃止痛；方选保和丸加减。

3. 肝气犯胃证：治宜疏肝解郁，理气止痛；方选柴胡疏肝散加减。

4. 脾胃虚寒证：治宜温中健脾，和胃止痛；方选黄芪健中汤加减。

5. 瘀血停胃证：治宜化瘀通络，

理气和胃；方选失笑散合丹参饮加减。

6. 胃阴亏耗证：治宜养阴益胃，和中止痛；方选一贯煎合芍药甘草汤加减。

七 验方精选

方1

【组　成】黄芪、白芍、桂枝、党参、茯苓、白术各15克，延胡索、干姜、当归、半夏各10克，白豆蔻（后下）、木香、陈皮、砂仁（后下）、炙甘草各5克。

【功　效】益气健脾，温中散寒。

【适应证】胃痛，脾胃虚寒型。症见胃脘隐隐作痛、绵绵不断、喜按，恶寒喜暖，得温痛减。

【用　法】常规煎服法。

【来　源】经验方

方2

【组　成】金钗石斛、炒白芍、北沙参、麦冬、丹参、生麦芽各10克，乌梅6克，炙鸡内金5克，炙甘草、玫瑰花各3克。

【功　效】滋养胃阴，疏肝柔肝。

【适应证】胃炎阴虚型。症见胃脘隐隐作痛，烦渴思饮，口燥咽干，食少、便结，舌红少苔，脉细数。

【用　法】常规煎服法。

【来　源】《首批国家级名老中医效验秘方精选》

八 生活常识与注意事项

顺四时，适寒温；调饮食，惜精神。忌酸辣、硬食物，少量多餐。

九 预防

加强运动，积极防病。饮食忌刺激性食物，不宜过饱。

第二节　腹痛

腹痛即腹部疼痛，泛指胃脘以下、耻骨毛际以上部位发生的以疼痛为主症的病证。腹痛可见于内、外、妇科的多种疾病中，少数为功能障碍所致，多数是由腹腔内脏器病变引起。

一 饮食疗法

方1

【组　成】白胡椒2克，鸡蛋1个。

【适应证】腹痛，虚寒痛。症见腹痛绵绵，时作时止，喜热恶冷，痛而喜按，劳则加重。

【用　法】鸡蛋去壳，与白胡椒加水同煮熟，吃蛋喝汤，每日2次。

【来　源】《民间偏方奇效方》

方2

【组　成】生姜、葱白各适量。

【适应证】房事后中寒腹痛。

【用　法】上药共捣烂，热酒冲服，强睡片时，出汗即愈。如痛甚，再用葱头捣烂贴脐上，用艾灸之，鼻尖有汗，痛立止。

【来　源】《民间偏方奇效方》

二　单方对药

方1

【组　成】艾绒1把，米醋适量。

【适应证】腹痛，虚寒痛。症见腹痛绵绵不休，喜得温按，按之痛减。

【用　法】把艾绒用醋炒热，热熨神阙穴，冷则用热水袋频频熨之。

【来　源】《民间偏方奇效方》

方2

【组　成】食盐1 000克（或姜渣500克）。

【适应证】腹痛，实寒痛。症见腹痛急迫，得温痛减。

【用　法】放锅内炒热，布包备用。取热布包遍熨腹部，一般由上而下，由左至右，冷后再炒热。

【来　源】《民间偏方奇效方》

三　按摩、针灸

（一）按摩

1. 头部穴位按摩：神庭、头维、百会。

2. 耳部穴位按摩：耳尖、小肠、大肠、肝、皮质下、肾、胰胆。

（二）针灸

1. 穴位针灸。

（1）气海、天枢、足三里、三阴交、行间，用强刺激针法。或用中艾炷灸三壮。

（2）脾俞、三焦俞、气海俞、大肠俞、天枢、关元、大巨。每日用念盈药艾条灸治之。

2. 耳针法：取耳部的腹、大肠、小肠、神门、脾、肝、交感穴。每次选用3～5穴，毫针强刺激，也可耳针埋藏或压贴王不留行籽。

四　外治法

方1

【组　成】葱、生姜、食盐各适量。

【适应证】感受寒邪所致的腹痛。

【用　法】将上药共炒热，布包熨痛处，冷却即换。

【来　源】《外敷治病10分钟》

方2

【组　成】吴茱萸30克。

【适应证】寒滞肝脉致少腹痛。

【用　法】将吴茱萸研成细粉，加入适量生姜汁、黄酒煎熬成膏状，敷贴于痛处。

【来　源】《药到病除小绝招》

五　中成药

可对症选用藿香正气丸、良附丸、大黄清胃丸、清宁丸、附子理中丸、十香止痛丸、保和丸、枳实导滞丸、气滞胃痛冲剂、木香顺气丸、元胡止痛片等。

六 辨证治疗

1. 寒痛：治宜温中散寒；方选良附丸合正气天香散加减。

2. 虚痛：治宜甘温补养，益气散寒；方选小建中汤加减。

3. 热痛：治宜清热攻下；方选调胃承气汤、大承气汤加减。

4. 气滞血瘀：治宜疏肝行气，活血化瘀；方选气滞用柴胡疏肝汤加减。

5. 饮食积滞：治宜消食导滞；方选保和丸、枳实导滞丸加减。

6. 蛔出内扰：治宜安蛔止痛；方选乌梅丸加减。

七 验方精选

方1

【组　成】当归、川芎、芍药各30克，炮干姜1.5克。

【适应证】血气心腹痛。

【用　法】上药共研为细末。每次6克，用暖酒调下。

【来　源】《偏方大全》

方2

【组　成】香附子30克，乌药15克，甘草3克。

【适应证】心腹刺痛。

【用　法】上药共研为细末。每次9克，入盐少许，用沸汤调服，时服不拘。

【来　源】《偏方大全》

八 生活常识与注意事项

顺四时，适寒温；调饮食，惜精神。饮食宜清，忌肥腻煎炸食物。

九 预防

加强运动，积极防病。

第三节　腹胀

腹胀，是指腹部胀大如鼓，或胸腹胀满不适，伴有气逆嗳气或腹部膨隆。多因情志郁结，气失调达，肝脾受损或饮食不节，脾胃不和所致。现代医学的胃肠道疾病、肝脏疾病等均可引起腹胀。

一 饮食疗法

方

【组　成】萝卜适量。

【适应证】腹胀。

【用　法】将萝卜切片吃或煮水

热喝。

【来　源】民间方

二　单方对药

方

【组　成】菜油200克，葱白适量。

【适应证】腹胀。

【用　法】上药共混，每次服10毫升，每日3次。

【来　源】民间方

三　按摩

1. 穴位按摩：点按合谷、建里、足三里、天枢、中脘、关元、脾俞、胃俞、大肠俞、三阴交、大巨等穴，每穴30~50次。

2. 用手提拿肩部肌肉丰厚处，18次。

3. 双手掌重叠，以脐为圆心，在中腹部、下腹部，沿顺时针方向摩动，以腹内产生热感为宜。

四　外治法

方1

【组　成】鲜生姜250克。

【适应证】感受寒凉，腹胀肠鸣。

【用　法】将生姜捣碎，挤出姜汁，炒烫后装入布袋热熨腹部。待凉后，兑入姜汁，再炒烫，复熨之，每日2~3次。

【来　源】《药到病除小绝招》

方2

【组　成】生姜60克，鸡内金、陈香橼各9克，砂仁、沉香各3克，大蒜3瓣，猪肚半个。

【适应证】腹胀。

【用　法】上药共捣碎，做成饼状贴脐眼。

【来　源】《药到病除小绝招》

五　中成药

可对症选用木香顺气丸、开胸顺气丸、逍遥散、腹可安、香砂养胃丸、四磨口服液、小儿肠胃康等。

六　中医辨证

1. 寒湿内聚：治宜温化寒湿；方选胃苓散与厚朴温中汤加减。

2. 脾胃虚寒：温补脾胃；方选厚朴生姜甘草半夏人参汤加减。

3. 湿热蕴结：治宜化湿清热；方选王氏连朴饮加减。

4. 宿食停滞：治宜消食导滞；方选保和丸加减。

5. 实热内结：治宜泻下热结；方选大承气汤加减。

七　验方精选

方1

【组　成】竹沥、生桑白皮、半夏各15克，光杏仁12克，紫苏子6克，生石膏、带节麻黄、生姜皮各3克，煨香大枣2枚。

【功　效】清热除湿，健脾消胀。

【适应证】腹胀属暑湿化热者。症见腹胀满，咳呕痰多，胸闷口渴，便溏不爽。

【用　法】常规煎服法。

【来　源】《古今桑系列验方大全》

方2

【组　成】桑白皮、枣肉、昆布各62克，人参、吴茱萸、白术、葶苈子各31克，紫苏子15克，芍药、桂心、杏仁、茯苓各10克，海藻、橘皮、白前各5克。

【功　效】下气清胀。

【适应证】积气。

【用　法】上药共研细末，炼蜜为丸，如梧桐子大。每次服10丸，每日2次，加至15丸，以利小便为度。

【来　源】《古今桑系列验方大全》

八　生活常识与注意事项

顺四时，适寒温；调饮食，惜精神。忌肥腻煎炸食物。

九　预防

加强运动，积极防病。

第四节　呃逆

呃逆是以气逆上冲，喉间呃呃连声，声短而频，令人不能自制为特征的病症。现代医学称之为膈肌痉挛。是由于膈肌间歇性痉挛所致。多因神经症、胃病、饮酒后感受风寒、进食过量等引起。另外，脑部病变，如脑溢血、脑炎等也会引起顽固性呃逆，但这往往提示病变累及延髓呼吸中枢，预后严重。

一　饮食疗法

方1

【组　成】开水（适温）。

【适应证】呃逆。

【用　法】连续地小口喝。

【来　源】《手到病自除》

方2

【组　成】生姜60克，醋、红糖适量。

【功　效】温中和胃，降逆止呃。

【适应证】呃逆。

【用　法】生姜洗净切片，以醋浸泡1夜。用时用3片，加红糖用沸水泡浸5分钟后饮服。

【来　源】《传世奇效偏方》

二 单方对药

方1

【组　成】荔枝干7个。

【功　效】理气散结。

【适应证】呃逆不止。

【用　法】荔枝连壳烧灰，研细末，用开水送服。

【来　源】《传世奇效偏方》

方2

【组　成】南瓜蒂4只。

【适应证】呃逆。

【用　法】南瓜蒂加水煎服，连服3~4次。

【来　源】《特效偏方》

三 按摩、针灸

（一）按摩

1. 基本反射区按摩。

2. 穴位按摩：点按止呃、期门、上脘、膈俞、中脘、膻中、内关、气舍、足三里、缺盆、涌泉、章门穴，每穴30~50次。

3. 在脚背的膈反射区横着推100下。

4. 左手扶头取百会穴，右手中指指端点按穴上揉压，至酸胀蚁行感。

（二）针灸

取穴：膈俞、气舍、气户、乳中、乳根。

（三）其他疗法

纸袋一个。用口对准纸袋口用力吹气，连吹数次。

四 外治法

方1

【组　成】丁香、沉香、吴茱萸各等份，姜汁、蜂蜜各15毫升。

【适应证】呃逆。

【用　法】前3味药共研为细末，加入姜汁、蜂蜜调成膏状，取适量敷于脐孔上，固定。每日1次。

【来　源】《外敷治病10分钟》

方2

【组　成】吴茱萸、苍耳子各20克，肉桂5克。

【适应证】呃逆。

【用　法】上药共研细末，用醋调成膏状，每次用10克，敷于双足涌泉穴。一般用药3天即可痊愈。

【来　源】《药到病除小绝招》

五 中成药

可对症选用丁沉透膈丸、丁蔻理中丸、清宁丸、凉膈散、宽胸舒气化滞丸、沉香舒气丸、丁蔻理中丸、理中丸、琼玉膏等。

六 辨证治疗

1. 胃中寒冷：治宜温中散寒，降逆止呃；方选丁香散加减。

2. 胃火上逆：治宜清胃泄热，降逆止呃；方选竹叶石膏汤加减。

3. 气机郁滞：治宜顺气解郁，和胃降逆；方选五磨饮子加减。

4. 脾胃阳虚：治宜温补脾胃止呃；方选理中丸（汤）加减。

5. 胃阴不足：治宜养胃生津，降逆止呃；方选养胃汤合橘皮竹茹汤加减。

七 验方精选

方1

【组　成】厚朴6克，干姜5克，荜茇3克。

【功　效】温中散寒，回阳通脉，温肺化饮。

【适应证】胃寒呃逆、脘腹冷痛、呕吐。

【用　法】常规煎服法。

【来　源】《特效偏方》

方2

【组　成】竹茹、陈皮各10克，半夏6克，生姜3片。

【功　效】理气健脾，和胃降逆。

【适应证】顽固性呃逆。

【用　法】水煎服，每日1剂。

【来　源】《特效偏方》

八 生活常识与注意事项

呃逆发生时，可以做深呼吸，或者听音乐分散注意力，这样有助于缓解症状。另注意调控情绪，郁怒、紧张、过度兴奋等都不利于本病的预防和缓解。

第五节　呕吐

呕吐是指胃失和降，气逆于上，迫使胃内容物从口中吐出的一种病证。呕吐既可单独发生，亦可伴见于其他疾病，如西医的急性胃肠炎、幽门梗阻、胆系疾病、神经性呕吐等。

一 饮食疗法

方1

【组　成】鲜姜汁1汤匙，甘蔗汁半杯。

【功　效】清热解毒，和胃止呕。

【适应证】慢性胃病引起的反胃呕吐或干呕不止。

【用　法】上药共混，加温水饮服，每日2次。

【来　源】《民间偏方奇效方》

方②

【组　成】鲜藕250克，鲜生姜50克。

【适应证】呕吐。

【用　法】将鲜藕、鲜生姜共洗净捣汁，分2~3次饮完，每日1~2次。

【来　源】《民间偏方奇效方》

二　单方对药

方①

【组　成】韭菜根适量。

【功　效】健胃止呕。

【适应证】呕吐、恶心。

【用　法】洗净，捣烂绞汁约1小酒杯，用少许开水冲服。

【来　源】《特效偏方》

方②

【组　成】生姜适量。

【适应证】反胃呕吐不止。

【用　法】将生姜捣汁。开水冲服少许即可。

【来　源】《特效偏方》

三　按摩、针灸

（一）按摩

1. 足部反射区按摩。

2. 穴位按摩：足三里、涌泉、太冲、内关、中魁。每穴位各1分钟。

3. 头部按摩：印堂、攒竹、兑端、太阳。

4. 耳部穴位按摩：神门、交感、幽门、胃、肝。

（二）针灸

1. 穴位针灸：上脘、通里、太冲、胃俞、膈俞、胆俞、天突、中脘、手三里、内关、足三里、涌泉。每日一次。用中等度之刺激。

2. 耳针法：选胃、贲门、食管、交感、神门、脾、肝。每次取3~4穴，毫针刺，中等刺激，亦可用揿针埋藏或王不留行籽压贴。

四　外治法

方①

【组　成】生姜、半夏各适量。

【适应证】胃寒呕吐。

【用　法】上药共捣烂炒热，布包熨敷于胃脘、脐中及脐下等处。

【来　源】《药到病除小绝招》

方②

【组　成】明矾、面粉、陈醋各适量。

【适应证】呕吐。

【用　法】上药共混匀调敷涌泉穴，半小时止呕。

【来　源】《药到病除小绝招》

五 中成药

可对症选用藿香正气丸、暑湿感冒冲剂、保和丸、调胃舒肝丸、舒肝调气丸、丁蔻理中丸、丁桂散、加味左金丸、左金丸、快胃片、十滴水等。

六 辨证治疗

（一）**实证**

1. 外邪犯胃：治宜疏邪解表，化浊和中；方选藿香正气散加减。

2. 食滞内停：治宜消食化滞，和胃降逆；方选保和丸加减。

3. 痰饮内阻：治宜温中化饮，和胃降逆；方选小半夏汤合苓桂术甘汤加减。

4. 肝胃不和：治宜疏肝理气，和胃降逆；方选四七汤加减。

（二）**虚证**

1. 脾胃气虚：治宜补气健脾，和胃降逆；方选香砂六君子汤加减。

2. 脾胃阳虚：治宜温中健脾，和胃降逆；方选理中汤加减。

3. 胃阴不足：治宜滋养胃阴，降逆止呕；方选麦门冬汤加减。

七 验方精选

方1

【组　成】山楂15克，谷麦芽10克、藿香6克。

【适应证】呕吐，饮食停滞型。症见呕吐酸腐，嗳气厌食，兼见神疲体倦、苔垢浊腻。

【用　法】先用水煎山楂、谷麦芽，沸后加入藿香，去渣、取汁饮。每日2次。

【来　源】《民间偏方奇效方》

方2

【组　成】半夏（汤洗数次）、胡椒各等份。

【适应证】反胃呕吐不止、不思饮食。

【用　法】将上药共研细末，姜汁为丸，如梧桐子大。每次服3~5丸，姜汤送服。

【来　源】《特效偏方》

八 生活常识与注意事项。

顺四时，适寒温；调饮食，惜精神。饮食宜清淡，忌肥腻煎炸食物。

九 预防

加强运动，积极防病。

第六节　腹泻

腹泻又称泄泻，是以排便次数增多，粪质稀溏或完谷不化，甚至大便如水样为特征的病症。可见于西医的肠炎、消化不良、肠功能紊乱、肠结核、大肠肿瘤及食物中毒等。

一　饮食疗法

方1

【组　成】无花果叶100克，红糖50克。

【功　效】清热利湿，消肿解毒。

【适应证】用于多年腹泻不愈。

【用　法】将无花果叶切细，加入红糖炒干，研成细末。开水调服，每日1次。

【来　源】《传世奇效偏方》

方2

【组　成】山药250克，莲子、芡实各125克，白砂糖适量。

【功　效】健脾益肾。

【适应证】脾虚腹泻。

【用　法】将上药共研磨成末，调均匀，每次用3匙，加少许白砂糖和水，放入电饭锅蒸熟食用，每日2次。

【来　源】《传世奇效偏方》

二　单方对药

方1

【组　成】车前子适量。

【功　效】利水通淋，渗湿止泄。

【适应证】腹泻。

【用　法】车前子研为细末，每次6克，米汤调服，每日2~3次。

【来　源】《传世奇效偏方》

方2

【组　成】新鲜石榴叶（干品15~30克）30片。

【功　效】收敛止泄，解毒杀虫。

【适应证】腹泻。

【用　法】将石榴叶用水煎煮取汁。分2次早、晚温服。

【来　源】《传世奇效偏方》

三　按摩、针灸

（一）按摩

1. 基本反射区按摩。

2. 穴位按摩：用拇指点按三阴交、阴陵泉、下巨虚、涌泉、神阙、中脘、关元、天枢、足三里、长强等。每穴各30~50次。

3. 头部穴位按摩：颧髎、太阳、翳风。

4. 耳部穴位按摩：耳尖、大肠、直肠、小肠、交感。

（二）针灸

寒泻、痛泻：三焦俞、气海俞、大肠俞、中脘、天枢、气海、水道、足三里。用药艾条每日灸治。

热泻：中脘、天枢、下巨虚、三焦俞、气海俞、建里、天枢、曲池、合谷、上巨虚、手三里、足三里。腹腔之穴浅刺轻针，余作强刺激。

（三）脐疗

取五倍子适量研末，用食醋调成膏状，用伤湿止痛膏固定于脐部，每2~3日一换。

（四）其他

在脚后跟找到痛点（止泻点），用小棍敲18下。

四 外治法

方1

【组　成】葱、食盐各500克。

【适应证】腹泻。

【用　法】先将葱切细末，放入锅内与食盐炒热，装入布袋，热熨下腹部或脐周二横指处，每天2~3次。

【来　源】《外敷治病10分钟》

方2

【组　成】车前子、肉桂各等量。

【适应证】腹泻。

【用　法】将车前子、肉桂共研细末，敷于脐部，固定。每日换1次。

【来　源】《药到病除小绝招》

五 中成药

可对症选用藿香正气丸、平胃丸、不换正气散、肠炎宁片、葛根芩连片、久痢丸、沉香化滞丸、加味保和丸、补脾益肠丸、理中丸、四神丸、暖脐膏（外贴脐腹部）、十滴水、香连丸、香砂六君丸、香砂平胃颗粒、香砂养胃丸、保和丸等。

六 辨证治疗

（一）暴泻

1. 寒湿内盛：治宜芳香化湿，解表散寒；方选藿香正气散（汤）加减。

2. 湿热伤中：治宜清热燥湿，分利止泻；方选葛根芩连汤加减。

3. 食滞胃肠：治宜消食导滞，和中止泻；方选保和丸加减。

（二）久泻

1. 脾胃虚弱：治宜益气健脾，化湿止泻；方选参苓白术散加减。

2. 肾阳虚衰：治宜温肾健脾，固涩止泻；方选四神丸加减。

3. 肝气乘脾：治宜抑肝乘脾；方选痛泻要方加减。

七 验方精选

方1

【组　成】玉米须30克，葛根20

克，黄芩9克。

【适应证】腹泻，湿热型。症见泻下急迫，粪黄而臭。

【用　法】常规煎服法。

【来　源】《民间偏方奇效方》

方2

【组　成】熟枣肉250克，鸡内金、干姜粉各60克，白术120克。

【适应证】腹泻，脾胃虚弱型。症见饮食减少，长期泄泻，完谷不化。

【用　法】先将白术、鸡内金文火焙干，轧成细末，入干姜粉和熟枣肉同捣如泥，做小饼，放入烤炉烘干。每日空腹作点心食，细嚼慢咽。

【来　源】《民间偏方奇效方》

八　生活常识与注意事项

顺四时，适寒温；惜精神。饮食宜清淡易消化食物，忌肥腻煎炸食物。

九　预防

加强运动，积极防病。

第七节　便秘

便秘是指粪便在肠内滞留过久，秘结不通，排便周期延长或粪质干结，排出艰难的病证。

一　饮食疗法

方1

【组　成】黑芝麻500克（炒熟），糯米（炒至黄色）、桑椹、核桃仁、莱菔子（炒熟）、柏子仁（炒）各250克。

【功　效】润肠通便。

【适应证】习惯性便秘或体虚便秘。

【用　法】上药共研细粉，每次1汤匙，加白蜜半汤匙，空腹时开水冲服，每日2次，连用1个月。

【来　源】经验方。

方2

【组　成】鲜桑椹30~60克。

【功　效】润肠通便。

【适应证】习惯性便秘。

【用　法】加水煎服。

【来　源】《古今桑系列验方大全》

二　单方对药

方1

【组　成】生何首乌50克。

【功　效】润肠通便。

【适应证】阴虚便秘，大便干结、

形体消瘦、面色淡白无华、心悸、头晕者。

【用　法】用水煎，去渣取汁饮服，每日1剂。

【来　源】《传世奇效偏方》

方2

【组　成】生白术300克。

【功　效】健脾益气。

【适应证】便秘。

【用　法】将白术研成极细末。每次10克，开水调服，每日3次。

【来　源】《传世奇效偏方》

三　按摩、针灸

（一）按摩

1. 足部反射区按摩。

2. 穴位按摩：印堂、神庭、太阳、中脘、大肠俞、关元、三阴交、脾俞、胃俞、足三里、下巨虚、承山等穴，每穴30~50次。

3. 耳部按摩：大肠、直肠、交感、胃、脾、三焦、肝。

（二）针灸

1. 取穴：三焦俞、气海俞、大肠俞、天枢、大横、腹结、中极、支沟、足三里、大敦。每日用小艾炷灸治，或予轻刺激之针法，治疗虚秘。取穴：大肠俞、小肠俞、中髎、天枢、肓俞、外陵、水道、支沟、足三里、承山、太白。每日或间日用中等度刺激，治疗习惯性便秘。

2. 耳针：选大肠、直肠、交感、皮质下。毫针刺，中等强度或弱刺激，或用揿针或用王不留行籽贴压。

四　外治法

方1

【组　成】大黄、皂角、芒硝各15克。

【适应证】便秘。

【用　法】加水共煎，取液200毫升，用纱布蘸药液外搽脐腹部，每日1~2次。

【来　源】《外敷治病10分钟》

方2

【组　成】莱菔子12克，大黄10克，葱头、食盐各适量。

【适应证】便秘。

【用　法】将莱菔子、大黄共研细末，加入葱头、食盐共捣烂如泥，炒热敷脐，固定。每天1次。

【来　源】《外敷治病10分钟》

五　中成药

可对症选用三黄丸、上清丸、四消丸、调中四消丸、便秘通、大补元煎丸、五仁润肠丸、半硫丸、大黄通便片、肠舒通栓、芪蓉润肠口服液、降脂通便口服液、便通片、厚朴排气合剂、通便宁片、通便灵胶囊、麻仁软胶囊、麻仁润肠丸、麻仁滋脾丸、新复方芦荟胶囊、蓖麻油、便乃通茶等。

六 中医辨证

（一）实秘

1. 热秘：治宜泻热导滞，润肠通便；方选麻子仁丸（汤）加减。

2. 气秘：治宜顺气导滞；方选六磨汤加减。

3. 冷秘：治宜温里散寒，通便止痛；方选温脾汤合半硫丸加减。

（二）虚秘

1. 气虚秘：治宜益气润肠；方选黄芪汤加减。

2. 血虚秘：治宜养血润燥；方选润肠丸加减。

3. 阴虚秘：治宜滋阴通便；方选增液汤加减。

七 验方精选

方❶

【组　成】白术、熟地黄各30克，当归、党参、黄芪、桑椹、火麻仁各20克，肉苁蓉、郁李仁各15克，何首乌12克，枳壳、升麻各6克。

【功　效】益气补肾，润肠通便。

【适应证】气肾虚证便秘。症见大便艰难，排便无力或用力排便，气短，疲倦乏力，小便清长，四肢不温，喜热怕冷，腹中冷痛或腰脊酸冷，舌淡苔白，脉沉细。

【用　法】常规煎服法。

【来　源】经验方

方❷

【组　成】桑椹30克，肉苁蓉15~20克，芝麻15克，炒枳壳9克。

【功　效】滋阴润肠，理气通下。

【适应证】阴虚血少便秘。

【用　法】常规煎服法。

【来　源】《古今桑系列验方大全》

八 生活常识与注意事项

顺四时，适寒温；惜精神。多食润肠通便食物，忌燥热。

九 预防

加强运动，积极防病，养成定时大便习惯。

第八节　胁痛

胁痛是指以一侧或两侧胁肋部疼痛为主要表现的病症。病因主要有情志不遂、饮食不节、跌仆损伤、久病体虚等多种因素。这些因素导致肝气郁结、肝失条达，瘀血停着、痹阻胁络，湿热蕴结、肝失疏泄，肝阴不足、络脉失养等诸多病理变化，最终导致胁痛发生。

一 饮食疗法

方1

【组　成】何首乌20克，大枣10克，鸡蛋2个。

【适应证】胁痛，肝阴不足型。症见胁痛，兼有头晕耳鸣，腰膝酸软。

【用　法】上药加水同煮，蛋熟后去壳再煮至1碗水即可。去渣饮汤食蛋，每日1次，连服15~20天。

【来　源】《民间偏方奇效方》

方2

【组　成】鲜芹菜100~150克，萝卜100克，鲜车前草30克。

【适应证】胁痛，肝郁气滞型。症见胀痛，走窜不定，因情绪变化而增减，嗳气。

【用　法】把鲜芹菜、萝卜、鲜车前草洗净捣烂取汁，加少量蜂蜜炖沸后温服。每日1次，疗程不限。

【来　源】《民间偏方奇效方》

二 单方对药

方1

【组　成】土鳖虫适量，黄酒少许。

【适应证】胁痛，瘀血停着型。症见胁痛如刺，固定不移，舌质紫黯。

【用　法】将土鳖虫研为细末，每次3克，黄酒送下，每日2次。

【来　源】《民间偏方奇效方》

方2

【组　成】鲜佛手25克（干佛手10克）。

【适应证】胁痛，肝气郁结型。症见胀痛，走窜不定，因情绪变化而增减，嗳气。

【用　法】用滚水冲泡，代茶饮。

【来　源】《民间偏方奇效方》

三 按摩、针灸

（一）按摩

1. 在身体的痛处和脚上的肋骨反射区的最痛点，分别用五行生克补泻法进行按揉、刺激。

2. 在后背的肝俞、心俞反射区拔罐，拔15~20分钟。

（二）针灸

取穴：库房。

四 外治法

方1

【组　成】踯躅花250克，菊花、芫花各15克。

【适应证】胁痛。

【用　法】以布囊贮存，蒸令其热，以熨痛处，冷后换掉。

【来 源】《偏方大全》

方2

【组 成】炒白芥子15克。

【适应证】胁痛。

【用 法】将其研成细末，以醋调匀后敷痛处。

【来 源】《偏方大全》

五 中成药

可对症选用开胸顺气丸、逍遥散、加味逍遥散、柴胡舒肝丸、四逆丸、元胡止痛片、越鞠丸、舒肝和胃丸、四逆散、左金丸等。

六 辨证治疗

1．肝郁气滞：治宜疏肝理气；方选柴胡疏肝散加减。

2．肝胆湿热：治宜清利热湿；方选龙胆泻肝汤加减。

3．瘀血阻络：治宜化瘀通络；方选血府逐瘀汤合复元活血汤加减。

4．肝阴不足：治宜养肝柔肝；方选一贯煎加减。

七 验方精选

方1

【组 成】枳实（麸炒）60克，人参、川芎、白芍各30克。

【适应证】肋骨里疼痛。

【用 法】上药研为细末。每次用12克，以姜汤调下，空腹时饮服。

【来 源】《偏方大全》

方2

【组 成】当归、天门冬、生地黄、黄柏、白芍、知母各15克。

【适应证】肝火上炎，胁痛。

【用 法】常规煎服法。

【来 源】《偏方大全》

八 生活常识与注意事项

顺四时，适寒温；调饮食，惜精神。

九 预防

加强运动，积极防病。

第九节 黄疸

黄疸是指以目黄、身黄、小便黄为主症的病证。

一 饮食疗法

方1

【组 成】大田螺10~20个，黄酒

半小杯。

【功　效】通便解毒，清热利湿。

【适应证】小便不利、湿热黄疸及水肿。

【用　法】将大田螺放于清水中漂洗干净，捣碎后去壳，取出螺肉，加入黄酒拌和，再加入清水炖熟，饮用其汤，每日1次。

【来　源】《偏方大全》

方2

【组　成】玉米须15克。

【功　效】祛湿，解毒。

【适应证】黄疸。

【用　法】将玉米须加水煎取其汤，代茶饮用。

【来　源】《偏方大全》

二　单方对药

方1

【组　成】猪苦胆1枚，蜂蜜100克。

【功　效】解毒，清热祛湿。

【适应证】黄疸肝炎。

【用　法】上药混合后，放于锅内蒸约20分钟，饮服。

【来　源】《古今桑系列验方大全》

方2

【组　成】鲜麦苗1握，滑石粉15克。

【功　效】清热利湿。

【适应证】黄疸型肝炎。

【用　法】上药混合后加水共煎，饮汤，每日2次或3次分服。

【来　源】《偏方大全》

三　针灸

1. 治疗阳黄、湿热黄。取穴：身柱、至阳、脾俞、阳纲、胃仓、手三里、腕骨、足三里、丰隆、内庭，每日针治。

2. 治疗阴黄。取穴：大抒、膈俞、肝俞、脾俞、魂门、阳纲、身柱、至阳、三阴交。每日予轻刺激后，再以念盈药艾灸条灸治之。

四　外治法

方1

【组　成】赤小豆、苦丁香、麻雀粪各3克。

【功　效】利尿，清热，退黄。

【适应证】黄疸型肝炎。

【用　法】将上药共晒干，研为末。以鼻子闻味。

【来　源】《偏方大全》

方2

【组　成】瓜蒂适量。

【适应证】黄疸或无黄疸型肝炎、肝硬化。

【用　法】将瓜蒂置于烘干箱内烘

干，取出后研成细末，取0.1克均分成6份。先取2份从两个鼻孔深深吸入，约40分钟后，清洁鼻腔，再吸入2份，再隔40分钟复吸2份，前后共3次，将0.1克吸完。间隔一周后再以同样方法吸0.1克，吸完0.4克为1个疗程。慢性肝炎一般2个疗程即可，肝硬化则需3~5个疗程。吸药以后鼻腔将流出大量黄水，每次可达100毫升。吸药时，患者头须向前俯，以便黄水滴入碗内，切勿吞咽，以免引起腹泻。有时会出现畏寒、头痛、发热，类似感冒症状，或肝脾区疼痛增加，1日左右即可自然消失。

【来　源】《偏方大全》

五　中成药

可对症选用九味肝泰胶囊、丹栀逍遥片、平肝舒络丸、四逆散、红花逍遥片、柴胡舒肝丸、逍遥片等。

六　辨证治疗

（一）阳黄

1. 热重于湿：治宜清热通腑，利湿退黄；方选茵陈蒿汤加减。

2. 湿重于热：治宜利湿化浊，运脾清热；方选茵陈五苓散合甘露消毒丹加减。

3. 胆腑郁热：治宜疏肝泄热，利胆退黄；方选大柴胡汤加减。

4. 疫毒炽盛：治宜清热解毒，凉血开窍；方选犀角散（汤）加味。

（二）阴黄

1. 寒湿阻滞：治宜温中化湿，健脾和胃；方选茵陈术附汤加减。

2. 脾虚湿滞：治宜健脾养血，利湿退黄；方选黄芪建中汤加减。

七　验方精选

方1

【组　成】玉米须100克，茵陈50克，广郁金、栀子各25克。

【功　效】清利湿热。

【适应证】黄疸型肝炎。

【用　法】常规煎服法。

【来　源】《偏方大全》

方2

【组　成】柴胡90克，赤茯苓60克，川芎、桑白皮（制）各30克，炙甘草15克。

【功　效】清热退黄。

【适应证】黄疸发热。

【用　法】上药锉碎，每次10克，用适量生姜、大枣加水煎服。

【来　源】《古今桑系列验方大全》

八　生活常识与注意事项

顺四时，适寒温；调饮食，惜精神。

九　预防

加强运动，积极防病。

第十节　积聚

积聚是以腹内结块、伴有胀痛为主要特征的病症，又称癖块、痃癖、痞块。一般积为脏病，属血分，病程长，病情重，且腹块有形，痛有定处；聚为腑病，属气分，病程短，病情轻，腹中结块无形，时聚时散，痛无定处。

古籍中的癥、瘕、癖、伏梁、息贲、肥气等病名皆属积聚范畴。

一　饮食疗法

方

【组　成】桑柴灰2000毫升，酒600毫升，鳖甲90克。

【功　效】软坚散结。

【适应证】腹中癥瘕（腹内痞块）。

【用　法】将上药浸一夜，煮令烂如胶漆。每服一匙。

【来　源】《古今桑系列验方大全》

二　单方对药

方1

【组　成】醋150毫升，蒜1枚。

【适应证】积块及妇人血瘕。

【用　法】用苦醋磨蒜服用。

【来　源】《偏方大全》

方2

【组　成】川大黄500克，炒猪乐皂18克。

【适应证】气滞血积、食积、虫积、伤寒实热秘结等症。

【用　法】上药混合后粉碎成末，以汤浸蒸饼，捣碎，以蜜为丸，如绿豆大小。日服3~9克，以酒送服。

【来　源】《偏方大全》

三　针灸

取穴：肝俞、脾俞、意舍、中脘、章门、气海、足三里。每日用轻刺激针治之后，再以药艾灸条灸治之。如患者未呈现十分衰弱，在脾大之块上下3~5针，用温针法。如为癌肿，绝对禁止局部针刺。

四　外治法

方1

【组　成】天花粉100克，大黄、姜黄、黄柏、芒硝、荷叶各50克，雄黄30克，冰片、生天南星、乳香、没药各20克。

【适应证】各类积聚。

【用　法】上药混合后共研细末，用醋调成糊状，敷于患处，隔日1次。

【来　源】《药到病除小绝招》

方2

【组　成】甲鱼1只，苋菜1 000克。

【适应证】积聚。

【用　法】先将苋菜煎水浓缩，加入甲鱼熬成浓膏，将药膏摊在纸上，置于患处。

【来　源】《药到病除小绝招》

五　中成药

可对症选用木香顺气丸、加味逍遥丸、山楂内消丸、调中四消丸、枳术丸、复方紫参冲剂、五积丸、朱氏阿魏消痞膏（外用）、血府逐瘀丸、大黄䗪虫丸、化癥回生丹、八珍丸合鳖甲煎丸、薯蓣丸合大黄䗪虫丸等。

六　辨证治疗

（一）聚证

1. 肝气郁结：治宜疏肝解郁，行气散结；方选逍遥散合木香顺气丸加减。

2. 食滞痰阻：治宜理气化痰，导滞散结；方选六磨汤加减。

（二）积证

1. 气滞血阻：治宜理气消积，活血散瘀；方选柴胡疏肝散合失笑散加减。

2. 瘀血内结：治宜祛瘀软坚，扶正健脾；方选膈下逐瘀汤合六君子汤加减。

3. 正虚瘀结证：治宜补养气血，活血化瘀；方选八珍汤合化积丸加减。

七　验方精选

方1

【组　成】胡椒150粒，全蝎（去毒）10枚，木香7.5克。

【适应证】积聚。

【用　法】上药共同研为末，以小米和为丸，如绿豆大小。每次服用15丸，以陈皮汤送下。

【来　源】《偏方大全》

方2

【组　成】京三棱（醋煮）120克，川芎（醋煮）60克，大黄（醋浸）15克。

【适应证】积聚，不拘时间长短。

【用　法】上药共研为末，以醋糊为丸，如梧桐子大小。每次服30丸，以温水送下，不拘时服。

【来　源】《偏方大全》

第四章 脑、神经系疾病

第一节 头痛

头痛是临床上常见的症状之一，通常是指局限于头颅上半部，包括眉弓、耳轮上缘和枕外隆突连线以上部位的疼痛。头痛的病因可分外感和内伤两大类。外感头痛多因感受风、寒、湿、热等外邪，而以风邪为主；内伤头痛与肝、脾、肾三脏有关。此外，外伤跌仆，久病入络，气滞血瘀，脉络瘀阻，亦可导致头痛。

一 饮食疗法

方1

【组　成】莲子100克，活鱼1条，鸡蛋3个。

【适应证】神经性头痛。

【用　法】活鱼宰杀，去内脏洗净，与莲子、鸡蛋一起加水煮熟，加盐调味。

【来　源】《传世奇效偏方》

方2

【组　成】猪肝100克，桑叶10克。

【功　效】清肝明目。

【适应证】肝热头目痛。

【用　法】猪肝洗净切片，与桑叶加水煮熟，加盐调味，饮汤食猪肝。

【来　源】《古今桑系列验方大全》

二 单方对药

方1

【组　成】僵蚕适量。

【功　效】祛风止痛

【适应证】猝然头痛。

【用　法】将僵蚕研为细末。每次6克，热开水调服。

【来　源】《传世偏方奇效方》

方2

【组　成】韭菜根100克，白糖200克。

【适应证】偏头痛伴耳痛。

【用　法】将韭菜根洗净煎取汁，加入白糖调服。

【来　源】《民间偏方奇效方》

三 按摩、针灸

（一）按摩

1. 足反射区按摩：前额、大脑、垂体、小脑、脑干、三叉神经、颈项、颈椎等反射区。

2. 手反射区按摩：拇指、食指、中指及无名指之间的掌蹼处。还可按摩眼睛、胃反射区。

3. 穴位按摩：点按太阳、合谷、百会、印堂、风池等穴各1分钟。

4. 耳部穴位按摩：颞、额、脑干、皮质下。

（二）针灸

1. 取穴：风池、大杼、合谷、申脉。头顶痛加百会、前顶、后顶、后溪，前头痛加上星、丰隆、内庭，眉棱骨痛加攒竹、阳白、太阳，偏头痛加头维、太阳、悬颅、足临泣，后头痛加后顶、昆仑。凡头部之穴，用中刺激后，再用艾灸；四肢之穴，只用中刺激。

2. 耳针：选枕、额、脑、神门等穴，用毫针刺或埋针或王不留行籽压贴。对顽固性头痛可在耳背静脉点刺出血。

3. 皮肤针法：用皮肤针叩刺太阳穴、印堂穴及头痛处。治疗外感头痛。

四 外治法

方1

【组　成】新鲜萝卜一小块，冰片少许。

【功　效】清热解毒，开窍醒神。

【适应证】偏头痛。

【用　法】用清洗干净的白布将萝卜包住捣烂拧汁10余滴，加冰片研匀即成。用消毒的脱脂棉蘸药汁，塞健侧鼻孔。左侧头痛塞右鼻孔，右侧头痛塞左鼻孔。

【来　源】《传世偏方奇效方》

方2

【组　成】白芷30克，冰片0.6克。

【适应证】头痛。

【用　法】上药共研细末，每用少许吸入鼻内，既可止头痛，又可止牙痛。

【来　源】《外敷治病10分钟》

五 中成药

可对症选用川芎茶调丸、清眩片、上清丸、头风痛丸、清眩丸、天麻钩藤冲剂、天麻定眩片、补肾养血丸、健脑灵片、天麻蜜环菌片、八珍丸、人参当归茶、半夏天麻丸、六君子丸、大川芎口服液、天舒片、丹珍头痛胶囊、正天丸、头风痛丸、头痛宁胶囊、芎菊上清丸、通天口服液等。

六 辨证治疗

1. 风寒证：治宜疏风散寒；方选川芎茶调散加减。

2. 风热证：治宜疏风清热；方选

芎芷石膏汤加减。

3. 风湿证：治宜祛风胜湿；方选羌活胜湿汤加减。

4. 肝阳上亢：治宜平肝潜阳；方选天麻钩藤饮加减。

5. 肾虚证：治宜养阴补肾；方选大补元煎加减。

6. 气血虚证：治宜养血滋阴，和络活血化瘀；方选加味四物汤加减。

7. 痰浊证：治宜化痰降逆；方选半夏白术天麻汤加减。

8. 瘀血证：治宜活血化瘀；方选通窍活血汤加减。

七 验方精选

方1

【组　成】蔓荆子12克，连翘、桑叶、菊花各9克，黄芩、薄荷（后下）各6克。

【功　效】祛风胜湿。

【适应证】外感头痛。

【用　法】常规煎服法。

【来　源】《古今桑系列验方大全》

方2

【组　成】川芎35克，菊花、桃仁、当归各10克，白芷、白芥子、香附、柴胡各5克，甘草3克。

【适应证】偏头痛。

【用　法】常规煎服法。

【来　源】《当代妙方》

八 生活常识与注意事项

顺四时，适寒温；调饮食，惜精神。

九 预防

加强运动，积极防病。

第二节　眩晕

眩晕是目眩和头晕的总称，以眼花、视物不清和昏暗发黑为眩，以物旋转或如天旋地转不能站立为晕。因两者常同时并见，故称眩晕。轻者闭目即止；重者如坐车船，旋转不定，不能站立，或恶心呕吐、汗出，甚则昏倒。本病多见于西医的心、脑血管病和颈椎病。

一 饮食疗法

方1

【组　成】糯米100克，桑椹50克，枸杞子20克。

【功　效】祛风止眩。

【适应证】眩晕，肝肾虚。

【用　法】上药加水煮粥，分2次食用，每日1剂。

【来　源】《古今桑系列验方大全》

方2

【组　成】独活30克，鸡蛋6只。

【适应证】眩晕。

【用　法】上药加水煮熟后敲碎蛋壳再煮3分钟，使药液渗入蛋内。单吃鸡蛋，每天1次，每次吃2只，7天为1疗程，连用2~3个疗程。

【来　源】《奇效方》

二　单方对药

方1

【组　成】仙鹤草100~200克。

【适应证】眩晕。

【用　法】仙鹤草加水500毫升，煎至400毫升，分2次口服。每日1剂，5天为1个疗程。连用1~2个疗程。

【来　源】《奇效方》

方2

【组　成】霜桑叶750克，黑芝麻（蒸熟捣烂）180克。

【功　效】清热祛风。

【适应证】眩晕。

【用　法】桑叶研为细末，黑芝麻蒸熟捣烂，两药和匀，每次6克，开水冲服，每日3次。

【来　源】《古今桑系列验方大全》

三　按摩、针灸、理疗

（一）按摩

1. 反射区按摩：肾上腺、肝、胆、心、脾、内耳迷路、血压点等反射区。

2. 在内耳迷路反射区（足背五、四趾趾缝下约5厘米）从脚踝向脚趾方向推按，每天2次，每次坚持做100下。

3. 用拇指和中指顺着一个方向轻抚另外一只手中指的两个侧面，从指尖到指根轻抚81下。治疗高血压头晕。

4. 穴位按摩：点按涌泉、太冲、解溪、头窍阴、百会、神庭、足三里、太阳、睛明、攒竹、风府、率谷、印堂、风池穴各30~50次。

5. 耳部按摩：取穴神门、交感、肾、肝、枕、皮质下、内耳。

（二）针灸

1. 选穴：气血不足者选脾俞、足三里、气海、百合，毫针刺，用补法，可灸；肝阳上亢者选风池、肝俞、肾俞、行间、侠溪，毫针刺，用泻法；痰湿中阻者选丰隆、中脘、内关、头维，毫针刺，用平补平泻法，可灸。

2. 耳针法：选神门、枕、内耳、肾上腺、皮质下、额等耳穴。肝阳上亢者加肝、胆，痰湿中阻者加脾，气血两虚者加脾、胃，肾精亏虚者加肾、脑。每次取穴2~3个，毫针刺或王不留行籽压贴。

四 外治法

方1

【组　成】白芥子30克，胆南星、白矾各15克，川芎、郁金各10克。

【适应证】眩晕。

【用　法】上药共研细末，用生姜汁适量调和如膏状，把药膏贴在患者脐孔上，固定。每日换药1次，15天为1疗程。

【来　源】《药到病除小绝招》

方2

【组　成】吴茱萸末20克，肉桂2克。

【适应证】眩晕。

【用　法】用醋适量将药末调匀，分成2份，拍成2饼。敷于涌泉穴，外以青菜叶或树叶包裹，纱布固定，临睡敷药，次晨取下。

【来　源】《药到病除小绝招》

五 中成药

可对症选用天麻钩藤冲剂、天麻定眩片、脑立清、归脾丸、十全大补酒、人参补膏、左归丸、健脑补肾片、壮肾安神片、半夏天麻丸、二陈丸、血府逐瘀丸、脑得生、平眩胶囊、全天麻片、眩晕宁颗粒、消眩止晕片、强力定眩片、天菊脑安胶囊、复方天麻蜜环糖肽片等。

六 辨证治疗

1. 肝阳上亢：治宜平肝潜阳，清火息风；方选天麻钩藤饮（汤）加减。

2. 气血亏虚：治宜补益气血，调养心脾；方选归脾汤加减。

3. 肾精不足：治宜滋养肝肾，益精填髓；方选左归丸（汤）加减。

4. 痰湿中阻：治宜化痰祛湿，健脾和胃；方选半夏白术天麻汤加减。

5. 瘀血阻窍：治宜祛瘀生新，活血通窍；方选通窍活血汤加减。

七 验方精选

方1

【组　成】制何首乌30克，桑寄生、女贞子各15克，淫羊藿9克。

【功　效】补益肾精，营养脑髓。

【适应证】眩晕属肾精不足者。

【用　法】常规煎服法。

【来　源】《古今桑系列验方大全》

方2

【组　成】泽泻30克，石决明25克，黄芩、牛膝、桑寄生、钩藤、杜仲、益母草、栀子、夜交藤、茯苓各15克，天麻9克。

【功　效】清热祛风。

【适应证】眩晕。

【用　法】常规煎服法。

【来　源】《古今桑系列验方大全》

八 生活常识与注意事项

顺四时，适寒温；调饮食，惜精神。

九 预防

加强运动，积极防病。

第三节　中风

中风是以猝然昏仆，不省人事，半身不遂，口舌歪斜，语言不利为主症的病证。有中经络、中脏腑之分。中风也叫脑卒中。现代医学分为缺血性脑卒中和出血性脑卒中。常见的脑血栓、脑栓塞、脑出血等脑血管疾病属本病范畴。

一 饮食疗法

方

【组　成】蒺藜250克，鸡蛋10个。

【适应证】半身不遂。

【用　法】将蒺藜微炒后去刺，捶碎，以水煮滚，放入鸡蛋10个再煮，以鸡蛋浮起为度，单吃鸡蛋。

【来　源】《偏方大全》

二 单方对药

方1

【组　成】葱白连根1握，柏叶1握（去皮）。

【适应证】中风，肝肾阴虚，风阳上扰型。症见不省人事、流涎口噤、语言不出。

【用　法】上药共研如泥，用无灰酒60毫升，同煎10~20沸，温服。

【来　源】《民间偏方奇效方》

方2

【组　成】决明子12克，桃仁10克。

【适应证】高血压、脑血栓形成之中风。

【用　法】加水煎取汁，加白蜜适量冲服。每日2次，20日为1个疗程。

【来　源】《民间偏方奇效方》

三 按摩、针灸

（一）按摩

1. 足部反射区按摩。

2. 穴位按摩：点按百会、印堂、风池、肩井、内关、天府、委中、足三里、涌泉、外关、合谷、太阳、颊车、睛明、风府，每穴1分钟。

3. 耳部按摩：取穴肾、肝、脾、

脑干、内分泌、皮质下、三焦。

4．颈部按摩：五指并拢，双手对指置于颈后，轮流按压颈后部左右两侧，以皮肤轻微发红发热为宜。

（二）针灸

1．选穴：双侧极泉、三阴交、合谷、曲池、足三里、丰隆。风痰瘀阻加双侧阳陵泉，气虚血瘀加双侧血海，阴虚风动加双侧太溪、复溜。留针30分钟。10天1个疗程，用3个疗程。

上肢：肩禺、极泉、曲池、手三里、合谷、外关等。下肢：秩边、环跳、风市、阳陵泉、足三里、委中、悬钟、三阴交、太冲等。患侧，每次选3~5穴，每日1次，15天为1个疗程，连用4个疗程。

2．电针法：在患者上、下肢体各选2个穴位，针刺得气后留针，接通电针仪，以患者肌肉微颤为度，每次通电20分钟。

四　外治法

方1

【组　成】蚕沙1 000克。

【适应证】中风。症见半身不遂。

【用　法】将蚕沙蒸热，装入3个直布袋内。用1袋热熨患处，如冷，即取余袋依法再熨，频换，百不禁，瘥止。

【来　源】《民间偏方奇效方》

方2

【组　成】黄芪、羌活、威灵仙、乳香、没药、琥珀、肉桂各适量。

【用　法】上药共研成细末，用醋或酒调成糊状。取10克调好的药敷脐上，以麝香虎骨膏固定，热水袋敷脐1~5小时，热度以口中有药味或醋、酒味为宜。

【适应证】中风后遗症。症见肢体偏瘫、语言蹇涩、气短乏力、麻木。

【来　源】《民间偏方奇效方》

五　中成药

可对症选用脑血栓片、华佗再造丸、消栓再造丸、补阳还五口服液、人参再造丸、十香返生丸、大活络丸、川蛭通络胶囊、中风回春胶囊、化风丹、石龙清血颗粒、龙心素胶囊、龙血通络胶囊等。

六　辨证治疗

（一）中经络

1．风痰入络：治宜祛风化痰通络；方选复方白丸子（汤）加减。

2．风阳上扰：治宜平肝潜阳，活血通络；方选天麻钩藤饮汤加减。

3．阴虚风动：治宜滋阴潜阳，息风通络；方选镇肝息风汤加减。

（二）中脏腑

1．闭证。

（1）痰热腑实：治宜通腑泄热，息风化痰；方选桃仁承气汤加减。

（2）痰火瘀闭：治宜息风清火，豁痰开窍；方选羚角钩藤汤加减。

（3）痰浊瘀闭：治宜化痰息风，祛瘀开窍；方选涤痰汤加减。

2. 脱证（阴竭阳亡）：治宜回阳救阴，益气固脱；方选参附汤合生脉散加味加减。

3. 恢复期。

（1）风痰瘀阻：治宜搜风化痰，行瘀通络；方选解语丹汤加减。

（2）气虚络瘀：治宜益气养血，化瘀通络；方选补阳还五汤加减。

（3）肝肾亏虚：治宜滋养肝肾；方选左归丸合地黄饮子汤加减。

七 验方精选

方1

【组 成】黄芪25克，桃仁、山楂、红花、地龙、赤芍、当归尾、僵蚕、甘草、麦冬各7克。

【功 效】通络，补气，化瘀，清热镇痛，健脾开胃。

【适应证】中风后遗症偏瘫。

【用 法】常规煎服法。

【来 源】《传世奇效偏方》

方2

【组 成】丹参、茯苓、赤芍各15克，郁金、熟地黄、枸杞子、山茱萸各12克，鲜荷叶、石菖蒲、橘红各10克，半夏9克。

【功 效】益肾填精，化痰清脑。

【适应证】脑卒中先兆、脑卒中后遗症。症见头闷不清、昏眩不定、痰多涎盛等。

【用 法】常规煎服法。

【来 源】《传世奇效偏方》

八 生活常识与注意事项

顺四时，适寒温；调饮食，惜精神。

九 预防

加强运动，积极防病。

第四节 不寐

不寐，即一般所谓“失眠”，又称为不得眠、不得卧、目不瞑。是指经常不能获得正常的睡眠而言。不寐的症情不一，轻者入睡困难，或睡而不酣，时睡时醒，醒后不能再寐，严重者整夜不能入睡，致令次日神疲乏力，精神不振。现代医学称之入睡和维持睡眠障碍。

一 饮食疗法

方1

【组 成】鲜百合50克，蜂蜜1~2匙。

【适应证】失眠。

【用 法】将鲜百合加蜂蜜拌匀蒸熟，临睡前饮服。

【来 源】《自我按摩保健指南》

方2

【组 成】食醋（陈醋或香醋）10毫升。

【功 效】镇静催眠。

【适应证】失眠。

【用 法】食醋调入一杯温开水中，每天睡前1小时饮用。

【来 源】《偏方大全》

二 单方对药

方1

【组 成】百合100克，白砂糖适量。

【功 效】滋阴安神。

【适应证】内热较重、咽干咳嗽、虚烦失眠、心悸不宁等症。

【用 法】将百合洗净，加水用文火煎熬，待熟烂后加入白砂糖再煮片刻即可。分2次服，每日1剂。

【来 源】《传世奇效偏方》

方2

【组 成】鲜桑椹100克，冰糖10克。

【功 效】补肝益肾。

【适应证】神经衰弱之失眠。

【用 法】上药加水煎后分2次温服，每日1剂。

【来 源】《古今桑系列验方大全》

三 按摩、针灸

（一）按摩

1. 反射区按摩：肾、垂体、大脑、小脑、脑干、耳、眼、颈项、肺、甲状腺、肾上腺、肝、胆、心、脾、前额、失眠点、内耳迷路等。

2. 穴位按摩：点按太阳、风池、气海、百会、印堂、头维、神门、照海、睛明、攒竹、合谷、关元、中脘、气海、涌泉等，每穴1分钟。

3. 一手抓住五个脚趾，用另外一手的掌心对准五趾前额摩擦，顺时针转36圈。

4. 耳部按摩：取穴耳尖、神门、肾、肝、胃、心、皮质下、枕。

5. 拍打涌泉穴：每天睡前泡完脚后，端坐床上，先用右手掌拍打左脚涌泉穴，再用左手掌拍打右脚涌泉穴，各120次，以感到微胀痛为宜。

6. 手部按摩：双手五指交叉挤压

法或十指顶压法5分钟。用拇指端轻轻按揉小手指侧腕部横纹头凹陷处的神门穴1分钟。每天拍手200下。

7. 踏绿豆按摩：用绿豆500克，炒热倒入脸盆中，用双脚蹂踏绿豆，边踩边揉。每天睡前1小时开始蹂踏，每次30分钟。

（二）针灸

1. 穴位针灸：太阳、风池、涌泉、三阴交、神门、百会、气海、攒竹、神阙、关元。

2. 耳针法：选皮质下、心、肾、肝、脑、垂前、神门、耳背、失眠等耳穴。毫针刺或揿针埋藏，也可以用王不留行籽压贴。

（三）拔罐法

自项至腰部足太阳经背部侧线，用火罐自上而下行走罐，以背部潮红为度。

四 外治法

方1

【组　成】黄连15克，阿胶9克。

【适应证】失眠。

【用　法】将黄连煎汤，入阿胶烊化开，摊贴胸部。或加白芍、黄芩各9克，鸡蛋黄1个，搅贴。

【来　源】《药到病除小绝招》

方2

【组　成】吴茱萸9克，米醋适量。

【适应证】神经衰弱之失眠。

【用　法】将吴茱萸捣烂，用醋调成糊状，外敷涌泉穴，24小时后取下。

【来　源】《药到病除小绝招》

五 中成药

可对症选用归脾丸、养血安神丸、柏子养心丸、安神补心丸、健脑安神丸、琥珀安神丸、安神补脑液、酸枣仁合剂、脑乐静糖浆、安神温胆丸、牛黄清心丸、宁神定志丸、安神定志丸、和胃安眠丸等。

六 辨证治疗

1. 肝火扰心：治宜疏肝泻火，镇心安神；方选龙胆泻肝汤加减。

2. 痰热扰心：治宜清化热痰，和中安神；方选黄连温胆汤加减。

3. 心脾两虚：治宜补益心脾，养血安神；方选归脾汤加减。

4. 心肾不交：治宜滋阴降火，交通心肾；方选六味地黄丸合交泰丸加减。

5. 心胆气虚：治宜益气镇惊，安神定志；方选安神定志丸合酸枣仁汤加减。

七 验方精选

方1

【组　成】当归、白芍各15克，炒竹茹、酸枣仁、人参（另炖）各9克。

【适应证】胆气不足引起的不寐。

【用　法】常规煎服法。

【来　源】《偏方大全》

方2

【组　成】酸枣仁30克，茯神12克，人参9克（另炖），生姜、橘皮各6克，炙甘草3克。

【适应证】心虚不得眠。

【用　法】常规煎服法，分3次温服。

【来　源】《偏方大全》

八　生活常识与注意事项

顺四时，适寒温；调饮食，惜精神。

九　预防

加强运动，积极防病。

第五节　郁病

郁病，是指郁滞不得发越所致的病症。其中以肝气郁结为最常见，症见精神抑郁、胸闷胁痛等。

一　针灸

取穴：肺俞、心俞、三焦俞、次髎、中脘、关元、三阴交。间日或间三四日作轻刺激针治一次，必须持续数月。

二　中成药

可对症选用脑力宝丸、脑乐静糖浆、安神定志丸、加味逍遥丸、逍遥丸、归脾汤、天王补心丹、柏子养心丸、血府逐瘀颗粒、越鞠丸等。

三　辨证治疗

1. 肝气郁结：治宜疏肝解郁，理气畅中；方选柴胡疏肝散加减。

2. 气郁化火：治宜疏肝解郁，清肝泻火；方选丹栀逍遥散加减。

3. 痰气郁结：治宜行气开郁，化痰散结；方选半夏厚朴汤加减。

4. 心神失养：治宜甘润缓急，养心安神；方选甘麦大枣汤加减。

5. 心脾两虚：治宜健脾养心，补益气血；方选归脾汤加减。

6. 心肾阴虚：治宜滋养心肾；方选天王补心丹合六味地黄丸加减。

四　验方精选

方1

【组　成】郁金、白芍各20克，当归、柴胡、炒酸枣仁、白术、丹参、栀子、合欢皮、茯苓各10克，薄荷、甘草、远志各5克。

【功　效】疏肝解郁，清热安神。

【适应证】肝气郁结。症见精神抑郁，心烦易怒，胸胁苦闷，失眠多梦易醒，口干苦，纳差，舌淡红，脉弦细。

【用　法】常规煎服法。

【来　源】经验方

方2

【组　成】太子参、郁金、浮小麦、夜交藤、桑椹各20克，酸枣仁、柴胡、白芍、佛手各15克，白术、五味子、百合、龙眼肉、茯苓各10克，大枣5克。

【功　效】益气健脾，解郁安神。

【适应证】脾虚肝郁者。症见心神不宁，情绪郁结，气短心悸，疲倦乏力，失眠多梦，头晕，纳差，舌质淡红，苔白，脉细。

【用　法】常规煎服法。

【来　源】经验方

第六节　癫痫

癫痫是一种发作性神志异常的疾病，又名“羊痫风”。其特征为发作性精神恍惚，甚则突然倒地，昏不知人，口吐白沫，两目上视，四肢抽搐或口中如作猪羊叫声。本病发作具有突然、短暂、反复三个特点。临床分为原发性癫痫和继发性癫痫。本病与西医的癫痫相同。

一　饮食疗法

方

【组　成】羊肝60克，谷精草、菊花各10克。

【适应证】癫痫。

【用　法】上药慢火炖食，每日1次。

【来　源】《民间偏方奇效方》

二　单方对药

方1

【组　成】鲜橄榄12个，明矾末1.5克。

【适应证】癫痫，风痰壅盛型。症见痰多，发则旋即倒地，神志不清，抽搐吐涎，或尖叫，二便失禁。

【用　法】先将鲜橄榄洗净，用刀划割纵纹，以明矾末撒入纹内，等明矾浸入橄榄，即可食用。每小时吃1~2个，细细咀嚼，咽汁吐渣。

【来　源】《民间偏方奇效方》

方2

【组　成】石榴1个，全蝎5只。

【适应证】各型癫痫。

【用　法】选大石榴，挖一小洞，放入全蝎，封口，用火煅至烟尽，研为细末。每次服1.5克，每日2次。

【来　源】《民间偏方奇效方》

三　针灸

（一）针刺取穴

取穴：风池、肺俞、心俞、中脘、三阴交、鸠尾、气海、神门、气隆。每日或间日作中刺激。发作时选百会、人中、后溪、涌泉。

（二）电针

神庭、内关；足三里、太阳；风池、仆参。上述三组穴位，可交替选用，采用脉冲电密波，通电10~20分钟。本法适用于间歇期。

四　外治法

方1

【组　成】青黛、硼砂、薄荷各9克，牛黄、冰片各0.9克。

【适应证】癫痫，风痰不开。

【用　法】上药共研为细末。先以蜜水洗净舌后，再以姜汁擦舌，将药末以蜜水调稀，搽舌体上。

【来　源】《偏方大全》

方2

【组　成】胆矾30克。

【适应证】诸痫。

【用　法】上药研为细末。每次发作时，用0.5克，用笔管吹入鼻孔内，涎内即愈。

【来　源】《偏方大全》

五　中成药

可对症选用医痫丸、癫痫散、癫痫平片、止痫散、补脑丸、磁朱丸、痫愈胶囊、癫痫康胶囊、镇癫片、羊痫疯癫丸、竹沥化痰丸、白金丸、癫痫镇心丸、癫狂马宝散等。

六　辨证治疗

1. 风痰闭阻：治宜涤痰息风，开窍定痫；方选定痫丸加减。

2. 痰火扰神：治宜清热泻火，化痰开窍；方选龙胆泻肝汤加减。

3. 瘀阻脑络：治宜活血化瘀，息风通络；方选通窍活血汤加减。

4. 心脾两虚：治宜补益气血，健脾宁心；方选六君子合归脾汤加减。

5. 心肾亏虚证：治宜补益心肾，潜阳安神；方选左归丸合天王补心丹加减。

七　验方精选

方1

【组　成】黄芪、紫河车各30克，石菖蒲、胆南星各15克，陈皮、姜半夏、丹参、僵蚕、地龙、郁金各12克，全蝎6克，蜈蚣3条。

【适应证】癫痫。

【用　法】常规煎服法。1个月为1疗程，一般用药6个疗程。

【来　源】《病症治疗验方》

方2

【组　成】丹参30克，炙地龙20克，陈胆南星、石菖蒲、天竺黄、川贝母、炙蜈蚣、炙全蝎、乌梢蛇各10克，炙远志5克，马宝3克，猴枣1克。

【适应证】痫癫。

【用　法】上药共研细末，每次3克，每天服2次。

【来　源】《单方偏方精选》

八　生活常识与注意事项

1．饮食宜清淡富营养食物，忌烟、酒、茶、咖啡等刺激性食物，忌过饥或过饱，勿暴饮暴食，忌肥腻煎炸食物。

2．加强体质锻炼，但应避免劳累，保证充足的睡眠，起居有规律。

3．克服自卑感及恐惧心理，避免疲劳、紧张等诸因素刺激。用慢性病心态战胜疾病。

4．不要开车、游泳、夜间独自外出等，如有发作预兆，应立即卧倒，避免跌伤。日常生活中应该戴保护帽。

5．抗癫痫治疗需持续用药，不应轻易停药。目前认为，持续3年以上无癫痫发作时，才可考虑是否可以逐渐停药。停药过程中，每次只能减停一种药物，并且需要1年左右时间逐渐停用。

九　预防

及早治愈相关病症，以免诱发本病。防止外伤，尤其脑部外伤。

惜精神，调情志，切忌暴怒、过悲、过惊、过恐。加强运动，提高抗病力。

第五章 肾系疾病

第一节 水肿

水肿是体内水液潴留，泛滥肌肤，以头面、眼睑、四肢、腹背甚至全身浮肿为特征的一类病证。现代医学把水肿分为全身性和局限性两种，多见于肾性、心性、肝性、营养性水肿。

一 饮食疗法

方1

【组　成】白鸭1只，饭500克。

【适应证】水肿。

【用　法】白鸭洗净去脏，填饭，与姜、椒同酿鸭腹中，缝定，蒸熟食。

【来　源】《民间偏方奇效方》

方2

【组　成】鲤鱼250克，桑白皮、茶叶各30克，葱白8根。

【适应证】风水。

【用　法】鲤鱼去鳞及肠杂，加入桑白皮、茶叶、葱白；共入锅中，加水煎沸15分钟，去渣，饮汤食鲤鱼肉。

【来　源】《古今桑系列验方大全》

二 单方对药

方1

【组　成】白茅根、一枝黄花各30克，葫芦壳15克。

【适应证】水肿，湿热壅盛型（急、慢性肾炎）。症见遍体浮肿，皮肤绷紧光亮，烦热口渴，小便短赤或大便干结。

【用　法】上药共捣碎，置保温瓶中，以沸水冲泡，盖闷15分钟即可，1日内分2~3次饮完。每日1剂。

【来　源】《民间偏方奇效方》

方2

【组　成】干玉米须50克，松萝茶（或其他绿茶）5克。

【适应证】水肿，湿热型。症见小便不利，面目及两足浮肿。治疗慢性肾炎效果显著。

【用　法】用干玉米须加温水600毫升，文火煮沸30分钟，过滤取液300~400毫升，冲泡松萝茶5克，分次饮完。每日1剂。

【来　源】《民间偏方奇效方》

三 按摩、针灸

（一）按摩

1. 足部反射区按摩 。

2. 穴位按摩：点按涌泉、仆参、地机、三阴交、阴陵泉、肾俞、下极俞、水分、足三里等穴位各30~50次。

（二）针灸

1. 取穴：天柱、风门、章门、外关、三阴交。每日作强刺激之针治。

2. 取穴：三焦俞、气海俞、大肠俞、气海、足三里；肾俞、关元俞、天枢、关元、足三里。每日轮换，先予轻刺激，而后以药艾灸条灸治。

四 外治法

方1

【组　成】大田螺肉、蒜瓣各适量。

【适应证】水肿，湿热壅盛型。症见遍体浮肿，小便不利，或尿闭腹胀，大便干结。

【用　法】将大田螺共捣碎，取螺肉、蒜瓣捣烂贴脐下3指宽处（勿入脐部）及两足心，外加包扎固定。

【来　源】《民间偏方奇效方》

方2

【组　成】木香、沉香、乳香、没药各9克，牵牛子、猪牙皂（煅）各7.5克，琥珀3克。

【适应证】水肿。

【用　法】上药共研细粉，用砂糖拌匀，外贴气海穴，固定。

【来　源】《外敷治病10分钟》

五 中成药

可对症选用金匮肾气丸、五苓散、五淋通片、鸡鸣散、苓桂术甘丸、四妙丸等。

六 辨证治疗

（一）阳水

1. 风水相搏证：治宜疏风清热，宣肺行水；方选越婢加术汤加减。

2. 湿毒浸淫证：治宜宣肺解毒，利湿消肿；方选麻黄连翘赤小豆汤加味。

3. 水湿浸渍证：治宜运脾化湿，通阳利水；方选五皮饮合胃苓汤加减。

4. 湿热壅盛证：治宜分利湿热；方选疏凿饮子加减。

（二）阴水

1. 脾阳虚衰证：治宜健脾温阳利水；方选实脾饮加减。

2. 肾阳衰微证：治宜温肾助阳，化气利水；方选济生肾气丸合真武汤加减。

七 验方精选

方1

【组　成】茯苓、牡丹皮、车前子

（包）各12克，大腹皮、猪苓、紫苏叶（后下）、防风、汉防己、炙桑白皮、陈皮各9克，麻黄6克。

【功　效】利水消肿。

【适应证】风水水肿。

【用　法】常规煎服法。

【来　源】《古今桑系列验方大全》

方②

【组　成】赤小豆30克，大枣12枚，桑白皮10克，连翘、杏仁各9克，麻黄、生姜、甘草各6克。

【功　效】疏风清热，利湿解毒。

【适应证】水肿属水湿浸渍者。

【用　法】常规煎服法。

【来　源】《古今桑系列验方大全》

八　生活常识与注意事项

水肿初期，应无盐饮食，尤其是高血压病患者，更应该选择低盐或无盐饮食。限制蛋白质的摄入。防感冒，防劳累，尤应节制房事。

九　预防

宜慎起居，以防外邪侵袭，防感冒；避免冒雨涉水，感受外来之湿邪。劳逸有度，房事有节，生育有节。

第二节　淋证

淋证是指以小便频数短涩，淋沥刺痛，小腹拘急引痛为主症的病证。淋证又分石淋、膏淋、血淋、热淋、气淋、劳淋。现代医学中泌尿系感染、结石、前列腺炎等均属此范畴。

一　饮食疗法

方①

【组　成】小茴香10克，黄酒200毫升。

【适应证】热淋。

【用　法】小茴香炒黄，研为粗末，加入黄酒共浸泡1日，煎数沸，去渣后饮酒，分2次服下，每日1剂。

【来　源】《偏方大全》

方②

【组　成】竹叶10克，红糖适量。

【适应证】尿路感染。

【用　法】上药共熬成一大碗喝下，立见功效，3~5碗病痊愈。

【来　源】《奇效方》

二 单方对药

方1

【组　成】生山楂90克。

【适应证】尿痛。

【用　法】上药加水煎服。

【来　源】《奇效方》

方2

【组　成】新鲜金钱草150克。

【适应证】热淋。

【用　法】将新鲜金钱草洗净，绞取汁服下，每日2次。

【来　源】《奇效方》

三 按摩、针灸

（一）按摩

基本反射区按摩。

（二）针灸

取穴：大肠俞、次髎、气海、关元、阴谷、曲泉、光明、三阴交、太冲。行强刺激法。治疗气淋。

急性淋证取穴：大肠俞、膀胱俞、上髎、中髎、足三里、血海、阴陵泉、三阴交。作强刺激。

慢性淋证取穴：肾俞、上髎、中髎、气海、中极。每日用温灸。取穴：关元、列缺、曲泉、三阴交。行中刺激，连针三数日。

四 外治法

方1

【组　成】葱白（带须不洗，擦去土）1握。

【适应证】急性尿路感染。

【用　法】把葱白捣成蓉状，取药膏如枣大1块，贴于神阙穴，固定。每日1次。

【来　源】《药到病除小绝招》

方2

【组　成】芒硝30克，冰片10克（或大葱30克）。

【适应证】尿道炎。

【用　法】上药共研细末，装入纱布袋内，外敷神阙及脐下。

【来　源】《药到病除小绝招》

五 中成药

可对症选用八正合剂、三金片、泌淋清胶囊、泌淋胶囊、分清五淋丸、二妙丸合六一散、清宁丸、金沙五淋丸、知柏地黄丸、荷叶丸、当归龙荟丸合百宝丸、失血奇效丸、萆薢分清丸、滋肾丸、萃仙丹、补中益气丸合六味地黄丸、无比山药丸、延寿丹、清热通淋片、龙胆泻肝丸、宁泌泰、肾安胶囊等。

六 辨证治疗

1. 热淋：治宜清热利湿通淋；方选八正散加减。

2. 石淋：治宜清热利湿，排石通淋；方选石韦散加减。

3. 血淋：治宜清热通淋，凉血止血；方选小蓟饮子加减。

4. 气淋：治宜理气疏导，通淋利尿；方选沉香散加减。

5. 膏淋：治宜清热利湿，分清泄浊；方选程氏萆薢分清饮加减。

6. 劳淋：治宜补脾益肾；方选无比山药丸加减。

七 验方精选

方1

【组　成】白花蛇舌草30克，滑石、萆薢各20克，鱼腥草、车前草、白茅根、瞿麦各15克，石苇、黄柏、茯苓、牛膝、大生地黄、薏苡仁各10克，生甘草梢5克。

【功　效】清热利湿通淋。

【适应证】湿热型淋证。症见小便频数短涩，淋沥刺痛，小腹拘急引痛，口干苦，舌质红，苔黄腻，脉滑数。

【用　法】常规煎服法。

【来　源】经验方

方2

【组　成】滑石、海金沙各30克，甘草7.5克。

【适应证】膏淋。

【用　法】上药共研细末，每次用6克，空腹以灯草汤调下。

【来　源】《偏方大全》

八 生活常识与注意事项

饮食宜清淡，忌食烈酒、辛酸等刺激性食物。多饮水，勤排尿，不留残尿。养成勤洗手的习惯，讲究个人卫生。经常清洗外阴，不作过劳运动与乘马骑车，暂禁性生活。

九 预防

注意个人卫生，尤其妇女，更要重视经期卫生，不要忍尿憋尿，防止感染。避免使用尿路感染器械和尿道插管。

第三节　癃闭

癃闭是以小便量少，排尿困难，甚则小便闭塞不通为主症的病证。“癃”是指小便不利、点滴而下，病势较缓；“闭”是指小便不通、欲溲不下，病势较急。癃与闭虽有区别，但只是程度上的不同，故常合称癃闭。相当于西医的各种原因引起的尿潴留及无尿症。

一 饮食疗法

方1

【组　成】王不留行20克（捣碎），丹参、桃仁各15克。

【适应证】癃闭，气滞血瘀型。症见尿痛、尿灼、尿频，小腹会阴部胀痛不适。

【用　法】上药同煎取汁，加入粳米100克，同煮粥食用。

【来　源】《民间偏方奇效方》

方2

【组　成】砂糖适量，猪膀胱1个。

【适应证】尿闭、尿淋漓不畅症。

【用　法】把猪膀胱洗净，切碎，用水煮熟，食用。为解其味可加砂糖食用。

【来　源】《偏方大全》

二 单方对药

方1

【组　成】桑白皮15克，车前草一把。

【功　效】清热利湿，通利小便。

【适应证】淋闭。症见卒不得小便。

【用　法】上药加水煎复渣，取之顿服。

【来　源】《古今桑系列验方大全》

方2

【组　成】鲜葱白、白矾各15克。

【适应证】尿闭。

【用　法】上药共捣烂，敷在肚脐上。

【来　源】《偏方治大病》

三 按摩、针灸

（一）按摩

1. 反射区按摩。

2. 推揉大腿内侧肌肉，从下而上轻推，在病人面前倒水让他看。亦可采用少腹按摩。

3. 头部按摩：印堂、前顶、百会、太阳。

4. 耳部按摩：膀胱、神门、尿道、外生殖器。

（二）针灸

取穴：足三里、三阴交、阴陵泉、中极等穴，强刺激，反复体虚者可灸关元、气海。

四 外治法

方1

【组　成】葱白500克。

【适应证】癃闭。

【用　法】葱白炒热，装入布包内。在肚脐和脐下小腹部抹上麝香末0.15克，放上炒热的药袋，用烫法来回熨烫，至小便通为止。

【来　源】《民间偏方奇效方》

方②

【组　成】青蒿200~300克。

【适应证】急性尿潴留。

【用　法】青蒿搅细碎（注意勿让汁水流掉），随即敷神阙穴，外覆25厘米×30厘米塑料薄膜及棉垫各1块。胶布固定。待排尿后，即可去药。

【来　源】《药到病除小绝招》

五　中成药

可对症选用导赤散（前列腺肥大所致癃闭症）、癃闭舒胶囊、八正合剂、癃清胶囊、三金片、补中益气丸等。

六　辨证治疗

1．膀胱湿热：治宜清利热湿，通利小便；方选八正散加减。

2．肺热壅盛：治宜清泄肺热，通利小便；方选清肺饮加减。

3．肝郁气滞：治宜疏利气机，通利小便；方选沉香散加减。

4．浊瘀阻塞：治宜行瘀散结，通利小便；方选抵当丸加减。

5．脾气不升：治宜升清降浊，化气行水；方选补中益气汤加减。

6．肾阳衰惫：治宜温补肾阳，化气行水；方选济生肾气丸加减。

七　验方精选

方①

【组　成】淡竹叶30克，赤茯苓15克，桑白皮、地骨皮、白前、桔梗、生栀子、麦冬各9克，淡黄芩6克。

【适应证】癃闭属热盛肺燥，肃降无权者。

【用　法】常规煎服法。

【来　源】《古今桑系列验方大全》

方②

【组　成】车前子、炒栀子、麦冬、茯苓、桑白皮、黄芩各12克。

【功　效】清肺热，利水道。

【适应证】癃闭属肺热气壅者。症见小便量少不通，咽干，烦渴欲饮，或有咳嗽，舌苔薄黄，脉数。

【用　法】常规煎服法。

【来　源】《古今桑系列验方大全》

第四节　尿频

尿频又称小便频数，是指小便次数多，1日10次以上者而言。多因肾气不固，或肺脾气虚，或肝郁气滞，引起水液排泄失常。包括神经精神因素、病后体虚或寄生虫所致。可见于西医的神经性尿频、尿崩症等。

一 饮食疗法

方1

【组　成】新鲜猪膀胱。

【适应证】小便失禁。

【用　法】新鲜猪膀胱洗净，不加盐煮熟，每次吃15~30克，每日吃3次。连续食用十天至半个月。

【来　源】《奇效方》

方2

【组　成】核桃肉1000克。

【适应证】夜间尿频。

【用　法】核桃肉加精细无碘盐20克。文火炒熟，装入洁净的玻璃瓶中密封备用。临睡前用低度白酒10毫升，嚼服3~6颗核桃肉。

【来　源】《奇效方》

二 单方对药

方1

【组　成】枸杞子30克，牛鞭1具（洗净切碎）。

【功　效】益气壮阳。

【适应证】肾气不足所致的夜尿频多。

【用　法】上药一同放入锅内，加水炖熟，调味食用。每日1剂。

【来　源】《千家妙方》

方2

【组　成】鸡肉250克，金樱子根50克，白酒、食盐各适量。

【功　效】补中益气，益精固涩。

【适应证】脾肾不足。

【用　法】按常法煮汤食用，吃肉饮汤。每日1剂。

【来　源】《千家妙方》

三 按摩、针灸

（一）按摩

1. 反射区按摩：基本反射区及垂体、大脑、甲状腺、甲状旁腺、腰椎、骶骨、前列腺、阴茎、生殖腺、腹股沟反射区。

2. 穴位按摩：用拇指点按涌泉、太溪、三阴交、足三里、阴陵泉、百会、命门、至阳、身柱、腰阳关、大椎等穴，每穴1分钟。

3. 按摩脚心。先用热水泡一会儿脚，擦干，然后反复按摩双脚心至少30分钟。

（二）针灸

1. 针：膀胱俞、腰阳关、志室、阴陵泉、肾经、关元、照海。

2. 灸：百会、肾俞、命门。用温灸器每日灸之。或用艾条灸治亦效。

四 外治法

方1

【组　成】丁香、肉桂各等份。

【适应证】尿频。

【用　法】将上药焙干，共研细末，过筛；黄酒或水调成膏，用纱布包裹于神阙穴。外用胶布固定。寒甚者，丁香、肉桂比例改为1∶3。每日1次，5次为1疗程。

【来　源】《药到病除小绝招》

方2

【组　成】益智、炮干姜、炙甘草、肉桂各30克。

【适应证】尿频。

【用　法】上药共研细末，贮瓶内备用。每次用5克，加葱白（带根须）一段，共捣成饼状，敷脐部，用热水袋热敷30~60分钟，24小时换药1次。

【来　源】《药到病除小绝招》

五 中成药

可对症选用水陆二仙丹、导赤散、缩泉丸、生脉颗粒、金匮肾气丸、补中益气丸、六味地黄丸、知柏地黄丸、右归丸、龟龄集等。

六 辨证治疗

1．膀胱湿热：治宜清利湿热；方选八正散加减。

2．肾阴亏虚：治宜滋阴降火；方选知柏地黄丸加减。

3．肾气不固：治宜温补肾阳；方选右归丸加减。

4．肺脾气虚：治宜温肺健脾；方选温肺汤合补中益气汤化裁。

七 验方精选

方1

【组　成】党参、黄芪各20克，生大黄（后下）、车前草、茯苓、山药、泽泻、川黄连、白术各10克，生甘草8克。

【适应证】尿频症。

【用　法】常规煎服法。5剂为1个疗程。

【来　源】《奇效方》

方2

【组　成】火麻仁、覆盆子各15克，桑螵蛸12克，杏仁、生白芍各9克，生大黄6克，枳壳、厚朴各5克。

【适应证】尿频症。

【用　法】常规煎服法。

【来　源】《偏方治大病》

八 生活常识与注意事项

1．睡前少饮水，多食温补、富于营养食物，多食动物肾和胰脏、鱼、虾、沙虫、核桃、益智、桑螵蛸、莲子、芡实之类食物，忌食寒凉、生冷食物。睡时以布带一端缚腰部，一端屈膝缚其小腿，使之屈一足而侧卧。如要排溺时，会自然醒觉作正常之排溺。经一二旬即养成习惯，可不治而愈。

2. 安慰病人，解除精神顾虑和情绪紧张，保持环境安静，要用对待慢性病心态治疗，防止忧郁、悲观、愤怒、激动，以免病情加重。性生活要有节制，避免过多过频而致肾亏，加重病情。

九 预防

生活要有规律，起居有常；性生活不宜过多过频，以免损伤肾气。

饮食宜清补、温补，忌过食寒凉、生冷、伤肾、伤阳的食物。及时治疗相关病症，注意冷暖变化，防止寒、湿邪侵入。

第五节 遗尿

遗尿是指经常在睡眠中不知不觉地排尿，多见于小儿。多因先天不足，下焦虚寒，闭藏失职，或脾肺气虚，上虚不能制约于下，或湿热蕴结膀胱，气化失司所致。

一 饮食疗法

方

【组　成】羊肉、鱼鳔、黄芪各适量。

【功　效】滋阴补气。

【适应证】阴虚遗尿。

【用　法】上药共煎汤。每日早、晚各服1次。滋阴补气。

【来　源】《千家妙方》

二 单方对药

方1

【组　成】乌梅20克，桑螵蛸9克。

【适应证】小儿遗尿。

【用　法】上药加水煎服，每天1剂。

【来　源】《单方偏方精选》

方2

【组　成】龟肉200克，鱼鳔20克。

【功　效】滋阴补肾。

【适应证】肾阴虚所致的遗尿。

【用　法】龟肉洗净切块，与鱼鳔共煮汤，调味后吃肉饮汤，分2次服，每日1剂。

【来　源】《千家妙方》

三 按摩、针灸

（一）按摩

1. 反射区按摩。

2. 穴位按摩：拇指点按涌泉、太溪、足三里、阴陵泉、百会、命门、至阳、身柱、腰阳关、大椎、三阴交等穴。

（二）针灸

1. 选穴：中极、三阴交、肾俞、膀胱俞、太冲、大敦、委中、关元俞、气海穴。毫针刺，用补法，可灸。

2. 皮肤针：三阴交、肾俞、气海、曲骨、夹脊（第11至第21椎），配穴选中极、膀胱俞、太溪、八髎。

3. 耳针：尿道。

4. 头针：选取两侧足运感区，间歇捻针，留针15分钟。

四 外治法

方1

【组　成】五味子、胡椒、故纸各6克。

【适应证】遗尿。

【用　法】上药共研为细末，糊在肚脐上，胶布封闭，每天换1次，4天为1个疗程。若见效，连续用2~3次即愈。

【来　源】《奇效方》

方2

【组　成】威灵仙30~60克。

【适应证】小儿尿频、尿急、无尿痛。

【用　法】加水500~1000毫升，煎熬浓缩为250~500毫升，待药温适度时熏洗前阴，每次30分钟，每天2~3次，后2次药液需加温后方可用。每天1剂。

【来　源】《单方偏方精选》

五 辨证治疗

1. 肾虚胞寒：治宜温肾固涩；方选金匮肾气丸合桑螵蛸散加减。

2. 中气不足：治宜补中益气；方选补中益气汤加减。

六 验方精选

方1

【组　成】桑螵蛸、黄芪各15克，乌药、益智各10克。

【适应证】小儿遗尿。

【用　法】常规煎服法。

【来　源】《单方偏方精选》

方2

【组　成】桑螵蛸15克，益智12克，麻黄、石菖蒲各9克。

【适应证】小儿遗尿。

【用　法】常规煎服法。6~9岁每天1/2~2/3剂，9~14岁每天2/3~1剂。成人适当加量。

【来　源】《单方偏方精选》

第六节 尿失禁

尿失禁是指膀胱因括约肌损伤或神经功能障碍而丧失排尿控制能力，导致尿液不自主地流出。先天性疾患，如尿道上裂，以及创伤、手术，乃至各种原因引起的神经源性膀胱均能引起尿失禁。

一 饮食疗法

方1

【组　成】新鲜猪膀胱。

【适应证】小便失禁。

【用　法】将新鲜猪膀胱洗净，不加盐煮熟，每日吃3次，每次吃15~30克。连续食用十天至半个月，此症便可明显好转或痊愈。如若患病较重，可再多吃三五日，其疗效十分显著。

【来　源】《偏方治大病》

方2

【组　成】益智15克，猪膀胱1个。

【功　效】补肾缩泉。

【适应证】小便清白、尿出不禁、面色发白、喜热怕冷、下腹冷，脉虚迟。

【用　法】上药切碎，加水4碗煎至1碗，每晚临睡时1次温服。

【来　源】《千家妙方》

二 单方对药

方

【组　成】肉桂24克（去粗皮），滑石15克。

【功　效】清热利湿，温阳固肾。

【适应证】小便自出不禁（年老气血衰弱，肾气不固，每因咳嗽而致小便不禁自流）。

【用　法】上药共研细末，用温开水冲，1次空腹服。

【来　源】《千家妙方》

三 外治法

方

【组　成】麝香牛骨膏。

【适应证】少尿、多尿、尿失禁、尿潴留。

【用　法】取神阙、气海、关元、命门、肾俞、三焦俞、膀胱俞、三阴交等穴，每次选3~4个即可。先将麝香牛骨膏剪成规格为3厘米×3厘米的小方块，贴在所选穴位上，48小时换贴1次，可连贴2周左右。

【来　源】《药到病除小绝招》

四 中成药

可对症选用缩泉丸、金匮肾气丸、六

味地黄丸等。

五 辨证治疗

1. 肾气虚寒：治宜温肾固涩；方选巩堤丸加减。

2. 肺脾气虚：治宜温肺健脾，补益中气；方选补中益气汤合甘草干姜汤。

3. 膀胱蓄热：治宜清利湿热；方选八正散加减。

4. 肝肾阴虚：治宜滋补肝肾，佐以固涩；方选大补阴丸加减。

第六章 男科疾病

第一节 阳痿

阳痿是指成年男子性交时，由于阴茎痿软不举，或能勃起但举而不坚，或坚而不久，无法进行正常性生活的病证。但偶尔暂时阴茎不能勃起者，不属于阳痿。中医认为，引起阳痿的原因包括：房事不节，恣情纵欲；或过于疲劳，劳逸不节；或七情过极，心肾受损，突受惊恐，伤气伤肾；或饮酒吸烟，酿湿助热；或情感抑郁，性情孤独；或罹患相关疾病以及药物中毒；等等。

一 饮食疗法

方

【组　成】鹿鞭1条，鹿茸30克，蛤蚧1对，酒1 000毫升。

【适应证】阳痿，肾阳虚弱型。症见阳事不举，面色苍白，畏寒肢冷，腰膝酸软，舌苔白，脉沉细。

【用　法】上药共浸泡酒，7日后早晚各饮30毫升。

【来　源】《民间偏方奇效方》

二 单方对药

方

【组　成】海狗肾1副，酒1 000毫升。

【适应证】阳痿，肾阳虚弱型。症见阳事不举，面色苍白，畏寒肢冷，腰膝酸软。

【用　法】上药共浸泡1个月后饮用，每次30毫升，早晚各1次。

【来　源】《民间偏方奇效方》

三 按摩、针灸

（一）按摩

1. 基本反射区按摩。

2. 穴位按摩：拇指点按涌泉、行间、申脉、太溪、三阴交、阴陵泉、神阙、关元、气海、肾俞、命门、足三里等穴位各30~50次。

3. 其他部位按摩：①捻动阴茎根部的精索，力度适中，稍感酸胀即可。②按摩两边腹股沟，左右各50次。③顺时针摩擦脚心100次至脚心发热。④食指、中指托住阴囊下面，再用拇指轻揉搓睾丸。⑤用手掌心逆时针按小腹。⑥按摩腰骶部。

4. 头部穴位按摩：神庭、百会、印堂、攒竹、太阳、率谷、安眠、百劳、强间、风池。

5. 耳部穴位按摩：外生殖器、内生殖器、皮质下、缘中、肾上腺、肝、肾、内分泌、尿道。

（二）针灸

取穴：百会、膈俞、胃俞、肾俞、命门、阳关、关元、中极。每日用药艾灸条灸治之。

四　外治法

方1

【组　成】葱白10根。

【适应证】寒邪所致之阳痿。

【用　法】上药捣烂成糊，稍加热填脐中，4次用完。每日早晚各1次。

【来　源】《药到病除小绝招》

方2

【组　成】小茴香、炮干姜各5克。

【适应证】阳痿，肾阳虚弱型。症见阳事不举，面色苍白，畏寒肢冷，舌淡苔白，脉沉细。

【用　法】上药共为细末，加入盐少许，用少许人乳或蜂蜜调和，敷于肚脐，固定。5~7天换药1次。

【来　源】《民间偏方奇效方》

五　中成药

可对症选用三肾丸、男宝、归脾丸、人参养荣丸、宁心补肾丸、安神定志丸、逍遥丸、补肾益气丸、龙胆泻肝丸、二妙丸、四妙丸、龟龄集、雄狮丸、海马三肾丸、鱼鳔补肾丸、龙娥丸、滋阴补肾丸、延龄长春胶囊等。

六　辨证治疗

1. 命门火衰：治宜温肾壮阳；方选赞育丸加减。

2. 心脾亏虚：治宜补益心脾；方选归脾汤加减。

3. 肝郁不舒：治宜疏肝解郁；方选逍遥散加减。

4. 惊恐伤肾：治宜益肾宁神；方选启阳娱心丹加减。

5. 湿热下注：治宜清热利湿；方选龙胆泻肝汤加减。

七　验方精选

方1

【组　成】黄芪、菟丝子各20克，牛膝、杜仲、枸杞子各15克，破故纸、鹿角霜、肉苁蓉各10克，大枣5克。

【适应证】阳痿，肾气不足型。症见举而不坚、气短乏力、腿软。

【用　法】常规煎服法。

【来　源】《民间偏方奇效方》

方2

【组　成】当归、茯苓、白芍各12克，丹参、乳香各9克，柴胡、甘草各6克，蜈蚣2条。

【适应证】阳痿。

【用　法】水煎服，每日1剂。

【来　源】《单方偏方精选》

八　生活常识与注意事项

不要纵情于酒色之中，保护前列腺，性生活要适当，不要过度过频。经常做保健操。

九　预防

加强营养，防止手淫，防止性交时突中断，防止性交过度频繁而伤肾。

第二节　早泄

早泄是指男子在阴茎勃起之后、未进入阴道之前，或正当纳入以及刚刚进入而尚未抽动时便已射精，阴茎也自然随之疲软并进入不应期的现象。此症是射精障碍中最常见的疾病，发病率占成人男性的35%~50%。

一　饮食疗法

方1

【组　成】金樱子500克，续断、党参、淫羊藿、蛇床子各50克，白酒2 500毫升。

【适应证】早泄，肾阳虚型。症见腰酸、小便频数、入房即泄、手足不温。

【用　法】上药共浸泡半个月后饮用。早、晚各服25毫升。

【来　源】《民间偏方奇效方》

方2

【组　成】山药100克，糯米60克，莲子（去心）20克。

【功　效】健脾益气，固肾止泄。

【适应证】肾气不固型早泄。症见早泄伴有遗精，精液清冷质稀，性欲减退，腰膝酸软，下肢无力，精神萎靡不振，背寒肢冷，小便清长频数，夜尿频多，余沥不尽，等等。

【用　法】按常法煮粥食用，每日1剂。

【来　源】《偏方大全》

二　单方对药

方1

【组　成】锁阳30~50克。

【功　效】壮阳固精。

【适应证】早泄。

【用　法】加水煎复渣，分2次早、晚服。

【来　源】《传世奇效偏方》

方2

【组　成】花生叶30克，乌梅9克。

【功　效】清热祛火。

【适应证】早泄。

【用　法】加水煎复渣，分2次服。

【来　源】《传世奇效偏方》

三　按摩

1. 反射区按摩：基本反射区按摩。

2. 穴位按摩：点按涌泉、太溪、太冲、三阴交、神门、足三里、中府、气海、关元、百会、肾俞、命门、阳关、阴陵泉各30~50次。

四　外治法

方1

【组　成】五倍子15克，白芷10克。

【适应证】早泄。

【用　法】将上药共研为细末，用醋及水各等份，调成面团状，临睡前敷神阙穴，固定。每日1次，连用5日。

【来　源】《奇效方》

方2

【组　成】露蜂房、白芷各10克。

【适应证】早泄。

【用　法】将上药烘干至发脆，共研细末，以醋调成面团状，临睡前敷肚脐（神阙穴）上，外用纱布盖上，橡皮膏固定，每天敷1次，或隔天1次，连续3~5次。

【来　源】《单方偏方精选》

五　中成药

可对症选用知柏地黄丸、健肾地黄丸、金匮肾气丸、参芪二仙丸、归脾丸、人参养荣丸、三才封髓丹、滋阴补肾丸、蛤蚧补肾丸、鱼鳔补肾丸、宁心补肾丸、水陆二仙丸等。

六　辨证治疗

1. 肾气虚损：治宜温肾补气；方选鹿角散加减，兼阳虚者用赞育丹加减。

2. 肝胆湿热：治宜清泻肝经湿热；方选加味三才封髓丹。

3. 心脾亏损：治宜补益心脾，固精止遗；方选归脾汤加减。

4. 肝肾心虚：治宜滋补肝肾，清心固涩；方选秘精方合清心丸加减。

七　验方精选

方1

【组　成】龙骨、牡蛎各30克（先煎），金樱子、山药各15克，知母、黄柏、山茱萸、牡丹皮、泽泻、牛地黄各10克。

【功　效】滋阴降火。

【适应证】阴虚阳亢型早泄。症见早泄滑精，腰膝酸软，头晕耳鸣，五心燥热，潮热盗汗，虚烦不眠，小便色黄。

【用　法】常规煎服法。

【来　源】《传世奇效偏方》

方2

【组　成】珍珠母60克，龙骨30克（先煎），女贞子、熟地黄各15克，白芍12克，酸枣仁10克，五味子6克。

【功　效】育阴潜阳，养血安神，益肾固精。

【适应证】肝肾不足、心神不宁之早泄。

【用　法】常规煎服法。

【来　源】《传世奇效偏方》

第三节　遗精

遗精是指不因性交而精液自行泄出的病症。必须指出，成年未婚男子，或婚后夫妻分居者，1个月遗精1~2次，属于正常生理现象，一般不会出现明显症状，但有人因缺乏生理知识而产生恐惧心理，也可出现头晕、乏力、心慌等症状。若过多地遗精，每周2次以上，或清醒时流精，并伴有头昏、精神萎靡、失眠、腰腿酸软等症状，则属病态。

一　饮食疗法

方1

【组　成】山药50克，海蜇皮30克。

【功　效】健脾益肾，滋阴泻火。

【适应证】遗精。

【用　法】上药加水适量煎汤。每日1次服食。

【来　源】《自我按摩保健指南》

方2

【组　成】藕节30克，莲须10克。

【功　效】清热泻火。

【适应证】遗精。

【用　法】加水适量，煎煮取汁。饮汤吃藕，每日2次。

【来　源】《自我按摩保健指南》

二　单方对药

方1

【组　成】淫羊藿10克。

【功　效】补益肾阳。

【适应证】遗精。

【用　法】加水煎服，每日2~3次。

【来　源】《传世奇效偏方》

方2

【组　成】莲藕90克，扁豆叶15克。

【功　效】清热活血。

【适应证】遗精。

【用　法】加水煎服，每日1剂，分2次服。

【来　源】《传世奇效偏方》

三　按摩、针灸

（一）按摩

1．反射区按摩：基本反射区按摩。

2．穴位按摩：点按涌泉、太冲、太溪、三阴交、足三里、阴陵泉、会阴、关元、气海、太溪、神门、肾俞、丹田等穴位各30~50次。

（二）针灸

取穴：心俞、肾俞、阳关、关元、会阴、三阴交。梦遗加内关，滑精加气海。每日或间一二日针治之。须持久针疗。

四　外治法

方1

【组　成】五倍子200克，蜂蜜适量。

【适应证】遗精。

【用　法】五倍子研为细末，用蜂蜜调匀，敷脐中，固定，早晚各1次。

【来　源】《外敷治病10分钟》

方2

【组　成】煅龙骨50克，五倍子40克。

【适应证】遗精。

【用　法】上药共研成细末，用水调成糊状，每晚睡前填满肚脐后用胶布贴紧固定，连用1~2周。

【来　源】《外敷治病10分钟》

五　中成药

可对症选用琥珀安神丸、壮肾安神丸、知柏地黄丸合水陆二仙丸、大补阴丸、锁阳固精丸、龙牡固精丸、萆薢分清丸、二妙丸、三才封髓丹、金锁固精丸、金樱子膏等。

六　辨证治疗

1．君相火旺：治宜清心泄肝；方选黄连清心饮合三才封髓丹加减。

2．湿热下注：治宜清热利湿；方选程氏萆薢分清饮加减。

3．劳伤心脾：治宜调补心脾，益气摄精；方选妙香散加减。

4．肾气不固：治宜补肾固精；方选金锁固精丸加减。

七　验方精选

方1

【组　成】煅龙骨、煅牡蛎各20克，滑石、熟地黄各15克，黄柏、莲须、白术、泽泻各12克，莲子、枸杞子、锁阳各10克，甘草3克。

【功　效】滋阴清热，固精止遗。

【适应证】遗精。

【用　法】常规煎服法。

【来　源】《传世奇效偏方》

方2

【组　成】牡蛎、夜交藤各30克，生地黄20克，山茱萸、麦冬、天冬各10克，茯苓、远志、党参各8克，甘草6克，黄连、肉桂各3克。

【功　效】滋阴降火，交通心肾。

【适应证】心肾不交所致遗精。

【用　法】常规煎服法。

【来　源】《传世奇效偏方》

第四节　不育症

不育症指正常育龄夫妇婚后有正常性生活，在1年或更长时间内，不避孕而未能生育，而女方无不孕症者。已婚夫妇发生不育者有15%，其中男性不育症的发病占30%。临床上把男性不育分为性功能障碍和性功能正常两类，后者依据精液分析结果可进一步分为无精子症、少精子症、弱精子症、精子无力症和精子数正常性不育。

一　饮食疗法

方1

【组　成】大米100克，核桃仁50克，枸杞子15克，白糖适量。

【功　效】补肾阴，益精气。

【适应证】肾虚所致的精液异常、性神经衰弱。

【用　法】按常法煮粥食用，每日1剂。

【来　源】《千家妙方》

方2

【组　成】精羊肉750克，山药30克，冬虫夏草18克，枸杞子15克，生姜4片，蜜枣4枚。

【功　效】温补肝肾，益精壮阳。

【适应证】用于肾阳虚所致的阳痿滑精、夜尿频多、精少不育。

【用　法】将羊肉洗净，切为大块，入沸水氽烫去膻味。上药洗净，一同放入砂锅内，加水煮沸，改用文火炖2小时，调味后食用。

【来　源】《传世奇效偏方》

二　单方对药

方1

【组　成】韭菜子6克，粳米适量。

【适应证】肾虚精液清稀，少精或

无精。

【用　法】韭菜子研末备用。另将粳米适量煮粥，粥成时刮取一小层厚汁，加入韭菜子末，再加炒过食盐少许，睡前食之，每日1次。

【来　源】《千家妙方》

方2

【组　成】黑豆500克，黑芝麻300克。

【适应证】男子精少、活动力弱、不育。

【用　法】上药分别炒熟，共研粉。每次50克，用红糖水送服，早晚各服1次。

【来　源】《小偏方大功效》

三　外治法

方1

【组　成】五灵脂、白芷、青盐各6克，麝香0.3克。

【适应证】不育症，肾虚型。

【用　法】上药共研细末，备用。把药末填脐部，再用艾炷灸之，灸至脐腹温为度，5日后再灸1次。

【来　源】《民间偏方奇效方》

方2

【组　成】温阳广嗣丹（含巴戟天、淫羊藿、菟丝子、熟地黄、红花、香附、人参各30克，花椒6克）。研为细末。

【适应证】男性不育症。

【用　法】用温阳广嗣丹10克，温开水调成糊状，贴敷神阙穴，固定，3日换药1次，10次为1个疗程。

【来　源】《当代中医外治妙方》

四　中成药

可对症选用五子衍宗丸、龟龄集、十全大补丸、金匮肾气丸等。

五　辨证治疗

1. 肾虚不育：①偏阳虚：治宜温肾补气养血，调补冲任；方选毓麟珠加减。②偏阴虚：治宜滋阴养血，调冲益精；方选养精种玉汤加减。

2. 肝郁：治宜疏肝解郁，养血理脾；方选开郁种玉汤加减。

六　验方精选

方1

【组　成】金樱子、菟丝子各30克，肉苁蓉20克，淫羊藿、枸杞子各15克，党参、狗脊、续断、熟地黄、仙茅、破故纸各10克。

【适应证】不育症，肾虚精亏型。症见腰膝酸软、精神疲惫、性欲减退、阳痿、阴头寒冷、舌质淡、苔白薄。

【用　法】常规煎服法。

【来　源】《民间偏方奇效方》

方2

【组　成】知母、枸杞子各20克，麦冬、淫羊藿、茯苓、白芍、石菖蒲、合欢皮各15克，山药10克，蛤蚧1对。

【适应证】不育症，肾虚精亏型。症见腰膝酸软、精神疲惫、性欲减退、阳痿、阴头寒冷、舌质淡、苔白薄。

【用　法】常规煎服法。

【来　源】《民间偏方奇效方》

七　生活常识与注意事项

1. 饮食宜据体质指导，虚寒者忌用寒凉、生冷之物，火盛或湿热者忌用辛辣、燥热之物。吸烟、饮酒是精子数量、质量下降的最主要因素，故忌烟、酒。

2. 均衡营养。营养不良会造成蛋白与维生素、微量元素的不足，使精子的产生、获能受到影响，造成精子数量与质量上的异常，亦同样会引起男性不育症。

3. 属生殖系统生理缺陷者服药无效，宜作相应治疗。避免接触电离辐射和对精子有损害的各种化学物品及元素。少去桑拿房、蒸气浴室。高温蒸浴不仅伤害精子，还抑制精子生成。

八　预防

及早治疗相关病症，顺四时，适寒温，宜气候，防六淫，防外邪。注意避免接触各种辐射和对精子有损害的各种化学物品及元素。婚前应体检，及早发现问题及早解决。婚前注意保护生殖器。惜精神，调饮食，壮肾益精。加强体育锻炼，提高机体免疫功能。

第五节　血精

狭义的血精是指肉眼可见的血精，中医学上还将其称为“精血”。广义的血精还应包括微观血精，即镜下血精。患者大多为青壮年男性。血精发病前常有过度疲劳或性生活不节，或有慢性前列腺炎病史。

一　饮食疗法

方1

【组　成】新鲜绿豆芽500克，白糖适量。

【功　效】清热祛湿。

【适应证】湿热型血精。

【用　法】将新鲜绿豆芽榨汁，加白糖饮服。

【来　源】《很老很老的老偏方》

方2

【组　成】粳米100克，莲子、山药各30克。

【功　效】益心脾，补气血。

【适应证】心脾虚型血精。

【用　法】上药一同煮成粥，加白糖适量调服。

【来　源】《很老很老的老偏方》

二　单方对药

方

【组　成】白茅根10克，淡竹叶5克。

【功　效】清虚火，止血。

【适应证】虚热型血精。

【用　法】上药以滚水冲泡，代茶频饮。

【来　源】《很老很老的老偏方》

三　针灸

主穴：会阴、肾俞。配穴：阴虚火旺型配太冲、照海、太溪、曲骨，湿热下注型配阴陵泉、三阴交、太冲、中极。

四　外治法

方1

【组　成】连翘、金银花、蒲公英、紫花地丁、赤芍、牡丹皮、乳香、没药、红花、桃仁。

【适应证】湿热夹血瘀型血精。

【用　法】上药加水煎，熏蒸阴部后坐浴，并揉按阴部。7日为1个疗程，休息3天，再继续坐浴。

【来　源】《很老很老的老偏方》

方2

【组　成】芒硝、益母草、天花粉、生葱白各30克，大黄、白芷、艾叶、车前草各10克。

【适应证】湿热型血精。

【用　法】上药加水煮30分钟，去渣取汁，倒入盆中，先熏蒸阴部，待药液不烫手时，把臀部浸入盆中泡洗，揉按阴部。完毕后用毛巾擦干。每日一次，每次30分钟。7日为1个疗程。

【来　源】《很老很老的老偏方》

五　中成药

可对症选用知柏地黄丸等。

六　辨证治疗

1. 阴虚火旺：治宜滋阴降火，理血止血；轻者用知柏地黄丸、当归六黄汤加减，重者用大补阴丸加减。

2. 下焦湿热：治宜清热利湿，佐以理血；方选四妙汤合桃红四物汤加减。

七　验方精选

方1

【组　成】石韦、马鞭草各40克，地锦草、鹿衔草各30克，土茯苓20克。

【适应证】血精症。

【用　法】常规煎服法。

【来　源】《首批国家级名老中医

效验秘方精选》

方2

【组　成】生蒲黄70克，滑石粉、栀子（炒）、当归、生地黄、木通、赤茯苓、生甘草各30克。共为细末，每次15克。

【适应证】湿热下注，热瘀互结的血精症。

【用　法】常规煎服法。

【来　源】《首批国家级名老中医效验秘方精选》

第六节　性欲低下症

性欲低下症指的是持续地或反复地对性生活的欲望不足或完全缺乏，可分为完全性性欲低下和境遇性性欲低下。性欲低下与饮食、情绪、环境、夫妻关系、年龄等多种因素相关。

一　饮食疗法

方1

【组　成】猪肾1个，枸杞子、党参、山药各15克，杜仲10克。

【适应证】性欲低下症。

【用　法】上药混合后加水共炖熟，加食盐少许调味，服汤吃肉。

【来　源】《很老很老的老偏方》

方2

【组　成】糯米50克，鱼鳔胶30克。

【适应证】性欲低下症。

【用　法】糯米加水煮粥至半熟，加入鱼鳔胶，一同煮熟。煮时要常搅动，以防粘锅底。每2天服1次。

【来　源】《很老很老的老偏方》

二　单方对药

方1

【组　成】鲜熟桑椹50~75克，冰糖适量。

【功　效】补肝益肾，养血生精。

【适应证】性功能障碍，肝肾阴虚所致的精液稀少。

【用　法】鲜熟桑椹加水煎煮，加入冰糖，文火煮1小时即可。每次服20毫升，早、晚各1次。

【来　源】《古今桑系列验方大全》

方2

【组　成】栗子500克，白糖60克。

【功　效】补肾强筋，健胃补脾，止泄。

【适应证】肾阳虚所致的性欲低下，阳痿，伴腰膝酸软无力，神疲乏力，气短懒言，畏寒肢冷。

【用　法】栗子去壳取肉，捣烂如泥，加水煮成糊状，再加入白糖，搅拌均匀，候冷，贮存备用。每日随量食用。

【来　源】《偏方大全》

三　按摩、针灸

（一）按摩

1. 基本反射区按摩。

2. 穴位按摩：点按肾俞、三焦俞、大肠俞、承扶、委中、阴谷、关元、膻中、气海、中极、长强、仙骨、神阙等穴各1分钟。

3. 一般部位按摩：按揉耳朵、颈部、大腿内侧、腋下、第4腰椎等。

4. 腰部按摩：双手拇指紧按同侧肾俞穴，小幅度快速旋转腰部。

（二）针灸

取穴：血海、足三里、三阴交、肾俞、命门等穴。每日1次，10天为1疗程。取用补法。

（三）提肛运功

保持全身放松，注意力集中在肛门处，然后收缩腹部、臀部和盆腔底部肌肉，随着呼吸将肛门一紧一松，一提一放；吸气时肛门收缩上提，呼气时放松。每天做2组，开始时每组20次，逐渐增至每组75次。

四　外治法

方

用热毛巾湿敷阴茎和睾丸，勃起后用毛巾搓阴茎至有射精感，做排尿和缩肛的动作。

五　中成药

可对症选用三肾丸、男宝、龟龄集、雄狮丸、海马三肾丸、鱼鳔补肾丸、龙娥丸、滋阴补肾丸、延龄长春胶囊、还少丹、汇仁肾宝等。

六　辨证治疗

1. 元阳不足：治宜温补肾阳；方选右归丸加减。

2. 心脾两虚：治宜补益心脾；方选归脾汤合大补元煎加减。

3. 惊恐伤肾：治宜安神定志；方选定志丸加减。

4. 湿热下注：治宜清热化湿；方选柴胡胜湿汤加减。

5. 气血不足：治宜补气益血；方选八珍汤加减。

6. 阴阳两虚：治宜滋阴温阳；方选附桂八味丸加减。

7. 肝郁气滞：治宜疏肝解郁；方选逍遥散加减。

七　验方精选

方1

【组　成】熟地黄12克，山药、山茱萸、菟丝子、巴戟天、淫羊藿、仙茅、茯苓、阳起石、锁阳、肉苁蓉、鹿角片各10克。

【功 效】温肾壮阳，滋补肾阴。

【适应证】男性性欲低下症。

【用 法】常规煎服法。

【来 源】《传世奇效偏方》

方②

【组 成】黄芪、山茱萸各30克，酸枣仁15克，知母、当归各12克，丹参、乳香、琥珀各10克。

【功 效】益肝补肾。

【适应证】男性性欲低下症。

【用 法】常规煎服法。

【来 源】《传世奇效偏方》

八 生活常识与注意事项

不要纵情于酒色之中。性生活要适当，不要过度过频，经常做保健操，调饮食，惜精神。

九 预防

加强运动，防止手淫，防止性交时突然中断，防止性交过度频繁而伤肾。

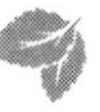

第七章 妇科疾病

第一节 月经不调

月经不调是指月经的周期、经色、经量、经质的改变，包括月经提前、错后、不定期和月经量过多、过少等。

一 饮食疗法

方1

【组　成】棉籽250克，红糖适量。

【适应证】月经先期，气虚型。症见经行先期，量多色淡，质清稀。

【用　法】将棉籽炒焦黄，研成细末，分10份，红糖水冲服。于月经前，早晚各服1份，连服4日。

【来　源】《民间偏方奇效方》

方2

【组　成】乌骨鸡1只，当归、黄芪、茯苓各9克。

【适应证】月经先期，血虚型。症见经行先期，量少色红。

【用　法】将乌骨鸡治净，把药塞入鸡腹内，用线缝合，放砂锅内煮烂熟，去药渣。调味后食肉喝汤。于月经前每日服1剂，连服3~5日。

【来　源】《民间偏方奇效方》

二 单方对药

方

【组　成】鸡血藤1 500克。

【适应证】月经后期，血虚型。症见月经延后，量少色淡，质清稀，头晕眼花或心悸少寐，面色苍白或萎黄。

【用　法】上药水煎1天1夜出锅，将药汁澄清过滤收膏。每次服用15克，开水溶化后服，每日2次。

【来　源】《民间偏方奇效方》

三 按摩

1. 基本反射区按摩。

2. 穴位按摩：可选合谷、血海、阴陵泉、肾俞、脾俞、志室、上髎、中髎、下髎、中脘等穴。

四 外治法

方1

【组　成】香附、鸡血藤各20克，牛膝、白芍各12克，牡蛎、三棱、木通各10克。

【适应证】月经不调，冲任失调

型。症见经血紫暗者。

【用　法】上药研细末备用。用时取药末拌凡士林，外贴关元穴，可推拿或热熨。

【来　源】《民间偏方奇效方》

方2

【组　成】山楂20克，炮干姜10克，延胡索6克。

【适应证】月经不调，虚寒型。症见月经延后，痛经，色淡量少质稀，小腹绵绵作痛，喜热敷。

【用　法】上药共研细末备用。每次取药末6克，用黄酒调为糊状，敷脐部，固定。每天换药1次。

【来　源】《民间偏方奇效方》

五　中成药

1. 月经先期：血热证可选失血奇效丸、调经益母丸等，肝郁证可选逍遥丸、妇科调补丸等，气虚证可选归脾丸、当归养血丸等。

2. 月经后期：实寒证可选温经丸、十二温经丸等，虚寒证可选天喜调经丸、艾附暖宫丸等，血虚证可选大补元煎丸、八珍益母丸等，气滞可选柴胡舒肝丸、逍遥丸等。

3. 先后不定期：肝郁证可选逍遥丸、妇科调经片、调经姊妹丸等，肾虚证可选妇科金片、当归调经丸等。

4. 经期延长：气虚证可选补中益气丸、人参大补膏等，虚热证可选知柏地黄丸、归芍地黄丸等。

5. 月经过多：气虚证可选补中益气丸、人参大补膏等，血热证可选失血奇效丸、四红丸等。

6. 月经过少：血虚证可选八珍益母丸、调经补血丸等，肾虚证可选左归丸、女宝等，血瘀证可选少腹逐瘀丸、加味益母草膏等。

7. 还可选七制香附丸、女金片、妇科十味丸、妇科断红饮胶囊、调经活血片、安坤颗粒、益母草膏、调经丸、妇科千金片、坤泰胶囊等。

六　辨证治疗

1. 气虚型：治宜补气摄血调经；方选补中益气汤或举元煎加减。

2. 肝郁血热：治宜清肝解郁调经；方选丹栀逍遥散加减。

3. 虚热：治宜养阴清热调经；方选两地汤加减。

4. 虚寒：治宜扶阳祛寒调经；方选艾附暖宫丸加减。

5. 血虚：治宜补血调经；方选大补元煎或滋血汤加减。

6. 肝郁气滞：治宜疏肝理气调经；方选乌药汤合逍遥散加减。

7. 血瘀：治宜活血化瘀调经；方选桃红四物汤合失笑散加减。

七 验方精选

方1

【组　成】蒲黄炭40克，香附（炒黑）、阿胶（烊化）各20克。

【适应证】月经过多，血虚型。症见月经量多，腹痛者色淡质薄，清稀如水。

【用　法】将香附炒黑，阿胶烊化，3味共煎，每日2次分服。

【来　源】《民间偏方奇效方》

方2

【组　成】紫苏梗12克，红花、月季花、何首乌、大枣各10克，蜂蜜适量。

【适应证】月经后期，气滞型。症见月经延后，量少色黯有块，小腹胀甚而痛。

【用　法】将药物研细末，调拌蜂蜜冲服，每日3次，连服7日。

【来　源】《民间偏方奇效方》

八 生活常识与注意事项

1. 经期勿食生冷，勿食酸醋，忌烟酒、辛辣、刺激之品。尤其月经早来者，应少吃，宜多吃青菜。月经迟来者，宜少吃冷食多吃肉。经期避免游泳及盆浴，也要避免涉水、淋雨，免风寒湿滞留。

2. 经期应注意保暖，忌寒冷刺激；注意休息，减少疲劳，加强营养，增强体质；应尽量控制剧烈的情绪波动，避免强烈的精神刺激。

九 预防

1. 生活要有规律，睡眠要充足。劳逸结合。饮食要均衡，加强营养，忌烟酒、辛辣、刺激之品，控制体重。

2. 惜精神，应尽量控制剧烈的情绪波动，避免强烈的精神刺激。及时治愈妇科相关病症，注意经期卫生，加强锻炼。

第二节　痛经

痛经是指女性在行经期间或行经前后，小腹及腰部疼痛，甚至剧痛难忍，且随月经周期性发作的一种疾病。中医认为，痛经主要是由于肾气亏虚、气血不足，加上各方面的压力，令肝气郁结，以致气血运行不顺而造成。

一 饮食疗法

方1

【组　成】鲜姜、红糖各15克。

【功　效】散寒暖经。

【适应证】痛经，寒湿凝滞型或气血虚弱型。寒湿凝滞型症见经前或经期小腹冷痛，喜按，色黯有块，畏寒便溏；气血虚弱型症见经前或经期小腹隐痛，或小腹及阴部空坠感，喜按，经量少，色淡。

【用　法】水煎，每日2次温服。

【来　源】《民间偏方奇效方》

方2

【组　成】干金荞麦根50克（鲜品70克）。

【功　效】活血化瘀。

【适应证】痛经。

【用　法】上药洗净，水煎，取药液500毫升，分2次代茶饮。于经前3~5日服2剂。连服2个月经周期为1个疗程。

【来　源】《传世奇效偏方》

二　单方对药

方1

【组　成】樱桃叶、红糖各20~30克。

【适应证】痛经。

【用　法】水煎取液200~500毫升，加入红糖溶化，一次顿服。经前服2次，经后服1次。

【来　源】《单方偏方精选》

方2

【组　成】艾叶10克，红花5克。

【适应证】对痛经有很好效果。

【用　法】上药放入杯内，冲入开水300毫升，盖上杯盖30分钟后饮服。经前1天或经期时服2剂。

【来　源】《单方偏方精选》

三　按摩、针灸

1. 足部反射区按摩。

2. 穴位按摩：督脉、合谷、内关、阴陵泉、足三里、天枢、神门、后溪、大陵、劳宫、命门、气海、关元、中极、三阴交、气海俞。

3. 针灸：中极、次髎、地机、气海、足三里（双）、三阴交（双）、关元。实证用强刺激手法，留针15~20分钟。虚证用弱刺激或加艾灸。

四　外治法

方1

【组　成】乌药、砂仁、木香、延胡索、香附、甘草各等量。

【适应证】痛经，寒湿凝滞型。症见经前或经期小腹冷痛，喜暖，色黯有块，畏寒便溏。

【用　法】上药酒炒，布包。熨小腹半小时。

【来　源】《民间偏方奇效方》

方2

【组　成】青盐、石菖蒲各60克，艾叶30克，香附、葱白各20克，五灵脂12克。

【适应证】痛经，气滞血瘀型。症

见月经量少，腹胀痛，经色黯或挟块，或闭经等。

【用　法】上药共炒热，外敷小腹部，一般熨烫时宜用纱布包扎药物。

【来　源】《民间偏方奇效方》

五　中成药

可对症选用七制香附丸、妇女痛经丸、柴胡舒肝丸、温经丸、少腹逐瘀丸、艾附暖宫丸、八珍益母丸、归脾丸、妇科调经丸、龟鹿八珍丸、安坤赞育丸、乌鸡白凤丸、田七痛经胶囊、妇女痛经丸、结镇痛胶囊、痛经宝颗粒等。

六　辨证治疗

1. 气滞血瘀：治宜理气化瘀止痛；方选膈下逐瘀汤加减。

2. 阳虚内寒：治宜温经暖宫止痛；方选温经汤加熟附子、艾叶。

3. 湿热下注：治宜清热除湿，化瘀止痛；方选清热调血汤加减。

4. 气血虚弱：治宜益气补血止痛；方选圣愈汤加减。

5. 肝肾虚损：治宜益肾养肝止痛；方选调肝汤加减。

七　验方精选

方1

【组　成】小茴香15克，生姜9克，木香6克。

【适应证】痛经，寒湿凝滞型。症见经前或经期小腹冷痛，喜暖，色黯有块，畏寒便溏。

【用　法】水煎服，每日1剂，分2次服。

【来　源】《民间偏方奇效方》

方2

【组　成】丹参15~30克，泽兰15克，香附10~15克，桂枝6~12克，广木香、延胡索、赤芍、红花各10克，川芎5克。

【适应证】痛经。

【用　法】常规煎服法。于经前有腹痛时连服5剂。

【来　源】《病症治疗验方》

第三节　闭经

闭经是指女子年逾18岁而月经尚未有初潮或月经周期已建立后又中断达3个月以上，或除妊娠期、哺乳期、绝经期、暗经等因素外，月经中断3个月以上。年过16岁，第二性征已经发育却尚未初潮者，或者年龄超过14岁，第二性征没有发育者称原发闭经；月经已来潮又停止6个月或3个周期者称继发闭经。

本病即中医的“经闭”。

一 饮食疗法

方1

【组 成】红糖、大枣各100克，生姜25克。

【适应证】闭经，血虚寒滞型。症见月经闭止，小腹冷痛，面色青白。

【用 法】水煎代茶饮，连续服用至月经来潮为止。

【来 源】《民间偏方奇效方》

方2

【组 成】杜仲、山药、熟地黄各15克，大米适量。

【适应证】闭经，肝肾不足型。症见经色鲜红或淡红，腰膝酸软，足跟痛。

【用 法】前3味水煎取汁，大米洗净煮粥，调入药汁即可食用。

【来 源】《民间偏方奇效方》

二 单方对药

方1

【组 成】新鲜牛血200克，桃仁12克。

【适应证】闭经，气滞血瘀型。症见月经数月不行，胁肋时有刺痛。

【用 法】加清水500毫升煲汤，加食盐少许调味佐膳。每日1~2次。

【来 源】《民间偏方奇效方》

方2

【组 成】白砂糖100克，绿茶25克。

【适应证】闭经，湿热型。症见月经骤停，伴有腰痛，腹胀痛。

【用 法】上药用沸水浸泡1夜，次日饮服。每日1剂，温热顿服。

【来 源】《民间偏方奇效方》

三 针灸

取穴：命门、关元俞、次髎、关元、带脉、地机；阳关、肾俞、中极、中注、三阴交。每日或间日轮取作中刺激之针治，与艾条灸治，持续治疗。

四 外治法

方1

【组 成】晚蚕沙100克，益母草60克。

【适应证】闭经，气滞血瘀型。症见胸闷，胁胀，腹痛。

【用 法】上药共为粗末，蒸。熨少腹穴、关元穴。

【来 源】《民间偏方奇效方》

方2

【组 成】木香、生地黄各等份。

【适应证】闭经，阴虚内热型。症见月经渐闭，五心烦热。

【用　法】上药捣烂成饼备用。取药饼贴脐下气海穴、关元穴，上盖厚布数层，用熨斗熨烫，每次20~30分钟，每日2次。

【来　源】《民间偏方奇效方》

五　中成药

可对症选用龟鹿八珍丸、坤灵丸、八珍益母丸、归脾丸、少腹逐瘀丸、活血调经丸、舒肝保坤丸、温经丸、女金丹、驴胶补血颗粒、益母草膏、女金片、丹莪妇康煎膏、调经活血片、安坤颗粒、鲜益母草胶囊、复方益母草膏等。

六　辨证治疗

1. 脾虚型：治宜健脾益气补血；方选圣愈汤加减。

2. 肾虚：①肾阴虚：治宜滋阴补肾；方选左归丸加减。②肾阳虚：治宜温补肾阳；方选右归丸加减。

3. 气滞血瘀：治宜活血行气去瘀；方选血府逐瘀汤加减。

4. 寒湿凝滞：治宜温经化湿，导痰消瘀；方选苍术导痰丸去滑石。

七　验方精选

方1

【组　成】枸杞子、熟地黄各20克，人参6克，大米100克。

【适应证】闭经，气血虚弱型。症见月经量少色淡，或点滴即净，小腹空痛，头晕眼花，心悸。

【用　法】前3味水煎取汁，大米煮粥，待粥熟时调入药汁即可食用。

【来　源】《民间偏方奇效方》

方2

【组　成】野菊花、丝瓜络各20克，柏子仁、薏苡根各12克。

【适应证】闭经，女子18岁尚未行经或月经周期后连续数月停经者。

【用　法】煎服，每日3次。

【来　源】《民间偏方奇效方》

第四节　崩漏

崩漏是以妇人经血非时暴下不止，或淋漓不尽为主要临床表现的疾病。突下谓之崩，淋漓不尽谓之漏。相当于现代医学的功能性子宫出血、子宫炎、子宫瘤。

一　饮食疗法

方1

【组　成】姜50克，葱3根，鸡腹内蛋1副，麻油适量。

【适应证】崩漏，脾气虚型。症见经血非时而至，血崩过久，淋漓不尽。

【用　法】前3味共捣如泥，用麻油在锅内同炒，去姜、葱，以绍兴酒热服。

【来　源】《民间偏方奇效方》

方2

【组　成】荸荠1个，白酒少许。

【适应证】各型崩漏。

【用　法】荸荠烧存性，研成细末，以酒送服。

【来　源】《民间偏方奇效方》

二　单方对药

方1

【组　成】灶心土60克，姜炭30克。

【适应证】各型崩漏。

【用　法】上药加2杯水煎，煎至1杯，去渣饮汁。

【来　源】《民间偏方奇效方》

方2

【组　成】黄芪60克，粳米100克（淘净）。

【适应证】崩漏，脾气虚型。症见身体倦怠，四肢不温，胸闷纳呆，大便溏薄。

【用　法】黄芪加水2大碗煎取汁1.5碗，去渣，下米煮粥，空腹服。

【来　源】《民间偏方奇效方》

三　针灸

1. 体穴：选穴关元、三阴交、断红（食指与中指间指蹼处）等。

2. 耳针：选用内分泌、子宫、卵巢、肾等反射区。

3. 艾灸：选穴三阴交、隐白或大敦，有眩晕或休克情况者加灸百会（均可用艾卷悬灸20~30分钟，隐白和大敦可直接灸）。体已衰弱，灸治止血后经一日半日复有少量出血者，灸关元、气海各五十壮。

四　外治法

方1

【组　成】益智、沙苑子各20克，焦艾叶30克。

【适应证】崩漏，肾阴虚型。症见出血量少或淋漓不断，色鲜红，头晕耳鸣，五心烦热，失眠盗汗，腰膝酸软，舌质红，少苔，脉细无力。

【用　法】前2味烘干，研为细末，过筛。取药末适量，用艾叶浓煮汁，熬调成膏。纱布包裹，敷脐部，胶布固定。每日换药1次，直至血止。

【来　源】《民间偏方奇效方》

方2

【组　成】烟叶适量，生盐少许。

【适应证】崩漏，更年期阴道流血。

【用　法】将烟叶捣烂如泥，入生

盐拌匀，用纱布包好。敷肚脐上，每日换药1次，连敷3~5日为1个疗程。

【来　源】《民间偏方奇效方》

五　中成药

可对症选用四红丸、断血流片、崩漏丸、震灵丸、云南白药、百宝丹、归脾丸、乌鸡白凤补精、当归调经丸、左归丸、归芍地黄丸、坤灵丸、全鹿大补丸、右归丸、参茸白凤丸、鲜益母草胶囊、宫血宁胶囊、益母草膏、葆宫止血颗粒、固经丸等。

六　辨证治疗

按“急则治其标，缓则治其本”的原则，灵活掌握塞流、源、复旧三法。

1. 血热虚热证：治宜滋阴清热，止血调经；方选保阴煎加减。

2. 血热实热证：治宜清热凉血，止血调经；方选清热固经汤加减。

3. 肾虚偏肾阳虚证：治宜温肾固冲，止血调经；方选右归丸加减。

4. 肾虚偏肾阴虚证：治宜滋水益阴，止血调经；方选左归丸加减。

5. 脾气虚证：治宜健脾补气，摄血调经；方选固本止崩汤或举元煎加减。

6. 气滞血瘀证：治宜行气活血，化瘀止血；方选四物汤合失笑散加减。

七　验方精选

方1

【组　成】乌贼骨粉15克，阿胶10克（另烊），蒲黄、五灵脂各5克。

【适应证】崩漏，血虚型。症见血量多、面白气短。

【用　法】水煎服，每日1剂，1日2次。

【来　源】《民间偏方奇效方》

方2

【组　成】黑地榆、黑荆芥穗、黑川黄连、祈艾、全当归、黄芪、川芎、熟地黄、白术各6克，炙黑黄柏、炙甘草各3克。

【适应证】40岁以上妇女血崩。

【用　法】水煎服，每日1剂，1日2次。

【来　源】《民间偏方奇效方》

第五节　带下病

身体健康的女性阴道内有大量白色无臭味的分泌物，以滑润阴道壁黏膜，月经前后、排卵期及妊娠期量较多，而并无其他不适症状，为生理性白带。但如果带下量明显增多，色、质、气味异常，或伴有全身或局部症状，则为白带异常，亦称之为带下病。本病临床表现常见白带增多、绵绵不断、腰痛、神疲等，或见赤白相兼，或五色杂下，或脓样，有臭气。见于现代医学的生殖道炎症、生殖器肿瘤等疾病。如果气味腐臭难闻，应当警惕癌变的可能。中医认为，白带异常的发生多与脾虚、肾虚、肝郁及湿毒等因素有关。

一 饮食疗法

方1

【组　成】萆薢、金银花各30克，绿豆30~60克。

【适应证】带下，湿热下注型。症见带下量多，色黄绿如脓或挟血液、浑浊，味臭秽，短赤，口苦咽干。

【用　法】前2味洗净，水煎取药汁，加入绿豆，共煮为粥，加白糖适量调味。每日1次，连服3~5日。

【来　源】《民间偏方奇效方》

方2

【组　成】马蓝根20克，大枣10克。

【适应证】带下，湿热下注型。症见带下量多，色黄绿如脓或挟血液、浑浊，味臭秽，短赤，口苦咽干。

【用　法】将马蓝根洗净，切碎，与大枣（剪碎）加水适量，煎汤代茶，每日1剂，不拘时，代茶温饮。

【来　源】《民间偏方奇效方》

二 单方对药

方1

【组　成】石榴皮30克。

【功　效】涩肠止泻，温肾固脉。

【适应证】带下，脾肾两虚或任脉不固型。症见白色黏液，绵绵如带，腰酸腹痛。

【用　法】上药加水煎，代茶饮。

【来　源】《民间偏方奇效方》

方2

【组　成】海螵蛸、龟甲各500克。

【适应证】带下，肾阳虚型。症兼见面色苍白、手脚发冷、腰酸脚软、精神萎靡等症。

【用　法】上药共熬浓汁，调和成丸如绿豆大，每次5克开水送服，每日2次。

【来　源】《民间偏方奇效方》

三 按摩

1. 足部反射区按摩。

2. 穴位按摩：拇指点按涌泉、行间、足临泣、公孙、太溪、足三里、阴陵泉等穴位30~50次。

四 外治法

方1

【组　成】白胡椒30粒，母丁香、银杏各25粒，白牡丹10克，石榴皮5.4

克，海螵蛸4.5克，雄黄3克，麝香1.8克。

【适应证】带下，湿热下注型。症见带下量多，色黄绿如脓或挟血液、浑浊，味臭秽，短赤，口苦咽干。

【用　法】上药共研成细末，同猪脂膏300克搅匀，分摊10张，贴于腰骶部。

【来　源】《民间偏方奇效方》

方②

【组　成】芡实、桑螵蛸各30克，白芷20克。

【适应证】带下，肾阳虚型。症见白带清冷，量多，质稀薄，终日淋漓不断，腰酸如折，小腹冷感。

【用　法】上药共研细末，用米醋调成糊状。取药糊适量敷于脐部，固定。每日更换1次，连用5~7天。

【来　源】《民间偏方奇效方》

五　中成药

可对症选用妇科白带丸、调经白带丸、立止白带丸、苁蓉补肾丸、妇宝颗粒、当归养血丸、白带丸、妇科止白带片、妇科千金片、妇科白带膏、千金止带丸等。

六　辨证治疗

1. 脾虚：治宜健脾益气，升阳除湿；方选完带汤加减。

2. 肾虚：①肾阳虚：治宜温肾增元，固涩止带；方选内补丸加减。②肾阴虚：治宜益肾滋阴，清热止带；方选知柏地黄汤加芡实、金樱子。

3. 湿热：治宜清热利湿；方选止带方加减。

4. 热毒：治宜清热解毒；方选五味消毒饮加白花蛇舌草、白术。

七　验方精选

方①

【组　成】鸡矢藤30克，何首乌、珍珠菜各20克，朱砂莲12克，蜂蜜适量。

【适应证】带下，脾气虚型。症兼见月经过多、四肢水肿、倦怠无力、饮食减少。

【用　法】将药物研细末，调拌蜂蜜冲服，每日2次。

【来　源】《民间偏方奇效方》

方②

【组　成】板蓝根30克，金樱子16克，天仙果、石吊兰各12克。

【适应证】带下，热郁型。症兼见气郁腹痛等症。

【用　法】水煎服。每日3次。

【来　源】《民间偏方奇效方》

第六节　子宫脱垂

子宫脱垂是指子宫从正常位置沿阴道下降，宫颈外口达坐骨棘水平以下，甚至子宫全部脱出于阴道口以外。根据子宫的脱垂程度分为三度：I度子宫脱垂：子宫位置下移，宫颈下达坐骨棘水平以下与阴道口之间（或宫颈距离阴道口内4厘米以下）。Ⅱ度子宫脱垂：宫颈脱出阴道口外，但宫体或部分宫体仍在阴道口内。Ⅲ度子宫脱垂：宫颈及宫体全部脱出阴道口外。中医称“阴挺”，因多发于产后，故又称“产后不收”。其病因主要是肾气亏损，冲任不固。多数子宫脱垂患者，当其大笑、剧烈咳嗽、用力时，因腹腔压力突然增加，可引起尿失禁。

一　饮食疗法

方1

【组　成】黄芪30克，白术、柴胡各15克，粳米100克。

【功　效】补中益气，升阳举陷。

【适应证】气虚型子宫脱垂。症见子宫脱出，小腹下坠，精神疲倦，面色无华，心悸气短，白带量多。

【用　法】前3味水煎取汁，加入粳米煮粥即成。每日1剂，分2次服。

【来　源】《传世奇效偏方》

方2

【组　成】去壳鲜荔枝（连核）、陈米酒各1升。

【功　效】益气健脾，养血益肝。

【适应证】肾虚之子宫脱垂。

【用　法】上药同浸1周即可。按各人酒量不同酌饮，每日早、晚各1次。

【来　源】《传世奇效偏方》

二　单方对药

方1

【组　成】老丝瓜壳1个，白酒（酒精体积分数50%以上）适量。

【适应证】子宫脱垂。

【用　法】老丝瓜壳烧灰存性。以白酒送服，每次10克，每日2次。

【来　源】《特效偏方》

方2

【组　成】金樱子、黄芪片各500克。

【功　效】补中益气，固肾提升。

【适应证】子宫脱垂。

【用　法】水煎3次，每次用水800毫升，煎半小时，去渣，3次煎液混合，用小火浓缩成膏。每次30~50克，温开水送服，每日服3次。

【来　源】《特效偏方》

三 按摩、针灸

1. 足部反射区按摩。

2. 穴位按摩：按百会、三阴交、关元、膻中、涌泉每穴各30~50次。

3. 取穴：肾俞、大肠俞、次髎、会阳、曲泉、漏谷、水泉；气海俞、小肠俞、中髎、白环俞、血海、三阴交、商丘。急性每日轮换针治，作中刺激；慢性则用轻刺激，兼用艾条灸治。

四 外治法

方①

【组　成】无花果枝、叶共250克。

【适应证】子宫脱垂。

【用　法】加水3碗，煎汤洗患处。

【来　源】《特效偏方》

方②

【组　成】五倍子粉、香油各适量。

【适应证】子宫脱垂。

【用　法】五倍子粉用香油调后，用消毒棉球蘸药，堵塞阴道穹隆处。

【来　源】《特效偏方》

五 中成药

可对症选用补中益气丸、乌鸡白凤丸等。

六 辨证治疗

1. 气虚：治宜补气健脾，升提固摄；方选补中益气汤加白背叶根。

2. 肾虚：治宜补肾益气，壮阳固摄；方选大补元煎加减。

3. 虚中挟湿热：治宜先清热利湿以治其标，继用升提固气以治其本；方选龙胆泻肝汤加减。标症解后固本治疗。

七 验方精选

方①

【组　成】升麻15克，甘草6克，缩葫芦1个。

【适应证】子宫脱垂。

【用　法】水煎，连服数剂。

【来　源】《特效偏方》

方②

【组　成】党参、家茄根、黄芪、野茄根各9克，白术、云茯苓各6克，甘草3克。

【适应证】子宫脱垂。

【用　法】水煎服。每日1剂。连服半个月至1个月有效。

【来　源】《特效偏方》

八 生活常识与注意事项

治疗期间，增加营养，注意小腹与足部保温。禁房事。忌辛辣、刺激食物，忌寒凉生冷食物，戒烟酒。病重者应卧床休息，睡时宜垫高臀部或脚部。避免长期站立或下蹲、屏气等增加腹压的动作。

九 预防

哺乳期不应超过2年，以免子宫及其支持组织萎缩。避免长期站立、下蹲、屏气等增加腹压的动作。产后不过早下床活动，特别不能过早地参加重体力劳动。

第七节 乳腺增生

乳腺增生是乳房的一种慢性非炎症性疾病，是女性的多发病之一。有关调查显示，有70%~80%的女性有不同程度的乳腺增生，多见于25~45岁。乳腺增生主要以乳房周期性疼痛为特征。起初为游走性胀痛，触痛以乳房外上侧及中上部最为明显，每月月经前疼痛加剧，行经后疼痛减退或消失。严重者经前经后均呈持续性疼痛。有时疼痛向腋部、肩背部、上肢等处放射。

中医称本病为“乳癖”，认为此症是由于郁怒伤肝或思虑伤脾、气滞血瘀、痰凝成核所致。

一 饮食疗法

方1

【组　成】蚕豆花10克，玫瑰花6克。

【功　效】疏肝理气，解郁散结。

【适应证】乳腺小叶增生，证属肝郁气滞者。

【用　法】上药洗净沥干，一同放入茶杯中，加开水冲泡，加盖闷一会儿即可。代茶饮，随意饮用。

【来　源】《传世奇效偏方》

方2

【组　成】生山楂30克，青皮10克，粳米100克。

【适应证】乳腺小叶增生。

【用　法】生山楂、青皮分别洗净，切碎后一起加水浓煎40分钟，去渣取汁待用；将粳米加水用文火煨煮成稠粥，粥将成时，加入药汁搅匀，继续煨煮至沸即成。分早、晚2次服，每日1剂。

【来　源】《传世奇效偏方》

二 单方对药

方1

【组　成】核桃1个，八角茴香1颗。

【功　效】理气散寒。

【适应证】乳腺增生较轻者。

【用　法】上药于饭前嚼烂后吞下。每日3次，连用1个月。

【来　源】《传世奇效偏方》

方2

【组　成】橘核500克。

【功　效】散结止痛。

【适应证】乳腺增生。

【用　法】橘核烘干，研为细粉。每次10克，温开水送服，每日2次。

【来　源】《传世奇效偏方》

三　按摩、针灸

1. 足部反射区按摩。

2. 穴位按摩：拇指点按涌泉、行间、太冲、三阴交、阳陵泉、足三里、丰隆、乳根、膻中、日月、率谷、陷谷等，每穴各30~50次。

3. 针灸：取穴肝俞、库房、膺窗、乳根、膻中、天池、少海等。用强刺激针治。

四　外治法

方1

【组　成】大黄15克，黄柏、没药、乳香各10克，冰片5克，鸡蛋清适量。

【适应证】乳腺增生。

【用　法】上药共研细末，用鸡蛋清调为膏状，摊于纱布约1毫米厚，贴敷患处，固定，然后用热水袋外敷30分钟左右，以增强药效。24小时换药1次，直至痊愈。

【来　源】《验方治病10分钟》

方2

【组　成】芒硝60克，生天南星、露蜂房各20克，没药、乳香各15克。

【适应证】乳腺增生。

【用　法】上药共研细末，用凡士林调和均匀，外敷患处。每日1次，每次2小时。

【来　源】《验方治病10分钟》

五　中成药

可对症选用逍遥散（丸）、小金丹（打碎）、散结灵片、加味逍遥丸、大黄䗪虫片、乳结平、乳核内消液、乳香膏、阳和解凝膏等。

六　辨证治疗

1. 肾气不足，冲任失调：治宜调摄冲任，疏肝解郁；方选疏肝调摄汤加减。

2. 气滞痰凝：治宜疏肝解郁化痰；方选逍遥散合二陈汤加减。

七　验方精选

方1

【组　成】牡蛎30克（先煎），郁金、当归、王不留行、夏枯草、土贝母各20克，皂角刺、川芎各15克，莪术、三棱各10克，蜂房7克。

【适应证】乳腺增生。

【用　法】常规煎服法。

【来　源】《验方治病10分钟》

方2

【组　成】瓜蒌、海藻、橘核、鸡血藤各20克，玄参、柴胡、当归、白芍、半夏、茯苓各15克。

【适应证】乳腺增生。

【用　法】常规煎服法。

【来　源】《验方治病10分钟》

八　生活常识与注意事项

佩戴合适的文胸，以托起乳房；同时还要避免活动时对乳房的刺激，以减轻疼痛。患乳腺增生症的女性应每隔2~3个月到医院检查1次，警惕乳腺癌的发生。保持心情舒畅，情绪稳定。饮食忌辛辣刺激性食物，忌煎炸燥热食物和药物，忌烟酒。

九　预防

生活要有规律，定时作息，劳逸结合，定期做乳房检查。惜精神，调饮食。加强运动，经常做乳房保健按摩。

第八节　先兆流产

妊娠28周前发生阴道流血，继而出现腰酸、小腹轻微疼痛等不适症状，为先兆流产。先兆流产的原因很多，比如孕卵异常、内分泌失调、胎盘功能异常、血型不合、母体全身性疾病、过度精神刺激、生殖器官畸形以及炎症、外伤等。

一　饮食疗法

方1

【组　成】白扁豆、白砂糖各适量。

【功　效】补脾化湿和中。

【适应证】先兆流产。

【用　法】白扁豆微炒，研为细末。每次4~5克，用白砂糖水送服，隔日1次，连服数次。

【来　源】《传世奇效偏方》

方2

【组　成】葡萄须适量。

【适应证】胎动不安。

【用　法】上药加水煎煮，滤渣，取汁。代茶饮用。

【来　源】《传世奇效偏方》

二　单方对药

方1

【组　成】金银花12克，秤砣1枚。

【功　效】清热安胎。

【适应证】胎热上逼，腹部急痛。

【用　法】金银花焙焦，研为细末；秤砣烧红淬水，取水泡金银花末服。

【来　源】《传世奇效偏方》

方2

【组　成】丝瓜藤30克。

【功　效】清热利湿安胎。

【适应证】胎动不安。

【用　法】上药加水煎煮，滤渣，取汁服。每日1剂。

【来　源】《传世奇效偏方》

三　中成药

可对症选用妇康宝口服液、孕康口服液等。

四　辨证治疗

1. 气血虚弱：治宜补气益血，固肾安胎；方选安胎饮加减。

2. 肾气亏损：治宜固肾安胎，佐以益气；方选补肾安胎饮加减。

3. 气郁胎动：治宜疏肝理气安胎；方选顺气饮子加减。

4. 血热伤胎：治宜养阴清热，佐以安胎；方选保阴煎加墨旱莲、苎麻根。

5. 跌仆伤胎：治宜调和气血，补肾安胎；方选保产无忧方去川芎，加续断。

五　验方精选

方1

【组　成】党参、熟地黄、川续断各30克，黄柏10克，麦冬9克。

【适应证】用于妊娠胎动不安、心烦易怒、口干咽燥等症。

【用　法】水煎服，每日1剂。早、晚淡盐水送下。

【来　源】《千家妙方》

方2

【组　成】杜仲、桑寄生各24克，阿胶（烊）、白术各15克，黄芩、紫苏梗各12克，砂仁（后下）、艾叶炭各6克。

【功　效】补肝肾，强筋骨，行气和中。

【适应证】先兆流产。

【用　法】常规煎服法。

【来　源】《祖传方》

第九节　习惯性流产

自然流产连续3次以上者，称习惯性流产。每次流产往往发生在同一妊娠月份，中医称“滑胎”。习惯性流产的原因大多为孕妇黄体功能不全、甲状腺功能低下、先天性子宫畸形、子宫发育异常、宫腔粘连、子宫肌瘤等。

一 饮食疗法

方1

【组　成】艾叶50克，鸡蛋2枚，白砂糖适量。

【功　效】温肾安胎。

【适应证】习惯性流产。

【用　法】将艾叶洗净，加水适量煮汤，倒入鸡蛋液煮熟，放白砂糖溶化即成。每晚睡前服。

【来　源】《传世奇效偏方》

方2

【组　成】莲子60克，紫苏梗10克，陈皮3克。

【功　效】益气固中。

【适应证】习惯性流产。

【用　法】莲子去皮、心，放入陶罐内，加水500毫升，用文火隔水炖至九成熟后，倒在砂锅内，加入紫苏梗、陈皮，再加水250毫升，用文火炖至莲子熟即成。吃莲子喝汤，分2次服，每日1剂。

【来　源】《传世奇效偏方》

二 单方对药

方1

【组　成】乌梅30克，白砂糖适量。

【功　效】收敛生津。

【适应证】习惯性流产。

【用　法】上药水煎，顿服，每日1次。

【来　源】《传世奇效偏方》

方2

【组　成】南瓜蒂适量。

【适应证】用于女性受孕经常于3~4个月流产者。

【用　法】将南瓜蒂放于瓦上，烧灰存性，研为细末。自受孕第2个月起，每月吃1个。

【来　源】《传世奇效偏方》

三 针灸

取穴命门、肾俞、阳关、关元俞、气海、关元、水道、足三里、三阴交，每日或间日用艾条灸治，或作轻刺激之针法。

四 外治法

方1

【组　成】生地黄400克，当归、黄芩、益母草、龙骨各50克，白术、续断各30克，白芍、黄芪、肉苁蓉各25克，甘草15克，白醋50克，黄酒250克，芝麻油1升。

【功　效】补肾安胎。

【适应证】用于习惯性流产，屡用有效。

【用　法】上药用芝麻油浸7天，熬成膏（炸焦去渣），加白醋，再熬三四沸，加黄酒再熬，以锻摊如碗口大备用。将其贴于丹田上，14日换1次，贴至8个月以上为好。

【来　源】《传世奇效偏方》

方2

【组　成】益母草（烧存性）、莲蓬壳（烧存性）、艾叶各15克，食醋适量。

【功　效】止血安胎。

【适应证】习惯性流产。

【用　法】前3味共研为细末，以食醋调如泥状。取药泥30克，敷贴于脐孔里，固定，每日换药1次。

【来　源】《千家妙方》

五　中成药

可对症选用补肾安胎丸、安宫止血颗粒、补血益母丸、茜芷胶囊等。

六　辨证治疗

1. 脾胃气虚：治宜补脾益气固胎；方选补中益气汤加减。

2. 肾气不固：治宜补肾固胎；方选千金保孕丸合寿胎丸加减。

3. 相火妄动：治宜滋阴降火安胎；方选保阴煎加减。

4. 虚寒相搏：治宜补气温经固胎；方选安胎白术散加减。

5. 外伤：治宜扶气养血，补肾安胎；方选圣愈汤合寿胎丸加减。

七　验方精选

方1

【组　成】党参、黄芪、白术、当归、熟地黄、桑寄生、菟丝子、煅龙骨、煅牡蛎各15克，陈皮10克，炙甘草3克。

【功　效】补气养血固胎。

【适应证】习惯性流产。

【用　法】常规煎服法。自受孕后，每日1剂，分2次服，连服3剂。

【来　源】《传世奇效偏方》

方2

【组　成】续断、狗脊各20克，炙黄芪、益智各15克，炒杜仲、补骨脂、菟丝子各12克，阿胶10克（烊化），黑艾叶9克。

【适应证】习惯性流产。

【用　法】常规煎服法。连服7~10剂。自觉症状改善后，改为每周服药2剂，至妊娠6个月后停药。

【来　源】《千家妙方》

八　生活常识与注意事项

1. 去除病因，腰腹常保持温暖，注意休息，防止劳累过度而伤胎气。保持心情愉快舒畅，不要忧虑惊恐愤怒。

2. 饮食富于营养又要清淡，增加

补充维生素、微量元素、蛋白质等食物。忌辛辣、烟酒，忌动胎的食物和药物。忌食生冷食物，戒烟酒。

3. 孕妇在妊娠中期就应开始定期进行产前检查，以便及时发现和处理妊娠中的异常情况，确保胎儿健康发育。再次怀孕时要禁重体力劳动，尤其避免屏气、提举重物、用力大便，使腹内压增高而发生流产；忌大温大补；妊娠早期禁止接触X线、超声波、放射性同位素，绝对避免用此类设备对腹部进行检查，以防胎儿发生畸形而流产。

第十节　产后恶露

产后恶露不绝、恶露不净是指产后3周以上仍有阴道出血。正常情况下，产后3周左右恶露即净。若超过3周恶露仍不净，则为病理现象。导致产后恶露的原因很多，如子宫内膜炎、部分胎盘胎膜残留、子宫肌瘤或盆腔感染、子宫肌腺瘤、子宫过度后倾后屈、羊水过多或胎盘过大使子宫收缩不良而影响子宫复旧等。中医认为，该病发生的机理主要是冲任为病，气血运行失常，其病因主要是气虚、血瘀、血热。

一　饮食疗法

方1

【组　成】生地黄汁1升，清酒200毫升，生姜汁100毫升。

【功　效】养阴清热止血。

【适应证】对产后血热引起的恶露不绝有一定的疗效。

【用　法】先煎生地黄汁3~5沸，次入清酒、生姜汁再煎1~2沸。每次温服1小杯，每日3次。

【来　源】《传世奇效偏方》

方2

【组　成】莲藕250克，桃仁10克，盐少许。

【功　效】活血化瘀。

【适应证】对产后恶露不绝有一定的疗效。

【用　法】将莲藕洗净切片，与桃仁共入锅内，加水煎煮，用盐调味即成。吃藕喝汤，分2次服，每日1剂。

【来　源】《传世奇效偏方》

二　单方对药

方1

【组　成】红糖100克，茶叶3克，黄酒适量。

【适应证】产后恶露不绝，血瘀型。症见产后恶露不绝，涩滞不爽，量少。

【用　法】先把前2味加水煎汤，

去茶叶后用热黄酒冲服。每日1~2次，连服3~5日。

【来　源】《民间偏方奇效方》

方2

【组　成】山楂50克，红糖适量。

【适应证】产后恶露不绝，血瘀型。症见产后恶露不绝，涩滞不爽，量少，色紫黯有块。

【用　法】山楂洗净后加水煎，加红糖代茶饮。连服6~7日。

【来　源】《民间偏方奇效方》

三　外治法

方

【组　成】当归、川芎、肉桂、炙甘草各15克，蒲黄、乳香、没药、五灵脂各7.5克，赤芍3克，血竭1.5克。

【适应证】产后恶露不绝，血瘀型。症见产后恶露不止，涩滞不爽，量少，或有发热，腹中有包块，少腹疼痛拒按。

【用　法】上药除血竭另研外，其余药物共碾为细末，瓶贮备用。临用时取药末适量（15~30克）与血竭0.5克混合拌匀，加入热酒调和成厚膏，将药膏敷贴于患者脐孔上，固定。隔3天换药1次。至恶露干净方可停药。

【来　源】《民间偏方奇效方》

四　中成药

可对症选用八珍益母丸、归脾丸、妇科十珍片、生化汤（丸）、益母草流浸膏、妇科回生丹、宫血宁胶囊、断血流片等。

五　辨证治疗

1. 气虚型：治宜补气摄血；方选补中益气汤加鹿角胶、艾叶。

2. 血热型：治宜养阴清热，凉血止血；方选保阴煎去熟地黄，加阿胶等。

3. 血瘀型：治宜活血行瘀；方选佛手散合失笑散加益母草、当归、川芎。

六　验方精选

方1

【组　成】益母草60克，党参15克，红糖适量。

【功　效】补中益气，活血化瘀。

【适应证】气滞血瘀型产后恶露不绝。

【用　法】上药加水煎煮，取药汁，分2次服。每日1剂。

【来　源】《传世奇效偏方》

方2

【组　成】生姜、桂心各90克，当归、赤芍各60克，酒3.5升。

【功　效】活血化瘀。

【适应证】产后恶露不绝。

【用　法】前4味切细，加水、酒煮取2升。每次30毫升，每日2次。

【来　源】《传世奇效偏方》

第十一节　产后缺乳

产后缺乳是指妇女产后排出的乳汁量少，甚或全无，不够喂养婴儿。检查乳房松软，不胀不痛，挤压乳房时乳汁点滴难出，质稀薄；或乳房丰满，乳腺成块，挤压时乳房疼痛，乳汁难出。

一　饮食疗法

【组　成】紫背金牛（干品）、猪肉各50克。

【适应证】初产妇无乳者。

【用　法】上药洗净切块，加水750毫升，煲至300毫升，分2次饮汤吃肉，每日2次。

【来　源】《单方偏方精选》

二　单方对药

方1

【组　成】猪骨500克，通草6~9克。

【功　效】通疏乳脉。

【适应证】产后缺乳。

【用　法】加水共煮成汤。饮汤。

【来　源】《传世奇效偏方》

方2

【组　成】鲤鱼200克，木瓜250克。

【功　效】解郁通乳。

【适应证】产后乳汁不足。

【用　法】将鲤鱼清洗干净，与木瓜一起加水煎汤食用。

【来　源】《传世奇效偏方》

三　按摩

1. 足部反射区按摩。

2. 穴位按摩：点按行间、太冲、陷谷、三阴交、足三里、膻中、日月、乳根、神门、合谷、期门、支沟、少泽，每穴每次1分钟。

四　外治

方

【组　成】花椒50克，白酒250毫升。

【适应证】产妇初起乳汁不通。

【用　法】花椒研细末，与白酒装入酒壶内，文火煎沸后，将酒壶嘴对准乳头，以酒壶中热气熏蒸。

【来　源】《单方偏方精选》

五　中成药

可对症选用乳泉颗粒、生乳汁、补血生乳颗粒、下乳涌泉散、生乳糖浆、涌泉散、通络生乳糖浆、生乳片、通乳颗粒等。

六　辨证治疗

1. 气血虚弱：治宜补气血；方选通乳丹加减。

2. 肝郁气滞：治宜疏肝解郁，通乳；方选下乳通泉汤加减。

七　验方精选

方1

【组　成】金银花、蒲公英、王不留行各15克。

【适应证】产后缺乳。

【用　法】将上药加水煎3次后合并药液，分3次服，并以黄酒少量为引。每日1剂。

【来　源】《偏方治大病》

方2

【组　成】黑芝麻150克，鱼腥草120克，鸡血藤90克，香附6克。

【适应证】产后缺乳。

【用　法】常规煎服法。

【来　源】《偏方治大病》

八　生活常识与注意事项

1. 保证足够的营养，但不要太滋腻。忌食辛辣生冷食物，戒烟酒。

2. 养成良好的哺乳习惯，按需哺乳，勤哺乳，一侧乳房吸空后再吸另一侧。若乳儿未吸空，应将多余乳汁挤出。保持乐观、舒畅的心情，避免过度的刺激，以免乳汁泌泄发生异常。产后做几次乳腺按摩。

九　预防

从孕期开始就注意营养摄入，使营养储备充分。分娩后，营养对于产妇来说更为重要，需要量也较孕期为高，但不宜过度。

第十二节　产后回乳

给婴儿断奶后，则需要让乳房不再分泌乳汁，这就叫产后回乳。产妇由于某种原因不能进行正常哺乳，或幼儿10个月后断乳，如不回乳或回乳不全，日后可导致长期溢乳，月经不调，甚则闭经溢乳。症见乳汁分泌过盛，断奶瘀积，乳房胀痛。回乳并非病名，乃是一种疗法，适用于乳母虚弱，或因病不宜授乳，或产后不需、不欲哺或已至断乳之时者。亦可用于堕胎或中期妊娠术后需回乳者。

一 饮食疗法

方1

【组　成】麦芽120克，车前子15克。

【适应证】回乳。

【用　法】煎汤代茶，不拘时服。每日1剂，一般1~2天即可回乳。

【来　源】《偏方治大病》

方2

【组　成】豆豉30克。

【功　效】下气解郁。

【适应证】哺乳期产妇之断乳。

【用　法】上药加水煎服。每天1剂，趁热1次服下。

【来　源】《千家妙方》

二 单方对药

方1

【组　成】莱菔子30~40克。

【适应证】乳胀，乳汁不回。

【用　法】将上药打碎，加水浸泡30分钟后水煎，分3次温服。每日1剂。

【来　源】《偏方治大病》

方2

【组　成】生麦芽120克。

【适应证】回乳。

【用　法】将上药微火炒黄，置锅内加水800毫升，煎至400毫升，再加水600~700毫升，煎至400毫升，将2次药汁混合为1日量，分3次温服。

【来　源】《偏方治大病》

三 外治法

方1

【组　成】神曲、蒲公英各30克。

【适应证】回乳。

【用　法】将上药加水煎，每日2次，每日1剂。同时，趁热将药渣用干净纱布包好，放在乳房上热熨。

【来　源】《偏方治大病》

方2

【组　成】芒硝200克。

【适应证】回乳。

【用　法】上药用纱布包裹，分置于两侧乳房上，用胸带固定，经24小时（天热12小时）取下。如1次未见效，可继续敷1~2次。

【来　源】《偏方治大病》

四 辨证治疗

1. 肝郁气滞：治宜疏肝解郁，行气回乳；方选逍遥散加减。

2. 热结血瘀：治宜消热散结，逐瘀回乳；方选桃红四物汤加蒲公英。

五 验方精选

方1

【组　成】陈皮、莱菔子、柴胡各15克。

【适应证】回乳。

【用　法】上药水煎，分2次服，每日1剂。

【来　源】《偏方治大病》

方2

【组　成】麦芽（炒）60克，川牛膝（酒浸）30克，山楂20克，当归、赤芍、红花（酒浸）各15克，蝉蜕12克。

【适应证】回乳。

【用　法】常规煎服法。

【来　源】《偏方治大病》

第十三节　更年期综合征

更年期综合征又叫围绝经期综合征，是指女性在40~60岁绝经前后，由于身体内分泌功能衰退，性激素波动或减小所致的一系列躯体及精神心理症状。表现为心悸胸闷、出汗潮热、情绪不稳、忧郁失眠、四肢乏力、性交不适、月经紊乱、皱纹增多、肌肉疼痛、体重增加以及肥胖、血压升高等症状。中医学认为，更年期综合征主要是由于五脏虚损、气血不足所致，故应扶正固本，滋补气血，调养五脏。

一 饮食疗法

方1

【组　成】白砂糖50克，核桃仁20克，黄酒100毫升。

【功　效】安神补脑。

【适应证】更年期综合征失眠。

【用　法】将核桃仁捣碎，与白砂糖一起放入锅中，加入黄酒，用文火烧沸10分钟即可。睡前服用。

【来　源】《传世奇效偏方》

方2

【组　成】制附子15克，鲤鱼1条（约500克）。

【功　效】温肾助阳。

【适应证】更年期头目眩晕。

【用　法】制附子加水煎取汁；将鲤鱼处理干净，再将药汁倒入锅内，与鲤鱼同煮，熟时加生姜末、葱花、盐、味精调味。食鱼饮汤。

【来　源】《传世奇效偏方》

二 单方对药

方1

【组　成】丹参30克，红糖15克。

【功　效】活血温中。

【适应证】更年期综合征。

【用　法】加水同煎服，每日2次。

【来　源】《传世奇效偏方》

方2

【组　成】粳米100克，芝麻15克。

【功　效】保肝护心，延缓衰老。

【适应证】更年期综合征。

【用　法】芝麻炒黄研泥，与粳米煮粥。空腹食粥。

【来　源】《传世奇效偏方》

三 按摩

1. 基本反射区按摩。

2. 穴位按摩：点按涌泉、行间、太冲、太溪、三阴交、足三里、百会、印堂、太阳、风池、天枢、任脉、膻中、中脘、气海、关元、神阙、内关、心俞、肝俞、脾俞、肾俞等穴各30~50次。

3. 由前向后用五指拿头顶，至后头部改为三指拿，顺势从上向下拿捏项肌3~5次。

4. 用双手大鱼际从前额正中线抹向两侧，在太阳穴处按揉3~5下，再推向耳后，并顺势向下推至颈部，做3次。按摩每天1次，不要间断，直至症状完全消失。

四 中成药

可对症选用左归丸、更年乐、龟龄集、丹栀逍遥丸、平肝舒络丸、逍遥丸、天王补心丸、安神补心丸、交泰丸、妇科康片、女珍颗粒、地贞颗粒、更年康、坤宝丸等。

五 辨证治疗

1. 肝气不舒：治宜疏肝理气，养心安神；方选逍遥散合甘麦大枣汤加减。

2. 痰热郁结：治宜清热化痰，疏肝理气；方选温胆汤加疏肝理气药。

3. 阴虚阳亢：治宜滋阴清热，养心安神；方选百合地黄汤合甘麦大枣汤加减。

4. 阴阳两虚：治宜滋阴补阳，安神定志；方选附桂地黄丸合安神定志丸加减。

5. 心脾两虚：治宜健脾益气，养心安神；方选归脾汤合安神定志丸加减。

6. 气血两虚：治宜补益气血，养心安神；方选八珍汤合安神定志丸加减。

六 验方精选

方1

【组　成】生地黄15克，生白芍、茯苓、潼蒺藜各12克，女贞子、泽泻、杜仲各10克，山茱萸、牡丹皮、当归、麦冬各9克。

【功 效】补肾养阴。

【适应证】肾阴不足型更年期综合征。

【用 法】常规煎服法。阴虚火旺者加龟甲胶（烊化）、知母、黄柏。

【来 源】《传世奇效偏方》

方2

【组 成】党参、炒白术、山药各12克，菟丝子、熟地黄、枸杞子各10克，巴戟天9克，吴茱萸、陈皮各6克，砂仁（后下）3克。

【功 效】健脾温肾。

【适应证】脾肾阳虚型更年期综合征。

【用 法】常规煎服法。

【来 源】《传世奇效偏方》

七 生活常识与注意事项

患者应注意生活起居、饮食、环境，并尽量控制好情绪，以便平稳地度过更年期。静坐对治疗更年期综合征有一定的帮助，每天1~2次，每次1小时左右。

第十四节 性欲淡漠症

性欲淡漠症亦称性冷淡或称为“性感缺乏”，是指缺乏性欲，或虽有性欲，但每次都不能进入持久的高潮期或不能激起性欲高潮，从而得不到性欲的满足所表现的一种病理状态。有些人在结婚后很久仍缺乏性的欲望，因而对性生活不感兴趣，甚至逐渐厌恶，出现性欲淡漠。有些则是性的感受不足，性交时感觉不到应有快感，亦无性高潮的表现。性欲淡漠对夫妇正常的性生活将产生严重的负面影响，而且是构成女性不孕的因素之一。

一 饮食疗法

方1

【组 成】肉苁蓉50克，红参20克，蛤蚧1对，米酒1升。

【功 效】提高性欲。

【适应证】女子性冷淡。

【用 法】上药同浸泡，密封1周。取汁，适量饮用。暑热天不宜饮用。

【来 源】《传世奇效偏方》

方2

【组 成】肉苁蓉50克，羊肉200克，粳米100克。

【功 效】补肾壮阳，提高性欲。

【适应证】性冷淡，肾虚型。

【用 法】取肉苁蓉切片，先放入锅内加水煎煮1小时，去药渣留汁，放入羊肉末、粳米一同煮粥，加入芝麻油、盐调味。早、晚餐食用。

【来　源】《传世奇效偏方》

二 单方对药

方1

【组　成】猪腰1对，炙附子片6克。

【适应证】女性性冷淡。

【用　法】上药切碎炖汤。饮汤食猪腰，每日1剂，10日为一疗程。

【来　源】《自我按摩保健指南》

方2

【组　成】肉苁蓉片、胡桃肉各15克。

【适应证】女性性冷淡。

【用　法】肉苁蓉片、胡桃肉用纱布扎紧，加入猪腰共煮熟食用。每日1剂，10日为一疗程。

【来　源】《自我按摩保健指南》

三 按摩

1. 足部反射区按摩。

2. 穴位按摩：点按肾俞、关元、膻中、气海、中极、三焦俞、大肠俞、承扶、委中、涌泉、太冲、照海、太溪、三阴交、足三里等穴位各30~50次。

3. 腰部按摩法：取直立位，两足分开，与肩同宽，双手拇指紧按同侧肾俞穴，小幅度快速旋转腰部，向左右弯腰，同时双手掌从上向下往返摩擦，持续2~3分钟，以深部自感微热为度，每天2~3次。

4. 神阙按摩法：取仰卧位，两腿分，开与肩同宽，双手掌按在神阙穴上，左右各旋转200次，以深部自感微热为度，每天2~3次。

四 中成药

可对症选用右归丸、左归丸、还少丹、人参归脾丸、汇仁肾宝、丹栀逍遥丸、六味地黄丸、附桂八味丸、龟龄集等。

五 验方精选

方1

【组　成】菟丝子、煅牡蛎、阳起石各20克，黄芪、山药、巴戟天、党参、枸杞子、肉苁蓉各15克，熟附子片（先煎）、锁阳、山茱萸各10克。

【功　效】温肾助阳，可提高性欲。

【适应证】女性性冷淡。

【用　法】常规煎服法。

【来　源】《传世奇效偏方》

方2

【组　成】菟丝子、肉苁蓉、女贞子各20克，枸杞子、覆盆子、山茱萸、金樱子、鹿角霜各15克，车前子、韭菜子、桑螵蛸、蛇床子各10克，五味子6克。

【功　效】增强性功能。

【适应证】女性性冷淡。

【用　法】常规煎服法。

【来　源】《传世奇效偏方》

第十五节　不孕症

育龄夫妇，婚后同居2年以上，配偶生殖功能正常，未避孕而未能怀孕者，称为不孕症。其中，从未受孕者称原发性不孕；曾有生育或流产又连续2年以上不孕者，称继发性不孕症。造成不孕的原因，包括排卵障碍或不排卵，以及输卵管不通、生殖系统炎症、子宫内膜异位症及其他子宫疾病或免疫因素等。中医认为，气血不足、肾阳虚衰、肝郁气滞等是造成不孕的原因。

一　饮食疗法

方1

【组　成】鸡蛋1个，藏红花1.5克。

【功　效】调经安胎。

【适应证】不孕症。

【用　法】鸡蛋打一个口，放入藏红花，搅匀蒸熟即成。经期临后1天开始服蛋1个，一天吃1个，连吃9个，然后等下一个月经周期的临后1天开始服，持续3~4个月经周期。若服后下次月经未来就暂停，去做妊娠试验。

【来　源】《偏方治大病》

方2

【组　成】羊肉750克，山药30克，冬虫夏草20克，枸杞子15克，生姜4片，蜜枣4枚。

【适应证】不孕症，肾阳虚型。症见子宫发育不良，腰膝酸软，夜尿频多，带下清稀，阴冷不孕。

【用　法】羊肉洗净切块，用开水焯去膻味。山药、冬虫夏草、枸杞子、生姜、蜜枣（去核）洗净，与羊肉一齐放入锅内，加清水适量，武火煮沸后文火煲3小时，调味食用。

【来　源】《民间偏方奇效方》

二　单方对药

方

【组　成】全当归、远志各150克。

【适应证】不孕症，肝郁型。症见多年不孕，经水不调，经期先后不定，经来腹痛，行而不畅。

【用　法】全当归切碎，与远志和匀，用白布袋贮，置净器中，加入甜酒750克中浸泡，密封。7日后可开取，去渣备用。每晚温服，随量饮之，不可间断。酒用尽，依法再制。

【来　源】《民间偏方奇效方》

三 按摩

1. 基本反射区按摩。

2. 穴位按摩：点按涌泉、然谷、照海、太溪、阳陵泉、命门、内关、关元、神阙、阴陵泉、三阴交、合谷、神门、足三里等穴位各1分钟。

四 外治法

方1

【组　成】母丁香、附子、乌贼骨、肉豆蔻、白矾各20克。

【适应证】不孕症。

【用　法】上药共研成末，糊为软丸，绵裹纳于阴中。

【来　源】《偏方大全》

方2

【组　成】五灵脂、白芷、青盐各6克，麝香0.3克。

【适应证】不孕症，肾虚型。症见久不受孕，月经后期，量少色淡，面色晦暗。

【用　法】上药共研细末备用。把药末填于脐部，再用艾炷灸之，灸至脐腹温暖为度，5日后再灸1次。

【来　源】《民间偏方奇效方》

五 中成药

可对症选用妇科养荣丸、种子三达丸、定坤丸、女宝胶囊、参茸鹿胎丸、毓麟珠、调经种子丸、安坤赞育丸、暖宫孕子丸、少腹逐瘀丸、艾附暖宫丸、妇科得生丸、孕康颗粒、滋肾育胎丸、五子衍宗丸、龟龄集、至宝三鞭丸、孕康口服液等。

六 辨证治疗

1. 肾虚：治宜温阳补肾，调养冲任；方选毓麟珠加减。

2. 气血不足：治宜益气补血，滋肾养精；方选养精种玉汤加减。

3. 阴虚血热：治宜养阴清热；方选清血养阴汤或清骨滋肾汤加减。

4. 肝郁气滞：治宜疏肝解郁，养血益脾；方选开郁种玉汤加减。

5. 痰湿郁阻：治宜燥湿化痰，佐以理气；方选启宫丸加鹿角霜、当归。

6. 血瘀湿热：治宜清热解毒，活血化瘀；方选清热化瘀汤加减。

七 验方精选

方1

【组　成】紫河车1具，熟地黄25克，龟甲20克，山茱萸、当归、白芍各15克。

【适应证】不孕症，肾虚型。症见婚久不孕，兼见闭经或月经周期延长、形体虚弱、面色萎黄、头晕等症。

【用　法】常规煎服法。

【来　源】《民间偏方奇效方》

方2

【组　成】当归、赤芍、土鳖虫、川牛膝、红花、三棱、莪术各10克，川芎5克，肉桂3克。

【适应证】输卵管不通所致的不孕症。

【用　法】常规煎服法。

【来　源】《验方治病10分钟》

八　生活常识与注意事项

1. 人工流产手术有可能引发子宫感染，破坏受精卵着床环境，造成无法孕育胎儿，故不宜经常行人工流产术。

2. 心情紧张也是引起女性不孕的重要因素，因此要保持乐观的态度。饮食调补，以强肾益精。忌烟酒及伤精损肾的食物、药物。远离化学物品。性生活要适宜，不能过度过频，以免耗损肾精。

九　预防

1. 注意月经期、产褥期及流产后卫生，预防生殖器的感染，遇有炎症感染，应积极进行治疗，以免形成慢性炎症及输卵管闭塞。

2. 惜精神，调饮食，控制体重。适寒温，防外邪。加强运动，防外伤跌仆。生活要有规律，性生活要适度。及时治疗相关病症。

第八章 儿科疾病

第一节 百日咳

百日咳是由百日咳杆菌引起的急性呼吸道传染病。临床特征为咳嗽逐渐加重、呈阵发性痉挛性咳嗽，咳末有鸡啼声，未经治疗的病人病程可延续2~3个月，故名“百日咳”。本病属中医“顿咳”“天哮”“疫咳”“痉咳”“鸡咳”范畴。

一 饮食疗法

方1

【组　成】大米50克，鸭梨3个。

【功　效】润肺清心，消痰降火。

【适应证】肺热咳嗽。

【用　法】鸭梨洗净，加水适量煮半小时，捞去梨渣不用，再加入米粥，趁热食用。

【来　源】《千家妙方》

方2

【组　成】鲈鱼鳃。

【功　效】止咳，润肺。

【适应证】小儿百日咳及久咳不愈。

【用　法】鲈鱼鳃晒干，用瓦焙黄研末。开水冲服，每次1鳃，日服2次。

【来　源】《千家妙方》

二 单方对药

方

【组　成】柿饼1个，生姜9~15克。

【功　效】化痰止咳。

【适应证】小儿百日咳。

【用　法】柿饼横切成半；生姜去皮切碎，夹在柿饼内，以文火焙熟。去姜吃柿饼，随意食之。

【来　源】《特效偏方》

三 按摩、针灸

1. 掐合谷，推肺经，掐揉五指节，推脾胃，揉鱼际，揉太渊。

2. 取穴尺泽、合谷，每日行针一次，7日为一疗程；使用梅花针刺激颈、骶之脊旁3~4厘米区域，每日一次。

3. 于身柱穴拔火罐，每日一次。

四 外治法

方1

【组　成】大蒜1枚。

【适应证】小儿百日咳。

【用　法】将大蒜去皮捣成泥状备用，治疗时在足底先涂上一层凡士林（猪油也可），然后将蒜泥敷在涌泉穴处，固定，次日清晨去除。每晚1次，10次为1疗程。

【来　源】《外敷治病10分钟》

方2

【组　成】阿魏1块（3~6克）。

【适应证】百日咳。

【用　法】阿魏放在一张膏药中，贴天突穴。

【来　源】《药到病除小绝招》

五　中成药

可对症选用解肌宁嗽丸、百日咳片、儿童清肺丸、百咳宁片、小儿久嗽丸、百部丸、琼玉膏等。

六　辨证施治

1. 初咳期：治宜宣肺化痰；方选金沸草散加减。

2. 痉咳期：治宜清热泻肺，止咳化痰；方选桑白皮汤加减。

3. 恢复期：①气虚型：治宜益肺健脾；方选人参五味子汤加减。②阴虚型：治宜滋阴润肺；方选麦门冬汤加减。

七　验方精选

方1

【组　成】石膏（先煎）12克，桑白皮、杏仁、百部、蜡梅花各9克，黄芩、鱼腥草、天竺子各5克。

【功　效】清肺降逆，化痰止咳。

【适应证】百日咳。

【用　法】2碗水煎至1碗水，分2次服。

【来　源】《特效偏方》

方2

【组　成】百部10克，炙甘草6克，大枣4枚，马兜铃3克。

【功　效】降气止咳，补益脾肺。

【适应证】百日咳。

【用　法】加水煎服，每日1剂。

【来　源】《千家妙方》

八　生活常识与注意事项

百日咳的传染性很强，而且患者又是主要传染源。因此，对确诊的患儿应立即隔离，时间从发病日算起40天或以痉咳出现后30天为限。患儿会污染环境及物品，用一般消毒法及采取通风、日晒等清洁措施。

第二节 小儿厌食症

小儿厌食症，又称消化功能紊乱，一般是指1~6岁的儿童较长时间见食不思、胃口不开、食欲不振，甚则拒食的一种病症。严重者可造成营养不良及多种维生素与微量元素缺乏，影响小儿生长发育，造成小儿“面黄肌瘦、个子矮小”。它是一种症状，并非一种独立的疾病，主要是由于饮食喂养不当，致使胃功能失调引起的。厌食患儿一般精神状态正常，若病程过长，就会出现面黄倦怠、形体消瘦等症状，但与疳病的脾气急躁、精神萎靡等症状有所区别。

一 饮食疗法

方1

【组　成】牛肚250克，大米70克。

【功　效】健脾养胃。

【适应证】小儿病后虚弱、食欲不振、四肢乏力。

【用　法】牛肚搓洗净，切小丁，与大米共煮作烂粥，加盐少许调味食。

【来　源】《小偏方大功效》

方2

【组　成】菠萝肉250克，白糖适量。

【功　效】补脾益胃，润肠通便。

【适应证】小儿病后不思饮食、大便秘结。

【用　法】菠萝肉放入淡盐水中浸泡10分钟，然后切成小块，加水煮汤，调入白糖即可。每天1剂，连服5~7日。

【来　源】《小偏方大功效》

二 单方对药

方1

【组　成】山楂片适量。

【功　效】消积化滞。

【适应证】乳食停滞者。

【用　法】1~3岁幼儿每天50克，3~6岁幼儿每天100克。均分3次饭后食用，连吃7~10天。

【来　源】《小偏方大功效》

方2

【组　成】山楂360克，莱菔子90克（炒焦）。

【功　效】健脾行气，消食化积。

【适应证】小儿厌食症。

【用　法】上药共研细末，混匀备用。每次3克，粳米汤送服，每天3次。

【来　源】《小偏方大功效》

三 按摩

1. 基本反射区按摩。

2. 穴位按摩：拇指点按内庭、太

冲、下巨虚、三阴交、上巨虚、阴陵泉、足三里等穴位各30次。

四 外治法

方1

【组 成】山楂6克，陈皮5克，白术4克。

【适应证】小儿厌食症。

【用 法】上药共研细粉，米汤调糊，敷于脐窝，固定。每天换药1~2次，3~5日为1疗程。

【来 源】《小偏方大功效》

方2

【组 成】炒苍术10克，干姜、陈皮各6克，白豆蔻、吴茱萸、肉桂各4克。

【适应证】脾胃虚寒，寒湿内滞型之厌食症。

【用 法】上药共研细末，每次取适量以温开水调如厚糊状，涂满脐眼，上盖以“肤疾宁贴膏”，两天换药1次，15次为1疗程。

【来 源】《药到病除小绝招》

五 中成药

可对症选用小儿增食丸、小儿化食丹、健身消导冲剂、八珍糕、健脾肥儿片、消食健儿冲剂、加味保和丸、保和丸、小儿健胃消食片、健儿消食口服液、大山楂丸、一捻金胶囊、小儿七星茶颗粒、小儿消食片、化积颗粒、宝儿康散、神曲消食口服液等。

六 辨证治疗

1. 饮食积滞：治宜消食导滞；方选木香大安丸加减。

2. 乳食不节：治宜消导宿乳；方选消乳丸加减。

3. 过食生冷：治宜温中健脾；方选理中汤加减。

4. 脾胃虚弱：治宜健脾养胃，兼消食导滞；方选人参启脾丸加减。

七 验方精选

方1

【组 成】茯苓、山药、莲子、白术各9克，炒麦芽、党参、陈皮、炒谷芽各6克。

【适应证】小儿厌食症，脾胃虚弱型。

【用 法】水煎服。

【来 源】《小偏方大功效》

方2

【组 成】玉竹、乌梅、党参、炒扁豆、栀子各等份。

【适应证】脾胃虚弱所致的小儿厌食症。

【用 法】上药加水同煮，至豆熟时取汁，加白糖适量饮服。

【来 源】《小偏方大功效》

八 生活常识与注意事项

养成良好的生活习惯及喂养习惯，定时定量，食用色香味美、容易消化的食物，如适量果汁等。少量多餐。忌过饱、过腻、过酸辣等刺激食物。当孩子故意拒食时，不能迁就，避免"追喂"等过分关注孩子进食的行为。不要威胁恐吓小儿进食，也不要乞求小儿进食。一餐不吃不必顾虑，更不要用零食补充。注意保暖，防邪外侵。

九 预防

养成良好的生活习惯及喂养习惯。饮食要规律，定时进餐，保证饮食卫生；多吃粗粮杂粮和水果蔬菜；节制零食和甜食，少喝饮料。饮食宜清淡，食易消化食物，忌食肥腻煎炸食物，忌过度用苦寒食物或药物。

第三节 小儿疳积

小儿疳积是小儿疳病和小儿积滞的总称，是消化功能紊乱和营养障碍引起的一种慢性疾病。以神萎、面黄肌瘦、毛发焦枯、食欲欠佳，嗜食异物、肚大筋露、纳呆便溏、生长发育缓慢为主要表现。

一 饮食疗法

方1

【组　成】精牛肉250克，鲜蚕豆粒120克。

【功　效】健脾益气，滋养强壮。

【适应证】小儿疳积、瘦弱腹胀者。

【用　法】按常法煮汤服食。每日或隔日1剂。

【来　源】《特效偏方》

方2

【组　成】牛奶、生姜汁适量。

【适应证】小儿疳积。

【用　法】在牛奶中加入生姜汁2~3滴，每服少量。每日3次。

【来　源】《特效偏方》

二 单方对药

方1

【组　成】田鸡5~8只（去头和内脏），大米100克，花生油、食盐少许。

【功　效】补虚羸，利小便，解毒热。

【适应证】小儿疳积及湿热所致的水臌。

【用　法】上药共煮成软饭，待

米锅滚沸时放入田鸡，以小火盖严锅盖焖熟后食用。

【来　源】《千家妙方》

方2

【组　成】猪肝50克，珍珠草25克。

【功　效】补肝养血，清热消积。

【适应证】婴儿单纯性消化不良。

【用　法】加水共煎熟。食肝饮汤，每日服2次。

【来　源】《千家妙方》

三　按摩、针灸

1. 足部反射区按摩。

2. 穴位按摩：拇指点按涌泉、内庭、解溪、太冲、隐白、然谷、太白、足三里等穴位各30次。

3. 针刺中脘、气海、足三里等穴，用中等刺激，不留针，每天一次。用三棱针刺两手四缝穴，进针0.5~1分，出针后挤出黄色液体，用消毒棉拭干，隔日1次。此法有健脾消积之功。

4. 捏脊推拿疗法：部位从长强至大椎穴。作法以两手指背横压在长强穴部位，向大椎穴推进。同时以两手拇指与食指合作，将皮肤肌肉捏起，交替向上，直至大椎。连续推捏六次。

四　外治法

方1

【组　成】大葱1根，生姜15克，小茴香9克。

【适应证】小儿疳积，消化不良。

【用　法】上药共捣烂如膏状，炒至湿热，敷于脐部固定。每日换药1次。

【来　源】《特效偏方》

方2

【组　成】白矾6克（研末），面粉、醋各适量。

【适应证】小儿疳积。

【用　法】上药共调成糊状。敷涌泉穴。

【来　源】《偏方秘方验方》

五　中成药

可对症选用肥儿丸、疳积散、山楂内金口服液、藿香正气丸、人参健脾丸、消积肥儿丸、健儿散等。

六　辨证治疗

1. 积滞伤脾：治宜消积理脾；方选肥儿丸加减。

2. 脾虚气弱：治宜益气健脾消积；方选参苓白术散加减。

3. 气血两虚：治宜补气养血健脾；方选人参养荣汤加减。

七　验方精选

方1

【组　成】龟甲、鳖甲、鸡内金（焙黄后研末）各等份。面粉适量。

【功　效】益气养血。

【适应证】小儿疳积、营养不良。

【用　法】前3味醋制后研末，与面粉一起加水揉合，或烙或炸，做成小饼食用。

【来　源】《特效偏方》

方❷

【组　成】田基黄、鸡内金、谷芽各25克。

【功　效】消食和胃，清热祛湿。

【适应证】小儿疳积。

【用　法】烘干，共研细末，温开水冲服。

【来　源】《特效偏方》

第四节　小儿营养不良

小儿营养不良是因蛋白质和（或）热能长期摄入不足或消耗增高引起的一种营养缺乏症。小儿因摄食不足或不能充分吸收利用，会使身体长期得不到足够的营养而出现消瘦、发育不良及全身各系统功能紊乱。

一　饮食疗法

方❶

【组　成】山药30克，鸡内金12克。

【适应证】小儿营养不良。

【用　法】上药均炒微黄，共研细末，加入适量面粉、芝麻、红糖，烙成每张含2~3克药粉的烧饼。每次吃1张，每日2~3次。

【来　源】《验方治病10分钟》

方❷

【组　成】牛奶250毫升，丁香2粒，姜汁1茶匙。

【功　效】理虚，降逆气，止呕吐。

【适应证】小儿营养不良症，脾胃虚弱型。症见面黄肌瘦、神烦气急、手足心热、纳呆腹胀等。

【用　法】上药一同放锅内煮沸，除去丁香，加白糖调味服。

【来　源】《民间偏方奇效方》

二　单方对药

方❶

【组　成】小米50克，红糖适量。

【适应证】小儿营养不良症，脾虚挟积型。症见食滞内停，不思饮食，反胃呕吐。

【用　法】将小米饭焦巴焙干，研极细粉。用红糖水调服，每日2~3次，每次3克。

【来　源】《民间偏方奇效方》

方2

【组　成】鸡肝30克，茯苓10克。

【适应证】小儿营养不良症，脾胃虚弱型。症见身体亏虚肌瘦、厌食。

【用　法】上药共煮熟，吃肝喝汤。连服10日。

【来　源】《民间偏方奇效方》

三　按摩

1. 足部反射区按摩。

2. 穴位按摩：用拇指点按涌泉、三阴交、足三里穴各1分钟。

四　外治法

方1

【组　成】吴茱萸末20克（研细末），山药粉10克，面粉适量。

【适应证】小儿营养不良症。

【用　法】诸药混合，加米醋搅拌成糊状，摊在一小块纱布上，贴敷于神阙穴上固定，12小时换药1次，5次为1疗程。

【来　源】《外敷治病10分钟》

方2

【组　成】阿魏9克，杏仁7粒，蜈蚣1条。

【适应证】小儿营养不良症，脾虚虫积型。症见腹部胀大、面黄肌瘦。

【用　法】上药共捣烂如泥，贴敷于腹部。

【来　源】《民间偏方奇效方》

五　中成药

可对症选用小儿健胃消食片、健儿消食口服液、醒脾开胃颗粒、龙牡壮骨颗粒、六味地黄丸、参苓白术丸、归脾丸、六君子丸、人参健脾丸等。

六　辨证治疗

1. 脾虚挟积：治宜健脾消积；方选七味白术散加减。

2. 脾胃虚弱：治宜补益脾胃；方选参苓白术散合六君子汤加减。

3. 气血两亏：治宜补益气血；方选归脾汤加减。

七　验方精选

方1

【组　成】胡黄连、白术各15克，山楂、麦芽、神曲各10克，人参、芦荟各8克，黄连6克，炙甘草5克。

【适应证】小儿营养不良症。

【用　法】上药共研细末，过100

目筛，酌加白糖，温开水调服。1岁以内每次服2克，1~3岁每次服3~4克。

【来　源】《验方治病10分钟》

方2

【组　成】鸡内金30克，山楂20克，麦芽、茯苓、山药、莲子、槟榔各15克。

【适应证】小儿营养不良症。

【用　法】上药共研细末，每次用5克，加鸡蛋1个调匀蒸熟，再加适量白糖或食盐，每日1~2次。

【来　源】《验方治病10分钟》

第五节　流行性腮腺炎

流行性腮腺炎是腮腺炎病毒引起的急性呼吸道传染病，属中医“痄腮”范畴。以腮腺的非化脓性肿胀疼痛为突出的病征，病毒可侵犯各种腺组织或神经系统及肝、肾、心、关节等。因此，常可引起脑膜脑炎、睾丸炎、胰腺炎、乳腺炎、卵巢炎等症。患儿可先有发热、倦怠、肌肉酸痛及结膜炎、咽炎症状，1~2天内出现耳下疼痛，继之腮腺肿大。

一　饮食疗法

方1

【组　成】绿豆100克，白菜心3个。

【功　效】清热解毒。

【适应证】小儿腮腺炎。

【用　法】将绿豆洗净，加水煮至稀烂，加入白菜心煮20分钟即成。每日分2次食用，连吃4~5天。

【来　源】《特效偏方》

方2

【组　成】蚝豉100克，豆腐3块，咸橄榄3个，鲜姜3片。

【功　效】清热解毒，散血化瘀。

【适应证】小儿腮腺炎，两腮红肿热痛。

【用　法】加水共煮汤，代茶饮。

【来　源】《千家妙方》

二　单方对药

方1

【组　成】赤小豆70粒，鸡蛋清1个。

【功　效】清热解毒。

【适应证】流行性腮腺炎。

【用　法】将赤小豆捣碎为末，用鸡蛋清调和成糊状。敷于患处。

【来　源】《千家妙方》

【组　成】鲜蒲公英30~60克，白糖适量。

【功　效】清热解毒，消肿。

【适应证】流行性腮腺炎。

【用　法】将鲜蒲公英洗净，和白糖同放罐内，加水300~400毫升，文火煎沸后15分钟左右，用净纱布过滤取汁，分早、晚2次服。

【来　源】《千家妙方》

三　针灸

取穴：翳风、颊车、合谷等，行强刺激。如发热，可加曲池；如并发睾丸肿痛，可加血海、三阴交。

四　外治法

方1

【组　成】仙人掌、鸡蛋清适量。

【功　效】消炎止痛，拔毒。

【适应证】腮腺炎。

【用　法】仙人掌去皮刺，捣烂，加鸡蛋清调匀，贴敷患处。每日1次，连用3日。

【来　源】《特效偏方》

方2

【组　成】生地龙30条，白糖50克。

【功　效】清热解毒。

【适应证】腮腺炎，化脓性中耳炎。

【用　法】生地龙洗净后置容器内，放入白糖搅匀，待30分钟后白糖溶化，地龙渗出清液，用纱布过滤出黏液，装瓶备用。患病时涂擦患处。每日3次。

【来　源】《特效偏方》

五　中成药

可对症选用银翘解毒丸、抗腮灵糖浆、普济回春丸、蒲地蓝消炎片、六神丸等，根据患者年龄确定内服量。外用可选用如意金黄散、紫金锭、玉露散等。

六　辨证治疗

1. 温毒在表型：治宜疏风清热，散结消肿；方选银翘散加减。

2. 热毒蕴结型：治宜清热解毒，软坚消肿；方选普济消毒饮加减。

七　验方精选

方1

【组　成】板蓝根30克，金银花10克，薄荷5克（后下）。

【功　效】清热解毒。

【适应证】流行性腮腺炎。

【用　法】加水煎，分2次服，每日1剂。

【来　源】《特效偏方》

方2

【组　成】板蓝根（大青叶亦

可）、桔梗、金银花各10克，甘草5克。

【适应证】腮腺肿痛。

【用　法】加水煎，分2次服，每日1剂。

【来　源】《特效偏方》

八　生活常识与注意事项

1. 发热期间应卧床休息，宜吃流质或半流质饮食，应避免生冷、油腻、酸辣食物，减少咀嚼，以免引起疼痛。注意口腔清洁，多饮开水。敷药期间，如敷药干燥，可用醋润之。

2. 及早控制病情，防止并发症。注意隔离，防止流行。

九　预防

流行季节做好防治工作，出入公共场所要戴口罩，不要随地吐痰；患流行性腮腺炎者，应尽早隔离治疗。

第六节　小儿夜啼

小儿夜啼是婴幼儿常见病症，多见于6月以内的婴儿。指婴儿白日嬉笑如常而能入睡，入夜则啼哭不安，或每夜定时啼哭，甚至通宵达旦，少则数日，多则经月。

一　饮食疗法

方1

【组　成】黄连3克，人乳100毫升，糖15克。

【适应证】小儿心经有热，夜啼不安。

【用　法】黄连水煎取汁30毫升，对入人乳中食，调入糖饮用。

【来　源】《特效偏方》

方2

【组　成】淡竹叶30克，粳米50克，冰糖适量。

【适应证】心火炽盛之夜啼。

【用　法】淡竹叶加水煎汤，去渣后入粳米、冰糖，煮粥。早晚各1次，稍温顿服。

【来　源】《特效偏方》

二　单方对药

方1

【组　成】桃树嫩枝7枝。

【适应证】小儿夜啼。

【用　法】水煎内服。

【来　源】《特效偏方》

方2

【组　成】酸枣仁10~20克。

【功　效】宁心，养血安神。

【适应证】小儿夜啼。

【用　法】水煎服或将酸枣仁研细末，每次1.5~3克，睡前吞服。

【来　源】《特效偏方》

三　按摩

1. 足部反射区按摩。

2. 穴位按摩：点按涌泉、太溪、足三里、三阴交穴各30~50次。

四　外治法

方1

【组　成】五倍子1.5克，朱砂0.5克，茶叶适量。

【适应证】小儿夜啼。

【用　法】上药共研极细末，加入温开水调成糊状，制成饼状1块，敷贴于神阙穴固定，每日更换1次。

【来　源】《外敷治病10分钟》

方2

【组　成】五倍子末30克。

【适应证】小儿夜啼。

【用　法】五倍子烧存性，研极细末，调成糊状，制成饼状，敷贴于患儿神阙穴固定，每日更换1次。

【来　源】《外敷治病10分钟》

五　中成药

可对症选用理中丸、稚儿灵冲剂、保赤一粒金、琥珀镇惊丸、琥珀抱龙丸、天黄猴枣散、导赤丹、小儿七珍片、惊风散、小儿朱砂丸、龙牡壮骨冲剂等。

六　辨证施治

1. 脾脏虚寒型：治宜温脾散寒；方选乌药散加味。

2. 心经积热型：治宜清心导赤；方选导赤散加味。

3. 惊骇恐惧型：治宜镇惊安神；方选朱砂安神丸加减。

七　验方精选

方1

【组　成】净蝉蜕、薄荷各6克。

【功　效】祛风，清脑，安神。

【适应证】婴幼儿惊哭夜啼。

【用　法】上药共研极细末，每日1剂，分3~4次服下。

【来　源】《千家妙方》

方2

【组　成】红花5朵，蝉蜕3个，菊花2克。

【适应证】小儿夜啼。

【用　法】水煎服。

【来　源】《特效偏方》

八 生活常识与注意事项

喂养定时定量，不宜过饥过饱，少吃辛辣厚味、不易消化食物，保持居室安静，防大声嘈杂惊吓。调节室温至适宜，避免受寒着凉。不将婴儿抱在怀中睡眠，不通宵开启灯具，养成良好的睡眠习惯。

第七节 水痘

水痘是由水痘带状疱疹病毒引起的原发急性传染性皮肤病。水痘初期似伤风，发病后第1~2天的皮肤黏膜上分批出现斑疹、丘疹、水疱和痂疹，疹色红润，疱浆清亮，根盘微红，苔薄白，脉浮数或伴见口渴欲饮、面赤气粗、痘色紫暗，多为热毒炽盛。

一 饮食疗法

方1

【组　成】胡萝卜120克，栗子90克，芫荽、荸荠各60克。

【适应证】小儿水痘。

【用　法】水煎后频饮。

【来　源】《特效偏方》

方2

【组　成】黄花菜10克，竹叶3克。

【适应证】小儿水痘。

【用　法】水煎服，每日1剂。

【来　源】《特效偏方》

二 单方对药

方1

【组　成】板蓝根30~50克。

【功　效】清热凉血解毒。

【用　法】加水煎。分次代茶饮服。

【来　源】《千家妙方》

方2

【组　成】紫草根5克，白糖适量。

【适应证】小儿水痘。

【用　法】放激光器内浸泡1小时，再加水煎汤，药汁加白糖调服。每日2次，连服5日。

【来　源】《特效偏方》

三 外治法

方1

【组　成】艾叶1握，胡椒30粒。

【适应证】痘出不快、烦闷口渴、卧睡不安、咳嗽失声。

【用　法】上药共捣烂，水调取汁，熬膏作饼，敷脐中，诸症自退。

【来　源】《特效偏方》

方2

【组　成】苦参、芒硝各30克，浮萍15克。

【适应证】水痘之皮疹较密，瘙痒明显者。

【用　法】水煎，去渣取汁熏洗，每次20分钟，每日2次。

【来　源】《特效偏方》

四　中成药

可对症选用银翘丸、三妙丸、绵茧散、青黛散等。

五　辨证治疗

1. 风热夹湿型（轻型）：治宜疏风清热，解毒祛湿；方选银翘散加减。

2. 湿热炽盛型（重型）：治宜清热凉血，解毒渗湿；方选加味消毒饮加减。

六　验方精选

方1

【组　成】白菜根10克，丝瓜藤、绿豆各6克。

【适应证】小儿水痘。

【用　法】加水煎服，每日1剂。

【来　源】《特效偏方》

方2

【组　成】金银花、连翘、淡竹叶各6~9克，牛蒡子3~6克，薄荷（后下）、木通、甘草各3~4.5克。

【功　效】散风清热，利尿清心。

【适应证】小儿水痘。

【用　法】加水煎，分2次服。每日1剂。

【来　源】《千家妙方》

七　生活常识与注意事项

水痘的传染性很强，要防止继发性感染。嘱咐和管理患儿不要用手抓破疹，特别是注意不要抓破面部的痘疹，以免疱疹被抓破而化脓感染，若病变损伤较深，有可能留下瘢痕。

第八节　麻疹

麻疹是由麻疹病毒引起的急性呼吸道传染病，有高度传染性。麻疹，俗称“出疹子”“出痧子”。因其疹点隆起，状如麻粒，故名麻疹。以小儿全身发热、咳嗽、流鼻涕、目赤流泪、遍身布满红色斑疹为特征。疹退后留下色素沉着，并有糠麸样脱屑。中医学认为本病多因内蕴热毒，外感风邪疹毒所致。

一 饮食疗法

方1

【组　成】葛根30克，大米60克。

【适应证】麻疹初期，伴吐泻、泄泻、咽痛等症。

【用　法】葛根加水1 500毫升，煎20分钟左右，去渣取汁，再入大米熬粥，粥成之后不拘时食之，分2次服完。食完后覆被取微汗。

【来　源】《特效偏方》

方2

【组　成】樱桃核30个，连根葱白1根，白糖适量。

【适应证】麻疹初期辅助治疗。

【用　法】将樱桃核捣烂，与葱白同煎水，加白糖调味。每日2次，连服3~4次。

【来　源】《特效偏方》

二 单方对药

方1

【组　成】鲜香菇50克（洗净切块），鲫鱼1条（去内脏留鳞）。

【功　效】清热透疹。

【适应证】小儿麻疹透发不畅。

【用　法】上药一同入锅，加水煮熟后用盐调味即成。每日1剂。

【来　源】《千家妙方》

方2

【组　成】金银花、白糖各35克。

【功　效】清热解表，透疹。

【适应证】麻疹出疹期。

【用　法】金银花研末，与白糖混匀。每次5克，早晚冲服，连服7日。

【来　源】《特效偏方》

三 针灸

高热者可针刺中冲放血或针刺曲池、大椎、合谷等穴，行强刺激。

四 外治法

方1

【组　成】鸡蛋清1只。

【功　效】清热解表，透疹。

【适应证】麻疹出疹期，伴有高热不退、肌肤灼热、神倦懒动等症。

【用　法】用棉花蘸蛋清，沿顺时针方向揉擦关元穴，至显出数条如发的乌丝为好。

【来　源】《特效偏方》

方2

【组　成】向日葵盘1个。

【功　效】清热解毒，达邪外出。

【适应证】麻疹隐陷，热毒攻心。

【用　法】将向日葵盘冲洗干净，放锅内蒸20分钟，取出候温。用其揉搓患者胸背部。

【来 源】《千家妙方》

五 中成药

可对症选用小儿紫草丸、小儿痧疹金丸、五粒回春丹、小儿回春丹、止嗽定喘丸、紫草丸等。

六 辨证治疗

1. 初热期（前驱期）：治宜辛凉透表；方选银翘散、宣毒发表汤加减。

2. 见形期（出疹期）：治宜清热解毒透疹；方选清解透表汤加减。

3. 疹没期（恢复期）：治宜养阴益气、清解余邪；方选沙参麦冬汤加减。

七 验方精选

方1

【组 成】白茅根、芦根各30克，鱼腥草15克，薄荷6克，蝉蜕3克。

【功 效】疏风清热，凉血解毒。

【适应证】麻疹高热不退。

【用 法】水煎服，每天2次，每天1剂。

【来 源】《小偏方大功效》

方2

【组 成】生地黄、玄参、赤芍、牡丹皮、黄芩、连翘、荆芥各8克，木通6克，红花5克，黄连3克。

【功 效】清热凉血，疏风透疹。

【适应证】麻疹，火毒炽盛血热、紫赤而黯者。

【用 法】水煎服。

【来 源】《特效偏方》

八 饮食常识与注意事项

1. 饮食宜清淡，忌食生冷油腻和有刺激性的食物，多补充水分等。

2. 急性期患儿有高热时，可用温水给患儿擦浴，尽量不要用西医退烧药，这样易导致疹出不透。避风寒，衣着冷暖适宜，保持口腔、眼、鼻清洁。病人衣物应在阳光下曝晒，住所宜通风透气并用紫外线照射。

3. 麻疹患儿要及时隔离。患儿隔离房间要注意保暖，避风寒，空气要流通，光线不要太强或太弱。

九 预防

未患过麻疹的儿童，应积极接受“麻疹减毒活疫苗”的预防接种，流行期间可给予肌内注射胎盘球蛋白或丙种球蛋白。麻疹流行期间，儿童应尽量不到公共场所，尤其疫区。适寒温，调饮食，加强运动。

第九节 儿童多动症

儿童多动症又称脑功能轻微失调或轻微脑功能障碍综合征，是儿童期常见的一类心理障碍，表现为与年龄和发育水平不相称的注意力不集中、注意时间短暂、活动过度和冲动等，常伴有学习成绩较差，难与他人相处，情绪不稳，易激怒，动作不协调。中医认为心脾两虚、肝阳上亢、湿热内蕴是其主要病因病理。

一 饮食疗法

方

【组　成】百合60克，大枣4枚，鸡蛋2个，白糖适量。

【适应证】儿童多动症。

【用　法】将前2味加水400毫升，大火烧开，打入鸡蛋，煮至熟，下白糖调匀。分2次服。

【来　源】《特效偏方》

二 单方对药

方1

【组　成】龙眼肉500克，白糖50克。

【适应证】心脾气虚之多动症。

【用　法】龙眼肉放碗中，加白糖，反复蒸晾3次，使色泽变黑，再拌少许白糖装瓶备用。每次4~5颗，每天2次，连服7~8天。

【来　源】《小偏方大功效》

方2

【组　成】猪心1个，朱砂1.5克。

【功　效】养心安神，宁心定惊。

【适应证】儿童多动症。

【用　法】将猪心剖开洗净，纳入朱砂，外用细线捆好，放入锅内，加水炖熟，调入精盐、味精，吃肉喝汤。每日1剂。

【来　源】《特效偏方》

三 外治法

方1

【组　成】益智。

【适应证】儿童多动症。

【用　法】耳穴主穴：肾、脑点、神门、脑干。配穴：肝、脾、皮质下、交感。每次辨证取1~3个穴位。常规消毒耳穴，取外表光滑、颗粒较小、干燥的益智粘贴在0.5厘米×1厘米的氧化锌胶布中心，然后将其固定在相应穴位上，嘱每日晨起、中午、晚睡前各按压1次，每次按压20~30下。尽量耐心说服儿童自己施术。每3~5日换益智1次，10日为1个疗程，2个疗程之间可间隔1周，治疗

3个疗程。

【来　源】《当代中医外治妙方》

方2

【组　成】王不留行。

【适应证】儿童多动症。

【用　法】用王不留行贴耳穴：肾、心、脑干、神门、兴奋点。嘱家长每次按压5~10分钟，每日大于3次。两耳交替使用。10日为1个疗程。

【来　源】《当代中医外治妙方》

四　中成药

可对症选用加味逍遥散、六味地黄丸、杞菊地黄丸、导赤散、脑乐静等。

五　辨证治疗

1. 肝肾阴虚：治宜滋补肝肾，平肝息风；方选杞菊地黄丸加减。

2. 气血亏虚：治宜补益气血，平肝息风；方选八珍汤加平肝息风药。

3. 肝郁脾虚：治宜疏肝健脾，平肝息风；方选用逍遥散合四君子汤加减。

4. 痰火扰心：治宜清热化痰，宁心化湿；方选温胆汤合甘麦大枣汤加减。

六　验方精选

方1

【组　成】酸枣仁30克，郁金、柴胡各10克，甘草5克。

【适应证】儿童多动症。

【用　法】水煎服，每日1剂。

【来　源】《特效偏方》

方2

【组　成】龙骨（先煎）30克，鹿角粉（冲）、熟地黄各20克，炙龟甲（先煎）、丹参各15克，枸杞子、石菖蒲各9克，益智6克，砂仁（后下）4.5克，远志3克。

【功　效】滋阴潜阳，涤痰开窍。

【适应证】精血不足、阴阳失调、动作过多、不协调的儿童多动症。

【用　法】常规煎服法。

【来　源】《特效偏方》

七　生活常识与注意事项

训练小儿的平衡能力。注意力不集中的孩子，大多运动系统特别是运动平衡系统不协调，生活中用简易的工具、玩具进行训练。忌食含铅食物，如皮蛋、爆米花等，忌用铅制器皿。

第十节 小儿流涎症

小儿流涎症是指唾液过多，经常流出口外，浸湿颐间及胸前，不仅胸襟常被浸湿，且易导致颐部潮红糜烂。有些婴儿出生3~4个月时因唾液分泌增加，还不会及时吞下，引起流涎，属于正常的生理现象。小儿出牙、口腔炎、舌炎、咽炎、面神经麻痹等引起的流涎则应查明原因并进行治疗。本病中医称“滞颐”，多因脾胃湿热熏蒸于口或先天不足、后天失养，脾气虚弱，固摄失职而致病。

一 饮食疗法

方1

【组　成】韭菜30克，牛奶100毫升。

【功　效】温中健胃。

【适应证】脾胃虚寒型小儿流涎症。

【用　法】将韭菜洗净，捣烂绞汁，加入牛奶中喂小儿。每日1剂，连服7~10日。

【来　源】《特效偏方》

方2

【组　成】泥鳅1条，黄酒适量。

【适应证】小儿流涎症。

【用　法】泥鳅去内脏，焙干研末，黄酒送服。每日2次，共服2日。

【来　源】《特效偏方》

二 单方对药

方1

【组　成】生白术10克，食糖适量。

【适应证】小儿流涎脾湿证。

【用　法】将生白术捣碎，加水和食糖，入锅内蒸半小时，去渣取汁。分数次口服，每日1剂。

【来　源】《千家妙方》

方2

【组　成】滑石、白糖各1份。

【适应证】小儿流涎，无休止时，甚则7~8岁不愈者。

【用　法】上药共混合，每次3~5克，开水调服。

【来　源】《特效偏方》

三 按摩

1. 足部反射区按摩。

2. 穴位按摩：拇指点按涌泉、三阴交、然谷、复溜、足三里等穴位各30~50次。

四 外治法

方1

【组　成】天南星30克，米醋适量。

【适应证】小儿流涎症。

【用　法】将天南星研成细末，加米醋调拌成糊状，于晚上睡前敷于患儿涌泉穴处，外用油纸、胶布固定，次晨去掉。每日1次。（口疮及面神经麻痹不宜。）

【来　源】《外敷治病10分钟》

方2

【组　成】益智、滑石各10克，车前子、冰片各6克，甘草3克。

【适应证】小儿流涎症。

【用　法】上药共研细末，取药粉适量填塞神阙穴，用伤湿止痛膏固定。每日1次，7次为1疗程。

【来　源】《外敷治病10分钟》

五 中成药

可对症选用六君子丸、二陈丸、理中丸等。

六 辨证治疗

1. 脾胃热蒸：治宜清解脾胃热，佐以化湿；方选清胃散或泻黄散加减。

2. 脾气虚弱：治宜益气健脾，温中摄涎；方选六君子汤合甘草干姜汤加减。

3. 风中于络：治宜疏风通络；方选牵正散加蝉蜕、防风、荆芥。

4. 风痰上涌：治宜益气化痰，息风通络；方选六君子汤合法夏白术天麻汤。

七 验方精选

方1

【组　成】白术、茯苓各10克。

【适应证】小儿流涎症。

【用　法】加水煮沸15分钟，滤出药液，再加水煎20分钟，去渣，两液混合，分2次服。每日1~2剂。

【来　源】《特效偏方》

方2

【组　成】白术（土炒）10克，半夏8克，青皮、炮干姜、木香、茯苓、炙甘草各6克，丁香3克。

【适应证】小儿流涎脾寒证。

【用　法】加水煎服。每日1剂。

【来　源】《千家妙方》

第十一节　小儿佝偻病

小儿佝偻病全称维生素D缺乏性佝偻病，是常见的一种营养缺乏性疾病，1岁以内的婴儿多见。佝偻病也叫“软骨病”，属中医“五迟五软”“龟胸龟背”范畴。

一　饮食疗法

方1

【组　成】鸡肝20~30克，紫草3~6克，甘草1克。

【适应证】小儿佝偻病。

【用　法】加水煮熟，喝汤吃鸡肝。

【来　源】《特效偏方》

方2

【组　成】炒黄豆（研末）、鸡蛋皮（炒糊研末）、白糖各适量。

【适应证】小儿佝偻病。

【用　法】上药共混合，加白糖。每次服3克，每日3次，连服1个月。

【来　源】《特效偏方》

二　单方对药

方1

【组　成】干黄精100克，蜂蜜200克。

【功　效】补益精气，强筋壮骨。

【适应证】小儿下肢萎软无力。

【用　法】干黄精洗净，放在铝锅内，加水浸泡透发，再以小火煎煮至熟烂，加入蜂蜜煮沸，调匀即成。待冷，装瓶备用。每次1汤匙。

【来　源】《特效偏方》

方2

【组　成】海蛤壳、甘草各等量。

【功　效】健脾壮骨。

【适应证】小儿佝偻病。

【用　法】上药研细末。每次服3~5克，用开水冲服，每日2~3次。

【来　源】《特效偏方》

三　中成药

可对症选用龙牡壮骨冲剂等。

四　辨证治疗

1. 脾肾虚弱：治宜益脾补肾；方选扶元散或补肾益脾散加减。

2. 肾气亏损型：治宜补肾益气壮骨；方选补益地黄丸或河车大造丸加减。

五　验方精选

方1

【组　成】牡蛎、龙骨各50克，苍术15克，五味子5克。

【适应证】小儿佝偻病。

【用　法】上药共研细末，每次服1.5克，加白糖适量冲服。每日3次，连服15天至3个月。

【来　源】《特效偏方》

方2

【组　成】五加皮125克，鹿角霜6.3克，烧酒500毫升，赤砂糖适量。

【适应证】小儿佝偻病。

【用　法】前2药入烧酒内泡浸，10日后去渣过滤，加入赤砂糖即可。每次饮适量，每日2~3次。

【来　源】《特效偏方》

六　生活常识与注意事项

多进食富含维生素D的食物，多晒太阳或人工照射紫外线。婴儿若患有胃肠道疾患、肝病等，应及时治疗。忌寒凉、生冷、辛辣油腻食物。服药期间，不要吃菠菜等含草酸多的食物。防止受凉，勿使患儿过早或过多地坐立和行走。扶抱时，注意姿势正确，以免发生骨骼畸形。

七　预防

注意孕妇保健是防小儿佝偻病的重要措施。孕妇应有适当的户外活动，多晒太阳，注意营养。药物预防：可遵医嘱服用维生素D制剂或鱼肝油。

第九章 骨关节疾病

第一节 腰腿痛症

腰腿痛症是一种以腰部和腿部疼痛为主要症状的病症，病重者还会有腰肌痉挛，出现侧弯的症状。腰腿痛可由椎间盘突出、骨质增生、骨质疏松、腰肌劳损、风湿性关节炎等炎症、肿瘤、先天发育异常等诱发，有些是先天性因素造成的，有些是外伤或身体功能退变造成的。一些内脏疾病、心理因素也能造成腰腿痛。

一 饮食疗法

方1

【组　成】杜仲、补骨脂、小茴香各9克，鲜猪腰1对。

【适应证】腰痛。

【用　法】将猪腰切成片，与其他药加水共煮至腰片发黑。喝汤吃腰片。每日1剂，连服3剂。

【来　源】《千家妙方》

方2

【组　成】羊肝1具，熟附子、肉桂各20克。

【适应证】腰痛。

【用　法】上药加水共煎熟，不放盐，吃肉喝汤。

【来　源】《偏方治大病》

二 单方对药

方1

【组　成】牛膝500克，菟丝子300克。

【功　效】补肾壮腰。

【适应证】用于伴有腰膝软、耳鸣肢冷的肾虚腰痛。

【用　法】上药用黄酒浸5~6天，晒干，研为末混匀。每次空腹服10克，每日早晚2次。

【来　源】《千家妙方》

方2

【组　成】狗脊、杜仲各9克。

【功　效】补肝肾，强筋骨，祛风湿。

【适应证】腰部酸痛。

【用　法】上药加水煎服，每日1剂。

【来　源】《千家妙方》

三 按摩、针灸

（一）推拿法

采取推、按、揉、擦等法。取肾俞、大肠俞、巨髎等及腰部压痛点。手法：先在腰痛处推，并按、揉上述穴位。可适当配合相应的被动运动。

（二）针灸法

取肾俞、气海俞、大肠俞为主穴，并配合腰眼、命门、阳关，针后加灸，每次10~20分钟，每日一次。对慢性腰腿痛疗效较好。

（三）拉单杠法

第一步，手拉单杠，脚尖固定踏地，将腰部前后摆动16~20次；第二步，再次手拉单杠，靠手臂上下屈伸，使脚脱离地面，身体悬空，做16~20次。

（四）练伸展大腿法

先把左腿伸直抬起来，把脚放在一定高度的窗台或其他台面上，右腿要站直，上身向前倾。这时用右手拍打伸直的左腿膝盖80~100下，撤下左腿。右侧如是。

四 外治法

方1

【组　成】辣椒叶、酒适量。

【适应证】慢性腰痛。

【用　法】辣椒叶洗净捣烂，炒热，将酒频频洒上，乘热敷于患处，以布条束。

【来　源】《千家妙方》

方2

【组　成】生姜、大葱、面粉各适量。

【适应证】慢性腰痛。

【用　法】生姜、大葱切碎，再共同捣烂，入锅内炒热，趁热敷腰部，以宽带缚紧。

【来　源】《千家妙方》

五 中成药

1．可对症选用三妙丸、至宝三鞭、壮骨伸筋胶囊、壮骨健肾丸、通络祛痛丸、腰痛宁胶囊、腰痹通胶囊、芪骨胶囊、壮骨止痛胶囊、复方杜仲健骨颗粒、藤黄健骨丸、舒筋健腰丸等。

2．外用：可对症选用代温灸膏、复方南星止痛膏、骨通贴膏、精制狗皮膏、壮骨麝香止痛膏、麝香追风止痛膏、麝香海马追风膏、腰肾膏等。

六 辨证治疗

1．寒湿腰痛：治宜祛寒化湿，温经通络；方选甘姜苓术汤加减。

2．湿热腰痛：治宜清热利湿，舒筋止痛；方选四妙散加味。

3．瘀血腰痛：治宜活血化瘀，理气止痛；方选身痛逐瘀汤加减。

4．肾虚腰痛：偏阳虚者，治宜温阳补肾；方选右归丸加减。偏阴虚者，治宜滋阴补肾；方选左归丸加减。

七 验方精选

方1

【组　成】续断、川牛膝、杜仲各10克。

【功　效】益肾壮腰，通络止痛。

【适应证】腰腿痛。

【用　法】常规煎服法。7天为1个疗程。一般2~3个疗程即愈。注：孕妇去川牛膝，加桑寄生15克。

【来　源】《千家妙方》

方2

【组　成】杜仲（盐水炒）、补骨脂、胡桃肉各等份。

【功　效】补肾壮骨。

【适应证】用于伴有耳鸣、发烧、腰膝酸软的肾虚腰痛。

【用　法】上药共为末，炼蜜为丸，每丸重9克。每次1丸，开水送下。

【来　源】《千家妙方》

八 生活常识与注意事项

注意休息，要卧硬板床，避免卧软床。劳动、运动时注意姿势和力度。

九 预防

加强腰背肌的功能锻炼，避免长久弯腰和过度负重。

第二节　痹病

痹病是由风、寒、湿、热等邪气闭阻经络，影响气血运行，导致肢体筋骨、关节、肌肉处发生疼痛、重着、酸痛、麻木，或关节屈伸不利、僵硬、肿大、变形等症状的病证。临床分为风湿热痹和风寒湿痹两大类。

一 饮食疗法

方1

【组　成】鹿蹄4只，盐及其他调料适量。

【适应证】痹病，诸风之脚膝疼痛，不能着地。

【用　法】先将鹿蹄用清水煮熟，加盐、油、料酒、酱油等调料，再煮至极烂熟，空腹食肉饮汤。

【来　源】《偏方大全》

方2

【组　成】牛筋、鸡血藤各50克，续断、杜仲各15克。

【功　效】强筋骨，补肝肾。

【适应证】筋骨酸软乏力或伤筋。

【用　法】将上药混合后加水煮

熟，食筋饮汤。

【来　源】《偏方大全》

二　单方对药

方1

【组　成】羊胫骨1根。

【功　效】强筋骨，益肝肾。

【适应证】治筋骨痛或骨质增生所致的腰痛。

【用　法】将羊胫骨以火烤至焦黄色，捣碎后研末。每次5克，饭后用温黄酒适量送服，每日2次。

【来　源】《偏方大全》

方2

【组　成】龟甲、杜仲各适量。

【功　效】祛湿宣痹。

【适应证】治风湿性关节炎引起的疼痛。

【用　法】将龟甲、杜仲浸入白酒内，泡40天后即可服用。

【来　源】《偏方大全》

三　针灸

1. 腰肌痹取穴：三焦俞、气海俞、肓门、上髎、委中；肾俞、大肠俞、志室、次髎、三里。每日或间日轮换作中刺激之针治，间用艾条灸治。

2. 颈肌痹取穴：风池、天柱、肩中俞、肩外俞、天井、腕骨。用中刺激之针治。

3. 背肌痹取穴：附分、肺俞、神堂、心俞、魂门；魄户、风门、膏肓、厥阴俞、膈关、肝俞。每日轮换针治，作中刺激，但不限于上穴，可按其痛处之穴取之。

4. 三角肌及肩胛肌痹取穴：巨骨、天髎、肩髃。作中刺激之针治，兼作艾条灸治。

5. 胸肌痹取穴：气户、屋翳、周荣、辄筋、手三里、阳陵泉；库房、膺窗、胸乡、大包、曲池、足三里。用中刺激，兼作艾条灸治。

6. 湿痹取穴：大椎、身柱、脾俞、肩髃、曲池、外关；合谷、足三里、三阴交。每日用中刺激针治。

四　外治法

方

【组　成】桑叶、松叶、艾叶、苍术各适量。

【功　效】疏风祛湿，温经止痛。

【适应证】风湿痛。

【用　法】上药加水煎汤洗澡。

【来　源】《古今桑系列验方大全》

五　中成药

1. 可对症选用七味通痹口服液、万通筋骨片、小活络丸、风湿马钱片、风湿祛痛胶囊、虎力散胶囊、金乌骨通胶囊、金骨莲片、正清风痛宁胶囊、当归拈痛颗粒、尪痹胶囊、附桂骨痛胶囊、关节克痹丸等。

2. 外用：可对症选用代温灸膏、狗皮膏、复方南星止痛膏、精制狗皮膏、罗浮山风湿膏药、壮骨麝香止痛膏、麝香追风止痛膏、麝香追风膏等。

六 辨证治疗

1. 风寒湿痹：①行痹：治宜祛风通络，散寒除湿；方选防风汤加减。②痛痹：治宜散寒通络，祛风除湿；方选乌头汤加减。③着痹：治宜除湿祛风散寒；方选薏苡仁汤加减。

2. 风湿热痹：治宜清热通络，祛风除湿；方选白虎加桂枝汤合宣痹汤加减。

3. 痰瘀痹阻：治宜化痰行瘀，宣痹通络；方选双合汤加减。

4. 肝肾亏虚：治宜培补肝肾，舒筋止痛；方选独活寄生汤加减。

七 验方精选

方1

【组　成】石膏18克，忍冬藤、桑枝各12克，威灵仙、知母、滑石、豨莶草、炒栀子、虎杖、甘草、粳米各10克。

【功　效】清热生津，通络除痹。

【适应证】热痹。症见高热，口渴，汗出，烦闷，心跳，脉数。

【用　法】常规煎服法。

【来　源】《古今桑系列验方大全》

方2

【组　成】忍冬藤40克，虎杖30克，丝瓜络、路路通各15克。

【功　效】清热除湿，祛风通络。

【适应证】风湿热痹。

【用　法】常规煎服法。

【来　源】《千家妙方》

八 生活常识与注意事项

急性期、活动期应卧床休息，病情好转后逐渐增加活动量。注意保暖，防风、寒、湿诸邪再次侵犯，以免加重病情。

九 预防

顺四时，适寒温，加强运动。

第三节　麻木症

麻木症是指肌肤知觉消失不知痛痒的病症，若见于四肢者，则称为四肢麻木。中医认为，四肢麻木是由于感受风邪或局部瘀阻，或气血虚所致，治疗应益气补血，活血化瘀，解表通络。

一　饮食疗法

方

【组　成】黑木耳、蜂蜜各50克，红糖25克。

【适应证】手足麻木症。

【用　法】上药均分为3份，每日服用1份。用时将黑木耳洗净，放在碗内，把蜂蜜、红糖拌于木耳内，放入锅内蒸熟食用。

【来　源】《奇效方》

二　单方对药

方

【组　成】牛膝全草一把，榕须一把，均用鲜品（干品各用50克以上，疗效不比鲜品好）。

【适应证】全身麻木。此方对风湿骨痛也有很好的疗效。

【用　法】上药加水煎服，每日3次，3~7天可根治，病重者可多服些日子。

【来　源】《偏方治大病》

三　按摩

穴位按摩：点按肩髃、曲池、阳陵泉等，每穴30~50次。

四　外治法

方1

【组　成】秋后霜打过的桑叶适量。

【适应证】手脚麻木症。

【用　法】桑叶晾晒干后，用砂锅煮沸，然后捞出叶子，待水温不烫时，用此水浸洗手脚。每天2次，数日内可见奇效。

【来　源】《偏方治大病》

方2

【组　成】生姜、葱白（连根）、陈醋各15克。

【适应证】手脚麻木症。

【用　法】将上药倒入锅中，加约一中型锅的水，煮沸10分钟，捞出葱白、生姜，倒入盆中趁热先薰后洗麻木部位，连续洗几次即可见效。

【来　源】《偏方治大病》

五　中成药

可对症选用补中益气丸、人参当归

茶、鸡血藤膏、养血荣筋丸、血府逐瘀丸、复方杜仲片、祛风止痛片、疏风活络片等。

六 辨证治疗

1. 风寒入络：治宜祛风护卫；方选黄芪桂枝五物汤加减。

2. 气血两虚：治宜补气养血；方选补中益气汤合四物汤加减。

3. 气滞血瘀：治宜行气化瘀通络；方选羌活行痹汤合桃红四物汤加减。

4. 肝风内动：治宜清肝息风；方选羚角钩藤汤加减。

5. 湿热郁阻：治宜清热利湿通络；方选加味二妙散（汤）加减。

6. 风痰阻络：治宜祛风化痰；方选导痰汤合玉屏风散加减。

七 验方精选

方1

【组　成】黄芪、白芍、鸡血藤各30克，地龙、当归、路路通、千斤拔各15克，桂枝、牛大力各10克，细辛、川芎、甘草各5克。

【功　效】补气血，强筋通络。

【适应证】气血虚所致的手脚麻木症。

【用　法】常规煎服法。

【来　源】经验方

方2

【组　成】黄芪、老鹳草、鸡血藤各30克，白芍、当归各12克，木通10克，桂枝6克，甘草5克，大枣5克，细辛3克。

【适应证】双手麻木症。

【用　法】常规煎服法。

【来　源】《偏方治大病》

第十章 中医杂症

第一节 汗证

汗证是由于人体阴阳失调，营卫不和，腠理不固而引起汗液外泄失常的病证。根据汗出的表现，一般可分为自汗、盗汗、战汗、黄汗等。与生理性出汗不同，人体患病时，或在正常生活工作中，汗液异常外泄并伴有或不伴有其他症状的，则为病理性出汗。其中白昼时汗出，动则更甚称为自汗；寐中汗出，醒来自止者，为盗汗。现代医学中的甲状腺功能亢进、自主神经功能紊乱、风湿热、结核病等所致的自汗、盗汗可参考本证治疗。

一 饮食疗法

方1

【组　成】鲇鱼2条，黑豆60克。

【功　效】补虚养血，敛汗。

【适应证】自汗、盗汗、贫血。

【用　法】鲇鱼去鳃及内脏，洗净，与黑豆共置锅内，加水炖熟，调味食用。每天或隔天1剂。

【来　源】《小偏方大功效》

方2

【组　成】小麦麸、糯米各200克。

【功　效】益气补虚。

【适应证】气虚自汗。

【用　法】上药研成细末，每次10~15克，用温开水送服。每天3次。

【来　源】《小偏方大功效》

二 单方对药

方1

【组　成】冬桑叶、浮小麦各30克。

【功　效】清热疏风，止汗。

【适应证】盗汗属体虚者。

【用　法】上药混合加水煎取汁，分2次于晚上睡前半小时及夜间醒后服，每日1剂。

【来　源】《古今桑系列验方大全》

方2

【组　成】黄芪、马料豆各15克。

【适应证】汗出不止。

【用　法】上药混合后以水煎煮，去渣，微温服。

【来　源】《偏方大全》

三 按摩、针灸

（一）按摩

1. 基本反射区按摩 。

2. 穴位按摩：用拇指点按太溪、涌泉、心经、肾经、三阴交各1分钟。

（二）针灸

取穴太溪、复溜、涌泉、三阴交。

四 外治法

方①

【组　成】五倍子30克，五味子、煅龙骨、煅牡蛎各20克，郁金、白矾各10克。

【功　效】收敛止汗。

【适应证】各种多汗证。

【用　法】上药共研为细末，外扑汗多处。

【来　源】经验方

方②

【组　成】煅牡蛎、麻黄根各30克，龙骨、赤石脂各15克。

【适应证】汗证。

【用　法】上药共研为末，以绢袋盛之，用之如扑粉。

【来　源】《偏方大全》

五 中成药

可对症选用玉屏风丸、复芪止汗冲剂、归脾丸、人参养荣丸、当归六黄散、大补阴丸、生脉饮、虚汗停颗粒、补中益气丸、金匮肾气丸、六味地黄丸、生脉饮颗粒等。

六 辨证治疗

（一）自汗

1. 营卫不和：治宜调和营卫；方选桂枝汤加减。

2. 风湿伤表：治宜祛风胜湿，益气固表；方选防己黄芪汤加减。

3. 热炽阳明：治宜清热泻火；方选白虎汤加减。

4. 暑伤气阴：治宜清暑泄热，益气生津；方选王氏清暑益气汤。

5. 气虚自汗：治宜补气固表止汗；方选补中益气汤合玉屏风散加减。

6. 阳虚自汗：治宜温阳敛阴；方选金匮肾气丸合补中益气汤加减。

（二）盗汗

1. 心血不足：治宜补血养心敛汗；方选归脾汤加龙骨、牡蛎、五味子。

2. 阴虚内热：治宜滋阴降火敛汗；方选当归六黄汤加减。

3. 脾虚湿阻：治宜化湿和中，宣通气机；方选藿朴夏苓汤加减。

4. 邪阻半表半里：治宜和解少阳；方选小柴胡汤加减。

七 验方精选

方1

【组　成】麦冬、生地黄各20克，浮小麦、北沙参、白芍、太子参、煅龙骨、煅牡蛎各15克，茯苓、玉竹、五味子、石斛各10克，炙甘草3克。

【功　效】滋阴清热，益气止汗。

【适应证】阴虚汗证。症见盗汗或汗出较多，心烦，口干舌燥，小便短少，大便结，舌质淡红，少苔，脉细数。

【用　法】常规煎服法。

【来　源】经验方

方2

【组　成】糯稻根、黄芪、炒白术各20克，桂枝、党参、防风、五味子各15克，猪苓、茯苓、浮小麦各10克，升麻、炙甘草各5克。

【功　效】补中益气，固表止汗。

【适应证】气阳虚汗证。症见自汗，动则较甚，气短懒言，疲倦乏力，畏风寒，纳少，舌质淡，苔白，脉沉细。

【用　法】常规煎服法。

【来　源】经验方

八 生活常识与注意事项

根据出汗的特点，作相应的防治。饮食忌葱蒜、辛辣、烟酒等刺激性食物。保持心情舒畅，切忌精神紧张、烦躁易怒。及早治疗相关病症。

九 预防

加强体育运动，锻炼身体，提高机体免疫力。大病后尽快调养，身体虚弱者更须调补。惜精神，适寒温，防冷热。防治相关病症。

第二节　肥胖症

肥胖症是一种代谢病，是由于人体吸收的能量远远超过了机体的消耗量，导致能量以脂肪的形式在人体储存的病症。一般认为，体重超过标准体重的20%，或体重指数（BMI）大于25者为肥胖。根据肥胖度，一般分轻度、中度、重度3型，即超过标准体重20%~30%为轻度，超过30%~50%为中度，超过50%以上为重度。中医认为本症属于“痰湿”范畴，并认为肥胖与脾、肺、肾三脏有密切关系。有人提出水湿痰浊聚于体内而令人发胖为主要发病机制。

一 饮食疗法

方1

【组　成】荸荠、萝卜、海蜇各30克。

【功　效】清热化痰，利湿通便。

【适应证】肥胖症。

【用　法】三者切碎块，文火煮1小时至熟烂即可。

【来　源】《千家妙方》

方2

【组　成】山楂、金银花、菊花各10克。

【功　效】降脂减肥。

【适应证】血脂高的肥胖者。

【用　法】上药共放锅中煎水代茶饮，频饮之，每天服1剂，连服半个月至1个月。

【来　源】《小偏方大功效》

二 单方对药

方1

【组　成】枸杞子30克。

【适应证】肥胖症。

【用　法】每天沸水冲泡代茶饮，早晚各1次，1个月为1疗程。

【来　源】《小偏方大功效》

方2

【组　成】荷叶、绿茶各10克。

【适应证】肥胖症及高脂血症。

【用　法】用沸水冲泡代茶饮。

【来　源】《小偏方大功效》

三 按摩、针灸

（一）按摩

1. 手捂在下腹，顺时针转100次，逆时针转100次；在上腹部左右搓擦100次。

2. 每天点按脾、肝、肺、脑垂体等足部反射区20分钟。

3. 穴位按摩：曲池、足三里、太溪、关元、甲状腺、公孙、大敦。

4. 大黄粉搓腹部促进排便，每天200次。

5. 按前胸、腹部、双腿、臂部（用减肥霜或减肥乳膏效果更好）。

6. 按耳穴：神门、口、脾、内分泌、大肠、饥点、胃、交感。

（二）灸法

悬灸三焦俞、足三里、丰隆穴，各10~20分钟。

（三）其他

1. 两腿并拢平躺在床上，把脚提起10厘米，坚持到不能坚持再放下腿，每天反复10次。

2. 每天转腰50次。

四 外治法

方1

【组　成】茯苓、泽泻各15克，

鲜荷叶、焦半夏各10克，牵牛子、槟榔各5克。

【功　效】健脾利湿，利水减肥。

【适应证】肥胖症。

【用　法】上药研细末，贮瓶备用。每次取药末15~30克，用鲜荷叶捣烂取汁或用大黄15克加水煎取汁，调成软膏状，敷于脐部，固定。每日换药1次。1个月为1个疗程。一般用药10日以上，必日见其效。

【来　源】《千家妙方》

方2

【组　成】麻秸（又名油草）50克，泽泻、山楂各30克，番泻叶15克。

【功　效】清胃热，健脾运，利水湿，散痰饮。

【适应证】肥胖症。

【用　法】上药共研细末，贮瓶备用。用时每次取药末15~20克，以红茶水（浓汁）调和成软膏状，敷于肚脐上，固定。每日换药1次。

【来　源】《千家妙方》

五　中成药

可对症选用健美茶、减肥健身茶、降脂减肥冲剂、香砂六君丸、防己黄芪散、五苓散、五皮饮、舟车丸、导水茯苓丸、大黄枳实丸、调胃承气丸、参苓白术散、济生肾气丸、苓桂术甘散等。

六　辨证治疗

1. 胃热滞脾：治宜清胃泻火，佐以消导；方选小承气汤合保和丸加减。

2. 痰浊内盛：治宜燥湿化痰，理气清浊；方选导痰汤合温胆汤加减。

3. 脾虚不运：治宜健脾益气，渗利水湿；方选参苓白术散合防己黄芪汤加减。

4. 肾阳虚证：治宜温补脾肾，利水化饮；方选真武汤合苓桂术甘汤加减。

5. 脾肾阳虚：治宜温补脾肾，温阳利水；方选真武汤合防己黄芪汤加减。

6. 肝气郁结：治宜疏肝解郁，理气散结；方选逍遥散加减。

七　验方精选

方1

【组　成】茯苓30克，益母草15克，半夏、皂角、当归、苍术、泽泻、泽兰、炒白术、红花、川芎、桃仁各10克。

【功　效】利湿化浊，活血化瘀。

【适应证】单纯性肥胖症。

【用　法】常规煎服法。

【来　源】《千家妙方》

方2

【组　成】桂枝、茯苓、陈皮、青皮、姜皮、桑白皮、大腹皮、泽泻各10克，熟附子（先煎）3克。

【适应证】肥胖症。

【用　法】常规煎服法。

【来　源】《验方治病10分钟》

八　生活常识与注意事项

1. 低热量饮食，忌食肥甘厚味，忌食煎炸食物。

2. 多食含丰富纤维的食物，特别是燕麦、大豆、扁豆、黑木耳、海藻等含有可溶性纤维，能有效地降低胆固醇。

3. 多摄取低脂肪、维生素含量多的食品。奶类最好喝脱脂的，热量高的碳酸饮料一定要戒掉。

4. 服药期间嘱病人增加运动量，不必限制饮食，只需鼓励病人高蛋白、低糖、低脂饮食。戒烟。加强锻炼。

九　预防

1. 控制体重。惜精神，调饮食，加强体育运动。

2. 多食粗粮，多食蔬果少食肉，多运动少坐车。

3. 适量地吃些坚果，如核桃和杏仁等，可降低胆固醇，因为坚果含有丰富的多不饱和脂肪酸，但也不可多食。

第三节　口臭症

口臭症，是口中散发出令别人厌烦、使自己尴尬的难闻的口气的一种疾病。

一　饮食疗法

方1

【组　成】咸鱼头1个，豆腐数块，生姜1片。

【功　效】清热解毒。

【适应证】口腔溃烂、牙龈肿痛、口臭。

【用　法】洗净所有原料，咸鱼头斩件稍煎后与生姜同放入煲内，加入适量清水，用猛火滚约半小时，放入豆腐再煮20分钟便可。

【来　源】《自我按摩保健指南》

方2

【组　成】黄瓜50克，大米100克。

【适应证】肝火盛或内湿引致的舌干口臭。

【用　法】黄瓜切片，与大米同煮成粥，随意服食。

【来　源】《自我按摩保健指南》

二　单方对药

方1

【组　成】醋适量。

【适应证】口臭。

【用　法】醋适量饮下（对食大蒜引起者效佳）。

【来　源】民间方

方2

【组　成】花生。

【适应证】口臭。

【用　法】常嚼食花生，一天不超过50克。

【来　源】民间方

三　按摩、针灸

（一）按摩

1. 按摩足部反射区（肾、输尿管、膀胱、肝）。

2. 常按揉兑端3分钟，以感到温热酸胀为度，治口疮之口臭。

3. 穴位按摩：按揉内庭、承浆各30~50次。

（二）针灸

斜刺齿龈交和承浆，留针1分钟，隔天一次。

四　外治法

方

【组　成】吴茱萸15克。

【适应证】口臭。

【用　法】吴茱萸炒焦研末，用醋调成糊状，敷双脚涌泉处。

【来　源】民间方

五　中成药

可对症选用黄连上清丸、三黄片、加味保和丸、保和丸、柴胡舒肝丸、越鞠丸、王氏保赤丸、健儿消食口服液、牛黄解毒丸等。

六　辨证治疗

1. 胃热上蒸：治宜清胃泄热；方选清胃汤或升麻黄连丸加减。

2. 痰热壅肺：治宜清肺化痰辟浊；方选千金苇茎汤合泻白散加减。

3. 肠胃食积：治宜消积导滞；方选保和丸合枳实导滞丸加减。

七　验方精选

方1

【组　成】石膏、芦根、生地黄、麦冬各15克，栀子、石斛、枳实、丹参各10克，升麻、甘草各5克。

【功　效】清热泻火。

【适应证】胃热者。症见口臭，口渴引饮，小便少，大便硬，舌质红，苔微黄，脉滑数。

【用　法】常规煎服法。

【来　源】经验方

方2

【组　成】桑白皮、地骨皮、生黄芪、栀子、甘草。

【功　效】清肺热，除口臭。

【适应证】肺热口臭。症见口臭，口中如胶瓦干，发渴，小便多。

【用 法】上药煎水，食后噙咽。

【来 源】《古今桑系列验方大全》

八 生活常识与注意事项

1. 饮食宜清淡，食易消化食物，多食水果、蔬菜，如苹果等。忌食肥甘厚味，忌食辛辣、煎炸、燥热食物和药物、补品，忌烟酒。

2. 少吃蔗糖，蔗糖是龋齿、牙龈病和口臭的诱因。注意牙龈保洁和卫生，及时治疗牙科疾病。慎用苯妥英类药，因其易致龋齿、牙龈病。

九 预防

讲究个人卫生和口腔卫生，勤漱口，勤刷牙，保证口腔洁净。及时治疗相关病症及口腔疾病，以免诱发本病。饮食宜清淡，食易消化食物，忌食肥甘厚味，忌食辛辣、煎炸、燥热食物和药物，忌烟酒。

第四节 口渴症

口渴症在古典医籍中有“口干”“口燥”“口舌干燥”“咽干”“大渴”“烦渴”“大渴引饮”等称谓。虽然不尽相同，这里一并讨论。

一 中成药

1. 如口干可对症选用板蓝根颗粒、夏桑菊颗粒、银黄颗粒、清开灵颗粒、感冒清热颗粒、王氏保赤丹、牛黄解毒丸、清咽润喉丸等。

2. 如口渴可对症选用银翘解毒丸、加味逍遥丸、石斛夜光丸、坤泰胶囊、知柏地黄丸、附桂八味丸、生脉饮、香连丸、莲花清瘟颗粒（口渴喜冷饮）、黄连上清丸（口渴喜冷饮）等。

二 辨证治疗

1. 热炽阳明：治宜清热泻火保津；方选人参白虎汤加减。

2. 热入营血：治宜清营凉血；方选清营汤、犀角地黄汤加减。

3. 湿热郁蒸：治宜清热化湿；方选连朴饮合黄芩滑石汤加减。

4. 水饮内阻：治宜温阳化饮；方选苓桂术甘汤合五苓散加减。

5. 阴虚火旺：治宜养阴生津；方选六味地黄丸合增液汤加减。

6. 肺燥津伤：治宜清肺润燥生津；方选清燥汤或清燥救肺汤加减。

7. 风热袭肺：治宜疏风，清宣肺

热；方选桑菊饮加葛根、玄参、天花粉。

8. 气虚者：治宜补气生津；方选补中益气汤合生脉饮加减。

三 验方精选

方①

【组　成】葛根、石膏各30克，玄参、天花粉、芦根各15克，知母、麦冬、沙参、玉竹、竹叶、栀子各10克，甘草5克。

【功　效】清热泻火，生津止渴。

【适应证】胃热证。症见口渴引饮，心烦，小便短赤，大便秘结，舌质红，苔微黄，脉数。

【用　法】常规煎服法。

【来　源】经验方

方②

【组　成】黄芪、太子参各20克，茯苓、石斛、山药、葛根各15克，生地黄、玄参、麦冬、乌梅、沙参、五味子各10克，甘草5克。

【功　效】益气养阴，生津止渴。

【适应证】气阴虚口渴症。症见口渴咽干，烦渴欲饮，饮而不多，气短懒言，舌质淡红，少苔，脉细数。

【用　法】常规煎服法。

【来　源】经验方

第五节　口甜症

口甜症亦称“口甘”，是自觉口中有甜味的一种病症，多属中医的“脾瘅”范畴。

一 中成药

可对症选用香砂六君丸、香砂平胃颗粒、保和丸、藿香正气丸、补中益气丸等。

二 辨证治疗

1. 脾胃热：治宜清热泻火；方选泻黄散加减。

2. 脾胃气阴虚：治宜益气健脾，和胃养阴；方选补中益气汤合七味白术散。

3. 湿浊内蕴：治宜清热化湿降浊；方选藿朴夏苓汤加葛根、佩兰。

三 验方精选

方①

【组　成】葛根、佩兰各15克，柴胡、藿香、苍术、川厚朴、茯苓、石菖蒲、炒白术、麦芽、薏苡仁、山药、山楂各10克，陈皮5克。

【功 效】健脾清热，芳香化湿。

【适应证】湿热所致的口甜。症见口甜口干，口中黏腻，舌质淡红，苔白腻，脉滑数。

【用 法】常规煎服法。

【来 源】经验方

方2

【组 成】佩兰、藿香、葛根、黄芪、白术、陈皮、党参、当归、炙甘草。

【适应证】口甜症。

【用 法】常规煎服法。

【来 源】《中医症状鉴别诊断学》

第六节 口苦症

口苦症是指口中有苦味的一种病症，多属实热证，也见有虚热。多因肝胆有热，胆气蒸腾而致。

一 中成药

可对症选用小柴胡颗粒、银黄颗粒、清开灵颗粒、柴胡舒肝丸、松龄血脉康胶囊、龙胆泻肝丸、知柏地黄丸、附桂地黄丸等。

二 辨证治疗

1. 邪在少阳：治宜和解少阳；方选小柴胡汤加减。

2. 肝胆郁热：治宜清肝利胆；方选龙胆泻肝汤加减。

3. 阴虚内热：治宜滋阴降火清热；方选知柏地黄丸加黄芩、栀子，偏阳虚者用附桂地黄丸加减。

三 验方精选

方1

【组 成】柴胡、黄芩各15克，太子参、葛根、法半夏、栀子、生地黄、沙参各10克，龙胆草、甘草各5克。

【功 效】清肝胆郁热。

【适应证】肝胆郁热所致的口苦。症见口苦咽干，烦躁易怒，胸闷，两胁胀痛，舌质红，苔薄白，脉弦数。

【用 法】常规煎服法。

【来 源】经验方

方2

【组 成】沉香、黄芪、茯苓、白术各30克，炒枳实、肉桂各15克，川芎、熟地黄、五味子各1克。

【适应证】少阳经不足，目眩痿厥，口苦太息，呕水多唾。

【用　法】常规煎服法。

【来　源】《中医症状鉴别诊断学》

第七节　口咸症

口咸症是指口中自觉有咸味的一种病症，有时或伴有咸味痰涎排出。口咸多属肾虚，为肾液上乘之象。

一　中成药

可对症选用六味地黄丸、知柏地黄丸、肾气丸等。

二　辨证治疗

1. 肾阴虚：治宜滋阴降火，壮水之主；方选大补阴丸或知柏地黄丸加减。

2. 肾阳虚：治宜温补肾阳；方选肾气丸合五味子加减。

三　验方精选

方1

【组　成】熟地黄30克，山茱萸、黄精、枸杞子、山药、茯苓各15克，知母、女贞子、黄柏、太子参、泽泻、石斛各10克，大枣5克。

【功　效】滋肾阴，降虚火。

【适应证】阴虚火旺所致的口咸。症见口干口咸，心烦，腰酸腿软，小便短赤，大便硬，舌质淡红，苔少，脉细数。

【用　法】常规煎服法。

【来　源】经验方

方2

【组　成】熟地黄、茯苓、牡丹皮、泽泻、山药、山茱萸、五味子、旋覆花、牛膝、白茅根。

【适应证】肾阴虚之口咸。

【用　法】常规煎服法。

【来　源】《中医症状鉴别诊断学》

第八节　口酸症

口酸症是指口中自觉有酸味的一种病症，甚者闻之有酸气。多因肝热乘脾，或消化不良所致。

一　中成药

可对症选用香砂六君丸、柴胡舒肝丸、保和丸等。

二　辨证治疗

1. 肝热：治宜疏肝清热；方选柴胡清肝饮，重则当归龙荟丸加减。

2. 脾虚肝旺：治宜健脾和胃，兼以平肝；方选六君子汤合左金丸加减。

3. 宿食停滞：治宜消食导滞，和胃降气；方选保和丸或木香槟榔丸加减。

三　验方精选

方1

【组　成】黄芩、葛根、黄连、防己、茵陈、木通、滑石、天花粉、茯苓。

【适应证】口酸症。

【用　法】常规煎服法。

【来　源】《中医症状鉴别诊断学》

方2

【组　成】苍术、黄芩、黄连、吴茱萸。

【适应证】口酸症。

【用　法】常规煎服法。

【来　源】《中医症状鉴别诊断学》

第九节　目痒

目痒是指以眼部发痒为主要症状的眼病，包括眼睛过敏、眼干燥症、眼部污染在内的多种原因都会造成目痒。中医认为本病多因风邪外袭，邪气往来流行于睑眦腠理之间；或脾肺湿热蕴积，复感风邪，风邪湿热上犯，阻遏经络，气滞血瘀；或肝血亏少，血虚风动。

一　外治法

方

【组　成】菊花、甘草、细辛、龙胆草、防风各12克。

【适应证】目痒。

【用　法】将上药共研为粗末。每次用3克，用水100毫升煎至50毫升，除去渣，放温熏洗。

【来　源】《偏方大全》

二　中成药

可对症选用石斛明目丸、芍杞颗粒、芪明颗粒、明目蒺藜丸、麝珠明目滴眼液、珍珠明目滴眼液等。

三　验方精选

方1

【组　成】当归、白芍、甘草、决明子各15克。

【适应证】目痒。

【用　法】上药共研细末。每次10克，用水煎服。

【来 源】《偏方大全》

方2

【组 成】荆芥、炮川乌（先煎）、川芎各15克，防风、羌活各7.5克。

【适应证】目痒。

【用 法】上药共研细末。每次6克，用薄荷汤送服。孕妇忌用。

【来 源】《偏方大全》

第十节 视疲劳

视疲劳又称眼疲劳，主要表现为视物障碍。主要症状：阅读不能持久、视物模糊；眼胀、眼困、干涩、流泪，烧灼感，异物感；眉弓酸痛、眼痛、眼睑痉挛；头痛、恶心、呕吐。它不是独立的疾病，而是由于各种原因引起的一组疲劳综合征。

一 中成药

可对症选用附桂八味丸、石斛夜光丸、石斛明目丸、芍杞颗粒、芪明颗粒、和血明目片、明目地黄丸、珍珠明目液等。

二 验方精选

方1

【组 成】生地黄24克，枸杞子、菊花、山茱萸、山药、茯苓各15克，牡丹皮12克，泽泻、桑椹各10克。

【功 效】补益肝肾，益精明目。

【适应证】肝肾不足引起的视疲劳。

【用 法】常规煎服法。

【来 源】《偏方秘方验方》

方2

【组 成】车前子20克，生地黄、鸡血藤、熟地黄各15克，当归、菟丝子、钩藤（后下）、谷精草各12克，黄芩、川牛膝、焦麦芽、焦神曲、焦山楂、淫羊藿、鸡内金各10克，龙胆草9克，升麻6克。

【功 效】清利湿热，活血通络，滋阴明目。

【适应证】肝胆湿热引起的视疲劳。

【用 法】常规煎服法。

【来 源】《偏方秘方验方》

三 生活常识与注意事项

注意保证良好的睡眠，工作1~2小时后，一定要休息、放松15分钟左右，闭目或远视皆可。生活有规律，营养充足，适度运动，坚持做眼保健操。忌饮酒及食辛辣之物。

西医部分

百病验方偏方一本通

XIYI BUFEN

第一章 神经系统疾病

第一节 面神经麻痹

面神经麻痹又称面神经炎或贝尔麻痹，俗称“面瘫”。是因局部营养神经的血管受风寒痉挛、缺血，面神经管内组织急性水肿，面神经受压，或面神经本身症所引起的周围性面神经损害。临床表现为急性发病，多于数小时或1~3天内达高峰，病初可有病侧耳或下颌角后疼痛，表现为一侧面部表情肌瘫痪，额纹消失，眼裂变大或闭合无力，闭眼时眼球向外上转动，露出白色巩膜，称贝尔现象。病侧鼻唇沟变浅，口角下垂，笑时露齿，口角歪向健侧，鼓腮或吹口哨时漏气。本病属中医学的“歪嘴风”“口眼歪斜”“面瘫”的范畴。

一 饮食疗法

方1

【组　成】活蝉6只。

【适应证】面瘫。

【用　法】夏、秋之间，捕捉能叫的蝉6只，用线绑住，置太阳光下晒死晒干，然后放瓦上焙成黄色，研成细末，取其一半，黄酒送服。服药后即睡，盖被取汗，汗出则效；若不出汗，须如上法再服另一半药末。

【来　源】《千家妙方》

方2

【组　成】广木瓜、麻黄、川牛膝各12克，鸡1只。

【适应证】症见偏瘫、语言不清、口歪眼斜。

【用　法】上药用纱布包好，放入鸡肚内（五脏挖空洗净，男性用大母鸡，女性用大公鸡），加水浸过鸡后煲熟。吃鸡肉，喝鸡汤。最后把鸡骨头炒黄，研成细末，用黄酒冲服发汗。吃后如有效，可多吃几只。

【来　源】《千家妙方》

二 单方对药

方1

【组　成】牛蒡子30~40克，白芷6~10克。

【适应证】面瘫。

【用　法】先煎牛蒡子，煎1小时，再加入白芷同煎沸3次。每剂煎汤600毫升，每次200毫升，每天3次温服，每天1剂，直至病愈。

【来　源】《千家妙方》

方2

【组　成】活海鳗1条。

【功　效】活血通络。

【适应证】面神经麻痹之口歪斜。

【用　法】将海鳗切段取血，或用带血的肉涂抹腮部。口向左歪涂右侧嘴角周围，向右歪涂左侧，每日上、下午各1次。同时配合针灸治疗。

【来　源】《千家妙方》

三　按摩、针灸

（一）按摩

1. 基本反射区按摩。

2. 穴位按摩：点按太冲、陷谷、三阴交、足三里、阳陵泉、丝竹空、睛明、瞳子髎、攒竹、人中、承浆、翳风、颊车，每穴各1分钟。

3. 用拇指固定食指、中指、无名指猛力弹出，指端自上而下弹击面颊。

4. 双手掌面环转推过下颌、面颊、额部，环转10圈。

5. 用手掌小鱼际快速搓擦面颊，以面颊温热红润为宜。

6. 用拇指、食指向前方捏拿咬肌肌腹，反复2次。

7. 用拇指、食指分别向上快速拿捏地仓、瞳子髎、颧髎穴3~5次。

8. 用拇指、食指拿捏、捻转患侧面肌，自上而下3遍。

（二）针灸

1. 取穴：下关、颊车、地仓、承浆、合谷。初发患侧作强刺激。

2. 取穴：百会、风池、翳风、肩髃、阳陵泉。百会用艾条灸，其他用中刺激。

3. 用梅花针轻叩患侧面部及耳周，视皮肤潮红为度，每日1次。

四　外治法

方1

【组　成】鲜蓖麻子9克，冰片1.5克。

【适应证】面神经麻痹。

【用　法】上药共捣烂如泥，敷于患侧面颊部，每天1次。

【来　源】《外敷治病10分钟》

方2

【组　成】鹅不食草10份，冰片1份。

【适应证】面神经麻痹。

【用　法】上药共研末，调拌均匀，以药粉适量，包于纱布内，塞患侧鼻中，24小时后去掉，左右交替塞，至病愈止。

【来　源】《外敷治病10分钟》

五　中成药

可对症选用增力再生丸、牵正散、散风活络丸、大活络丸、清涎快膈丸、五虎追风散、升降散、豨莶丸、华佗再造丸等。

六 验方精选

方1

【组　成】黄芪30克，白芍、茯苓各15克，僵蚕、白附子、当归、白术、秦艽各10克，羌活、防风、白芷、川芎、独活各6克，炙甘草、全蝎各5克，细辛3克。

【适应证】面神经麻痹。

【用　法】常规煎服法。

【来　源】《病症治疗验方》

方2

【组　成】桑枝15克，豨莶草12克，胆南星、当归、桃仁各9克，红花、远志、石菖蒲、僵蚕、枳实各6克，全蝎粉（吞）1.2克。

【功　效】疏风活血，通经活络。

【适应证】面神经麻痹。

【用　法】常规煎服法。

【来　源】《古今桑系列验方大全》

七 西医治疗

1. 急性期重者用激素治疗：氢化可的松、泼尼松。

2. 改善微循环，减轻水肿：可选用羧甲淀粉、低分子右旋糖酐，口服地巴唑，也可用兰他敏，亦可用脱水利尿剂。

3. 神经营养代谢药物：维生素B_1、维生素B_{12}、胞磷胆碱。

4. 穴位注射：用一叶萩碱注射液4毫克（1毫升），于患侧面部印堂、太阳、下关、翳风、听会、头维、地仓、颊车、合谷等穴位注射。

5. 理疗：茎乳孔附近超短波透热疗法，红外线照射，直流电碘离子导入，以促进炎症消散。亦可用晶体管脉冲治疗机刺激面神经干。

6. 血管扩张剂及颈交感神经节阻滞：可选用妥拉唑啉、烟酸口服。

八 生活常识与注意事项

1. 去除各种病因和加强防治，减少发病机会。发病后要及时治疗，以免留下后遗症。

2. 饮食宜清淡，不要食辛辣、过冷、油腻、过烫、过硬的食品。忌烟、酒和浓茶、咖啡。忌食牛肉、虾蟹等燥热食物。注意避风寒、保暖，不要精神紧张、过度疲劳。

九 预防

饮食应少食辛辣食物及过冷、过烫、过硬、过于油腻的刺激性食品。忌烟、酒和浓茶、浓咖啡。顺四时，适寒温，惜精神，防过度劳累，避风寒。加强运动，提高抗病力。

第二节 三叉神经痛

三叉神经痛是在三叉神经分布范围内以反复发作短暂的、阵发性、闪电样剧痛为特征的一种疾病。有原发性和继发性两种。发作时疼痛难忍，被人称为“天下第一痛”，又称痛性抽搐。中医称“偏头风”。

一 饮食疗法

方1

【组 成】寻骨风500克，高粱白酒500毫升。

【适应证】三叉神经痛。

【用 法】寻骨风浸于高粱白酒中，密封1周后即可服用。每天早、晚各服20毫升，外用药棉蘸酒敷于下关穴，干则易之。

【来 源】《偏方治大病》

方2

【组 成】天麻粉2克，猪脑1个（洗净），调料适量。

【功 效】息风止痉，补脑填髓。

【适应证】三叉神经痛。

【用 法】将猪脑洗净，和天麻粉共置于锅内，加水炖熟，调味食用。每日1剂。

【来 源】《偏方大全》

二 单方对药

方1

【组 成】向日葵盘100~200克，白糖适量。

【功 效】清热解毒，逐邪外出。

【适应证】三叉神经痛。

【用 法】向日葵盘去籽，掰碎，分2次煎成500~600毫升的汤，加适量白糖。每天早、晚饭后1小时服下。若病情较重，可日服3次，服量也可加大一些。可根据病情灵活掌握疗程。为防止复发，病愈后可多服几日，以巩固疗效。

【来 源】《奇效方》

方2

【组 成】生石膏15~60克，细辛3克。

【适应证】三叉神经痛风寒阻络。

【用 法】上药加水煎服。

【来 源】《偏方秘方验方》

三 按摩、针灸

（一）按摩

1. 反射区按摩：常规反射区按摩。

2. 穴位按摩：拇指点按足窍阴、内庭、陷谷、行间、太冲、三阴交、足三里、阳陵泉各30~50次。

（二）针灸

以风池、翳风、下关、手三里、合谷穴为主。眼神经痛加阳白、攒竹。上颌神经痛加太阳、四白、巨髎。下颌神经痛加颊车、大迎。作中等度之刺激。

四 外治法

方1

【组　成】麝香少许。

【适应证】三叉神经痛。

【用　法】麝香用绵纸包裹塞入耳孔内，哪边痛塞哪边。

【来　源】《偏方治大病》

方2

【组　成】生天南星、生半夏、白附子各50克，全蝎20只，路路通10克，地龙5条，细辛5克。

【适应证】三叉神经痛。

【用　法】上药共为细末，加适量面粉，用酒调成饼，并摊贴于太阳穴上，敷料固定，每日换药1次。

【来　源】《药到病除小绝招》

五 中成药

可对症选用川芎茶调丸、元胡止痛片、血府逐瘀丸、天麻头痛片、芎菊上青丸、太极通天液、泻清丸、复方羊角冲剂、治偏痛冲剂、都梁丸、柴胡疏肝散、五虎追风散、镇肝息风丸等。

六 验方精选

方1

【组　成】川芎30克，柴胡15克，当归、丹参、白芍各12克，黄芩、白芷、全蝎、蝉蜕、地龙各9克。

【适应证】三叉神经痛。

【用　法】常规煎服法。

【来　源】《验方治病10分钟》

方2

【组　成】丹参30克，川芎、白芍、僵蚕各12克，桃仁、红花各10克，蜈蚣2条，全蝎5克。

【适应证】三叉神经痛。

【用　法】常规煎服法。

【来　源】《验方治病10分钟》

七 西医治疗

1. 病因治疗：如能发现病原，则主要为除去病原，例如抗生素控制感染或手术切除肿瘤。

2. 症状治疗：以止痛为目的，先用药物，无效时可用神经阻滞或手术疗法。

3. 药物治疗：选用苯妥英钠、卡马西平。此外，还可选用镇静药，如硝西泮、氯氮卓、安定、苯巴比妥等。

4. 手术治疗：药物治疗无效者，应到专科行手术治疗。

5. 封闭治疗：无水酒精，每次用

0.5~1毫升注射于半月节或神经分支。应先用1%~2%普鲁卡因0.5毫升麻醉封闭，如封闭成功可使疼痛部分或完全缓解数月至数年。请有经验的医生封闭更为安全。

第三节 偏头痛

偏头痛（血管神经性头痛）为头部血管舒缩功能障碍或血管本身疾病致使颅内或颅外动脉过度扩张而产生的头痛。

一 饮食疗法

方1

【组　成】黑鲤鱼头、红糖各适量。

【功　效】通经络，散风寒。

【适应证】头风症。

【用　法】取活黑鲤鱼切下头，待水沸后放入煎煮至极熟烂，加入红糖。头痛发作时尽量服用。

【来　源】《千家妙方》

方2

【组　成】蔓荆子90克。

【适应证】风热症。

【用　法】蔓荆子研为粗末，浸泡于500毫升酒中，7天后使用。每次服10~20毫升，温服为佳，每天3次。

【来　源】《自我按摩保健指南》

二 单方对药

方1

【组　成】牛蒡子（炒黄研末）30克，红糖9克。

【适应证】偏头痛。

【用　法】水煎牛蒡子（先炒黄研末），加红糖趁热分2次服。每日1剂。

【来　源】《千家妙方》

方2

【组　成】硫黄30克，乌药20克。

【功　效】补火助阳，散寒止痛。

【适应证】阳虚型偏头痛。

【用　法】上药共研细末，每次5克，温开水送下，每日2次。

【来　源】《千家妙方》

三 外治法

方1

【组　成】生姜粉或生姜适量。

【适应证】偏头痛。

【用　法】服用生姜粉胶囊，或把生姜捣烂调成糊状，敷在头痛处即可。

【来　源】《小偏方大功效》

方2

【组　成】急性子（即凤仙花种子）适量。

【功　效】镇痛。

【适应证】各种头痛。

【用　法】上药研末，裹药末少许于药棉内塞鼻。

【来　源】《千家妙方》

四　验方精选

方1

【组　成】川芎30克，白芍15克，香附、白芷、柴胡、蔓荆子各9克，白芥子、郁李仁各6克，细辛3克。

【功　效】祛风散寒，通络祛瘀，蠲痰利窍。

【适应证】风寒、瘀或痰瘀交加所致的偏、正头风痛。症见头痛时作时止，或左或右，或前或后，或全头痛，或痛在一点。

【用　法】常规煎服法。

【来　源】《首批国家级名老中医效验秘方精选》

方2

【组　成】决明子30克，生地黄15克，玄参12克，牡丹皮、白芍、菊花、枳壳、赤芍各9克，酒大黄、柴胡、龙胆草各6克，甘草5克。

【功　效】清肝凉血。

【适应证】肝阳化风症，血热上冲所致的头痛。

【用　法】常规煎服法。

【来　源】《首批国家级名老中医效验秘方精选续集》

五　西医治疗

1. 急性发作期：发作时安静平卧于昏暗、少声音的室内。药选麦角胺咖啡因、布洛芬（芬必得）、地西泮、阿司匹林、吲哚美辛。

2. 频繁发作时选：苯噻啶、普萘洛尔 。

3. 间歇期选：苯噻啶、尼莫地平、可乐定。

4. 还可选用：甲麦角胺、苯乙肼、卡马西平、酒石酸麦角胺注射液、氟芬那酸、磷酸可待因、硝西泮、苯巴比妥、罗通定、布桂嗪。

第四节　坐骨神经痛

坐骨神经痛是指坐骨神经通路及其分布区的疼痛，临床特点是一侧臀部、大腿后侧、小腿后外侧和足外侧部的持续性钝痛并有发作性加剧，可以是放射性、烧灼样或刀割样疼痛，疼痛常因行走、咳嗽、喷嚏、弯腰、排便加剧。本病属中医学“痹病”“腰腿痛”范畴。

一 饮食疗法

方1

【组　成】桑枝1 500克，豨莶草1 000克。

【功　效】祛风活络，除湿止痛。

【适应证】坐骨神经痛。

【用　法】上药加水煎成250毫升，加入酒精体积分数60%白酒25毫升，混合后装瓶备用。每次服20~25毫升，每日1次。

【来　源】《古今桑系列验方大全》

方2

【组　成】地龙、黑蚂蚁、威灵仙各20克，全蝎、雪莲花各15克，制乳香、制没药、当归各12克，制草乌、制川乌、川牛膝、红参各10克，白花蛇1条。

【适应证】坐骨神经痛。

【用　法】上药共装入盛1 000毫升白酒的陶瓷罐或玻璃瓶内浸泡，罐口或瓶口密封。浸泡7天后即可用。每次服15毫升，每天3次。2个星期为1疗程，连服1~3个疗程。

【来　源】《病症治疗验方》

二 单方对药

方1

【组　成】刚出壳幼蝉10只，青、红辣椒各2只。

【适应证】坐骨神经痛。

【用　法】幼蝉去头及翅足，加入盐、味精、黄酒、葱、姜汁，拌匀；青、红辣椒洗净，切成小菱形块；取一竹签将幼蝉、青红辣椒间隔穿上。同炸至熟。单食或佐餐。

【来　源】《偏方秘方验方》

方2

【组　成】蜈蚣30克，血竭10克。

【适应证】坐骨神经痛。

【用　法】上药按3：1比例研细末，每次1克，饭后白酒送下，每日3次。

【来　源】《偏方秘方验方》

三 按摩、针灸

（一）按摩

1. 基本反射区按摩。

2. 穴位按摩：拇指点按昆仑、束骨、承山、飞扬、足三里、阳陵泉、委中等穴位各30~50次。

（二）针灸

次髎、环跳、压痛点、承扶、殷门、委中、阳陵泉、合阳、三阴交、昆仑等穴。取四五穴作刺激，而后留针，每日或间日针一次。

四 外治法

方1

【组　成】生姜、火酒各适量。

【适应证】坐骨神经痛。

【用　法】用生姜蘸火酒按擦左腿膝盖疼痛处，5天左右疼痛就会逐渐减轻，连续按擦10多天。

【来　源】《偏方治大病》

方2

【组　成】川牛膝、五加皮、当归各25克，食盐250克。

【适应证】坐骨神经痛。

【用　法】上药用火炒热，装入准备好的布袋内，外敷患处，每日3~5次。冷却再炒。

【来　源】《偏方治大病》

五 中成药

可对症选用瘀血痹冲剂、止痛紫金丸、风湿马钱子片、强肾镇痛丸、舒筋止痛酊、蕲蛇药酒、祛风舒筋丸、木瓜丸、寒湿痹冲剂、舒筋活络酒、独活寄生丸、腰痛丸、强肾镇痛丸、风寒湿气膏、风湿百草膏、坐骨神经痛膏、海马万应膏等。

六 验方精选

方1

【组　成】桑寄生15克，当归、苍术、独活、秦艽、茯苓、干地龙、路路通、怀牛膝、伸筋草各10克。

【功　效】除湿散寒，通经活络。

【适应证】坐骨神经痛属寒湿之邪，阻于脉络者。

【用　法】常规煎服法。

【来　源】《古今桑系列验方大全》

方2

【组　成】薏苡仁60克，桑枝30克，木瓜20克，防风、地龙、独活各12克，红花、川芎各10克，肉桂6克。

【功　效】除湿散寒，温通经脉。

【适应证】坐骨神经痛，风湿阻络者。

【用　法】常规煎服法。

【来　源】《古今桑系列验方大全》

七 西医治疗

病因治疗与对症治疗：可选用的药物有维生素B_1、地巴唑、阿司匹林、吲哚美辛、布洛芬、泼尼松、地塞米松、奥尔芬、维生素B_{12}、维丁胺性钙等。

第五节 短暂性脑缺血发作

短暂性脑缺血发作是指颈内动脉系统或椎动脉系统由于各种原因而发生暂时性的供血不足，导致受累脑组织出现一过性的功能缺损而表现相应的临床症状和体征，其持续时间短则数秒至数分钟，长则数小时，最多不超过24小时，此后症状和体征全部恢复但可反复发作。

短暂性脑缺血是中风（脑卒中）的报警信号。短暂性脑缺血多次发作容易导致脑梗死。因此，治疗短暂性脑缺血的目的是防复发或减少复发。

一 饮食疗法

方

【组　成】大蒜适量。

【功　效】活血解毒。

【适应证】预防血栓。

【用　法】大蒜去皮洗净。每日佐餐食用。

【来　源】《千家妙方》

二 按摩、针灸

（一）按摩

1. 头面颈项：印堂、睛明、太阳、角孙、风池、风府、肩井。

2. 上肢部：尺泽、曲池、手三里、合谷。

3. 背及下肢：天宗、肝俞、胆俞、膈俞、肾俞、环跳、阳陵泉、委中、承山、膝眼、解溪。

（二）针灸

取穴：风池、天柱、人中、合谷、商阳、昆仑、至阴。用强刺激。

三 中成药

可对症选用松龄血脉康胶囊等。

四 西医治疗

1. 治疗原则：本病的治疗原则为抗血小板聚集和使血管扩张。同时应针对病因进行治疗，如降血压，降血脂，控制糖尿病，抗心律失常。

2. 一般治疗：注意戒烟、戒酒，加强对高血压、糖尿病、血脂异常的治疗，保持心情舒畅。

3. 常规治疗。

（1）抗血小板聚集药：小剂量阿司匹林、低分子右旋糖酐、噻氯匹定。

（2）钙离子拮抗剂：盐酸氟桂利嗪、尼莫地平。

（3）还可选用尼卡地平、吡拉西坦、他汀类、氢氯吡格雷片。

4. 特殊治疗：如短暂性脑缺血反复发作可应用抗凝剂，如肝素、双香豆素等。

5. 用于预防性治疗的药物：阿司匹林、双嘧达莫、氢氯吡格雷片。

第六节　脑梗死

脑梗死是由于脑供血障碍引起脑组织缺血、缺氧而发生坏死、软化，形成梗死灶的脑血管疾病。属中医学的“中风”“偏枯”等范畴。

一 饮食疗法

方1

【组　成】桑椹15克，天麻、菊花各10克，小米100克。

【功　效】养血平肝，祛风止痉。

【适应证】中风属肝肾阴虚者。症见平素头痛，目眩耳鸣，突然半身不遂，或口角歪斜。

【用　法】将桑椹、天麻共放入锅内，加水煎30分钟，入菊花煎5分钟，去渣，再入小米煮粥，分2次温服。每日1剂。

【来　源】《古今桑系列验方大全》

方2

【组　成】白酒2 000克，大蒜1 000克。

【适应证】脑血栓。

【用　法】上药共浸泡2周后服用。每天早晚服，每次1杯（30克左右）。浸泡后的大蒜可以不吃，若白酒、大蒜都食，每次50克，不分疗程，可常年连续服。

【来　源】《小偏方大功效》

二 单方对药

方1

【组　成】槐花6克。

【适应证】脑血栓预防。

【用　法】用开水冲泡饮服，每周1次。

【来　源】《小偏方大功效》

方2

【组　成】益母草30克。

【功　效】活血化瘀。

【适应证】脑血栓。

【用　法】加水煎服。每天3次，10天为1个疗程，一般需连续服用2~4个疗程。

【来　源】《小偏方大功效》

三 按摩、针灸

（一）按摩

1. 背及下肢部按摩穴位：天宗、肝俞、胆俞、膈俞、肾俞、环跳、阳陵泉、委中、承山、膝眼、解溪。

2. 上肢部按摩穴位：尺泽、曲池、手三里、合谷。

3. 头面颈项按摩穴位：印堂、太阳、角孙、风池、风府、肩井。

4. 自我按摩法：①偏瘫患者自我按摩时，先用健肢将偏瘫的上肢放在胸前，将上肢按摩1遍，然后重点按摩关节部位（肘关节、肩关节）。②能够坐起时，可用健手按摩患侧下肢的大腿及小腿部位，足趾选用捻、捋等手法为佳。③不能坐起的患者，可用健足的足跟、足底或足旁蹬踩搓动下肢。

（二）针灸

1. 头针疗法：依据针刺区分区治疗。

2. 体针疗法。

（1）上肢选取：肩髎、肩髃、曲池、内关、外关、阳池、合谷。

（2）下肢选取：环跳、风市、髀关、伏兔、血海、梁丘、足三里、阳陵泉、阴陵泉、丰隆等。

（3）中枢性面瘫选取：患侧地仓、颊车、下关、四白、阳白、迎香。

（4）其他并发症：肩抬困难者，取极泉、肩贞；头痛眩晕者，加风池、太冲；语言蹇涩者，加廉泉、哑门、金津、玉液；饮水呛咳者，加风池、完骨、翳风、天容、廉泉；口眼歪斜者，加地仓、颊车、合谷、内庭、太冲、水沟、四白、下关。

（5）简便选穴：风池、天柱、大杼、肩井、肩髃、曲池、合谷、环跳、阳陵泉、三阴交、昆仑。先针能活动的一边，用强刺激；次针不活动的一边，用轻刺激。每间一日或二三日针一次，至症状消失为止。

四 外治法

方1

【组　成】花椒、艾叶各15克，槐枝2尺，桑白皮1尺。

【功　效】祛风通络。

【适应证】中风之口眼歪斜。

【用　法】上药加水煎取汁，趁热频洗面部，先洗歪的一面，再洗另一面，洗后避风寒。

【来　源】《古今桑系列验方大全》

方2

【组　成】天南星、黄芪各12克，雄黄6克，胡椒3克。

【适应证】中风之半身不遂。

【用　法】上药共研细末，用水调湿敷贴肚脐。

【来　源】《药到病除小绝招》

五 中成药

可对症选用安宫牛黄丸、脑血栓片、镇肝息风丸、化风丹、华佗再造丸、人参再造丸、消栓再造丸、大活络丸、补阳还五口服液等。

六 验方精选

方1

【组　成】黄芪150克，当归、鸡血藤各30克，桑枝、川牛膝、地龙、丹参、白芍各15克，桂枝、甘草各10克。

【功 效】平肝息风，通经活血。

【适应证】脑梗死属气血亏虚者。

【用 法】常规煎服法。

【来 源】《古今桑系列验方大全》

方2

【组 成】黄芪50克，鸡血藤、桑叶各30克，当归、赤芍各15克，红花、桃仁、川芎各10克，䗪虫、丝瓜络各9克。

【功 效】益气活血通络。

【适应证】中风。

【用 法】常规煎服法。

【来 源】《古今桑系列验方大全》

七 西医治疗

1. 急性期治疗：①脱水剂：对较大面积的梗死应及时应用脱水治疗，如20%甘露醇、10%甘油静脉滴注；②抗血小板聚集药：可选用低分子右旋糖酐，可口服小剂量阿司匹林、氢氯吡格雷片；③钙拮抗剂：可选用桂利嗪、盐酸氟桂利嗪；④血管扩张剂：常用者为罂粟碱；⑤溶栓治疗：本病发病3~6小时内可用组织型纤溶酶原活剂、东菱克栓酶；⑥还可用：尼莫地平、阿米三嗪萝巴新片。

2. 恢复期治疗：继续口服抗血小板聚集药、钙拮抗剂等，但主要应加强功能锻炼。

3. 手术治疗：如大面积梗死引起急性颅内压增高，除用脱水剂以外，必要时可进行外科手术减压，以缓解症状。

4. 其他治疗：对患者进行体能和技能训练，以降低致残率。对高血压、高血脂、糖尿病等的患者进行控制血压、降低血脂、控制血糖等治疗，减少脑梗死复发。

5. 护理：配合康复治疗，促进瘫痪肢体的恢复。

6. 预防性治疗：可用肠溶阿司匹林，氢氯吡格雷片。

八 生活常识与注意事项

1. 日常积极控制高血压和糖尿病、高血脂等。短暂性脑缺血频繁发作者，应及时至医院专科诊治。无症状性脑梗死常在CT检查时发现，应加强监测及防治。饮食上忌肥腻煎炸食物，戒烟酒。

2. 脑梗死是一种急症，力争在起病5~6小时内进行早期溶栓治疗。当发生脑卒中时，应该保持绝对安静，如条件许可，就近就医。

3. 康复治疗：①偏瘫的康复：急性期的康复病人发病后数日康复措施就应尽早实施，但以不影响临床抢救为前提；②恢复期的康复：一般病后1~3周病人神志清、生命体征平稳便进入恢复期，可进行功能训练；③后遗症期的康复：可用理疗、针灸、按摩等方法。

九 预防

1. 应吃清淡、富营养食品，以低盐、低脂肪、低胆固醇饮食为宜。适当多吃蔬菜、水果或豆制品，忌肥腻煎炸食物，戒烟酒。

2. 平时应避免引起血压急剧上升的因素，出现脑卒中先兆时，应安静并休息，采取积极有效的治疗。同时加强保健措施，防止复发。

3. 积极治疗相关的疾病，如糖尿病、高血压病、脑动脉硬化等。

4. 药物预防：可服用阿司匹林、他汀类、氢氯吡格雷片等。

第七节 流行性脑脊髓膜炎

流行性脑脊髓膜炎是指脑实质受病原体侵袭导致的炎症性病变，绝大多数病因是病毒，多为急性或亚急性。临床上以高热、头痛、呕吐、昏迷、惊厥等症状为其主要特征，大多伴有脑脊液成分的改变。

一 饮食疗法

方1

【组　成】白茅根、大白菜根、萝卜根、鲜芦根各20克。

【适应证】流行性脑脊髓膜炎的预防。

【用　法】上药加水煎服，每天1剂，连用3~5天。

【来　源】《小偏方大功效》

方2

【组　成】金银花、连翘、大青根、芦根、甘草各9克。

【适应证】流行性脑脊髓膜炎的预防。

【用　法】上药加水煎代茶饮。每天1剂，连服3~5日。

【来　源】《小偏方大功效》

二 单方对药

方1

【组　成】山羊角50克，钩藤15克。

【功　效】平肝息风。

【适应证】流行性脑脊髓膜炎之高热神昏，谵语抽风。

【用　法】将山羊角切片，加水煎2小时后加入钩藤，再煎半小时。每日2次或3次分服。

【来　源】《千家妙方》

方2

【组　成】大蒜瓣60克，野菊花30克。

【功　效】清热解毒。

【适应证】预防流行性脑脊髓膜炎。

【用　法】加水煎成浓汁。用其漱口，每日数次。

【来　源】《偏方秘方验方》

三　针灸

1. 退热：取合谷、曲池、足三里、内关、大椎等穴，用泻法。

2. 抗休克：取人中、涌泉，用泻法；取内关、足三里，用补法或平补平泻法。

3. 抗昏迷：取百会、水沟、涌泉、关元等，用泻法。

4. 抗惊厥：取百会、人中、合谷、内关、太冲、足三里，用泻法。

5. 结核性脑膜炎：取合谷、曲池、大椎、内关、足三里、三阴交，用强刺激的泻法。

四　外治法

方1

【组　成】芦根、生石膏各30克，连翘、荆芥、薄荷、赤芍各15克。

【适应证】流行性脑脊髓膜炎引起的高热。

【用　法】急煎取浓汁100~200毫升，视病情给予保留灌肠。

【来　源】《现代中医急诊内科学》

方2

【组　成】水蛭30~60克。

【适应证】流行性脑脊髓膜炎。

【用　法】水蛭焙干，磨粉末，用水调敷脑后发际处至第2颈椎上。

【来　源】《小偏方大功效》

五　中成药

可对症选用清瘟败毒饮（丸）、安宫牛黄丸、紫雪丹、至宝丹、紫金康复丸、三合素片、壁虎粉胶丸、抗脑炎注射液、清开灵注射液、醒脑静注射液、枳实注射液、菖蒲郁金注射液等。

六　验方精选

方1

【组　成】生石膏60克，钩藤、蜈蚣、僵蚕、全蝎各9克。

【适应证】流行性脑脊髓膜炎。

【用　法】常规煎服法。

【来　源】《小偏方大功效》

方2

【组　成】龙胆草12克，菊花、生地黄、当归各9克，黄连6克。

【适应证】流行性脑脊髓膜炎。

【用　法】常规煎服法。

【来　源】《民间偏方奇效方》

七 西医治疗

流行性脑脊髓膜炎：①一般治疗：早期发现病人，就地隔离治疗，预防呼吸道播散，室内保持安静与空气流通。昏迷病人使用鼻饲管。随时观察病情变化，包括神志、体温、血压、脉搏、呼吸以及皮肤瘀点等。②对症治疗。③分型治疗：普通型可磺胺嘧啶与甲氧苄啶合用。休克型应到专科治疗。

八 生活常识与注意事项

流行性脑脊髓膜炎属于传染病，患者应住院隔离治疗。

九 预防

如在流行季节，要做好各项预防措施。

第八节 脑出血

脑出血是指非外伤性脑实质内出血，常由于脑内血管病变、坏死、破裂而引起。绝大多数是高血压病伴发动脉硬化使脑中动脉、小动脉在血压骤然升高时发生破裂出血，故又称为高血压性出血。破裂常见于大脑中动脉、各叶的皮质下白质、脑干及小脑。

一 针灸

1. 取风池、肝俞、肾俞、行间、解溪，用泻法。适于肝阳上亢者，以泻肝胆为主。

2. 取中脘、内关、丰隆、解溪，用泻法。适于痰湿中阻者，以和中化浊为主。

3. 合并肢体轻瘫、肌肉强直者，取水沟、十二井、太冲、丰隆、劳宫，针刺用泻法或点刺出血。

二 中成药

可对症选用安宫牛黄丸、紫雪丹、万氏牛黄清心丸、清开灵口服液、清开灵、醒脑静等。

三 验方精选

方

【组　成】桑寄生、决明子各30克，钩藤、菊花、玄参各20克，地龙、白芍各15克，生地黄14克，牡丹皮10克，三七6克，羚羊角（水牛角代）1.5克。

【适应证】用于蛛网膜下腔出血。

【用　法】常规煎服法。

【来　源】《古今桑系列验方大全》

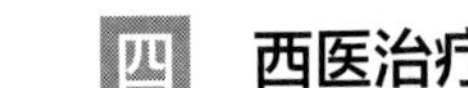

四 西医治疗

（一）一般治疗

1. 急性患者保持安静，绝对卧床，应尽可能避免搬动，特别是避免颠簸转运病人和做非急需的检查。

2. 保持呼吸道通畅，间歇吸氧，有意识障碍时，应采取侧卧位，呼吸不畅者及早采用插管或气管切开术。保持呼吸道通畅，减轻脑缺氧。

3. 严密观察，加强护理，按病情轻重缓急，定时观察意识、瞳孔、体温、脉搏、呼吸和血压。定时翻身、吸痰、清理大小便和衣褥，保持患肢的功能位置等。

4. 调控血压，不论原有或无高血压病，脑出血后，血压都有增高或波动。急性期不宜过度过速降压，收缩压高于200毫米汞柱（1毫米汞柱≈0.133千帕），才需逐渐降压，并调控至临界高血压范围内，不宜降至正常血压水平以下。

5. 保持营养及水电解质平衡，对于昏迷、重症病人可禁食1~2天，适当补充液体。每日控制在1 500~2 000毫升，入量一般不应超过2 500毫升/天，以能量合剂较为理想。48小时后意识障碍好转，且无吞咽障碍者可试进流食，少量多餐，否则应下胃管维持营养。按化验指标维持水电解质和酸碱平衡。急性期不可多用高渗或等渗葡萄糖静脉滴注，以免加重脑损害。鼻饲流食及水，保持入水量、热量和电解质平衡。

（二）手术治疗

危重患者可考虑手术治疗，清除血肿。

（三）西药治疗

1. 降低颅内压治疗：可选用甘露醇、山梨醇、甘油果糖注射液，利尿剂（依他尼酸、呋塞米、氢氯噻嗪、氨苯蝶啶），类固醇类（地塞米松或倍他米松、倍他氢化强的松等）。

2. 止血治疗：对高血压性脑出血的病人不使用止血剂已成共识，对非高血压性脑出血使用抗纤溶药物治疗，防止再出血。对于其他一些有出血倾向的非高血压性脑出血，有针对地使用止血剂也是很重要的。常用的抗纤溶药物有6-氨基己酸和对羧基苄胺。其他止血用的药物尚有卡巴克洛和酚磺乙胺等。

3. 管理血压治疗及抗自由基治疗。

4. 脑代谢活化剂治疗：可选用脑活素、吡拉西坦、吡硫醇、胞二磷胆碱、细胞色素C、三磷腺苷、辅酶A、阿米三嗪萝巴新片等。

5. 并发症治疗。

五 生活常识与注意事项

脑出血重者来势较凶，应及时至医院专科救治，力争在短时间内做出及时治疗，以免病情加重而致残致亡。

六 预防

日常控制高血压是预防本病的基本方法。有高血压及动脉硬化者，应积极治疗。

第九节 脑萎缩

脑萎缩是指由于各种原因导致脑组织本身发生器质性病变而产生萎缩的一类神经精神性疾病。脑萎缩包括小儿脑萎缩、成人脑萎缩。临床最主要的症状是痴呆，尤其是老年人易引起老年痴呆症。本病属中医学痴呆、健忘、眩晕、震颤等范畴。

一 饮食疗法

方1

【组　成】葡萄、鲜藕各500克，蜂蜜适量。

【功　效】益脑开胃，清心除烦。

【适应证】脑萎缩。

【用　法】葡萄、鲜藕洗净，剁碎，用清洁纱布拧取汁液，用小火煎熬浓缩成膏，加入蜂蜜即可。每次服用1汤匙，以开水冲化送服。

【来　源】《偏方大全》

方2

【组　成】黑芝麻25克，核桃仁10克，白面适量。

【功　效】有补肾、健脑、止烦热、养心之功。

【适应证】脑萎缩。

【用　法】白面加食油少许炒熟，黑芝麻、核桃仁炒焦，食用时用沸水冲调成糊状即可。每日1~2次，每次2~3汤匙。

【来　源】《偏方大全》

二 单方对药

方

【组　成】山楂、枸杞子各15克。

【功　效】健脑，益肾。

【适应证】脑萎缩。

【用　法】上药以沸水共浸泡2小时。频频饮用，每日数次。

【来　源】《千家妙方》

三 外治法

方

【组　成】桑、槐树枝各150~200克（不用嫩枝条），艾叶若干。

【适应证】脑萎缩。

【用　法】上药共加水煎熬，水呈黄绿色即可用。每天用此水洗头2次，每次半小时为宜。洗2次换1次水，每次约2.5千克水。坚持洗两三个月就会见效，无任何副作用。注：槐指的是药用槐，非洋槐；桑树枝即结桑椹的黑白桑，不用嫩枝和枯枝。

【来　源】《千家妙方》

四　中成药

可对症选用左归丸、人参养荣丸、脑力宝浓缩丸、柏子养心丸、养血安神丸、枣仁安神液、桑椹糖浆、益脑胶囊、补肾益脑片、归脾丸等。

五　验方精选

方1

【组　成】熟地黄20克，当归、生蒲黄各15克，远志、郁金各12克，紫河车、龙眼肉、石菖蒲、太子参、丹参、茯苓、赤芍、白芍、桑椹各10克，炙甘草6克。

【适应证】脑萎缩。

【用　法】常规煎服法。

【来　源】《单方偏方精选》

方2

【组　成】熟地黄20克，当归、生蒲黄各15克，远志、郁金各12克，紫河车、龙眼肉、桑椹、赤芍、白芍、太子参、茯苓、石菖蒲、丹参各10克，炙甘草6克。

【适应证】脑萎缩。

【用　法】常规煎服法。

【来　源】《千家妙方》

六　西医治疗

可对症选用：尼麦角林、阿米三嗪萝巴新片、脑活素、盐酸丁咯地尔、甲磺酸双氢麦角毒碱片、吡硫醇、多奈哌齐、维生素E、维生素B_6等。

第十节　帕金森病

帕金森病，又名震颤麻痹，是一种常见的缓慢进行性、多发生在50~80岁的神经系统病变性疾病，以多巴胺神经元死亡过多为基本病因。大部分起病隐匿，发展缓慢，逐渐加剧，主要表现为静止性震颤、肌张力增强、运动迟缓、姿势步态异常、自主神经症状。俗称“抖抖病”。

一　饮食疗法

方1

【组　成】核桃仁15个，大枣10枚。

【适应证】帕金森病。

【用　法】核桃仁研碎，大枣放入

锅内加水煮至发软，去核捣烂，加入糯米粉100克，加水适量揉成团，放入碗中，隔水蒸熟吃，每天1次。

【来　源】《自我按摩保健指南》

方2

【组　成】核桃、黑芝麻各30克，莲子15克，粳米适量。

【适应证】帕金森病偏体虚者。

【用　法】上药加水煮粥，分2次食。每日1剂。

【来　源】《传世奇效偏方》

二　单方对药

方

【组　成】石柑叶8片。

【适应证】帕金森病。

【用　法】石柑叶水3碗煎至1碗，代茶饮，每日1剂。

【来　源】《传世奇效偏方》

三　按摩、针灸

（一）按摩

1. 反射区按摩。

2. 穴位按摩：印堂、太阳、风池、大椎、腰阳关、曲池、血海、肾俞、命门、照海，每穴30~50次。

（二）针灸

取穴：风池、身柱、命门、中脘、关元、曲泽、后溪；天柱、大杼、至阳、气海、孔最、上脘、申脉。每日轮换针治。用轻刺激留针法，复用艾条灸治。关元、命门，必每日灸之。

四　中成药

可对症选用镇肝息风丸、玉真散、马钱子散、四物合剂、脑力宝浓缩丸等。

五　验方精选

方1

【组　成】桑枝30克，天麻、白芍各12克，钩藤、当归、枸杞子、菊花、生地黄各9克，牡丹皮6克。

【功　效】养阴活血，柔肝息风。

【适应证】震颤麻痹综合征属阴虚火邪化风者。

【用　法】常规煎服法。

【来　源】《古今桑系列验方大全》

方2

【组　成】龙眼肉15克，石菖蒲12克，当归、制何首乌、茯苓、远志、黄芪、党参、白术、酸枣仁各10克，木香、炙甘草各5克。

【功　效】益气补血，养心健脾。

【适应证】心脾两虚所致的帕金森病，表现为久病体虚，精神恍惚，呆滞如愚，动作迟缓，心悸气短，头晕眼花，失眠多梦，纳呆食少。

【用　法】常规煎服法。

【来　源】《传世奇效偏方》

六　西医治疗

1. 一般治疗：康复治疗作为辅助手段对改善症状可起到一定作用。

2. 药物治疗：药物治疗为治疗该病的基本手段。可选用左旋多巴、溴隐亭、苯海索、苯扎托品、美多巴、金刚脘胺、息宁。

3. 外科治疗：目前开展的立体定向手术和神经微电极刺激对该病有一定疗效，但不能阻断病情发展。如伽马刀治疗、细胞刀毁损苍白球后部或丘脑腹中间核等，仅作为药物治疗的补充。

七　生活常识与注意事项

早期帕金森病患者发生嗜睡、水肿和幻觉的危险因素，请密切观察。

药物治疗应从小剂量开始，缓慢递增，尽量以较小剂量取得较满意疗效。治疗方案应个体化。注意调整药物的剂量和反应。

第十一节　重症肌无力

重症肌无力是一种自身免疫病。因体内产生一种自身抗体——乙酰胆碱受体抗体，破坏了神经肌肉接头处突触后膜上的乙酰胆碱受体，使受体数目大量减少，造成神经肌肉接头处的传递障碍，导致骨骼肌收缩无力。

一　饮食疗法

方1

【组　成】羊羔肉、山药各500克，人参粉30克。

【适应证】重症肌无力。

【用　法】羊羔肉去筋膜洗净，加酒浸一宿，切成肉糜，加入山药、人参粉，稍入调味佐料，包成馄饨，每日服5~10只，常服。

【来　源】《自我按摩保健指南》

方2

【组　成】雌、雄乌骨鸡各1只，生黄芪60克，人参9克，生姜6克。

【适应证】重症肌无力。

【用　法】雌、雄乌骨鸡洗净后，膛内塞入生黄芪、人参、生姜，用线缝合，加酒、水各半，放入砂锅内急火烧沸，撇去沫，文火炖，至骨酥肉烂，熬成浓汤调味，分日分顿饮汤吃鸡，常服。

【来　源】《自我按摩保健指南》

二　单方对药

方1

【组　成】白羊腰子2具或猪腰子

1对。

【适应证】重症肌无力。

【用　法】先将腰子洗净煮成浓汁，滤去粗渣，加酒少许，然后下粳米500克煮粥至稠黏，分日服尽，每日3次。

【来　源】《自我按摩保健指南》

方2

【组　成】紫河车1具。

【适应证】重症肌无力。

【用　法】紫河车焙黄，研细末。每次15克，温开水送服，每日3次。

【来　源】民间方

三　按摩

基本反射区按摩。

四　中成药

可对症选用补中益气丸、阿胶三宝膏、补益资生丸、人参鹿尾精、虎潜丸、人参滋补膏、长寿百岁酒、山药丸、参茸虎骨酒、参茸酒、健步丸、强肌健力胶囊、无比山药丸、健步虎潜丸、猴枣散、牛黄散等。

五　验方精选

方1

【组　成】紫河车（焙黄）1具，山药1 000克，龟甲（焙黄）500克。

【适应证】重症肌无力。

【用　法】上药共研细末，每次15克，温开水送服，每日3次。

【来　源】《奇效方》

方2

【组　成】黄芪500克，白术、红参各300克，当归200克，甘草150克，肉桂50克。

【适应证】重症肌无力。

【用　法】上药烘干，共研细末，炼蜜为小丸。密闭防潮防热存放。早晚空腹时嚼服15克，50天为1疗程。

【来　源】《病症治疗验方》

六　西医治疗

1. 治疗原则：本病的治疗原则是尽快使肌无力症状得以缓解，防止症状进展而出现肌无力危象。

2. 常规治疗：绝大多数病人首选药物治疗。①皮质激素：可口服泼尼松。②免疫抑制剂：可选用环磷酰胺或硫唑嘌呤。③抗胆碱酯酶药物：常用溴化新斯的明、溴吡斯的明、安贝氯铵。④本病应慎用下列药物：箭毒、琥珀酸胆碱、新霉素、卡那霉素、链霉素、四环素、黏菌素、多黏菌素、奎宁、吗啡、哌替啶等。因为这些药物均有不同程度的突触传递阻滞作用，易导致危象的发生。

3. 特殊治疗：胸腺摘除、放射治疗、血浆置换疗法等。

七 生活常识与注意事项

对于病情重而影响到消化功能和咀嚼能力的、肌无力0—2级、大手术后（如胸腺切除）、拒食等类型的患者，分别给予软饭、半流质饮食、流质饮食及管饲流质饮食。

八 预防

积极防治上呼吸道、胃肠道疾病。

第十二节 动脉硬化症

动脉硬化症是动脉的一种非炎症性、退行性和增生性病变，导致管壁增厚变硬，失去弹性，管腔缩小。脑动脉硬化症是在全身动脉硬化的基础上，使脑动脉弥漫性粥样硬化，管腔狭窄，小血管闭塞，脑实质的供血量减少，神经细胞功能障碍，引起一系列神经与精神症状。它是缺血性脑血管病主要发病基础。本病属于中医学的眩晕、不寐范畴。

一 饮食疗法

方1

【组　成】燕麦、薏苡仁各半杯。

【适应证】动脉硬化症

【用　法】燕麦、薏苡仁洗净，浸泡1小时；加入3杯豆浆，用大火煮沸，然后加银杏1大匙，改用小火慢熳炖煮至粥稠即可。可作为晚餐食用。

【来　源】《特效偏方》

方2

【组　成】鲜山楂（去核，捣成泥状）50克，泽泻（研成细末）20克，粳米100克。

【适应证】动脉硬化症

【用　法】上药一起入锅加清水煮粥，此粥可每日代替早餐食用。

【来　源】《自我按摩保健指南》

二 单方对药

方1

【组　成】鲜山楂、鲜桑椹（或干品）各30克。

【适应证】动脉硬化肝肾虚者。

【用　法】用温开水浸泡，冲洗干净，入锅内加水适量，文火煮20分钟即成。分上、下午服，食果饮汤。

【来　源】《特效方》

方2

【组　成】嫩桑枝30克，蚕沙15克。

【适应证】动脉硬化伴肢臂酸痛者。

【用　法】上药加水煎取汁，分2次温服。

【来　源】《特效方》

三 按摩、针灸

（一）按摩

1. 基本反射区按摩。

2. 穴位按摩：拇指按揉涌泉、悬钟、灵墟、三阴交、太冲、足三里、印堂、太阳、风池、肩井等穴，每穴30~50次。

（二）针灸

百会、肩井、大椎、肩髃、合谷、阳辅、行间、昆仑。每日或间日用轻刺激。

四 外治法

方

【组　成】白芥子10粒，白胡椒5粒，麝香0.3克。

【适应证】动脉硬化症。

【用　法】上药共研细末，混匀后用蒸馏水调成膏状，放入患者洗净的肚脐中，固定。10天后换药，3次为1疗程，间歇1周再行1疗程。一般2个疗程即可。

【来　源】《偏方秘方验方》

五 中成药

可对症选用松龄血脉康胶囊、银丹心脑通、益脑胶囊、补肾益脑片等。

六 验方精选

方1

【组　成】核桃仁1 000克，桃仁（去皮）500克，柏子仁、松子仁各300克。

【功　效】益智安神，养血润肤。

【适应证】动脉硬化症。

【用　法】上药共捣烂如泥，用蜂蜜2 100克调匀即可。每次10克，开水送服，每日3次。

【来　源】《偏方秘方验方》

方2

【组　成】山楂24克，金银花、菊花各15克，桑叶12克。

【适应证】动脉硬化症。

【用　法】常规煎服法。

【来　源】《特效方》

七 西医治疗

（一）一般治疗

脑动脉硬化症的治疗，目前尚无特效的治疗药物及最佳方案。一般采用综合防治措施，即积极预防脑动脉硬化。

1. 合理饮食：控制热量，防止超重，膳食总热量不能过高。避免食用过多的肥肉、肝、脑、鱼子、猪油、奶油、蛋黄、肾及骨髓等动物性脂肪和高胆固醇食物。忌烟酒，适当饮茶。

2. 适当参加体力劳动和体育锻

炼。劳逸结合，生活要有规律。

（二）药物治疗

1. 改善血循环：可选用罂粟碱、环扁桃酯、倍他司汀、甲氨乙吡啶、卡兰、桂利嗪、氟桂利嗪、尼卡地平、尼莫地平、地尔硫卓、乙酮可可碱、双氢麦角碱、脑通片、长春胺等。

2. 降黏度疗法：可选用高容性稀释、等容性稀释、低容性稀释，药物可选链激酶、蛇毒制剂、阿司匹林等。

3. 降血脂疗法：可选用氯贝丁酯、非诺贝特、吉非贝齐、烟酸、烟酸肌醇、亚油酸、考来烯胺、糖酐酯等。

4. 抗血小板聚集疗法：可选用阿司匹林、咪唑、吡啶、双嘧达莫。

5. 活化神经细胞疗法：可选用ATP、辅酶A、吡硫醇、海得琴、阿米三嗪萝巴新片、胞磷胆碱、卡兰、尼麦角林、脑活素等。

（三）对症治疗

1. 头痛、失眠烦躁不安患者，可适当选用安神镇静药物，如安定、利眠灵、苯巴比妥、阿普唑仑等药物。

2. 有精神症状的患者，可选用氯丙嗪。

八 生活常识与注意事项

饮食宜清淡，要低胆固醇饮食，不食过咸和过甜食物，戒除一切不良嗜好，切忌暴饮暴食及过度饥饿，要戒烟酒。劳逸结合，保持乐观情绪。避免过度劳累和精神紧张。防止超重。加强运动。

九 预防

合理饮食，戒烟限酒；控制体重；避免精神紧张和情绪波动，以减少脑血管痉挛的发生；加强运动；适当补充维生素E、维生素C、多烯康等。

第十三节 神经衰弱症

神经衰弱症主要指由于高级神经活动过程中兴奋与抑制失调所产生的一种常见疾病，属于心理疾病的一种，是一类精神容易兴奋和脑力容易疲乏、常有情绪烦恼和心理生理症状的神经性障碍症状。

一 饮食疗法

方1

【组　成】太子参25克，银耳（白木耳）15克，冰糖适量。

【功　效】益气，安神，养阴。

【适应证】神经衰弱，心慌气短者。

【用　法】上药加水煎服。

【来　源】《偏方大全》

方2

【组　成】瘦猪肉50克，山药、枸杞子各10克。

【功　效】养血安神。

【适应证】神经衰弱。

【用　法】上药共煮熟，饮汤食肉，每日1次。

【来　源】《偏方大全》

二　单方对药

方1

【组　成】龙眼肉15克，酸枣仁6克。

【功　效】养血安神。

【适应证】神经衰弱。

【用　法】开水冲沏，代茶饮，每晚服用。

【来　源】《偏方大全》

方2

【组　成】猪心1个，大枣15克。

【功　效】安神定惊。

【适应证】血虚心悸。

【用　法】猪心带血破开，纳入大枣，置于碗内加水，蒸熟食用。

【来　源】《偏方大全》

三　按摩、针灸

（一）按摩

1. 穴位按摩：神阙、气海、关元、三阴交、印堂、神庭、太阳、百会、睛明、头维、率谷、天柱、风池、四神聪等穴。

2. 五指张开，由前额部至后颈部用力拿18次。

3. 按摩者从腰部开始，捏紧被按摩者背部皮肤，一松一紧，向上行走，重复操作18次。

（二）针灸

大杼、心俞、三焦俞、关元、内关、足三里；百会、天柱、身柱、厥阴俞、肾俞、气海、通里、三阴交。间日轮换用轻刺激针治。

四　外治法

方1

【组　成】大葱（取白）150克。

【适应证】神经衰弱之失眠。

【用　法】大葱切碎放入小盘内，临睡前将小盘置于枕头边，即可安然入梦。

【来　源】《偏方大全》

方2

【组　成】丹参、远志、石菖蒲、硫黄各20克。

【适应证】神经衰弱之失眠。

【用　法】上药共研细末，加白酒适量调成膏状，贴于脐中，固定，每晚换药1次。

【来　源】《验方治病10分钟》

五　中成药

可对症选用逍遥丸、越鞠丸、柴胡舒肝丸、脑力宝丸、解郁安神颗粒、养血安神丸、枣仁安神液、五味子糖浆、桑椹糖浆、甜梦口服液等。

六　验方精选

方1

【组　成】龙眼肉30克，生龙骨、生牡蛎（捣细）各25克，生赭石（捣细）、酸枣仁（炒，捣）各20克，茯苓、清半夏各15克。

【功　效】潜阳安神。

【适应证】神经衰弱症。

【用　法】常规煎服法。

【来　源】《偏方大全》

方2

【组　成】龙眼肉50克，酸枣仁（炒，捣）25克，柏子仁、生龙骨（捣细）、生牡蛎各20克，生没药、生乳香各5克。

【功　效】养心安神。

【适应证】神经衰弱症。

【用　法】常规煎服法。

【来　源】《偏方大全》

七　西医治疗

（一）精神疗法

精神疗法对治疗本病显得极其重要，应鼓励患者发挥主观能动性，切实消除外来致病因素，解除内心矛盾，减轻脑力负担，调整生活规律。

（二）药物治疗

1．溴剂和咖啡因：2%~5%溴化钠溶液、咖啡因。

2．弱安定剂：安定、氯氮卓、多塞平。

3．催眠药物：甲喹酮、司可巴比妥、异戊巴比妥、10%水合氯醛。

4．改善脑代谢药物：谷氨酸、γ-氨酪酸、三磷酸腺苷。伴有自主神经功能紊乱者，可配合谷维素、复方磷酸酯酶。

（三）其他疗法

可采用头部直流电钙离子透入或头部感应电治疗。

（四）对症治疗

头痛可用APC、罗通定。

八　生活常识与注意事项

必须采取医学和心理学的综合治疗，重视精神疗法。找出病因，并针对病因制定具体解决方法。

九　预防

调整心态，防止心理负担太重，要

经常减负和减压。遇上各类打击和精神创伤时要积极面对，要从中解脱出来，走出困境，消除阴影，走向健康。

第十四节 健忘症

健忘症，属于脑部疾患，分为器质性和功能性两大类。器质性健忘，是由于大脑皮层记忆神经异常，包括脑肿瘤、脑外伤、脑炎等，而造成记忆力减退或丧失。功能性健忘，是指大脑皮层记忆功能下降。成年人由于肩负工作重任，精力往往不易集中，记忆力下降，不如青少年时期，这类状况引起的健忘可称之为功能性健忘。

一 饮食疗法

方1

【组　成】粳米60克，龙眼肉15克，大枣3~5枚。

【适应证】健忘症心血不足者。

【用　法】上药共同煮粥，喜好食甜者，加入白糖少量。

【来　源】《偏方大全》

方2

【组　成】鹅肉500克，鱼鳔50克，盐少许。

【适应证】健忘症。症见阴虚体弱、手足心热、少气乏力、腿软、腰酸、健忘等。

【用　法】上药共同煮熟，加盐调味服食。

【来　源】《偏方大全》

二 单方对药

方1

【组　成】茯神120克，沉香30克。

【适应证】健忘症。

【用　法】上药共同研为细末，以蜜和为丸，用人参汤送下。

【来　源】《偏方大全》

方2

【组　成】龙骨、远志各30克。

【适应证】健忘症。症见失眠，多梦易惊。

【用　法】上药共研为细末。每次服9克，饭后以酒调下，每日3次。

【来　源】《偏方大全》

三 按摩

穴位按摩：点按太阳、百会、睛明、头维、率谷、角孙各2分钟。

四 中成药

可对症选用复方益智液、健忆口服液、解郁安神颗粒、补肾益脑片、养血安神丸、人参归脾丸、七宝美髯丸、甜梦口服液、益脑胶囊等。

五 验方精选

方1

【组　成】人参、茯苓各90克，石菖蒲、远志各60克。

【适应证】老年健忘症。

【用　法】上药共研为细末，炼蜜为丸，如梧桐子大小，以细研朱砂为衣。每次30丸，饭后以米饮送服。

【来　源】《偏方大全》

方2

【组　成】远志21克，茯苓、茯神、人参各15克，石菖蒲6克。

【适应证】健忘症。

【用　法】上药共捣下筛。每次服3克，以酒送下，每日3次。

【来　源】《偏方大全》

六 西医治疗

可对症选用：脑蛋白、胞磷胆碱片、吡拉西坦、维生素E等。

第十五节　多发性神经炎

多发性神经炎又称多发性周围神经炎、末梢神经炎，可由中毒、营养代谢障碍、感染、过敏、变态反应等多种原因引起，损害多数周围神经末梢，从而导致肢体远端对称性或非对称性的运动、自主神经功能障碍。本病多属中医学的“痿病”“痹病”范畴。

一 饮食疗法

方1

【组　成】茜草根60克。

【适应证】多发性神经炎。

【用　法】洗净，泡入白酒1 000毫升，密封浸泡1周，过滤去渣即可饮用。每次30~50毫升，每日2次，早、晚服。2周为1个疗程。

【来　源】《奇效方》

方2

【组　成】黄豆（炒枯，磨成细粉）、米糠各1 500克。

【适应证】多发性神经炎。

【用　法】上药共拌匀，贮藏备用。用时，每餐取100克，水调做饼，加食油适量，置于待蒸的饭面上，随饭蒸熟，饭后食服。每日3次。10日为1疗程。

【来　源】《当代妙方》

二 针灸

1. 在患部附近取穴之外，再取大椎、身柱、至阳、厥阴俞、督俞、曲池、外关、阳陵泉、昆仑等穴，用中刺激法。

2. 针刺胃俞、肺俞、脾俞、肝俞、肾俞。肺热伤津者加尺泽，用泻法；湿热浸淫者加阴陵泉，用泻法；肝肾亏损者加悬钟、阳陵泉；上肢加肩髃、曲池、手三里、外关、合谷；下肢加环跳、风市、足三里。

三 外治法

方

【组　成】当归尾、宽筋藤、金银花藤、入地金牛、生天南星、川乌各30克，乳香、没药、桃仁、红花各10克。

【适应证】多发性神经炎。

【用　法】加水煎，外洗。

【来　源】《现代中医急诊内科学》

四 中成药

可对症选用大活络丸、阳和丸、当归四逆丸。

五 验方精选

方1

【组　成】黄柏、龟甲、当归、牛膝、大枣皮、知母各15克。

【功　效】滋肾利湿清热。

【适应证】多发性神经炎属肝肾阴虚型。

【用　法】常规煎服法。

【来　源】《偏方大全》

方2

【组　成】黄芪、生薏苡仁各30克，太子参、白术、茯苓各15克，陈皮、砂仁、炙甘草各10克。

【功　效】补脾益气。

【适应证】脾胃虚弱型而表现下肢痿软乏力者。

【用　法】常规煎服法。

【来　源】《偏方大全》

六 西医治疗

1. 较严重病例，急性期应卧床休息，尤其是累及心肌者必须卧床休息。应用大量B族维生素（维生素B_1、维生素B_6、维生素B_{12}），并用辅酶A、三磷腺苷、胞磷胆碱等药物促进神经再生及功能恢复。疼痛者可应用罗痛定、卡马西平、苯妥英钠等药物。配合物理治疗，促进神经功能恢复，并预防肢体畸形的发生。

2. 护理：积极做好各种相应的护理，并应鼓励病人积极做肢体功能锻炼。

第十六节　脑震荡

脑震荡，是因外伤后脑干网状结构出现短暂的功能障碍，使脑皮质发生抑制的一种病症。一般是在头部受到打击后，产生的短暂意识丧失，呼之不应，对外界刺激没有反应，但时间短暂，一般几分钟，最多不超过半小时，随后头痛、头晕、恶心、呕吐、记忆力减退，或后遗头痛、头晕、失眠、健忘，或耳鸣、目眩。中医认为，外伤后使络脉瘀阻，气血运行不畅，髓海不足而致头痛、头晕等，严重时可并发脑水肿、脑出血等。

一　饮食疗法

方❶

【组　成】猪脑1具，天麻、枸杞子各15克。

【功　效】养血祛风，安神。

【适应证】脑震荡后遗症。

【用　法】猪脑去筋膜，洗净，和枸杞子、天麻（切片）放入碗内，加水少许蒸熟。吃脑饮汤。

【来　源】《偏方大全》

方❷

【组　成】鲜花生叶50克。

【功　效】安神镇静。

【适应证】脑震荡后遗症。

【用　法】加水煎汤服用。

【来　源】《偏方大全》

二　单方对药

方❶

【组　成】丹参9克，熟三七1克。

【功　效】活血化瘀，镇静安神。

【适应证】脑外伤后综合征。

【用　法】上药共研末，制成片剂。每次服3克，每天2次。

【来　源】《千家妙方》

方❷

【组　成】蜈蚣2条，全蝎3克。

【适应证】脑震荡后遗症。

【用　法】上药共研为细末，分成12包，每次1包，每日2次，开水冲服。

【来　源】民间方

三　外治法

方

【组　成】牛膝、丹参各50克，防风30克，鲜泽兰、鲜血见愁、鲜夜交藤各500克。

【适应证】脑震荡后遗症。

【用　法】先将前3味药按常规方法煎好，继之将后3味药加入，加水2 500毫升，煎开20分钟，改用文火以保持药液温度在30℃左右，令患者双足浸泡，并用纱布蘸药水频频淋洗，每次40~60分钟，早晚各1次，10天为1疗程，隔2天行下一疗程。

【来　源】《单方偏方精选》

四　中成药

可对症选用脑心通、逐瘀通脉胶囊、三七通舒胶囊、天麻醒脑胶囊、天舒片、大活络丹等。

五　验方精选

方1

【组　成】川芎、丹参各30克，蔓荆子15克，当归、赤芍、桃仁各12克，全蝎、红花、甘草各6克。

【适应证】脑震荡后遗症。

【用　法】常规煎服法。

【来　源】《病症治疗验方》

方2

【组　成】丹参15克，泽兰10克，姜半夏、当归尾、土鳖虫各9克，川芎6克，柴胡、薄荷各5克，炙细辛、黄连各3克。

【功　效】活血化瘀，清热醒脑。

【适应证】脑震荡后遗症。

【用　法】常规煎服法。眩晕甚者，加牡蛎、龙齿；夜眠不安者，加夜交藤、茯神。

【来　源】《小偏方大功效》

六　西医治疗

1. 及时做头部CT检查，排除颅脑损伤。

2. 卧床休息，密切观察病情，注意神志变化。

3. 适当使用脱水、营养脑细胞及活血化瘀药物。常用维生素B_6、脑蛋白、脑活素、胞磷胆碱、吡拉西坦、吡硫醇、阿米三嗪萝巴新片等。

4. 根据病情，可予安定镇静药物。

七　生活常识与注意事项

密切观察病情，及时检查病人心率、呼吸、血压及瞳孔变化等，如有头痛、头晕、呕吐、血压下降等症状加重，请到医院专科检查，做进一步处理。

八　预防

本病多因外伤引起，平时应做好防护，如开车戴头罩等。防止碰伤、跌伤、撞伤头部。一旦头部受伤，应及时治疗。老年人出入要小心，动作要慢要细，防止跌伤。

第十七节　老年性痴呆综合征

老年性痴呆综合征是一种常见的老年性疾病，包括阿尔茨海默病、血管性痴呆、路易体痴呆、额颞叶痴呆等，其中以阿尔茨海默病和血管性痴呆最为常见。

一　饮食疗法

方1

【组　成】粳米200克，核桃30克，大枣10枚。

【适应证】老年性痴呆综合征。

【用　法】上药洗净，放入锅内加水，文火熬成粥食用，每日早、晚服。

【来　源】《自我按摩保健指南》

方2

【组　成】小米100克，枸杞子20克，猪瘦肉末30克。

【适应证】老年性痴呆综合征。

【用　法】上药洗净后放锅内加水共熬粥。服时加少许精盐调味。

【来　源】《自我按摩保健指南》

二　按摩

1. 转颈。取坐位，心静神怡，左右缓慢旋转颈部36次。转颈可加速头部血供应，改善血管舒缩功能。

2. 浴头。两手掌互相摩擦发热，然后两手掌按在额的左右两侧，从前发际向头顶，转向后发际，用力擦到枕后、颈项，继之从下颌向上按摩，过面颊轻轻擦至前额。返回前额算1次，共36次。浴头按摩头部诸阳经及督脉，使清阳上升。

3. 梳头。用十指指腹均匀地轻揉整个头发根部36次。梳头可按摩头部穴位，加速头部气血循行。

4. 点揉太阳、大钟、涌泉穴各1分钟。

5. 推颈。两手中指、无名指并拢按压于枕后，指尖相对沿后发际从耳后推向颈椎，又从颈椎擦至耳后，反复推擦60次。

6. 握拳。两手握拳后，从小指开始依次拉开，然后又依次握紧。

三　中成药

可对症选用还少丹、人参养荣丸、复方益智液、健忆口服液等。

四　验方精选

方

【组　成】茯苓、生龙骨（先煎）、生牡蛎（先煎）各20克，制附子片（先煎）、白芍各12克，丹参、白术各10克，肉桂（后下）3克。

【适应证】老年性痴呆综合征。

【用　法】常规煎服法。

【来　源】《奇效方》

五 西医治疗

（一）一般治疗

家属积极参与康复治疗对患者的病情稳定起着决定性的意义。鼓励患者积极进行康复治疗。

（二）药物治疗

根据病情，选用改善脑血流和糖代谢、改善认知功能的药物及神经保护性药物。①阿尔茨海默病可选用：吡拉西坦、他克林、磷脂酰胆碱、石杉碱甲、多奈哌齐；②血管性痴呆的药物选用：曲克卢丁、丹参注射液、川芎嗪、脑活素、海得琴、阿米三嗪萝巴新片、吡拉西坦、胞磷胆碱。

（三）最新治疗进展

①自由基清除剂：可选用甘露醇、维生素E、维生素C、银杏叶制剂；②脑代谢激活剂及增智药物：可选用艾地苯醌、长春西汀、爱维治、茴拉西坦、吡拉西坦；③与神经递质有关的药物：可选用他克林、石杉碱甲、M1受体激动剂、脑通、舒脑宁、活血素、神经肽；④钙通道阻滞剂：可选用尼莫地平、氟桂利嗪；⑤神经生长因子。

六 生活常识与注意事项

老年性疾呆综合征尚无有效治疗方法，但早期诊断，早期用药，能延缓本病的发展。

第二章 心血管系统疾病

第一节 心律失常

心律失常是指心脏冲动的频率、节律、起源部位、传导速度或激动次序等的异常。常见心律失常有窦性心动过速、窦性心动过缓、窦性心律不齐、窦性停搏、期前收缩、阵发性心动过速、心房颤动及房室传导阻滞等。本病与中医的“心悸”“怔忡”“昏厥”“虚劳”等病症的临床表现相类似。主要表现为心悸、胸闷气短、头晕、失眠、全身乏力。中医认为，除精神因素外，心律失常多由心血不足、心阳虚弱、肾阴亏损，或由水饮内停、瘀血、痰火所致。

一 饮食疗法

方1

【组　成】桑果酒适量。

【功　效】补益肝肾，养血安神。

【适应证】心律失常。症见胸闷心悸，脉结代。

【用　法】每次服30毫升，每日1~2次。

【来　源】《古今桑系列验方大全》

方2

【组　成】兔肉250克，龙眼肉20克、枸杞子、桑椹各15克。

【功　效】滋阴补血，养心安神。

【适应证】心律失常属阴亏血少者。症见面色无华，心悸健忘，失眠多梦，头晕眼花，口干便秘，脉结代。

【用　法】将兔肉洗净切块，焯去血水，连同洗净的龙眼肉、枸杞子、桑椹一起放入锅内，加水适量，武火煮沸后，改用文火煮2~3小时，调味即可。随量饮食。

【来　源】《古今桑系列验方大全》

二 单方对药

方1

【组　成】山楂适量。

【功　效】安神定志。

【适应证】心气不足、恍惚健忘。

【用　法】加水煎取汁，代茶饮。

【来　源】《特效偏方》

方2

【组　成】桑寄生注射液（每2毫升含生药4克）。

【功　效】滋补肝肾，祛风补血。

【适应证】心律失常。

【用　法】每次2~4毫升，肌内注射，每日2次；或每次18毫升，静脉滴注，每日1次。14天为1个疗程。

【来　源】《古今桑系列验方大全》

三　按摩、针灸

（一）按摩

1. 足反射区：推按心、胸、肾上腺、大脑、甲状腺反射区。

2. 指压手心法：手掌的正中心称为手心，又称“心包区”。按摩心包区，加上两手互相刺激。

3. 按摩“精心区”：它位于无名指和小指之间的指根部位。

4. 穴位按摩：神门、大陵、劳宫、少府、虎口、中泉，每穴1分钟。

（1）期前收缩：用拇指和食指按掐住另一手的神门穴（或内关穴），掐揉5分钟，然后交替掐揉另一手5分钟。

（2）阵发性心动过速：交替按摩眼球，即患者平卧闭目后用双手中指和无名指由内向外以适当的压力缓慢地压摩眼球3~5次，一次持续10~20秒（青光眼和高度近视者禁用此法）。

（3）房室传导阻滞：点按心俞、膈俞、至阳、灵台等穴位。

5. 胸部拍打法：左手掌拍右胸部，右手掌拍左胸部，交替进行，各拍120次，早、晚各操作1次。必须坚持1年以上，窦性心动过速可望治愈。

（二）针灸

耳针：主穴选取内分泌、心、交感、神门、枕。配穴选取皮质下、小肠、肾，心动过速加耳中，心房颤动加心脏点。用短毫针刺，留针20~30分钟。

四　中成药

可对症选用柏子养心丸、补心气口服液、天王补心丸、滋心阴口服液、稳心颗粒、人参归脾丸、芪参胶囊、安神温胆丸、牛黄清心丸、血府逐瘀丸、心灵丸、月见草胶丸、生脉饮、刺五加片、归脾丸、补中益气丸、参松养心胶囊、速效救心丸、脑心通胶囊、麝香保心丸等。

五　验方精选

方

【组　成】茯苓、丹参各12克，法半夏、陈皮、当归、赤芍、山楂、酸枣仁、木通、全瓜蒌、炙甘草各10克，远志6克。

【适应证】窦性心律失常。

【用　法】常规煎服法。

【来　源】《单方偏方精选》

六　西医治疗

1. 休息：注意休息。

2. 吸氧：必要时给氧。

3. 饮食：给予低盐、低脂、清淡、富含纤维素的食物，少量多餐，保持大便通畅。避免刺激性饮食（如咖啡、浓茶等）、吸烟、酗酒。

4. 心理护理：做好解释安慰工作，消除患者思想顾虑和悲观情绪。

5. 心电监护：病情严重者应进行心电监护，监测心率、心律变化，及早发现危险征兆。

6. 抢救措施：发生严重心律失常时，应立即采用以下措施。①嘱患者平卧，保持呼吸道通畅，给予高浓度、高流量氧气；②迅速建立静脉通道，便于抢救用药；③准备抢救仪器（如除颤器、心电图机、心电监护仪、临时心脏起搏器等）、各种抗心律失常药物和其他抢救药品，做好抢救准备；④动态监测心率、呼吸、血压、意识状态。

7. 药物治疗：可选用奎尼丁、利多卡因、普罗帕酮、普萘洛尔、胺碘酮、维拉帕米、腺苷等。

七　生活常识与注意事项

1. 避免各种诱因，如情绪紧张、过度劳累、急性感染、寒冷刺激，保持大便通畅，避免排便用力而加重心律失常。经常测量脉搏，监测脉率、节律。生活要有规律，要按时休息，运动要适量、适度、适时。

2. 在饮食上，要注意以低脂、易消化、富营养、无刺激性食物为主。少量多餐，避免过饱，忌刺激性食物，不喝浓茶与咖啡，忌烟酒。

3. 心脏急救时穴位：中冲、极泉、至阳穴，可缓解心动过速，缓解心脏病。取穴应连续用重刺激手法，特别是在预感发病时，迅速自我按压，至症状消失为止。

八　预防

及时治愈相关疾病，防止诱发心律失常的各种因素。学些与心脏相关的生活常识，多做些对心脏有益的运动、按摩。学会观察心律失常的变化，一旦异常，先做自救处理，再到医院治疗。调饮食，惜精神，加强运动。

第二节　期前收缩

期前收缩是窦房结以外的异位起搏点（心房、心室、房室结区）提前（过早）发生激动所致。

一 单方对药

方1

【组　成】苦参30克，白糖50克。

【适应证】心律失常，频发性期前收缩。

【用　法】苦参加水煎3次，合并煎液，浓缩至100毫升，加入白糖调匀，分3次服。每日1剂，连服2~4周。

【来　源】《千家妙方》

方2

【组　成】麦冬10克，人参3~5克（或党参15克）。

【适应证】室性期前收缩，各种心律失常。

【用　法】上药加水煎，饮汤吃人参。

【来　源】《千家妙方》

二 按摩

取穴：选取心俞、膈俞、至阳（或灵台或神道）、内关穴。采用点、揉、按等手法进行刺激，手法由轻到重，每日1次，每次15分钟。

三 中成药

可对症选用参麦注射液、复方丹参注射液、生脉注射液等。

四 验方精选

方1

【组　成】丹参30克，党参（或红参5克）、苦参、茯苓、麦冬各20克，酒常山15克，当归、桂枝、炙甘草、薤白各10克，五味子6克。

【适应证】期前收缩。

【用　法】常规煎服法。

【来　源】《病症治疗验方》

方2

【组　成】龙眼肉30克，黄芪15克，当归12克，麦冬、五味子、炙甘草各10克，西洋参6克（另煎），甘松5克。

【适应证】期前收缩属气阴两虚型。

【用　法】常规煎服法。

【来　源】《病症治疗验方》

五 西医治疗

1. 治疗主要是针对引起期前收缩的病因和诱因。无器质性心脏病的期前收缩，大多数不需要特殊治疗。症状明显者，可给予相应的抗心律失常药。

2. 西药：如房性期前收缩和房室交界区性期前收缩可选用维拉帕米、普罗帕酮、胺碘酮、普萘洛尔等，如室性期前收缩可选用美西律、胺碘酮等。潜在危险较大者首选利多卡因。

3. 还可选用以下药：莫雷西嗪、阿普林定、苯妥英钠、美西律、恩卡尼、劳卡尼、地高辛、盐酸小檗碱、硫酸镁、卡马西平、谷维素、丙戊酸钠、辅酶Q_{10}、脉安定（天门冬氨酸钾镁）等。

第三节　窦性心动过缓

窦性心律的频率低于每分钟60次者称为窦性心动过缓。

一　饮食疗法

方1

【组　成】百合20克，龙眼肉、莲子各15克。

【适应证】窦性心动过缓。

【用　法】上药加水50毫升，大火烧开，加入冰糖适量，小火煮20分钟。分1~2次服。

【来　源】《千家妙方》

方2

【组　成】当归、生姜各75克，羊瘦肉1 000克，八角、肉桂少许。

【功　效】补气，活血。

【适应证】窦性心动过缓。

【用　法】上药一同加水，文火焖至肉烂熟，去药渣，食肉饮汤，每次适量。

【来　源】《千家妙方》

二　按摩、针灸

（一）按摩

1. 穴位按摩：指压天枢、风门、胃俞、巨阙、涌泉。

2. 辅助按摩：①按摩上背部、颈部肌肉，使其松弛。找到触痛的部位（即穴位），将拇指放在穴位上按压，放松，直到局部紧张消失，与穴位相联的器官恢复正常。②将右手手指尖放在左锁骨后的凹陷处往下压，侧举左臂，不管压痛与否都重复5次，再将手指尖放在右锁骨凹陷处，侧举右臂5次。

（二）针灸

1. 取穴。主穴：百会、素髎、心俞、间使、通里、大陵。配穴：气虚痰阻加气海、关元、丰隆，阳虚挟痰加丰隆、膻中，阴虚内热加神门、大椎、太溪。方法：每次取主穴、配穴各2~3个，轻、中度刺激。留针15分钟，每日1次，10次为1疗程。

2. 耳针取穴：心、交感、皮质下、肾、神门、肾上腺。

方法：每次取4~5穴，强刺激，留针30分钟到2小时。每日1次，两耳交替针刺，或用耳环针埋藏。

（三）电针

取穴：百会、素髎、心俞、间使、通里、大陵。每次15~20分钟，每天1

次，5~10次为1疗程，疗程间隔5~7天。

三　中成药

可对症选用心宝丸、麝香保心丸、速效救心丸、日本救心丹、人参归脾丸、十全大补丸、人参养荣丸、参脉口服液、参附注射液等。

四　验方精选

方①

【组　成】黄芪30克，当归25克，人参、炙甘草各10克。

【适应证】窦性心动过缓。

【用　法】常规煎服法。连服14天为1疗程。

【来　源】《心律失常中医诊治》

方②

【组　成】丹参、黄芪各30克，熟附子（先煎）15~30克，党参、当归各20克，川芎、干姜、甘草、炙麻黄各15克，细辛10克。

【适应证】窦性心动过缓。

【用　法】常规煎服法，分3次口服。2周为1疗程。

【来　源】《心律失常中医诊治》

五　西医治疗

1. 阿托品，每次0.3毫克口服，每日3次。

2. 氨茶碱控释剂（舒氟美），每次0.1~0.2克口服，每日2次。

3. 麻黄碱，每次12.5~25毫克口服，每日3次。

4. 异丙肾上腺素，每次5毫克含服，每4小时1次。

心率低于50次/分，并有心绞痛甚至晕厥、抽搐时，可用药物治疗，同时应针对病因进行治疗，必要时可安装人工心脏起搏器。

第四节　窦性心动过速

冲动起源于窦房结的心律称为窦性心律，成人的窦性心律速率超过每分钟100次时称为窦性心动过速，但心率常在每分钟200次以下。

心电图显示为窦性心律，即P波在I导联、Ⅱ导联、aVR导联倒置；PR间期0.12~0.20s；频率大于100次/分。

一　单方对药

方

【组　成】丹参30克，琥珀1克。

【功　效】活血通脉。

【适应证】窦性心动过速。

【用　法】上药共研细末备用。每

次服4~5克，开水冲服，每日2次。

【来　源】《千家妙方》

二　按摩、针灸

（一）按摩

1. 心虚胆怯型：点按心俞、胆俞、风府、内关、劳宫、神门。

2. 心血不足型：点按心俞、脾俞、内关、神门、关元、气海。

3. 阴虚火旺型：点按心俞、内关、劳宫、关元、气海。

4. 心阳不振型：点按心俞、内关、命门、肾俞。

5. 水饮凌心型：点按脾俞、三焦俞、神门、内关、关元。

6. 心血瘀阻型：点按心俞、内关、膻中。

（二）针灸

1. 取十二正经穴：心俞、膻中、巨阙、内关、间使、神门、三阴交。

2. 取经外奇穴：下都、鱼腰、迷走。

（三）电针

选内关、公孙或郄门、三阴交。

（四）耳针

取穴：心区、小肠区、神门、皮质下、交感、肾等穴。每次选2~3穴，短毫针行捻转法，中等刺激，留针15~60分钟。

三　中成药

可对症选用生脉饮、天王补心丸、参脉口服液、速效救心丸、麝香保心丸、参麦注射液、生脉注射液、复方丹参注射液等。

四　验方精选

方1

【组　成】太子参30克，川芎、牡丹皮、赤芍、麦冬各15克，五味子10克。

【适应证】窦性心动过速。

【用　法】常规煎服法。

【来　源】《心律失常中医诊治》

方2

【组　成】磁石60克（先煎），玉竹、苦参、生黄芪各30克，丹参12克，炙甘草2克。

【功　效】益气养阴，安神宁心。

【适应证】窦性心动过速。

【用　法】常规煎服法。

【来　源】《千家妙方》

五　西医治疗

（一）刺激迷走神经

适用于血压与心功能良好者，是治疗室上性心动过速的首选方法。可采用以下方法：做瓦尔萨尔瓦动作（深吸气后屏气，然后用力呼气），压迫眼球（平卧位，闭眼并眼球向下，用拇指先压迫右侧眼球，自上向下、向后压迫，每次5~10秒，如无效再压迫左侧，切忌双侧同时按压；青光眼及高度近视者禁用），刺激咽壁引起恶心、呕吐反射，按摩颈动脉窦，等等。

（二）药物治疗

1. 可用阿替洛尔、美托洛尔。心室率达140~160次/分者可用美托洛尔5毫克静脉注射，心衰者应用毛花苷C静脉注射。

2. 还可选用腺苷、维拉帕米、洋地黄制剂、普罗帕酮、胺碘酮、普鲁卡因胺、升压药等。

（三）电刺激疗法

各种药物治疗无效者，可行：同步直流电复律，经食管或心房超速调搏；射频消融术；房室交界区的电烧灼疗法。

第五节　房室传导阻滞

房室传导阻滞又称房室阻滞，是指房室交界区脱离了生理不应期后，心房冲动传导延迟或不能传导至心室。按阻滞的程度可分为三度。

一　饮食疗法

方

【组　成】羊瘦肉1 000克，当归、生姜各75克，八角、肉桂少许。

【适应证】房室传导阻滞。

【用　法】上药加水，文火焖至肉烂熟，去药渣，食肉饮汤，每次适量。

【来　源】《千家妙方》

二　单方对药

方

【组　成】龙眼肉30克，人参5克。

【功　效】益心气，养心血。

【适应证】房室传导阻滞属气血亏虚型。

【用　法】上药加水煎服。每日服2次，每天1剂。

【来　源】《千家妙方》

三　中成药

可对症选用心宝丸、麝香补心丸、参杞阿胶丸、参附注射液、丹参注射液等。

四　验方精选

方1

【组　成】丹参50克，降香30克，木香10克，红花5克，檀香3克。

【功　效】理气活血。

【适应证】右束支完全性传导阻滞。

【用　法】常规煎服法。

【来　源】《千家妙方》

方2

【组　成】党参、黄芪、炒白术、当归、茯苓、茯神各10克，远志、薤白、桂枝、炙甘草各6克。

【功　效】益心脾气血。

【适应证】房室传导阻滞属阳气亏虚型。

【用　法】常规煎服法。

【来　源】《千家妙方》

五　西医治疗

1. 可选用阿托品、异丙肾上腺素。

2. Ⅱ度二型和Ⅲ度房室传导阻滞患者，伴有与心率缓慢相关的症状如头昏、乏力、黑蒙和晕厥等，应立即安装人工心脏起搏器。

第六节　病态窦房结综合征

由于窦房结起搏功能和传导功能障碍而引起的心律失常与临床病症称病态窦房结综合征。可由多种病因引起，但多继发于冠心病、心肌病及心肌炎。

一　饮食疗法

方

【组　成】羊瘦肉1000克，当归、生姜各75克，八角、肉桂少许。

【功　效】补气，活血。

【适应证】病态窦房结综合征。

【用　法】上药混合后加水煎，文火焖至肉烂熟，去药渣，食肉饮汤，每次适量。

【来　源】《千家妙方》

二　针灸

可选针灸、耳针、手针、温和灸、电针等。

三　中成药

可对症选用参杞阿胶丸、护心丹、心宝丸、生脉饮、参附注射液等。

四　验方精选

方1

【组　成】生地黄25克，红参15克，熟附子（先煎）、桂枝、沉香、淫羊藿各10克。

【适应证】病态窦房结综合征。

【用　法】常规煎服法，分3次口服。连服2周为1疗程。

【来　源】《心律失常中医诊治》

方2

【组　成】黄精50克，黄芪、麦

冬、五味子、淫羊藿各20克，人参（另炖）、熟附子（先煎）、鹿胶（烊化）、麻黄、升麻、甘草各9克。

【功　效】温补心阳，益气养心。

【适应证】病态窦房结综合征。

【用　法】常规煎服法。

【来　源】《千家妙方》

五　西医治疗

1. 病因治疗。

2. 心律失常的处理：参考心律失常的治疗原则和方法，还可应用糖皮质激素等。

3. 人工心脏起搏器：药物治疗无效者。

第七节　心房颤动

心房颤动简称“房颤”，是一种很常见的心律失常，仅次于期前收缩而居第二位。房颤是心肌丧失了正常有规律的舒缩活动，而代之以快速而不协调的紊乱微弱的蠕动，致使心房失去了正常的有效收缩。慢性心房颤动临床上可分为阵发性房颤、持续性房颤和永久性房颤三种类型。

一　中成药

可对症选用天王补心丸、归脾丸、十全大补丸、人参养荣丸、生脉饮口服液、参附注射液、复方丹参注射液、参麦注射液等。

二　验方精选

方1

【组　成】熟地黄30克，鹿角胶9克，白芥子6克，肉桂粉、生甘草各3克，麻黄、姜炭各2克。

【功　效】温阳补血，散寒通滞。

【适应证】心房颤动。

【用　法】常规煎服法。

【来　源】《心律失常中医诊治》

方2

【组　成】柴胡、黄芩、制半夏、桂枝、党参、白芍、当归、琥珀、炙甘草、生姜、大枣。

【适应证】心房颤动。

【用　法】常规煎服法。

【来　源】《心律失常中医诊治》

三　西医治疗

1. 控制心室率：选用毛花苷C静脉注射，心室率控制在100次/分以下后改用地高辛维持；或用美托洛尔控制心室率。阵发性房颤用上述方法不能复律者，可改为维拉帕米、普罗帕酮。用洋地黄不能使心室率减慢者，可加服美托洛尔，但应注意心电图变化，如出现房室传导阻滞，应及时减量乃至停药。

2. 持续性房颤的复律：当上述方法使心室率稳定于70~80次/分时，停用洋地黄，用胺碘酮或普罗帕酮静脉药物复律或同步直流电复律（伴有血流动力学障碍时），或选用索他洛尔（施泰可）。

第八节　急性心力衰竭

急性心力衰竭是指心脏在短时间内发生心肌收缩力明显减弱，或心室负荷加重而导致急性心排血量减低，导致组织器官灌注不足和急性瘀血的综合征，其中以急性左心衰竭最为常见。表现为：病人突然出现严重呼吸困难，每分钟呼吸可达30~40次。端坐呼吸，频频咳嗽，常咳出泡沫痰，伴烦躁不安、面色灰白、口唇青紫、大汗淋漓。严重时可咳出大量粉红色泡沫痰。发作时心率和脉搏增快，血压在起始时可升高，以后可降至正常或低于正常。两肺可布满湿啰音及哮鸣音。心尖部可听到奔马律，但常被肺部啰音掩盖。

一　饮食疗法

方

【组　成】酸枣仁12克，龙眼肉9克，炙远志6克，茯神4.5克，大枣5枚，橘饼1个。

【功　效】益气健脾，养心宁志。

【适应证】急性心力衰竭，心悸（心跳症）。

【用　法】上药加水煎，代茶频饮。每天1剂。

【来　源】《千家妙方》

二　单方对药

方1

【组　成】人参9克，熟附子6克。

【功　效】益气回阳救逆。

【适应证】充血性心力衰竭。症见氧气暴脱，脉微欲绝。

【用　法】上药加水煎，分3次服，每天1剂。

【来　源】《千家妙方》

方2

【组　成】人参或高丽参10~15克。

【适应证】充血性心力衰竭气虚者。

【用　法】急水煎炖服。

【来　源】《现代中医急诊内科学》

三 按摩

按压中冲、极泉、至阳穴。

四 中成药

可对症选用速效救心丸、麝香保心丸、日本救心丹、生脉饮、黄夹苷注射液、羊角拗注射液、丽参注射液、参麦注射液、生脉注射液、参附注射液、四逆注射液、复方丹参注射液等。

五 验方精选

方1

【组　成】人参、桂枝、麦冬、泽泻、生甘草。

【功　效】补心阴，养肺，活血通络。

【适应证】急性心肌梗死，合并左心衰竭属心肺阴虚、气阴两伤者。

【用　法】常规煎服法。

【来　源】《现代中医急诊内科学》

方2

【组　成】葶苈子、桑白皮各20克，红参（另煎）、麦冬各15克，前胡、枳实各10克。

【适应证】左心衰竭属肺郁血者。

【用　法】常规煎服法。

【来　源】《古今桑系列验方大全》

六 西医治疗

治疗原则：祛除诱因和治疗病因，减轻心脏负荷，增强心肌收缩力，解除支气管痉挛。

1. 吸氧：给予高流量（6~8升/分）并经30%~50%乙醇湿化的氧气。

2. 体位：立即协助病人取坐位，双腿下垂。

3. 药物治疗：可选用毛花苷C、毒毛花苷K、呋塞米、硝酸甘油、吗啡、氨茶碱，还可选用派替啶、多巴胺、氢化可的松等。

七 生活常识与注意事项

本病是急危症之一，应迅速、积极地采取有效措施抢救。一旦发病，应让病人取坐位或半卧位，两腿下垂，以减少静脉回心血流量。必要时可轮流结扎四肢，以进一步减少静脉回流。立即给予吸氧（高流量吸氧，每分钟6~8升）。有条件者立即到医院救治。

八 预防

防止诱发本病的各种因素，防感冒、感染、各种心脏病、高血压病。

第九节　充血性心力衰竭

充血性心力衰竭是指心脏病发展到一定的严重程度，心肌收缩力减弱，心排血量减少，因而不能满足机体组织细胞代谢的需要，同时静脉回流受阻，静脉系统瘀血，从而出现一系列的症状和体征。

一　饮食疗法

方1

【组　成】龙眼肉、炒酸枣仁（包）、芡实各12克。

【功　效】益气敛阴。

【适应证】充血性心力衰竭属气阴两虚型。

【用　法】上药加水煎熟，去酸枣仁包，每晚睡前食用。

【来　源】《小偏方大功效》

方2

【组　成】桂心5克（研为细末），粳米100克。

【功　效】温阳利水。

【适应证】充血性心力衰竭属阳虚水泛型。

【用　法】将粳米加水煮粥，粥将熟时加入桂心，再煮至粥熟即成。分2次服，每天1剂。

【来　源】《小偏方大功效》

二　单方对药

方1

【组　成】葶苈子。

【功　效】下气行水。

【适应证】慢性心力衰竭。

【用　法】每日6~10克，加水煎服。

【来　源】《现代中医急诊内科学》

方2

【组　成】艾叶10克，苹果1个，红糖30克。

【功　效】化瘀行水。

【适应证】心力衰竭属血瘀水阻型。

【用　法】艾叶水煎取汁，加入苹果、红糖。吃苹果喝汤。每天1~2剂。

【来　源】《小偏方大功效》

三　按摩、针灸

1. 足部反射区按摩。

2. 针灸选穴：主穴取内关、间使、心俞、神门、足三里等。气促配膻中、肺俞，腹胀配足三里、中脘，尿少配肾俞、三阴交，心烦失眠配内关穴。用平补平泻手法，一般不留针。

四 中成药

可对症选用苓桂术甘丸、乌梅丸、芪苈强心丸、参苓白术丸、麝香保心丸、日本救心丹、速效救心丸等。

五 验方精选

方1

【组　成】泽泻、车前子各30克，茯苓、潞党参各15~30克，白术、麦冬各12克，猪苓、五味子各10克，葶苈子5~10克。

【功　效】益气强心，利水消肿。

【适应证】慢性充血性心力衰竭。

【用　法】常规煎服法。

【来　源】《千家妙方》

方2

【组　成】人参、制附子片、熟地黄、炙甘草、玉竹各6克，干姜5克，五味子3克。

【适应证】心力衰竭，四肢厥冷者。

【用　法】常规煎服法。

【来　源】《小偏方大功效》

六 西医治疗

（一）减轻心脏的负荷

1. 休息，限制各种体力活动，减轻心脏负担。

2. 给予低盐、低热量、高蛋白、高维生素的清淡、易消化饮食。

3. 吸氧。必要时吸氧，流量为2~4升/分。

4. 利尿剂的应用。选用：氢氯噻嗪、呋塞米、螺内酯、依他尼酸。

5. 扩血管药物的应用。常用的扩血管药物有硝酸异山梨酯、硝酸甘油、肼屈嗪、酚苄明、卡托普利、硝苯地平、尼群地平、酚妥拉明（苄胺唑啉）、硝普钠等。

（二）增强心肌收缩力

1. 洋地黄类药物：如毛花苷C（西地兰）、地高辛。

2. 多巴胺、多巴酚丁胺，氨力农、米力农，美托洛尔、比索洛尔。

第十节　冠心病

冠心病是冠状动脉性心脏病的简称，是因冠状动脉血液供应不足或冠状动脉粥样硬化产生管腔狭窄或闭塞，导致心肌缺氧而引起的一种心血管疾病。表现为胸腔压榨性的疼痛，并可迁延至颈、颌、手臂、后背及胃部，或有眩晕、气促、出汗、恶心及昏厥。

一 饮食疗法

方1

【组　成】芹菜根5根，大枣10枚。

【功　效】降压去脂。

【适应证】冠心病调养。

【用　法】上药加水煎取汤，食枣饮汤。每日1次。

【来　源】《传世奇效偏方》

方2

【组　成】玉米粉50克，蜂蜜1大匙。

【功　效】滋阴泄热，平肝降压。

【适应证】冠心病调养。

【用　法】玉米粉用冷水调和，煮成糊后加入蜂蜜调匀服，每日2次。

【来　源】《传世奇效偏方》

二 单方对药

方1

【组　成】银杏叶30克。

【功　效】降压。

【适应证】冠心病。

【用　法】加水煎，代茶饮。

【来　源】《特效偏方》

方2

【组　成】老葱头7个。

【适应证】冠心病，心痛危急者。

【用　法】老葱头捣汁灌之，以香油饮下。

【来　源】《民间偏方奇效方》

三 外治法

方1

【组　成】降香、三七、胡椒、檀香各1份，冰片1/4份。

【适应证】冠心病，心脉瘀阻型。症见心胸刺痛、短气、舌瘀紫、脉弦或涩。

【用　法】将上药研末，密封备用。临用时取药末2克，调酒成药饼，分成5小块，贴于膻中、内关（双）、心俞（双）5个穴位，2天换药1次。5次为1个疗程。

【来　源】《民间偏方奇效方》

方2

【组　成】川芎4.8克，乌头、细辛、熟附子、羌活、花椒、桂心各15克。

【适应证】冠心病，心脉瘀阻型。症见心胸刺痛、短气、舌紫、脉弦或涩。

【用　法】上药研细末，用纱布裹，微火烤，热熨背上，胸痛止则停止。

【来　源】《民间偏方奇效方》

四 中成药

可对症选用芪苈强心胶囊、麝香保心丸、通心络胶囊、速效救心丸、冠心苏合香丸、心灵丸、生脉饮、益心复脉冲剂、心宝丸、建参片、血府逐瘀丸、参松养心胶囊、柏子养心丸、复方丹参滴丸、脑心通胶囊、麝香保心丸等。

五 验方精选

方1

【组　成】丹参30克，红花15克，川芎、赤芍、降香各10克。

【功　效】活血化瘀，通经止痛。

【适应证】冠心病。

【用　法】常规煎服法。

【来　源】《传世奇效偏方》

方2

【组　成】干姜15克，桂心、人参、当归、吴茱萸、甘草、赤芍、大黄各100克，茯苓、枳实各50克。

【功　效】助阳散寒，活血止痛。

【适应证】冠心病属寒凝血瘀者。症见胸中满闷疼痛，胁下有冷气上冲心，腹胀，大便不畅，脉弦紧，等等。

【用　法】常规煎服法。

【来　源】《传世奇效偏方》

六 西医治疗

1. 发作时治疗：应停止活动，就地休息；应用作用较快的硝酸酯制剂，这类药物可以扩张冠状动脉和外周血管。常用药物有硝酸甘油片、硝酸异山梨酯。

2. 缓解期治疗：包括控制危险因素、去除病因，应用防止心绞痛发作的药物。常用药物有硝酸异山梨酯、长效硝酸甘油制剂、美托洛尔、阿替洛尔、维拉帕米、地尔硫卓、阿司匹林、他汀类。

3. 其他疗法：经皮腔内冠状动脉成形术（PTCA）或支架置入术；冠状动脉旁路移植术（CABG），即冠状动脉搭桥术，适用于经内科治疗效果不佳、无法行PTCA和介入治疗或治疗失败者。到医院专科治疗。

第十一节　心绞痛

心绞痛是冠状动脉供血不足，心肌急剧的、暂时的缺血与缺氧，无氧代谢产物刺激心脏末梢神经纤维，经胸椎交感神经传入大脑皮层，进而引起以胸痛为主的临床综合征。其特点为胸骨后压榨感、紧缩感、烧灼感或窒息感，可伴有其他症状。本病属中医“胸痹”“心痛”范畴。病位在心，与脾、肝、肾三脏有关。

一 饮食疗法

方1

【组　成】鲜鱼腥草根茎1段（长60厘米）。

【适应证】冠心病心绞痛。

【用　法】鲜鱼腥草根茎洗净，放入口中生嚼，每天3次。若持续久服，疗效更佳。

【来　源】《小偏方大功效》

方2

【组　成】桃枝适量，酒500毫升。

【功　效】活血通络。

【适应证】心绞痛。

【用　法】桃枝切成小段，加入酒煎汁。每日1小杯。

【来　源】《传世奇效偏方》

二 单方对药

方1

【组　成】蝉蜕5~10克。

【功　效】解热镇惊。

【适应证】心绞痛。

【用　法】蝉蜕加水煎取汤，代茶饮。每日1次。

【来　源】《传世奇效偏方》

方2

【组　成】三七适量。

【功　效】散瘀止血，消肿定痛。

【适应证】心绞痛。

【用　法】研极细末。每次3克，开水送服，早、晚各1次。

【来　源】《传世奇效偏方》

三 按摩、针灸

（一）按摩

1. 足部反射区按摩。

2. 穴位按摩：按压神门、内关、膻中。

3. 对左手大鱼际进行强刺激，即用四手指尖对左手第一掌骨骨缝处加力回扣9下，按时患者手与心脏同高。

（二）针灸

选穴：内关、合谷或膻中、内关透外关、心俞、厥阴俞等。耳针：选心、内分泌、交感、神门、皮质下、小肠等。

四 外治法

方1

【组　成】桃仁30克，蜂蜜适量。

【适应证】心绞痛。

【用　法】将桃仁捣碎，加蜂蜜调成糊状，摊敷心前区对应皮肤上，每日更换1次。

【来　源】《千家妙方》

方2

【组　成】雄黄、辛夷、猪牙皂各

1.5克，冰片1克，麝香0.3克，洋金花半朵。

【功　效】清热解毒，通窍止痛。

【适应证】心绞痛。

【用　法】上药共研极细末，贮瓶备用，勿泄气。每次取本散少许吹入鼻孔内，每3小时吹1次，心痛即止。

【来　源】《千家妙方》

五　中成药

可对症选用速效救心丸、麝香保心丸、救心丹、复方丹参滴丸、生脉饮、五灵止痛胶囊、心灵丸、活心丸、寒心舒气雾剂、热心舒气雾剂等。

六　验方精选

方1

【组　成】黄芪、淫羊藿、丹参、瓜蒌皮、巴戟天各15克，麦冬、生地黄、红花各10克。

【功　效】温阳化瘀止痛。

【适应证】预防冠心病心绞痛。

【用　法】常规煎服法。

【来　源】《传世奇效偏方》

方2

【组　成】赤芍100克，三七40克，细辛20克。

【功　效】活血止痛。

【适应证】心绞痛。

【用　法】上药共研细末备用。每次6克，开水冲服，每日服3次。

【来　源】《千家妙方》

七　西医治疗

1. 发作时治疗：应停止活动，就地休息；应用作用较快的硝酸酯制剂。选用硝酸甘油片、硝酸异山梨酯（消心痛）。

2. 缓解期治疗：包括控制危险因素、去除病因，应用防止心绞痛发作的药物。

第十二节　心肌梗死

心肌梗死是指在冠状动脉病变的基础上，发生冠状动脉血供急剧减少或中断，使相应心肌严重、持久缺血而发生坏死。主要表现为持续的胸骨后剧烈疼痛、发热、心电图进行性改变和血清心肌酶增高，甚至发生心律失常、心力衰竭或心源性休克。心肌梗死属冠心病的严重类型，应积极抢救。

一　针灸

选穴：内关透外关（双）、膻中、心俞、厥阴俞（双）。用平补平泻法。

耳针：取心、小肠、皮质下，止痛有效；面色苍白、四肢厥冷、汗大出、血压偏低者，加灸百会、足三里。

二 验方精选

方1

【组　成】香附15克，藏红花、当归各9克，柴胡6克。

【适应证】心肌梗死。

【用　法】常规煎服法。

【来　源】《千家妙方》

方2

【组　成】生蒲黄、丹参、瓜蒌各15克，五灵脂、半夏、桂枝、桃仁、红花各9克，琥珀、三七各3克。

【适应证】心肌梗死。

【用　法】常规煎服法。

【来　源】《千家妙方》

三 西医治疗

需紧急入院专科治疗。

1. 一般处理：绝对卧床休息3~7天，保持环境安静，减少探视，减少各种不良刺激；间歇或持续给氧2~3天；加强心电监护，急性期持续进行血压、呼吸监测3~5天；迅速建立静脉通道；无禁忌证者可服阿司匹林。

2. 缓解疼痛：可选用哌替啶、可待因、罂粟碱。

3. 溶栓治疗：所有在症状发作后12小时内、ST段抬高的心肌梗死病人和无禁忌证者都可考虑进行溶栓治疗。常用尿激酶（UK）、链激酶（SK）、重组组织型纤维蛋白溶酶原激活剂（rt-PA）。

4. 介入治疗：主要是经皮腔内冠状动脉成形术（PTCA）及冠状动脉内支架植入术。到医院专科治疗。

5. 消除心律失常治疗：心律失常应该及时消除，防止演变为严重的心律失常甚至死亡。室性心律失常应立即给予利多卡因静脉注射；发生心室颤动时，尽快采用非同步直流电除颤；室性心动过速可采用同步直流电除颤；室上性快速心律失常药物治疗不能控制时，可以考虑同步直流电复律；缓慢性心律失常可用阿托品等。

6. 控制休克：补充血容量，应用升压药物及血管扩张剂，纠正酸中毒，避免脑缺血。

7. 治疗心力衰竭。

8. 其他治疗：可用β-受体阻滞剂和钙通道阻滞剂、血管紧张素转换酶抑制剂、抗凝药物如肝素等治疗。

第十三节 病毒性心肌炎

病毒性心肌炎是由多种病毒导致的心肌局限性或弥漫性的急性或慢性炎症，属于感染性心肌疾病。主要表现为心前区不适、隐痛、心慌、气急、胸闷、汗出、神疲易倦、周身肌肉酸痛及心律不齐等。中医认为本病与心血亏损、气虚血瘀、邪热扰心有关。

一 饮食疗法

方1

【组　成】粳米50克，连皮冬瓜100~150克。

【功　效】利水消肿。

【适应证】阴虚水泛型病毒性心肌炎。

【用　法】粳米加水煮至八成熟时，加入洗净切块的连皮冬瓜，再煮至粥熟即成。每天1剂。

【来　源】《小偏方大功效》

方2

【组　成】黄芪60克，百合200克，白糖适量。

【功　效】益气敛阴。

【适应证】气阴两虚型病毒性心肌炎。

【用　法】黄芪加水煎1小时，去渣留汁，加入百合煮熟，调入白糖服食。每天1剂。

【来　源】《小偏方大功效》

二 单方对药

方

【组　成】赤小豆50克，丹参20克。

【适应证】病毒性心肌炎。

【用　法】上药加水煎服，每天1剂。

【来　源】《千家妙方》

三 中成药

可对症选用导赤散、甘露消毒丹、脑乐静（甘麦大枣汤）、黄芪口服液、生脉饮、人参归脾丸、稳心颗粒等。

四 验方精选

方1

【组　成】太子参20克，黄芪15克，丹参、金银花、连翘、生地黄各12克，麦冬、五味子各10克。

【适应证】病毒性心肌炎。

【用　法】常规煎服法。

【来　源】《病症治疗验方》

方2

【组　成】丹参、青龙齿（先煎）各15克，党参12克，麦冬9克，五味子6克，琥珀粉1.5克。

【适应证】心肌炎后遗症气阴两虚症。

【用　法】常规煎服法。

【来　源】《千家妙方》

五　西医治疗

1. 病因治疗。

2. 针对心力衰竭、心律失常进行治疗，改善心肌代谢，保护心肌。

第十四节　风湿性心脏病

风湿性心脏病是由风湿性炎症过程而致心脏瓣膜损害，使瓣膜狭窄或关闭不全，影响血液的正常输送，使有关心室和心房扩大，最后超过心脏代偿能力，从而导致心律失常和心力衰竭。症见心悸、气促、呼吸困难、口唇发绀、咯血、胸痛、头晕、水肿、咳嗽、压迫等，严重者出现心力衰竭和房颤。属中医“怔忡”“喘病”等范畴。

一　饮食疗法

方1

【组　成】大枣树皮30克，红糖15克。

【功　效】祛痰镇咳，活血止血。

【适应证】风湿性心脏病之咳血等。

【用　法】大枣树皮洗净，水煎取汁，调入红糖饮服。每日1~2剂。

【来　源】《特效偏方》

方2

【组　成】黄毛猪心1个，芭蕉花1朵，地胡椒10克。

【适应证】风湿性心脏病。

【用　法】上药加水共炖熟，食猪心饮汤，分3次服，每日1剂。

【来　源】《偏方秘方验方》

二　单方对药

方1

【组　成】鸡冠花10克，丁香3克。

【适应证】风湿性心脏病。

【用　法】加水煎服。

【来　源】《小偏方大功效》

方2

【组　成】鲜万年青叶18克。

【功　效】清热解毒，强心止痛。

【适应证】风湿性心脏病。

【用　法】加水煎服，每日服3次。

【来　源】《千家妙方》

三 中成药

可对症选用速效救心丸、麝香保心丸、丹蒌片、生脉注射液、参麦注射液、参附注射液等。

四 验方精选

方1

【组 成】炙附子（先煎）、桂枝各75克，白术、茯苓、生黄芪、五加皮各25克，白芍、生姜各15克，五味子各10克，细辛5克。

【适应证】对风湿性心脏病有较好的疗效。

【用 法】常规煎服法。

【来 源】《传世奇效偏方》

方2

【组 成】鸭跖草30~60克，玉竹、生地黄各12克，甘草6克。

【适应证】可改善风湿性心脏病引起的心悸、气喘等症状。

【用 法】常规煎服法。

【来 源】《特效偏方》

五 西医治疗

1. 药物治疗：有风湿活动的患者应长期使用抗生素治疗，甚至终身应用苄星青霉素。

2. 手术治疗：为根本解决瓣膜病的手段，主要有人工瓣膜置换术，还有瓣膜闭式扩张分离术、直视下瓣膜成形术，需要到医院专科治疗。

3. 介入治疗：主要针对单纯二尖瓣狭窄、主动脉瓣狭窄，可行经皮球囊瓣膜成形术，需要到医院专科治疗。

第十五节 慢性肺源性心脏病

慢性肺源性心脏病（简称肺心病）是指慢性肺胸疾病或肺血管慢性病变逐渐引起肺动脉高压，进而造成右心室肥大，最后发生心力衰竭的一类心脏病。临床表现有：慢性咳嗽、咳痰、气喘和呼吸困难、发绀，有明显肺气肿体征。本病多属中医学的“喘病”“怔忡”“痰饮证”范畴。

一 饮食疗法

方1

【组 成】冬虫夏草液。

【功 效】改善营养状况，增强抵抗力。

【适应证】慢性肺源性心脏病。

【用　法】每次10毫升，每日2次，2周为1个疗程。

【来　源】《传世奇效偏方》

方2

【组　成】梨1个，杏仁10克。

【适应证】慢性肺源性心脏病。

【用　法】将梨切盖挖洞去核，将杏仁捣烂塞入洞内，以原盖封口，入水炖熟。每日1次，晚上服用。

【来　源】《传世奇效偏方》

二　单方对药

方1

【组　成】金银花10克，西红花2克。

【功　效】清热解毒，活血通脉。

【适应证】慢性肺源性心脏病。

【用　法】上药加水煎，分2次服或用开水冲泡代茶饮用。每天1剂。

【来　源】《千家妙方》

方2

【组　成】老茶树根30克，黄酒适量。

【适应证】慢性肺源性心脏病。

【用　法】老茶树根加水煎，去渣后加入黄酒调匀。每日2次服。连用1~2个月。

【来　源】《千家妙方》

三　按摩、针灸

1. 足部反射区按摩。

2. 刺络放血，取穴大椎、肺俞（双）、孔最（双）、丰隆（双），三棱针点刺穴位，深1~2分，迅速退出，然后拔罐10分钟，每日1次。

四　中成药

可对症选用附子理中丸、三子养亲丸、金水宝胶囊、刺五加片、麦味地黄丸、桂枝茯苓丸、正北芪蜂王浆、复方丹参注射液、川芎嗪注射液、参附注射液、生脉注射液等。

五　验方精选

方1

【组　成】生地黄15~30克，桃仁15~20克，赤芍12克，川芎、柴胡、牛膝、枳壳、当归、红花各10克，桔梗、炙甘草各6克。

【功　效】活血化瘀，宣降气机。

【适应证】慢性肺源性心脏病。

【用　法】常规煎服法。

【来　源】《祖传方》

方2

【组　成】黄芪60克，淫羊霍40克，葶苈子、水蛭各30克，甘草20克，大黄18克，川芎、当归各12克。

【功　效】补气泻肺平喘，利水

消肿。

【适应证】慢性肺源性心脏病。

【用　法】常规煎服法。

【来　源】《祖传方》

六 西药治疗

1. 抗生素：有效地控制感染是重要的治疗措施。选用头孢羟氨苄胶囊、氨苄西大、头孢曲松钠等。

2. 呼吸兴奋剂：可酌情应用呼吸兴奋剂。

3. 利尿剂：肺心病心衰者，可酌情应用利尿剂，如双氢克尿噻、氨苯蝶啶、螺内酯、呋塞米。

4. 血管扩张剂：如心衰控制不理想可应用血管扩张剂。可选异山梨酯、硝苯地平、卡托普利、酚妥拉明、硝普钠等。

5. 祛痰剂：氯化钾、碘化钾、溴己新。

6. 解痉平喘剂：氨茶碱、喘定、克仑特罗、沙丁胺醇。

7. 激素：可选用地塞米松。

8. 其他可选：肝素、25%硫酸镁、山莨菪碱。

七 生活常识与注意事项

保持呼吸道通畅，清除诱发因素，控制呼吸道感染，及时治疗本病。

第十六节　高血压病

凡收缩压等于或高于140毫米汞柱，舒张压等于或高于90毫米汞柱，具有二之一即可诊断为高血压。可分为原发性和继发性两大类，前者称为原发性高血压，亦称高血压病；后者称为继发性高血压，亦称为症状性高血压。高血压病是指病因尚未明确，以动脉血压升高为主要临床表现的一种独立疾病，能引起动脉、脑和心、肾脏等器官的损害。

一 饮食疗法

方1

【组　成】荸荠100克，海蜇皮50克。

【适应证】高血压病。

【用　法】上药共煮汤食用，每日2次。可常服。

【来　源】《民间偏方奇效方》

方2

【组　成】洋葱5片，荸荠5个，大

蒜5个，芹菜100克，番茄1个，水4碗。

【适应证】高血压病。

【用　法】上药文火煎取1碗，睡前服。

【来　源】《民间偏方奇效方》

二 单方对药

方1

【组　成】桑树根100克。

【功　效】清热定惊，祛风通络。

【适应证】高血压病。

【用　法】桑树根加水8碗，煎取1碗饮服。每日2次。

【来　源】《传世奇效偏方》

方2

【组　成】鲜桑白皮30克。

【功　效】利水消肿。

【适应证】高血压。

【用　法】加水煎煮取汁，分2次饮服，每日1剂。

【来　源】《传世奇效偏方》

三 按摩、针灸

（一）按摩

1. 拇指放在大脚趾根部，与趾根关节线做十字交叉，掐揉36下。

2. 在大脚趾趾肚由上往下捋，每天36~100次。

3. 手上擦点油，从两眉之间到鼻子尖处点按。

4. 用拇指和中指顺着一个方向轻抚另外一只手中指的两个侧面，从指尖到指根轻抚81下（高血压头晕）。

5. 推肋部降血压。

6. 耳部按摩：①双手掌心摩擦发热后，同时按摩耳郭腹背面，先将耳郭向后按摩腹面，再将耳郭向前按摩背面，来回反复按摩10次。然后双手轻握拳，先以劳宫穴对准耳郭腹部按摩，再以劳宫穴对准耳背按摩，正反各20~26次。以耳郭皮肤充血、发热为目的。②按摩耳背降压沟。③提掐耳尖穴。④提拉耳垂。⑤点压耳部心穴、小肠穴、肝穴。⑥双掌同时对准耳郭轻压1分钟。

（二）针灸

1. 百会、太阳、风池、曲池、内关、足三里等穴。

2. 肝阳上亢者取风池、肝俞、肾俞、行间、解溪，用泻法。

3. 痰湿中阻者取中脘、内关、丰隆、解溪，用泻法。

（三）耳针

取高血压点、降压沟。

四 外治法

方1

【组　成】川芎、白芷、吴茱萸各30克。

【适应证】高血压病。

【用　法】上药共研为细末，装瓶

备用。用时取药末15克，填入患者脐孔上，外以纱布包扎固定。每日1次，10次为1疗程。

【来 源】《外敷治病10分钟》

方2

【组 成】白矾60克。

【适应证】高血压病。

【用 法】米泔水一大煲，同煎热至白矾溶化后，趁温浸泡双足。

【来 源】《民间偏方奇效方》

五 中成药

可对症选用牛黄降压丸、醒脑降压片、菊明降压丸、天麻首乌片、清脑降压丸、降压延寿片、杞菊地黄丸、镇肝息风丸、六味地黄丸、龙胆泻肝丸、松龄血脉康胶囊、天麻钩藤丸等。

六 验方精选

方1

【组 成】夏枯草、生杜仲各15克，生白芍9克，黄芩6克。

【适应证】高血压病。

【用 法】常规煎服法。

【来 源】《验方治病10分钟》

方2

【组 成】龟甲（先煎）30克，女贞子、墨旱莲、桑椹各12克，莲须10克，牛膝、山药各9克。

【功 效】补肝肾，益阴精，降血压。

【适应证】高血压病属肝肾阴虚者。症见头晕目眩。

【用 法】常规煎服法。

【来 源】《古今桑系列验方大全》

七 西医治疗

（一）非药物治疗

改善生活行为，适用于各级高血压患者：①减轻体重；②低盐饮食；③补充钙盐和钾盐；④减少脂肪的摄入；⑤戒烟、戒酒；⑥适当运动；⑦减少精神压力。

（二）药物治疗

1. 用药原则：①高血压患者需要长期用降压药治疗，不能随意停止治疗或频繁地改变治疗方案；②药物治疗应从小剂量开始，逐步增加剂量；③大多数无并发症患者可以单独或联合使用降压药物，联合用药可增强药物疗效，减少药物的不良反应；④治疗方案个体化。

2. 常用药物：①利尿剂：氢氯噻嗪、螺内酯、呋塞米；②β受体阻滞剂：美托洛尔、阿替洛尔；③钙通道阻滞剂（CCB）：硝苯地平、氨氯地平；④血管紧张素转换酶抑制剂（ACEI）：卡托普利、贝那普利；⑤血管紧张素Ⅱ受体阻滞剂（ARB）：氯沙坦。

（三）高血压急症的治疗

高血压急症是指短期内（数小时或数天）血压急速升高，舒张压＞130毫米汞柱和（或）收缩压＞200毫米汞柱，伴有重要器官组织（如心、脑、肾、眼底、大动脉）的严重功能障碍或不可逆性损害。高血压急症十分严重，必须迅速使血压下降，在监测血压的前提下选择适宜有效的降压药物静脉给药。常用降压药物包括：硝普钠、硝酸甘油、尼卡地平、拉贝洛尔等。有高血压脑病者，应给予脱水剂，如甘露醇快速静脉滴注，或给予快速利尿剂，如呋塞米静脉注射，以减轻脑水肿；有烦躁、抽搐患者，用地西泮肌内注射或静脉注射。

（四）其他处理措施

①休息与活动；②饮食：改善饮食结构，控制总热量；③运动：运动可以减轻肥胖，改善脏器功能，提高活动耐力，减轻胰岛素抵抗，改善心理状态。

八 生活常识与注意事项

1. 避免各种诱因，如情绪紧张、过度劳累、寒冷刺激、大便秘结。

2. 调饮食，要低脂、低钠、低糖饮食。不喝浓茶与咖啡，忌烟酒。

九 预防

顺四时，适寒温，惜精神，加强运动。

第十七节 低血压症

低血压症主要是指体循环动脉压低于正常水平，收缩压低于90毫米汞柱、舒张压低于60毫米汞柱而引起的一些疾病。低血压可分为生理性低血压和病理性低血压，根据起病形式又可分为急性低血压和慢性低血压。低血压患者一般有头晕、乏力、面色苍白、心情低落等症状，甚至会昏厥。

一 饮食疗法

方1

【组　成】粳米100克，人参3克，冰糖适量。

【功　效】益气生津。

【适应证】低血压。

【用　法】人参研细末，与洗净的粳米共煮成粥，调入冰糖即可，分2次服，每日1剂。

【来　源】《传世奇效偏方》

方2

【组　成】鲫鱼1条，糯米60克，调料适量。

【功　效】补中益气。

【适应证】低血压。症见体瘦、虚弱、疲乏无力、头晕耳鸣、失眠多梦、心悸、食欲减退。

【用　法】鲫鱼去鳞、鳃及内脏，洗净切块，加入糯米，共置锅内，加水煮为稀粥，调味服食。每天1剂。

【来　源】《小偏方大功效》

二　单方对药

方1

【组　成】鹿茸粉0.3克。

【适应证】低血压。

【用　法】鹿茸粉装入胶囊，每次服1丸，或纳入鸡蛋内蒸熟吃。每日空腹服，连服10~20日，血压正常即停。

【来　源】《特效偏方》

方2

【组　成】人参9克。

【适应证】低血压。

【用　法】煎汤服。

【来　源】《特效偏方》

三　按摩

（一）穴位按摩

按摩印堂、攒竹、太阳、百会、承浆、风池、气海、神门、内关、足三里、中脘、天枢、三阴交、涌泉、关元穴各1分钟。

（二）其他按摩

1. 被按摩者俯卧，按摩者用手掌沿其脊柱从下往上推摩，反复操作3次。

2. 按摩者将掌心放在被按摩者的肚脐上方，按顺时针方向或逆时针方向按摩2分钟。

3. 按摩者拇指和食指、中指相对用力，由下向上提捏被按摩者的脊柱两旁，反复操作10次。

4. 如突然发病，可迅速用拇指尖重掐人中穴2分钟。

5. 用橡皮锤或拳头轻轻敲打足底15~20分钟，接着旋转脚踝15~20分钟，每天2次。

四　中成药

可对症选用十全大补丸、人参养荣丸、生脉颗粒、补中益气丸、归脾丸等。

五　验方精选

方1

【组　成】河参15克（另煎），黄芪、当归、黄精、阿胶（另烊）各10克，升麻、肉桂（另烊）、大枣、炙甘草各6克。

【功　效】益气补血，升提阳气。

【适应证】气血阳虚所致的低血压。症见气短乏力、头晕眼花、耳鸣、神疲嗜睡、怯寒、手足不温、夜多小便、舌质淡、脉沉无力。

【用　法】常规煎服法。

【来　源】经验方

方2

【组　成】黄精20克，黄芪、党参各15克，肉桂10克，大枣10克，甘草5克。

【适应证】低血压，气血虚弱型。症见头晕、短气、乏力、心悸、失眠、多梦、烦躁。

【用　法】常规煎服法。

【来　源】《民间偏方奇效方》

六　西医治疗

1. 病因治疗。

2. 必须经常测量血压及其他生命体征；应详细询问过敏史，预防发生休克。发现休克病人，请按休克处理。

3. 症状明显者，应立即将病人平卧，保温，吸氧；密切监测病情变化，如脉搏、呼吸、体温、神志、瞳孔变化和尿量，并做好记录。

4. 紧急建立静脉通道，并给予生理盐水或复方氯化钠（林格）注射液；静脉输注生脉注射液、参麦注射液、参附注射液等。

七　生活常识与注意事项

本病重点加强营养补充。起床时头晕眼花严重者，起床前应先略微活动四肢，搓搓面，揉揉腹，再慢慢下床。排尿时出现低血压者，应使用坐便器，或排尿时用手扶住一个固定物以防跌倒。体位性低血压者改变体位时动作宜慢。

第十八节　高脂血症

高脂血症是指脂肪代谢或者运转异常，使人体血液中的血脂含量超过正常范围，表现为血中胆固醇和（或）甘油三酯过高或高密度脂蛋白过低，现代医学称为“血脂异常”。

一　饮食疗法

方1

【组　成】大萝卜1个，大米100克。

【适应证】各型高脂血症、肥胖症。

【用　法】将大萝卜洗净切片，和淘净大米一起放入锅内，加水煮成粥食用。

【来　源】《民间偏方奇效方》

方2

【组　成】干花生壳50克。

【功　效】降血脂。

【适应证】高脂血症。

【用　法】干花生壳洗净后加水煎服。每天1剂。

【来　源】《小偏方大功效》

二 单方对药

方1

【组　成】桑白皮30克。

【适应证】高脂血症、肥胖症。

【用　法】桑白皮刮去表皮。加水煮3~5沸即可，代茶饮。

【来　源】《民间偏方奇效方》

方2

【组　成】制何首乌30克。

【适应证】高脂血症。

【用　法】制何首乌加水300毫升，煎20分钟左右，取液150~200毫升，分2次温服。

【来　源】《单方偏方精选》

三 按摩

1. 穴位按摩：点按内关、足三里、丰隆、印堂、神庭、攒竹、太阳、翳风、风池、风府穴各1分钟。

2. 五指拿捏头顶至后头部，改三指拿捏法拿捏项部5~10次。

四 中成药

可对症选用越鞠丸、杞菊地黄丸、苓桂术甘丸、白金丸、二陈丸、降脂通脉胶囊、脂松龄血脉康胶囊、血脂康、丹田降脂丸等。

五 验方精选

方1

【组　成】黄芪、制何首乌、桑寄生、生楂各30克，姜黄、山药、茯苓、白术、决明子、泽泻、黄精各15克，山茱萸、枸杞子各10克。

【功　效】益气升阳，调补肝肾，降脂。

【适应证】高脂血症。

【用　法】常规煎服法。

【来　源】经验方

方2

【组　成】泽泻60克，何首乌、山楂、茵陈、水牛角、淫羊藿各30克，黄芪、党参、防己、白术各15克，大黄10克。

【适应证】高脂血症及单纯性肥胖症。

【用　法】常规煎服法。

【来　源】《小偏方大功效》

六 西医治疗

可选择下列药物：非诺贝特、苯扎贝特、美降脂、拉凡斯坦丁、二甲苯氧庚酸、泛硫乙胺、弹性酶、烟酸肌醇、普罗布考、藻酸双酯钠、降脂平、月见草油、多烯康、考来烯胺、力平之、果胶、益多酯、阿托伐他汀、辛伐他汀、普伐他汀、匹伐他汀、瑞舒伐他汀等。

七 生活常识与注意事项

控制饮食是治疗本症的基本措施。改善饮食结构，控制总热量，饮食宜清淡，忌肥甘厚味，忌煎炸食物，忌烟酒。运动可以减轻肥胖，改善脏器功能，提高活动耐力，减轻胰岛素抵抗，改善心理状态。

八 预防

加强运动，积极防病。调饮食。

第三章 消化系统疾病

第一节　胃食管反流病

胃食管反流病是指胃十二指肠内容物反流入食管并引起临床表现和病理变化的一种疾病。可分为反流性食管炎及非糜烂性反流病。胃灼热和反酸是最常见的典型症状，可伴随食管外症状，包括咳嗽、咽喉症状、哮喘等。

一　单方对药

方

【组　成】老桑枝适量。

【功　效】益气，补肾，化痰。

【适应证】食管炎噎膈。

【用　法】老桑枝烧红，存性为末。好酒送下，即愈。

【来　源】《古今桑系列验方大全》

二　针灸

取穴：大杼、风门、肩中俞、身柱、肩井、天突、膻中、上脘、手三里、足三里、内关、内庭。用26号针作中等度刺激。每日一次。

三　中成药

左金丸，每次3~6克（每瓶18克），温开水送服，每日2次。

四　验方精选

方1

【组　成】柴胡、枳实、白芍、茯苓各15克，黄芩、蒲公英、代赭石（包煎）、金银花、石斛、海螵蛸、法半夏各10克，桔梗、甘草各6克。

【功　效】清热疏肝，和胃止痛降逆。

【适应证】胆汁返流性食道炎。症见胸骨后灼痛，口苦咽干，恶心泛酸，胃灼热感，吞咽疼痛或不适，舌质红，苔微黄，脉弦数。

【用　法】常规煎服法。

【来　源】经验方

方2

【组　成】代赭石（包煎）30克，海螵蛸20克，蒲公英、煅瓦楞子各15克，夏枯草、白芍各10克，柴胡、麸炒枳壳各6克，姜厚朴、甘草各3克。

【功　效】疏肝清热，和胃降逆。

【适应证】反流性食道炎。症见

胸骨后灼痛，胃灼热感，反酸，吞咽疼痛或困难。

【用　法】常规煎服法。

【来　源】协定方

五　西医治疗

改善食管下端括约肌功能。含脂肪多的饮食、烟、酒、咖啡、巧克力、亚硝酸盐及抗胆碱能药物等均可降低食管下端括约肌的压力，而抗酸剂、胆碱能药物、甲氧氯普胺及蛋白质饮食等则可增强食管下端括约肌的压力。因此，治疗本病时应给低脂饮食，并宜少吃多餐，还应忌烟、酒、咖啡、巧克力。忌用阿托品等抗胆碱能药物。

1. 抗酸剂，选用氢氧化铝和镁乳。还可选用甲氧氯普胺、乌拉胆碱。

2. 减少胃肠液的反流：睡前4小时内不宜进食，睡时将床头垫高10~15厘米，以减少反流；可服甘珀酸。

3. 肥胖者应减轻体重，以免由于腹压高而进一步降低食管下端括约肌的压力；还可用西咪替丁、考来烯胺。

4. 外科手术及食管扩张术：到医院专科治疗。

六　生活常识与注意事项

1. 指导病人日常生活要有规律，急性发作期应卧床休息；病情缓解后，可参加正常活动和体育锻炼。

2. 鼓励患者养成良好的饮食习惯，少食多餐，细嚼慢咽，避免摄入过冷、过热、粗糙或辛辣的刺激性食物和饮料，戒烟酒。

3. 患者应遵医嘱用药，并注意观察药物的疗效及副作用。保持乐观稳定的情绪，戒除一切情绪、心态上的坏习惯，尤戒易怒、易悲。

七　预防

1. 及时治愈相关疾病，防止诱发本病的各种因素，尤其是某些食物和药物。

2. 饮食要定时定量，少食多餐，细嚼慢咽，勿暴饮暴食。惜精神，加强运动，提高抗病力。

第二节　急性胃炎

急性胃炎是指由多种病因引起的急性胃黏膜炎症，临床表现为上腹部症状。其主要病理改变为胃黏膜充血、水肿、糜烂和出血，也可伴有一过性浅表性溃疡的形成。病变可局限于胃窦、胃体或弥漫分布于全胃。临床上以急性糜烂出血性胃炎最常见。

一 按摩、针灸

（一）按摩

1. 反射区按摩。

2. 穴位按摩：拇指按揉上巨虚、足三里、三阴交各50次。

（二）针灸

取穴：膈俞、胆俞、胃俞、天突、中脘、手三里、内关、足公孙。每日针一次。四肢之穴，用26号针作强刺激。中脘宜浅而留针。

二 中成药

可对症选用三黄片、加味保和丸、附子理中丸、香连丸、保和丸、香砂平胃颗粒等。

三 验方精选

方

【组　成】柴胡、白芍、枳壳各15克，蒲公英、代赭石（包煎）、石斛、延胡索、海螵蛸、法半夏、茯苓各10克，栀子、竹茹、甘草各6克。

【功　效】清胃泻火，和胃止呕。

【适应证】急性胃炎胃热者。症见急性胃脘痛，恶心呕吐，口苦或泛吐酸水，口渴欲饮，心烦易怒，大便硬，舌红，苔黄腻，脉弦数。

【用　法】常规煎服法。

【来　源】经验方

四 西医治疗

1. 注意休息，减少活动，避免紧张劳累，睡眠要充足。由急性应激所致者应卧床休息。

2. 注意调节饮食，有少量出血者，可给予牛奶、米汤等流质饮食，以中和胃酸，有利于胃黏膜的修复。急性大出血或呕吐频繁者应暂禁食，静脉补液。

3. 针对病因和原发性疾病采取防治措施。药物引起者应立即停药；处于急性应激状态者，在积极治疗原发病的同时可使用抑制胃酸分泌（H2受体拮抗剂如法莫替丁等，或质子泵抑制剂如奥美拉唑等）和保护胃黏膜的药物（硫糖铝和米索前列醇）；消化道症状（如恶心呕吐、腹胀、腹痛、食欲不振等）明显者，可给予对症治疗。

4. 对症处理：①腹痛剧烈者，可用阿托品、山莨菪碱；②呕吐频繁者，可补液以纠正脱水、电解质酸碱平衡紊乱。③并发消化道出血者，静脉补液、输血补充血容量，并给以口服或静脉滴注止血药物；④抗感染治疗，可用呋喃唑酮、吡哌酸等。

五 生活常识与注意事项

去除病因，停止一切对胃有刺激的饮食或药物。

第三节　慢性胃炎

慢性胃炎是由多种病因引起的胃黏膜的慢性炎症。慢性胃炎分为浅表性（又称非萎缩性）、萎缩性和特殊类型三大类。目前认为幽门螺杆菌感染是慢性浅表性胃炎最主要的病因。

一　饮食疗法

方1

【组　成】蜂巢5克。

【适应证】慢性胃炎。

【用　法】蜂巢放在嘴里慢慢细嚼，然后咽下，每天2~3次，空腹服。或将蜂巢放在热锅中，加鸡蛋1个，共炒熟吃。

【来　源】《奇效方》

方2

【组　成】石斛12克，玉竹9克，粳米50~100克，大枣5枚。

【适应证】慢性胃炎，胃热阴虚型。症见胃脘疼痛并有烧灼感，痛无定时，下午或空腹时较重，苔黄舌红，脉弦数。

【用　法】石斛、玉竹加水煎汤后去渣，加入粳米、大枣，共煮粥食用。每日1剂，连服7~10天。

【来　源】《民间偏方奇效方》

二　单方对药

方1

【组　成】桃仁12克，乌贼1条。

【适应证】慢性胃炎，日久血瘀者。症见胃痛日久不愈，痛处固定不移，痛如针刺、拒按。舌质暗淡或有瘀点，脉弦涩。

【用　法】乌贼洗净，不去骨，切块，与桃仁一起放入锅内，加清水适量，用文火煮半小时，即可调味食用。

【来　源】《民间偏方奇效方》

方2

【组　成】灶心土100克，生姜10克。

【适应证】慢性胃炎，呕吐较甚较急者。

【用　法】先煎灶心土，取澄清液，再与生姜同煎，取汁服，日服2次。

【来　源】《民间偏方奇效方》

三　按摩、针灸

（一）按摩

1. 反射区按摩。

2. 穴位按摩：点按足三里、胃俞、肝俞、脾俞、膈俞、中脘、神阙、巨阙、巨虚、三阴交各50次。

（二）针灸

取穴：肝俞、胃俞、上脘、建里、不容、梁门、内关、足三里；脾俞、三焦俞、中脘、承满、太乙、上巨虚、公孙。每日或间日轮换作中等度之刺激，加用温针法或艾条灸治，收效更速。

四 外治法

方1

【组　成】花椒30克。

【适应证】慢性胃炎，脾胃虚寒型。症见胃痛隐隐，喜温喜按。

【用　法】花椒炒热备用。用时趁热敷熨胃脘部。

【来　源】《民间偏方奇效方》

方2

【组　成】生半夏、吴茱萸各适量。

【适应证】萎缩性胃炎。

【用　法】上药烘干粉碎，过100目筛；加鲜姜汁等量，混匀制膏泥；每份3克，置4厘米×4厘米医用塑料薄膜中心，贴敷脾俞、胃俞。7日1次，10次为1个疗程。

【来　源】《当代中医外治妙方》

五 验方精选

方1

【组　成】蒺藜、白芍各15克，煅瓦楞子、延胡索、郁金各12克，柴胡、香附、枳壳各10克，川芎8克，甘草6克。

【适应证】慢性胃炎。

【用　法】常规煎服法。40天为1疗程。

【来　源】《病症治疗验方》

方2

【组　成】烧酒1 000克，小茴香（炒）、石菖蒲、枳壳各100克。

【适应证】慢性胃炎，胃弛缓、下垂或痞闷饱胀者。

【用　法】上药共浸泡10天即可。饭后适量饮服，每日2次。

【来　源】《偏方大全》

六 西医治疗

1. 一般治疗：避免进食刺激性食物和饮料，饮食节制，避免应用对胃黏膜有损害的药物，如部分解热止痛药物。

2. 抗酸或抑酸药物：复方氢氧化铝、胃得乐、西咪替丁、雷尼替丁、法莫替丁、丙谷胺。

3. 解痉剂：溴丙胺太林、贝那替秦、莨菪碱片。

4. 弱安定剂：合并有自主神经紊乱者可选用安定片和谷维素片。

5. 对于重度食欲不佳者可选用：乳酶生片、多酶片、胃康素、干酵母片、盐酸赛庚定片、乙酰乳酰胆碱。

6. 补酸剂：对萎缩性胃炎低酸者或无酸者可选用胃蛋白酶合剂。

7. 胃黏膜保护剂：甘珀酸、硫糖铝。

8. 促胃排空剂：甲氧氯普胺、多潘立酮、西沙必利、伊托必利。

9. 根除幽门螺杆菌感染：对于有明显异常的慢性胃炎（如胃黏膜糜烂、中重度萎缩伴肠化生、异型增生者）、胃癌家族史、糜烂性十二指肠炎、消化不良症状正规治疗疗效差者，可采取根除幽门螺杆菌的治疗。①消除幽门螺杆菌：青霉素、庆大霉素、四环素、头孢、甲硝唑、克拉霉素、呋喃唑酮。②消除发病因素：精神因素、饮食因素。③药物治疗：选用H2受体拮抗剂，无效者用质子泵抑制剂奥美拉唑类，还可选硫糖铝、胶体铋制剂保护胃黏膜。④联合治疗，常用三联或四联药。

10. 对症治疗：若因非甾体抗炎药引起，应停服药并给予抗酸剂或硫糖铝；若因十二指肠液反流引起，可应用吸附胆汁的药物，如硫糖铝、考来烯胺；有恶性贫血者，可肌内注射维生素B_{12}；伴有胃动力学改变者，给予促胃肠动力药，如多潘立酮、西沙必利等；对胃酸缺乏者，可应用胃蛋白酶合剂或1%稀盐酸；对胃酸增高者，可应用抑酸剂或抗酸剂；缺铁性贫血者，可给予铁剂治疗。

11. 手术治疗：慢性萎缩性胃炎伴重度异型增生，目前多认为是癌前病变，应进行预防性手术治疗，多采用纤维胃镜下胃黏膜切除术。

七　生活常识与注意事项

应遵医嘱用药，并注意观察药物的疗效及副作用。服用铋剂可使牙齿、舌变黑，可用吸管直接吸入，少数病人服药后出现便秘、粪便黑色，口中带氨味，停药后消失。

八　预防

加强运动，积极防病。调饮食，饮食不宜过饱，食物不宜过酸过硬。

第四节　消化性溃疡

消化性溃疡是指消化道黏膜的局限性圆形或椭圆形的全层膜缺损。溃疡形成的基本因素是胃酸和胃蛋白酶对黏膜的消化作用，故称为消化性溃疡。主要发生在胃和十二指肠，故又称胃溃疡和十二指肠溃疡。本病属于中医学“胃脘痛”范畴。

一 饮食疗法

方1

【组　成】诃子肉90克，枳实、白及各60克，蜂蜜500克，土豆汁100克。

【适应证】各型胃、十二指肠溃疡。

【用　法】将前三味药共研为细粉，加入蜂蜜、土豆汁搅拌均匀，装在容器内备用。每次服1匙，每日3次。2周为1个疗程。病重者可服1个月。

【来　源】《民间偏方奇效方》

方2

【组　成】薏苡仁、山药、白扁豆各30克，佛手10克，粳米50~100克。

【适应证】各型胃、十二指肠溃疡，脾虚型。症见腹部隐痛，食少便溏。

【用　法】先将前四味药煎取药汁，去渣，药汁入粳米煮粥食用。每日1剂，连服7~10日。

【来　源】《民间偏方奇效方》

二 单方对药

方1

【组　成】猪肚150克，金橘根30克。

【功　效】健脾开胃，行气止痛。

【适应证】胃、十二指肠溃疡。

【用　法】取盆栽的金橘的根洗净，猪肚切成条块，加清水微火炖煮至汤少汁浓，放入盐及调料即可。饮汤吃猪肚。

【来　源】《偏方大全》

方2

【组　成】鸡蛋壳、延胡索各等分。

【适应证】各型胃、十二指肠溃疡，吐酸、疼痛者。

【用　法】共研细末。每次服5克，每日2次。

【来　源】《民间偏方奇效方》

三 按摩、针灸

（一）按摩

1. 反射区按摩。

2. 穴位按摩：拇指按揉上巨虚、足三里、三阴交、天枢、下脘、神阙、关元、膈俞、肝俞、胆俞、脾俞、胃俞等穴，每穴各50次。

（二）针灸

取穴：大杼、肝俞、脾俞、胃俞、膈俞、梁门、中脘、内关、足三里。每日或间日轻刺激针法与艾灸条灸之，持续治疗良效。

四 外治法

方1

【组　成】吴茱萸、高良姜、五倍子各30克，砂仁、沉香各20克，白胡椒、细辛各15克。

【适应证】胃、十二指肠溃疡。

【用　法】共研细末。每次10克，加食醋适量，制成薄饼，贴敷涌泉（双）

穴，隔日换药1次。并用玉米淀粉胶囊每次服2粒，每日3次。

【来　源】《当代中医外治妙方》

方2

【组　成】制巴豆、生南星、生半夏、生乌头各等分。

【适应证】胃、十二指肠溃疡。

【用　法】将上药共研细末，拌入自制黑膏药中备用。取中脘穴，火针点刺后拔火罐，将膏药烘化后贴敷中脘穴，5~6日换药1次，2次为1个疗程。贴膏药后局部发痒、起疱、化脓，疗程完毕后外贴生肌膏结痂而愈。

【来　源】《当代中医外治妙方》

五　验方精选

方1

【组　成】川贝母30克，鸡内金15克，川楝子、海螵蛸各10克。

【适应证】各型胃、十二指肠溃疡。

【用　法】上药共研细末。每次3克，温开水冲服，早、晚各1次。

【来　源】《民间偏方奇效方》

方2

【组　成】仙鹤草60克，七叶莲30克，白芍、炙甘草各10克。

【适应证】胃、十二指肠溃疡。

【用　法】常规煎服法。

【来　源】《当代妙方》

六　西医治疗

调节饮食。药物可选：雷尼替丁，奥美拉唑，雷贝拉唑，埃索拉唑；甘珀酸，硫糖铝；多潘立酮，伊托必利等。

七　生活常识与注意事项

1. 鼓励患者养成良好的饮食习惯，少食多餐，细嚼慢咽，避免摄入过冷、过热、粗糙和辛辣刺激性食物和饮料，戒烟酒。

2. 患者应遵医嘱用药，并注意观察药物的疗效及副作用。保持乐观稳定的情绪，戒除一切不良情绪，尤其易怒、易悲、易郁。

八　预防

及时治愈相关性疾病，防止诱发本病的各种因素。饮食要定时定量，防暴饮暴食。惜精神，加强运动。

第五节　上消化道出血

上消化道出血一般系指十二指肠悬韧带以上的消化道（包括食管、胃、十二指肠、上段空肠等）出血。其主要表现为呕血和或黑粪，常伴有血容量减少引起的急性周围循环衰竭。上消化出血是消化系病常见的急症，目前其病死率与病因误诊率较高。上消化道出血多属中医“吐血”的范畴。

一　饮食疗法

方1

【组　成】酸枣根适量。

【适应证】胃出血

【用　法】将酸枣根洗净，剖去表面的黑色粗皮，去掉木质部分，烘干切碎。取30克，用400毫升水煎约200毫升，去渣取汁，放温后喝下。

【来　源】《奇效方》

方2

【组　成】红糖、核桃各适量。

【适应证】上消化道出血。

【用　法】共炒食用。

【来　源】《奇效方》

二　单方对药

方1

【组　成】乌贼骨、白及。

【适应证】胃溃疡出血。

【用　法】上药按2：1比例制成粉剂。每次服2~4克，冷开水送服，每日3~4次。病情严重者4~6克，每4小时服1次。

【来　源】《中国秘方验方精选续集》

方2

【组　成】赤石脂、白及各适量。

【适应证】上消化道出血。

【用　法】上药分别研细末，按1：1比例配制成散剂，每次3克，温开水调成糊状空腹服用，每日服3次。

【来　源】《单方偏方精选》

三　外治法

方1

【组　成】苎麻根50克，乌贼骨、大黄炭各30克，生地黄炭、黄芩炭各20克，黄连15克。

【适应证】消化性溃疡出血。

【用　法】上药加水用文火浓煎3次，合取药液1 000毫升，置于冰箱冷冻至1~4℃。经胃管快速注入200毫升，协助患者转动体位，使药液与胃各部接触，每4小时1次。观察48小时，未继续出血者，即可拔出胃管，改为口服。

【来　源】《单方偏方精选》

四 中成药

可对症选用云南白药、致康胶囊、康复新溶液、紫珠草素合剂等。

五 验方精选

方1

【组　成】灶心土30克，海螵蛸、白及各15克，生地黄12克，炒白术、黄芩、阿胶（另烊）各10克，熟附子6~10克。

【适应证】上消化道出血。

【用　法】常规煎服法。呕血加代赭石（先下）15~30克，半夏、旋覆花（包）各10克；气虚甚加黄芪15克，党参10克；出血多加地榆15克，参三七粉（吞服）3克；有热象去熟附子。

【来　源】《偏方治大病》

方2

【组　成】生地黄30份，大黄、黄芪各15份，黄连9份。

【功　效】清热凉血，补气活血，化瘀止血。

【适应证】胃轻型出血。

【用　法】上药共研细末，过200目筛分装，每包30克。用时取1包，加水200毫升，煮沸25分钟，过滤去渣待凉，分2次服，每日2包。对400毫升以下出血有效，而对大量的出血无效。

【来　源】《偏方治大病》

六 西医治疗

（一）一般措施

平卧、吸氧，严密观察患者血压、脉搏、尿量、出血量，保持静脉通畅。烦躁不安可给予镇静剂，禁食。

（二）迅速补充血容量

应立即先从静脉输注生理盐水、右旋糖酐、羧甲淀粉、5%～10%葡萄糖液、林格液等。右旋糖酐24小时内不超过1 000毫升，并应准备输血。输血开始时，速度应加快，尽快将收缩压升高到10.7~12.0千帕。待血压稳定及病情改善后减慢输血和输液速度。

（三）非静脉曲张出血的治疗

1. 胃降温止血：放置胃管，用冰水或盐水反复洗胃，至抽液变清为止。

2. 制酸药：①中和胃酸药。将胃内容物抽尽，用氢氧化铝凝胶60毫升经胃管注入，使胃液pH值维持在7.0。②H_2受体阻滞剂。雷尼替丁，法莫替丁。③泵抑制剂。奥美拉唑。

3. 去甲肾上腺素，口服或胃管灌入。

4. 孟氏液，5%~10%孟氏液10~30毫升，口服后，用4%~5%碳酸氢钠液20~60毫升漱口；或用5%~20%孟氏液20~100毫升胃管内灌入。若一次收效不显，可于4~6小时后重复应用。

5. 巴曲酶首次静脉注射与肌内注射各1单位，继而每日肌内注射1单位。

6. 凝血酶，首次剂量8 000~20 000

单位，溶于50~100毫升生理盐水或牛奶内口服或胃管内注入，每2~6小时1次，应视病情而定。该药切忌血管内和肌内注射。

7. 内镜下止血法：①对出血灶喷洒止血药物，将去甲肾上腺素溶液或孟氏液直接喷洒于该处。②高频电凝止血：迅速止血率达87%~96%。用凝固电流在出血灶周围电凝，使黏膜下层或肌层的血管凝缩而达到止血目的。③激光止血：止血成功率在80%~90%。④微波止血：是通过微波引起急速的电场变化，导致组织自身发热。⑤加热电极止血：是将加热电极作用于出血部位止血。⑥局部注射血管收缩剂或硬化剂：在出血灶周围黏膜下注射止血药物及硬化剂，而达到止血目的，用于不能耐受手术者。⑦放置缝合夹子：该方法既安全又简便有效。适用于消化性溃疡、急性胃黏膜病变出血的治疗。

8. 动脉内灌注药物或栓塞剂：动脉灌注法是在选择性、超选择性动脉造影证实出血持续不止时，经造影导管，向动脉内输注血管收缩剂（如垂体后叶素、去甲肾上腺素）或栓塞剂（如自身凝块、吸收性明胶海绵等），使出血的血管被堵塞而止血。适用于内科治疗无效、又不能耐受手术的动脉和毛细血管严重出血的患者。

9. 其他止血药物：可酌情选用维生素K、卡巴克洛、酚磺乙胺、氨甲苯酸、云南白药、三七粉、白及粉等。

（四）食管胃底静脉曲张出血的治疗

在上述治疗措施的基础上，同时重视下述处理。

1. 降低门脉高压：可用垂体后叶素、甘氨酰加压素、生长抑素、血管扩张剂、β受体阻滞剂等。

2. 三腔二囊管压迫止血。

3. 注射硬化剂。

4. 放射性介入治疗（包括经皮经肝穿刺食管曲张静脉栓塞术、经皮经股动脉脾动脉栓塞术）等。

（五）手术治疗

对上消化道出血病人进行急诊手术治疗要慎重，因术后并发症及病死率比择期手术高。应在内科保守治疗无效，但出血部位明确时，才考虑手术治疗止血。

七 生活常识与注意事项

出血期间应卧床休息；急发病时禁食或冷冻饮食，忌热性食物。

八 预防

及时治愈消化系统疾病，防止诱发胃出血的各种因素，尤其某种药物和食物，各种应激事件。

第六节 胃下垂

胃下垂是指在站立时，胃的下缘达盆腔，胃小弯弧线最低降到髂嵴连线以下的病症。轻度胃下垂多无症状，中度以上者常出现胃肠动力差、消化不良的症状。下垂明显者可以出现腹部有胀满感、沉重感、压迫感，持续性隐痛。常于餐后发生，与食量有关，进食量愈大，其疼痛时间愈长，且疼痛亦较重。同时疼痛与活动有关，饭后活动往往使疼痛加重，活动时恶心、呕吐；便秘多为顽固性，失眠、头痛、头昏、迟钝、忧郁等神经精神症状，还可有低血压、心悸及站立性昏厥等表现。本症多见于瘦长体型的中青年女性。属于中医学“胃缓”范畴。

一 饮食疗法

方1

【组　成】猪肚（猪胃）1只，炒枳壳20克，砂仁10克。

【功　效】温中和胃。

【适应证】胃下垂。

【用　法】将猪肚清洗干净，把枳壳、砂仁装入猪肚内扎好，加水煮熟。趁热食猪肚饮汤，分作4~6次吃完。

【来　源】《偏方大全》

方2

【组　成】鲫鱼500克，黄芪40克，炒枳壳15克。

【功　效】补中益气。

【适应证】治胃下垂，脱肛等。

【用　法】将鲫鱼清洗干净，与黄芪、枳壳加水煎煮至鱼熟烂，吃肉饮汤。每日2次。

【来　源】《偏方大全》

二 单方对药

方1

【组　成】鲜仙人球60克，猪瘦肉63克。

【适应证】胃下垂。

【用　法】鲜仙人球去皮刺、切丝，与剁烂的猪瘦肉共煮。晚上1次服食，并饮其汤。连服10日。

【来　源】《验方治病10分钟》

方2

【组　成】白胡椒200克，猪肚1个。

【适应证】胃下垂。

【用　法】将白胡椒装入猪肚内，缝合，加水炖熟。每次吞服胡椒10粒，每日3次。

【来 源】《验方治病10分钟》

三 按摩、针灸

（一）按摩

1. 反射区按摩。

2. 穴位按摩：点按中脘、脾俞、胃俞、肾俞、合谷、涌泉、三阴交、上巨虚、太溪、胃俞、小肠俞、关元、中脘、足三里。每穴1分钟。

（二）针灸

取穴：大杼、天柱、肝俞、膈俞、三焦俞、承满、梁门。每日用温针法治疗，或予轻刺激之针法后，配合艾条灸治之。

（三）其他

1. 在肝俞、脾俞拔罐。

2. 运动法。蹲立法治内脏下垂：双脚叉开与肩平，两上肢上举，手握拳。平稳呼吸，然后下蹲，同时肘部弯曲，上臂下落至两胁，前臂仍上举，接着又站立，上肢上举如前式。反复5~15分钟，每日2~3次。于两餐之间或晚上进行，坚持3个月至半年。

四 外治法

方1

【组 成】蓖麻仁10克，五倍子5克。

【适应证】胃下垂。

【用 法】上药共捣如泥，空腹敷贴百会穴，胶布固定。每次7分钟，每日3次。

【来 源】《单方偏方精选》

方2

【组 成】蓖麻子仁30克，附子24克，五倍子18克。

【适应证】胃下垂。

【用 法】上药共捣烂，敷于百会穴及剑突处鸠尾穴。

【来 源】《药到病除小绝招》

五 中成药

可对症选用补中益气丸、人参归脾丸、香砂六君丸、十全大补丸、参芪十一味等。

六 验方精选

方1

【组 成】黄芪30克，党参、白术各20克，当归、茯苓各15克，枳壳、郁金各10克，升麻、莪术、柴胡、砂仁、炙甘草各6克。

【功 效】健脾补气，升提中气。

【适应证】胃下垂。症见胃下垂或脱肛，形体略瘦，腹部有胀满感或沉重感，胃脘持续性隐痛，疲倦乏力，气短；舌质淡，脉沉细。

【用 法】常规煎服法。

【来 源】经验方

方2

【组 成】黄芪30克，升麻、党参

各6克，五倍子5克，乌梅4枚，小茴香3克。

【适应证】胃下垂并发子宫下垂。

【用　法】加水1碗煎至半碗，空腹温服3次。

【来　源】《民间偏方奇效方》

七　西医治疗

1. 一般治疗：加强腹肌锻炼，增强腹肌张力，纠正不良的习惯性体位。吃饭时以下蹲姿势为佳，睡觉时可适当取臀高位。

2. 对症治疗：可服助消化药物及促进胃蠕动排空药，如多潘立酮及西沙必利、伊托必利等。

3. 胃托辅助治疗：必要时可采用胃托治疗。

4. 手术治疗：适用于症状严重且内科治疗无效的重度胃下垂。

八　生活常识与注意事项

饭后应半卧15分钟以上，切忌饭后立即运动，尤其奔跑跳跃。除了吃饭时取下蹲姿势和睡觉时取臀高位外，年轻患者还主张平时多做倒立动作。

第七节　慢性结肠炎

慢性结肠炎又称为非特异性或特发性溃疡性结肠炎。是一种原因不明的慢性结肠炎症性病变，病变主要限于大肠黏膜与黏膜下层，以溃疡病变为主。多累及直肠和乙状结肠，也可遍及整个结肠。临床上以腹痛、腹泻、脓血便或黏液血便为特征。病情轻重不等，多呈反复发作的慢性病程。本病属于中医学“泄泻”的范畴。

一　饮食疗法

方1

【组　成】鲜马齿苋50克，大蒜泥15克。

【功　效】清热止痢。

【适应证】慢性结肠炎。

【用　法】马齿苋加水煎取1碗，冲入捣烂的大蒜泥，过滤取汁，加入白砂糖适量饮服。每日服2次。

【来　源】《传世奇效偏方》

方2

【组　成】乌梅15克。

【功　效】收涩大肠。

【适应证】慢性结肠炎。

【用　法】乌梅加水1 500毫升，煎至800毫升，加冰糖适量，代茶饮。每日1剂，25日为1个疗程，连用2个疗程。

【来　源】《传世奇效偏方》

二　单方对药

方1

【组　成】鲜葎草500克。

【功　效】通调肠道，消瘀解毒。

【适应证】慢性结肠炎。

【用　法】鲜葎草用清水洗净，加水2升煎至1.5升，待温洗脚。每日早、晚各洗1次，15日为1个疗程。1个疗程结束后休息5日，再进行第2个疗程。

【来　源】《传世奇效偏方》

方2

【组　成】大黄适量研粉。

【功　效】泻下攻积，凉血解毒。

【适应证】慢性结肠炎。

【用　法】饭前用温开水冲服。每次50克，每日3次，连用20日。

【来　源】《传世奇效偏方》

三　按摩、针灸

（一）按摩

1. 反射区按摩。

2. 穴位按摩：点按三阴交、阴陵泉、涌泉、天枢、足三里、神阙、中脘、关元、太溪、合谷、大肠俞、小肠俞、肝俞、脾俞、胃俞。

3. 耳部按摩：耳尖、大肠、直肠、小肠、交感。

4. 腹部按摩：每日早、晚以肚脐为中心，按顺时针方向，用右手掌按100~120次。

（二）针灸

穴位：中脘、天枢、下巨虚、三焦俞、气海俞、大肠俞、天枢、曲池、合谷、上巨虚、手三里、足三里。腹腔之穴浅刺轻针，余作强刺激。

四　外治法

方1

【组　成】马齿苋、白头翁、黄柏、川芎各50克，丹参、儿茶各30克。

【适应证】慢性结肠炎，湿热下注型。

【用　法】上药加水煎成100毫升，加入2%普鲁卡因20毫升，于每晚睡前作保留灌肠。15日为1个疗程。

【来　源】《消化病临床手册》

方2

【组　成】白及、地榆炭、炮姜炭、石榴皮各适量

【适应证】慢性结肠炎，寒湿下注型。

【用　法】上药煎成100毫升。高位保留灌肠，每晚1次，14日为1个疗程。

【来　源】《消化病临床手册》

五　中成药

可对症选用加味保和丸、参苓白术丸、附子理中丸、香连丸、香砂六

君丸、香砂养胃丸、左金丸、补脾益肠丸、固本益肠丸、肠泰口服液等。

六 验方精选

方1

【组 成】焦山楂30克，冬瓜仁15克，牡丹皮、杭白芍各10克，广木香8克，川黄连、熟大黄各6克。

【适应证】慢性结肠炎。

【用 法】常规煎服法。连服15剂。服上药后会泻下黏冻样的粪便，约1周症状即可消失而大便正常，此时不可停药，须再服10剂，以善其后。

【来 源】《奇效方》

方2

【组 成】山楂30克，党参、黄芪、白术、茯苓、干姜、秦皮、白芍、阿胶各12克，黄连、木香、丹参各10克，红花6克。

【适应证】慢性非特异性溃疡性结肠炎。

【用 法】常规煎服法。

【来 源】《病症治疗验方》

七 西医治疗

1. 一般治疗：饮食应以柔软、易消化、营养丰富和足够热量为原则。活动期或病情严重者，应卧床休息。

2. 药物治疗：①肾上腺皮质激素，可用促肾上腺皮质激素，氢化可的松，症状明显好转后，调整剂量，逐渐减量，维持数月左右停用。②柳氮磺胺吡啶。③广谱抗生素，可用氨苄西林。④免疫抑制剂，选用硫唑嘌呤等。

3. 手术治疗：适用于肠穿孔、大量或反复严重出血、急性结肠扩张、肠腔狭窄并发肠梗阻、多发性息肉形成或有恶变者。

第八节 肠易激综合征

肠易激综合征又称肠道激惹症或结肠过敏症，是一种常见的功能性疾病，其特点是肠道无结构上的缺陷，但对刺激的生理反应有过度或反常的现象。主要表现为腹痛、便秘或腹泻，或两者交替，大便中可带有黏液，但镜检及培养均无异常。常伴有自主神经功能紊乱症状。本病多属于中医学的“腹痛”“腹泻”“便秘”等病证范畴。

一 验方精选

方1

【组 成】白芍20克，黄芪15克，白术、柴胡、桂枝、木香、干姜、甘草各10克。

【适应证】肠易激综合征。

【用　法】常规煎服法。10日为1个疗程。

【来　源】《病症治疗验方》

方2

【组　成】赤石脂30克，海螵蛸、侧柏叶、槐花各15克，白芍12克，防风、陈皮各9克，甘草3克。

【功　效】清热凉血，柔肝止泻。

【适应证】溃疡性结肠炎。

【用　法】常规煎服法。

【来　源】《传世奇效偏方》

二　西医治疗

1. 一般治疗：解除情绪因素对治疗很有帮助，因该病与精神因素有密切关系。应使患者提高对治疗的信心。

2. 饮食：应因人而异，增加饮食中纤维摄入可增加大便容量，保持足量水分，加速肠道传递及降低肠腔内压，从而可消除便秘，缓解腹痛，对部分腹泻患者亦可使大便成形。

3. 体力活动：适当的体力活动有利于肠道运动功能失调的恢复。

4. 药物治疗：①大便容量增加剂，可用琼脂、魔芋。②轻泻剂，可用镁乳、乳果糖、蓖麻油。③止泻剂，可用地芬诺酯、盐酸咯哌丁胺、铝乳、鞣酸蛋白、次碳酸秘。④抗胆碱药物，可用主要用于腹痛患者，可用阿托品、溴苯胺太林、山莨菪碱，便秘者不宜用该类药物。⑤止痛剂，如有肠绞痛者，可选用丙氧芬、喷他佐辛、罂粟碱。⑥物理疗法，腹痛时局部热敷、温水灌肠等均有疗效。

三　生活常识与注意事项

保持乐观稳定的情绪，戒除一切不良情绪和心态。

第九节　肠梗阻

肠梗阻是指肠管内容物通过障碍。引起肠梗阻的原因及梗阻类型很多。肠梗阻除可引起肠管形态和功能上发生改变外，还可导致全身病理变化，重者常危及生命。根据本病腹痛、腹胀、呕吐、便闭的特点，多认为属于中医学的“关格”“肠结”“腹胀”等范畴。

一　饮食疗法

方1

【组　成】豆油75克，白糖50克。

【适应证】蛔虫性肠梗阻。

【用　法】将豆油放在锅里文火煮熟，与白糖拌和即可。待微温后一次口服。如4小时后症状不缓解，可再服1~2剂。有脱水或酸中毒者，给予静脉滴注补液；如排出蛔虫，症状缓解，即可口服少量流食。

【来　源】《奇效方》

方2

【组　成】连根葱白150克，植物油250克。

【适应证】蛔虫性肠梗阻。

【用　法】先把油放入锅内煎沸，再加入葱白，煎沸起锅，去葱留油，冷却至温热时服用。

【来　源】《单方偏方精选》

二　单方对药

方

【组　成】生大黄适量。

【适应证】肠梗阻。

【用　法】研为粉末，每包为9克，每次1包，每日服2次。老人与小孩减半量，用开水冲服或胃管注入。

【来　源】《单方偏方精选》

三　针灸

取穴：内关、足三里。交替强刺激，留针30分钟。

四　外治法

方1

【组　成】鲜橘叶（切碎）100克，莱菔子（研末）、石菖蒲（捣烂，以鲜者为优）各60克，白酒50~100克，葱白5根。

【适应证】肠梗阻。

【用　法】将诸药置锅内炒热，用纱布包裹，待温度适时置于脐周部外敷，药物冷却后再加酒炒热外敷，如此反复多次。外敷时患者取仰卧位，每次外敷至腹胀、腹痛减轻，肛门排气、排便为止。若敷药6小时症状未减者，可配合中药内服。敷药24小时仍未排气排便者，可改用其他疗法。

【来　源】《单方偏方精选》

方2

【组　成】麝香0.15~0.25克。

【适应证】肠梗阻。

【用　法】上药研末，直接置于神阙穴上，再用大于此穴之胶布一块贴上，然后点燃艾卷，隔布灸至肛门排出矢气为止。艾灸时以皮肤觉热为度，只有持续灸，才能充分发挥药物的作用。为加强止痛，解除肠梗阻效果，可同时针刺内关、足三里，交替强刺激，留针30分钟。凡脐部有湿疹、溃烂时忌敷。如用本法治疗12小时以上无效者，改他法治疗。

【来　源】《单方偏方精选》

五　中成药

可对症选用三物备急丸、桃核承气胶囊、大承气颗粒、大黄附子丸、麻仁软胶囊、通幽润燥丸等。

六 验方精选

方1

【组　成】炒莱菔子75克，赤芍、枳壳各30克，桃仁、乌药、皂角刺、厚朴、大黄（后下）、三棱、槟榔片各15克，芒硝（冲服）10克。

【适应证】粘连性肠梗阻。

【用　法】上药煎成450毫升，每次服150毫升，早、中、晚各1次。或通过胃肠减压管鼻饲，配合输液、持续胃肠减压。

【来　源】《单方偏方精选》

方2

【组　成】大黄（后下）15克，当归、乌药、川楝子、炒莱菔子各12克，延胡索、厚朴、赤芍、枳壳各9克，芒硝（冲服）6克。

【适应证】粘连性肠梗阻。

【用　法】常规煎服法。每日1~2剂，不能口服者，由胃管注入后关闭胃管1小时

【来　源】《单方偏方精选》

七 西医治疗

1. 禁食、持续性胃肠减压并记录引流量。

2. 输血、输液，纠正水、电解质紊乱和酸中毒。首先输等渗盐水纠正细胞外液丢失，必要时用碳酸氢钠纠正代谢性酸中毒，有尿之后补充氯化钾。有血运障碍而失血者，可输血或血浆代用品。细胞内液的丢失，可用5%~10%葡萄糖液纠正。

3. 对绞窄性肠梗阻及需手术者，应配合应用抗生素治疗；可视情况应用中药复方大承气汤等方、推拿按摩、颠簸疗法、灌肠、禁食及总攻疗法等。

4. 对无血运障碍的粘连性肠梗阻、麻痹性或痉挛性肠梗阻、蛔虫团或粪块堵塞及肠结核所致的梗阻，应以非手术为主，但一般控制在1~2日之内。

5. 对早期轻度肠扭转，早期肠套叠，病程长、膨胀明显的单纯性肠梗阻，疑有血运障碍的粘连性肠梗阻，应在经非手术治疗6~12小时、梗阻不见缓解时采用手术疗法。

6. 对晚期或重型的绞窄性肠梗阻，以及上述治疗不见好转，有血运障碍的各类肠梗阻须用手术疗法。

八 生活常识与注意事项

发病后一般禁食，若不禁食者，只能食些易消化的流质液体或通便的流质饮食。

九 预防

及时治疗相关病症，尤其肠道疾病，肠道寄生虫。

调饮食，忌燥热食物和药物。

第十节　功能性消化不良

功能性消化不良是由胃动力障碍所引起的疾病，也包括胃蠕动不佳造成的胃轻瘫和食道反流病。引起消化不良的原因很多，症状表现为上腹部不适或疼痛、饱胀、胃灼热、嗳气等；常因胸闷、早饱感、肚子胀等不适而不愿进食。本病属中医"脘痞""胃痛""嘈杂"等范畴。

一　饮食疗法

方1

【组　成】萝卜250克，蜂蜜50克。

【功　效】开胃健脾，消食化积。

【适应证】消化不良。

【用　法】将萝卜洗净切丝，拌蜂蜜，取汁饮服。每日3次。

【来　源】《传世奇效偏方》

方2

【组　成】牛肚1个，黄芪50克，盐少许。

【功　效】健胃益气。

【适应证】消化不良，脾胃气虚症。

【用　法】上药混合后加水共煮熟，吃肉喝汤。

【来　源】《偏方大全》

二　单方对药

方1

【组　成】麦芽、神曲各30克。

【适应证】消化不良，饮食停滞型。

【用　法】加水煎。分2次服，每日1剂。

【来　源】《民间偏方奇效方》

方2

【组　成】焦锅巴适量。

【适应证】消化不良，饮食停滞型。症见脘腹满闷、嗳腐吞酸、恶心呕吐。

【用　法】将焦锅巴炒成炭，研为细末。每日服5~10克。

【来　源】《民间偏方奇效方》

三　外治法

方1

【组　成】鲜生姜、葱白、鲜艾叶、山楂子各30克。

【适应证】消化不良。

【用　法】共捣烂加少许醋，炒热外烫腹部。每次半小时，每日2次。

【来　源】民间方

方2

【组 成】白芥子、莱菔子、山楂子、神曲、布渣叶各30克，胡椒20克。

【适应证】消化不良。

【用 法】上药共研细末备用。每次用30克，加葱白150克，酒少许，共捣如泥，炒热外敷腹部，纱布固定。每日1次。

【来 源】民间方

四 中成药

可对症选用健胃消食片、大山楂丸、保和丸、四磨汤口服液、加味保和丸、参苓白术丸、香砂六君丸、柴胡舒肝丸、保和丸等。

五 验方精选

方1

【组 成】焦锅巴100克，苍术、小茴香、花椒、橘皮、砂仁各10克。

【功 效】健脾开胃，消食化水。

【适应证】症见膨闷胀饱、消化不良、不思饮食。

【用 法】上药混合后共研成细末。每次5~10克，温开水送服，每日2次。

【来 源】《偏方大全》

方2

【组 成】石榴20~25克，桂皮15克，胡椒5克。

【功 效】健脾胃。

【适应证】消化不良。

【用 法】共研细末，混匀备用。每次2~4克，温开水送服，每日2~3次。

【来 源】《传世奇效偏方》

六 西医治疗

1．一般治疗：包括精神安慰，消除紧张状态，避免食物及药物的刺激，戒饮浓茶和浓咖啡，戒烟酒。肥胖病人应减肥。

2．促动力剂：甲氧氯普胺，多潘立酮，西沙必利，伊托必利。

3．抑制胃酸：可选用西咪替丁、雷尼替丁、法莫替丁、奥美拉唑、氢氧化铝、胃得乐及硫糖铝等药物。

4．抗幽门螺杆菌治疗。

七 生活常识与注意事项

吃饭时候要专注，不能一边吃饭，一边看电视、玩手机、看报；指导病人及家属注意改进烹调技巧，粗粮细做，软硬适中，色、香、味俱全，以增进病人食欲。

第十一节　急性阑尾炎

急性阑尾炎是由于各种原因引起阑尾的急性化脓性感染，是临床上常见的急腹症。临床特点有腹痛、转移性右下腹痛、右下腹固定性压痛。多伴恶心，呕吐，发热等全身症状。本病属于中医“肠痈”范畴，是热毒内聚，瘀结肠中，而生痈脓的一种病症。

一　饮食疗法

方1

【组　成】鬼针草30克，牛奶250毫升，白糖适量。

【功　效】清热解毒，散瘀消肿，缓急止痛。

【适应证】急性阑尾炎。

【用　法】鬼针草水煎2次，2次药液混合后加入牛奶同煮，再加入白糖即可。分早、晚服，每日1剂。

【来　源】《特效偏方》

方2

【组　成】紫花地丁30克，黄酒1碗。

【功　效】消痈散肿。

【适应证】阑尾炎。

【用　法】上药共煎至半碗即可。代茶饮服。每日1剂。

【来　源】《传世奇效偏方》

二　单方对药

方1

【组　成】苦菜（即败酱草）100克。

【功　效】解毒消炎。

【适应证】化脓性阑尾炎。

【用　法】加水煎。分2次服，每日1剂。

【来　源】《偏方大全》

方2

【组　成】鲜马齿苋60~120克，蜂蜜适量。

【功　效】清热解毒，散瘀杀虫。

【适应证】急、慢性阑尾炎。

【用　法】鲜马齿苋洗净，捣烂取汁，调入蜂蜜饮服。每日2剂。

【来　源】《特效偏方》

三　按摩、针灸

（一）**按摩**

1. 反射区按摩。

2. 穴位按摩：用拇指点按阴陵泉、三阴交、下巨虚、合谷、曲池、天枢、神阙、中脘、涌泉、大肠俞、小肠俞；每穴各50次。

（二）**针灸**

1. 取穴：血海、委中、阴陵泉、

地机、三阴交、行间、天井、曲池、合谷。作强刺激。

2. 慢性阑尾炎：取气海俞、大肠俞、居髎、冲门、血海、阴陵泉、三阴交。每日针治，于痛点用药艾灸条灸治。

3. 针刺阑尾、足三里，捻转进针，留针20~30分钟，每隔5分钟捻转1次。每日针1次，直至症状消失。

四 外治法

方1

【组　成】大蒜60克，大黄粉30克，芒硝20克。

【适应证】急性阑尾炎。

【用　法】共捣成糊状，外敷患处。

【来　源】《消化病临床手册》

方2

【组　成】仙人掌适量，硫酸镁15克。

【适应证】急、慢性阑尾炎脓肿。

【用　法】仙人掌肉质茎去刺捣成糊状，加入硫酸镁拌匀，敷贴于患处并固定。每日换2~3次。

【来　源】《小绝招药到病除》

五 中成药

可对症选用金黄散、玉露散或双柏散，以水、蜜调成糊状，外敷于右下腹压痛明显处，每日2次。

六 验方精选

方1

【组　成】薏苡仁30克，地榆、当归、黄芩、金银花、玄参各20克，麦冬12克。

【适应证】急性阑尾炎。

【用　法】常规煎服法。

【来　源】《奇效方》

方2

【组　成】金银花、蒲公英、生石膏、薏苡仁各25克，牡丹皮、桃仁、败酱草、大黄（后下）各15克，元胡、川楝子各12克。

【适应证】急、慢性阑尾炎。

【用　法】常规煎服法。

【来　源】《奇效方》

七 西医治疗

（一）非手术治疗

1. 体位：急性期以平卧位为宜，穿孔时取半卧位。

2. 饮食：可进半流质且易消化的食物，有腹膜炎者进流质饮食或禁食。

3. 抗生素：可用氨苄西林，庆大霉素，甲硝唑。

4. 补液：应注意纠正水、电解质平衡紊乱。

5. 胃肠减压：穿孔并发腹膜炎伴肠麻痹者，应作胃肠减压。

（二）手术治疗

手术适应证：化脓性或坏疽性阑尾炎，阑尾穿孔伴弥漫性腹膜炎，复发性阑尾炎，多数急性单纯性阑尾炎，阑尾脓肿。符合阑尾切除术者，及早到医院专科治疗。

八 生活常识与注意事项

对于非手术治疗的病人，应向其解释禁食的目的和重要性；对手术病人，要防止术后肠粘连。

第十二节 病毒性肝炎

病毒性肝炎是由多种肝炎病毒引起的，以肝脏炎症和坏死病变为主的一组传染病。临床上以疲乏、食欲减退、肝大、肝功能异常为主要表现，部分病例出现黄疸，无症状感染常见。目前已发现的病毒性肝炎共有6型，其中甲型和戊型病毒性肝炎主要表现为急性肝炎，乙型、丙型、丁型、庚型病毒性肝炎主要表现慢性肝炎，并可发展为肝硬化和肝细胞癌。

一 饮食疗法

方1

【组 成】米醋1 000克，鲜猪骨500克，白糖、红糖各120克。

【适应证】急、慢性病毒性肝炎，但对有高热者不适用。

【用 法】鲜猪骨与白糖、红糖、醋共置锅内煮煎（不加水），沸后半小时取出过滤。每次饮30~40毫升，每日3次，饭后服用。6个月为1个疗程。

【来 源】《偏方大全》

方2

【组 成】泥鳅若干条。

【适应证】急性或迁延性、亚急性肝炎。

【用 法】将泥鳅放烘箱内烘干（温度以100℃为宜），视可捏碎为度，取出后研粉。每次15克，饭后服用，每日3次。

【来 源】《偏方大全》

二 单方对药

方1

【组 成】糯稻秆。

【功 效】疏通肠胃，健脾益气，消积利尿

【适应证】迁延性肝炎。

【用 法】将其剪成3厘米长段，每次取用100~150克，加水煎煮。每日饮2次，连用3日。

【来　源】《偏方大全》

方2

【组　成】鲜麦苗1握，滑石粉10克。

【功　效】清热利湿。

【适应证】黄疸型肝炎。

【用　法】加水共煎，分2~3次饮服。每日1剂。

【来　源】《偏方大全》

三　按摩、针灸

（一）按摩

1. 反射区按摩。

2. 穴位按摩：用拇指按揉阴陵泉、行间、太冲、足三里、三阴交。每穴各50次。

（二）针灸

取穴：身柱、至阳、脾俞、阳纲、胃仓、手三里、腕骨、足三里、丰隆、内庭。每日针刺。

四　外治法

方

【组　成】栀子15克，生杏仁10克，巴豆、樟脑、阿魏各5克，麝香少许，高粱米100克。

【适应证】肝炎。

【用　法】高粱米熬半开花，与上药物共捣如泥，摊在布上，撒上麝香，贴于肝区。3~4日换药1次。

【来　源】《药到病除小绝招》

五　中成药

可对症选用滋补肝肾丸、强肝胶囊、柴胡舒肝丸、九味肝泰胶囊、丹栀逍遥片、平肝舒络丸、红花逍遥片、护肝片、茵连清颗粒、护肝宁片、双虎清肝颗粒、柴茵肝炎冲剂、舒肝调气丸、舒肝丸、柴胡舒肝丸、茵陈五苓丸、香砂平胃冲剂、复方益肝灵生片、乙肝扶正胶囊等。

六　验方精选

方1

【组　成】海带25克，青皮、小茴香、荔枝核各15克。

【功　效】软坚消积。

【适应证】肝脾肿大。

【用　法】常规煎服法。

【来　源】《偏方大全》

方2

【组　成】茵陈、败酱草各30克，虎杖、蒲公英各25克，板蓝根、萹蓄、金银花各20克，栀子、大黄、柴胡各10克。

【适应证】甲型病毒性肝炎。

【用　法】常规煎服法。

【来　源】《病症治疗验方》

方3

【组　成】白茅根、丹参各20~30克，车前草20克，柴胡、薏苡仁各10~15克，郁金、赤芍、炒枳壳、大黄炭各10克，杏仁6克。

【适应证】甲型病毒性肝炎。

【用　法】常规煎服法。重者每日服2剂。

【来　源】《病症治疗验方》

方4

【组　成】蒲公英、土茯苓各30克，虎杖25克，党参、山楂、黄芪各20克，茯苓、板蓝根各15克，白术、郁金、厚朴各12克，甘草6克。

【适应证】乙型病毒性肝炎。

【用　法】常规煎服法。3个月为1个疗程。

【来　源】《病症治疗验方》

方5

【组　成】白背叶根30克，板蓝根20克，柴胡、茵陈、泽泻、茯苓、丹参、虎杖各15克，桃仁12克，土鳖6克。

【适应证】乙型病毒性肝炎。

【用　法】常规煎服法。

【来　源】《病症治疗验方》

方6

【组　成】黄芪、白花蛇舌草、蒲公英、薏苡仁、丹参各30克，太子参、茯苓、赤芍、苦参、虎杖、重楼各15克，当归10克。

【适应证】丙型病毒性肝炎。

【用　法】常规煎服法。3个月为1个疗程。

【来　源】《病症治疗验方》

方7

【组　成】虎杖、败酱草各30克，丹参、茯苓、女贞子、茵陈各15克，柴胡、郁金、白术各10克，甘草5克。

【适应证】丙型病毒性肝炎。

【用　法】常规煎服法。

【来　源】《病症治疗验方》

七　西医治疗

（一）一般及支持治疗

应强调早期卧床休息，至症状明显减退可逐步活动。饮食宜清淡，足够热量，适量的蛋白，适当补充维生素B族和维生素C。进食少者应静脉补充葡萄糖和维生素C。

（二）药物治疗

急性丙型肝炎应进行抗病毒治疗。有条件可用基因重组干扰素，亦可选用利巴韦林等治疗。

1. 慢性迁延性肝炎（见于乙型、

丙型、丁型、庚型肝炎）

（1）一般及支持治疗：宜采取动静结合的疗养措施。活动期以静养为主，静止期可从事轻工作。避免过高热量饮食，适当进食富含蛋白质食物。

（2）护肝药物：主要包括维生素类、促进解毒功能药物、促进能量代谢药物、蛋白质合成药物及改善微循环药物，可作为辅助治疗，宜精简，避免用过多药物。

（3）免疫调节剂：如抗乙肝转移因子、抗乙肝核糖核酸及胸腺素等也可选用。

2. 慢性活动性肝炎

（1）抗病毒药物：是治疗丙型、乙型、丁型及庚型肝炎重要的一种方法。

选用阿糖腺苷及单磷酸阿糖腺苷、干扰素、阿昔洛韦、苏拉明、聚肌胞、白细胞介素-2等。

（2）免疫促进药物：左旋咪唑、左旋咪唑涂布剂、胸腺素、免疫核糖核酸、抗乙肝转移因子、卡介苗、猪苓多糖、山豆根注射液、苦参碱注射液、香菇多糖等。

（3）导向疗法：国内用脂质体包裹α干扰素，做成导向肝脏的接合剂，应用于慢性乙型肝炎病人，据称取得一定疗效。

（4）肝细胞移植疗法及肝细胞刺激再生因子疗法：如将肝硬化门脉高压病人手术治疗中切除的肝组织加以研磨获得的肝细胞注射于脾脏，胎肝细胞悬液输注疗法，肝细胞再生因子治疗等。

（5）对症治疗：主要是指用降低转氨酶及促进黄疸消退的药物治疗慢性肝炎。

3. 重型肝炎的治疗

（1）一般和支持疗法：卧床休息，减少摄入蛋白，进食不足者，可静脉滴注10%~25%葡萄糖溶液，补充足量维生素B、维生素C及维生素K。静脉输入血浆白蛋白或新鲜血浆。

（2）防治出血：输新鲜血浆、血液、血小板或凝血酶原复合物，西咪替丁、雷尼替丁或法莫替丁口服。

（3）继发感染的防治：继发胆管感染时，应选用针对革兰阴性菌的抗生素；自发性腹膜炎多由革兰阴性杆菌和/或厌氧菌引起，应加用甲硝唑、哌拉西林、氯唑西林、头孢呋辛，必要时选头孢噻肟、头孢拉定及头孢曲松等。

（4）急性肾功能不全的防治：避免引起低血容量；少尿时应采取扩张血容量的措施，如低分子右旋糖酐、血浆及人血白蛋白等静脉滴注，并可用多巴胺及利尿剂。

（5）促进肝细胞再生的措施：如使用促肝细胞生长因子等。

八 生活常识与注意事项

避免摄入对肝有损害的食物和药物，忌烟、酒。观察药物的疗效及副作用。如病情加重或恶化，应及早到医院专科治疗。

九 预防

防止诱发肝炎的各种因素，尤其是对肝损害的药物和食物。

第十三节 细菌性痢疾

细菌性痢疾是痢疾杆菌引起的肠道感染性疾病。是常见的肠道传染性疾病，多于夏秋季流行。临床上以腹痛、腹泻、脓血便、里急后重为主要表现。属中医学“下痢”“赤白痢”“疫痢”等病证范畴。

一 饮食疗法

方1

【组　成】萝卜汁30毫升，蜂蜜20毫升。

【适应证】噤口痢。

【用　法】上药共调和，缓缓饮之。

【来　源】《偏方大全》

方2

【组　成】鸦胆子（去皮）10~20粒。

【适应证】痢疾。

【用　法】将其以白糖化水送服。每日2次。

【来　源】《偏方大全》

二 单方对药

方1

【组　成】地榆30克。

【适应证】久患赤痢，连年不愈。

【用　法】加水煎煮，分2次温服。

【来　源】《偏方大全》

方2

【组　成】黄连、干姜各90克。

【适应证】食不消，下痢色白。

【用　法】将上药混合后捣筛，用白酒90毫升合煎，令可丸，如桐子大小。每次20丸，由白开水送下。

【来　源】《偏方大全》

三 按摩、针灸

1. 足部反射区按摩。

2. 针灸

取穴：上髎、次髎、中膂俞、手三里、合谷、足三里、三阴交、行间。行中等度的刺激。

四 外治法

方1

【组 成】胡椒适量，大鲫鱼1条。

【适应证】痢疾。

【用 法】胡椒研碎，鱼去头、尾、骨、内脏，再将胡椒末倒入鱼肉内，共捣烂敷脐上。

【来 源】《药到病除小绝招》

方2

【组 成】胡椒、绿豆各3克，大枣1枚。

【适应证】虚寒痢，休息痢。

【用 法】胡椒、绿豆共研细末，过筛，用熟大枣肉调成膏，纱布包，敷神阙、脾俞。每日1次，一般3~5日见效。

【来 源】《药到病除小绝招》

五 中成药

可对症选用葛根芩连片、止痢片、香连丸、克痢痧胶囊、不换正气散、红白痢疾丸、三黄丸、资生丸、久痢丸、附子理中丸、温脾固肠丸、千喜胶囊、木香槟榔丸、六味香连胶囊、健胃消食片等。

六 验方精选

方1

【组 成】苍术240克，卷柏、地榆、芍药各90克。

【适应证】泻痢脓血，脱肛。

【用 法】上药共研为粗末。每次30克加水煎，温服。

【来 源】《偏方大全》

方2

【组 成】石榴1个，阿胶、黄连、干姜各60克。

【适应证】水痢及赤白痢。

【用 法】上药研为粗末。每次6克，加水60毫升煎煮至40毫升，温服。

【来 源】《偏方大全》

七 西医治疗

（一）急性菌痢

1. 卧床休息，饮食以流质或半流质为宜，保持水及电解质平衡。

2. 腹痛剧烈时，可用颠茄片、阿托品等。

3. 抗菌药物：呋喃唑酮片、诺氟沙星、氧氟沙星。

4. 经验方：氨苄西林与诺氟沙星合用治疗。

（二）中毒性菌痢

1. 降温止惊：氯丙嗪及异丙嗪。

2. 抗休克治疗：①扩充血容量，改善微循环，可用低分子右旋糖酐。②血管活性药物、盐酸消旋山莨菪碱注射液、酚妥拉明加去甲肾上腺素静脉滴注。③纠正酸中毒，可选用5%碳酸氢钠溶液静脉滴注。④降脑压，快速静脉滴注20%甘露醇加地塞米松。⑤治疗呼吸衰竭，吸痰、给氧，必要时人工辅助呼吸，及早期应用适量呼吸兴奋剂。

（三）**慢性菌痢**

1. 一般治疗：注意生活节律，积极治疗胃肠道疾病、肠道寄生虫病。

2. 抗菌治疗：可根据药敏结果选择适当抗菌药物，宜联合用药。对肠道黏膜病变经久不愈者，可采用药物保留灌肠。

八 生活常识与注意事项

本病属传染病，必须做好隔离治疗，防止传染他人。

急性期及病重期间注意休息。患者应遵医嘱用药，并注意观察病情变化及用药的疗效及副作用。

九 预防

饮食一定要讲究卫生、清洁，勤洗手，防止病从口入。

第十四节　急性胃肠炎

急性胃肠炎是由细菌、病毒或其他原因引起的胃肠道急性炎症，发病较快，常在食后2~12小时发病。如病变在胃，则表现为上腹痛，腹胀不适，恶心，呕吐，呕吐物酸腐、发酵味重，食欲减退，上腹压痛，轻度发热，头痛，怕冷，称为急性胃炎。如病变重点在小肠及结肠时，表现为腹部阵发性绞痛或持续性疼痛，腹泻，呈糊状黄水样，有少量黏液，排便后腹痛略轻，脐周或腹两侧不痛，肠鸣音增强，有时可听到腹部咕噜响声，称为急性肠炎。如胃、小肠、结肠均有病变，兼有上述两者表现，则称为急性胃肠炎。本病属中医学“呕吐”“泄泻”“腹痛”“湿温”“暑湿”等病证范畴。

一 饮食疗法

方1

【组　成】绿茶、干姜丝各3克。

【适应证】急性胃肠炎。

【用　法】上药用沸水冲泡，加盖浸30分钟。代茶频饮。

【来　源】《传世奇效偏方》

方2

【组　成】韭菜连根适量。

【功　效】补肾壮阳，益肝健胃。

【适应证】急性胃肠炎虚寒证。

【用　法】上药洗净捣烂，取汁约100毫升。每日2~3次，连用3~5日。

【来　源】《传世奇效偏方》

二 单方对药

方1

【组　成】龙眼核适量。

【功　效】补脾和胃。

【适应证】急性胃肠炎。

【用　法】焙干后研成细粉。每次25克，白开水送服，每日2次。

【来　源】《偏方大全》

方2

【组　成】炒车前子适量。

【适应证】急性胃肠炎。

【用　法】研为细末装瓶备用。用时，饭前服4.5克，每日3次。

【来　源】《当代妙方》

三 外治法

方1

【组　成】五倍子1颗。

【功　效】涩肠，固精，解毒。

【适应证】急性胃肠炎。

【用　法】研为末，然后再制成如绿豆大的丸。放入肚脐中，固定。

【来　源】《传世奇效偏方》

方2

【组　成】葱白适量。

【功　效】发汗解表，通阳利尿。

【适应证】急性胃肠炎。

【用　法】捣碎炒熟，放于肚脐上，用胶布固定暖脐。每日1~2次，连用数日。

【来　源】《传世奇效偏方》

四 验方精选

方1

【组　成】茯苓10克，苍术、陈皮、山楂、黄芩各6克。

【适应证】小儿急性肠炎。

【用　法】上药加水煮沸1小时，去渣浓缩至30毫升，2岁分4次服，每日1剂。其他年龄酌情增减。泻止即可停药。

【来　源】《验方治病10分钟》

方2

【组　成】木香9克，黄连、草果、甘草、大黄炭各2克。

【适应证】急性胃肠炎。

【用　法】共研为极细末。每次2克，温开水送服，每日3次。

【来　源】《验方治病10分钟》

五 西药治疗

1. 对症处理：①腹痛者可选：颠茄片、溴丙胺太林。②恶心、呕吐者可选：安定、甲氧氯普胺。

2. 抗生素可选：小檗碱、诺氟沙星等。

3. 纠正电解质平衡紊乱。

4. 病毒性胃肠炎可试用阿司匹林、吲哚美辛、双嘧达莫等治疗。

第十五节　脂肪肝

脂肪肝是指由于各种原因引起的肝细胞内脂肪堆积过多的病变。有一部分除体重增加外无明显症状。大部分患者有乏力、食欲不振、腹胀、腹泻等症状。

一　饮食治疗

方1

【组　成】红薯（不去皮、洗净、切块）50克，龙眼肉5克，玉竹3克，炙甘草2克。

【适应证】脂肪肝。

【用　法】上药加水500毫升一起煮沸后，改用小火炖煮2分钟即可饮服。经常食此方，可缓解脂肪肝引起的不适症状。

【来　源】《特效偏方》

方2

【组　成】陈葫芦（制成粗末）15克，茶叶3克。

【适应证】脂肪肝。

【用　法】一同入杯内，用沸水冲泡即成。代茶饮，每日1剂。

【来　源】《特效偏方》

二　单方对药

方1

【组　成】金钱草100克，母鸡1只。

【适应证】脂肪肝。

【用　法】金钱草洗净后切小段；母鸡去头足及内脏，切块。共入锅内，加水没过，炖2小时后，将汤汁倒出，分成6份，于三餐前半小时服用1份，连服3剂。

【来　源】《特效偏方》

方2

【组　成】荷叶、山楂各10克。

【功　效】降脂消食。

【适应证】脂肪肝。

【用　法】用沸腾的开水冲泡即可。代茶饮。

【来　源】《传世奇效偏方》

三　外治法

方1

【组　成】牡蛎（先煎）、丹参、山楂各36克，苍术、藿香、佩兰、法半夏各14克，香附、枳壳、生大黄各12克。

【适应证】非酒精性脂肪肝。

【用　法】上药加水煎2次，共取液180毫升，分3次灌肠，保留1小时左右。1个月为1疗程。

【来　源】《当代中医外治妙方》

方2

【组　成】药饼（含决明子、茯苓、丹参、生山楂各2份，柴胡、郁金各1.5份，白术、枸杞子、淫羊藿、当归、赤芍、白芍各1份，大黄0.5份。研末，过120目筛。同时，加醋调成药饼，直径3厘米，厚0.8厘米）。

【适应证】非酒精性脂肪肝。

【用　法】取穴：①肝俞、期门、中封、太冲、丰隆、阴陵泉、肾俞。②章门、蠡沟、足三里、阴陵泉、三阴交。上置药饼，用艾炷灸，每次每穴3壮，以皮肤泛红不灼伤为度。每日1次，两组穴位每周交替1次，4周为1个疗程。

【来　源】《当代中医外治妙方》

四　中成药

可对症选用强肝胶囊、复方首乌地黄丸、逐瘀通脉胶囊、山楂精降脂片、降脂通脉片、丹田降脂丸、血脂康胶囊、护肝片、柴胡舒肝丸等。

五　验方精选

方1

【组　成】明矾，青黛、郁金各15克，川黄连10克，熊胆3克。

【适应证】脂肪肝。

【用　法】共研细末，装入胶囊，每次饭后服1粒。每日2~3次。

【来　源】《特效偏方》

方2

【组　成】山楂、荷叶、泽泻各15克，郁金、醋柴胡、佛手、香附、枳壳、丹参、枳实、姜黄、陈皮、法半夏、茯苓、厚朴各10克。

【适应证】脂肪肝，肝胃不和型。

【用　法】常规煎服法。

【来　源】《特效偏方》

六　西医治疗

1．去除病因才有利于治愈脂肪肝。调整饮食结构；适当增加运动，促进体内脂肪消耗。

2．对症对因治疗：①找出病因：如长期大量饮酒者应戒酒。营养过剩、肥胖者应严格控制饮食，使体重恢复正常。②调整饮食结构：提倡高蛋白质、高维生素饮食。

3．药物治疗：到目前为止，还未有防治脂肪肝的特效药，常用护肝降脂药，如维生素B、维生素C、维生素E、卵磷脂、熊去氧胆酸、补硒等。

七　生活常识与注意事项

要控制食盐及其他含钠高的食物的摄入。如果出现腹水、水肿，要采用低盐饮食。要限制脂肪的摄入，控制体重，肥胖者及早减肥。

八　预防

及时治愈相关性疾病，防止诱发脂肪肝的各种因素。

第十六节　肝硬化

肝硬化是由一种或多种病因长期或反复作用而造成的弥漫性肝损害，如肝细胞变性、坏死、再生，纤维组织增生及纤维隔形成，终至肝小叶结构破坏及假小叶形成。临床上以肝损害及门脉高压为主要表现，晚期常出现上消化道出血、肝性脑病、腹膜炎等严重并发症。本病属中医“胁痛”“积聚”“黄疸”“腹胀”等病证范畴。

一　饮食疗法

方①

【组　成】冬瓜1个。

【功　效】解毒利胆。

【适应证】肝硬化腹水。

【用　法】冬瓜洗净，切碎，煮烂，用纱布过滤，去渣取汁。每日1次，饮浓汁。

【来　源】《传世奇效偏方》

方②

【组　成】鹅血适量。

【功　效】解毒保肝。

【适应证】可改善肝脾肿大，升高红细胞和白细胞。

【用　法】鹅血烘熟，佐餐用。

【来　源】《传世奇效偏方》

二　单方对药

方①

【组　成】葶苈子30克，大枣10枚。

【功　效】泻肺祛痰，利水。

【适应证】肝硬化腹水。

【用　法】上药加水煎煮，滤渣，取汁饮服。每日1次。

【来　源】《传世奇效偏方》

方②

【组　成】丝瓜子1 0克。

【功　效】利水除热。

【适应证】肝硬化

【用　法】研成细末。每日2次，以开水调服。

【来　源】《传世奇效偏方》

三　按摩、针灸

（一）按摩

1. 足部反射区按摩

2. 穴位按摩：用拇指按揉阴陵泉、行间、太冲、足三里、三阴交。每穴各50次。

（二）针灸

取穴：督俞、肝俞、脾俞、肾俞、期门、阴陵泉；膈俞、胆俞、三焦俞、气海俞、章门、血海、三阴交。每日交替针刺。

腹水取穴：心俞、三焦俞、气海俞、水分、关元、水道、三阴交、行间；肝俞、肾俞、关元俞、天枢、气海、大巨、地机、足三里、下巨虚。每日交换应用。

背部诸穴，用针后再用艾灸条灸治。

腹部诸穴，概不用针，只用艾灸条或温灸器灸治；足部穴用26号针做中等度刺激。

四　外治法

方1

【组　成】葱白100克，蜂蜜50克。

【功　效】消胀利尿。

【适应证】肝硬化腹水。

【用　法】葱白捣烂入蜂蜜，拌匀外敷脐周4~6小时。每日换药1次。

【来　源】《祖传方》

方2

【组　成】商陆15克，麝香、人工牛黄各1克。

【适应证】肝硬化腹水。

【用　法】共研末，加鲜姜泥水调糊，贴敷神阙穴。每日换药1~2次。

【来　源】《当代中医外治妙方》

五　中成药

可对症选用强肝胶囊、九味肝泰胶囊、丹栀逍遥片、平肝舒络丸、红花逍遥片等。

六　验方精选

方1

【组　成】茯苓50克，车前子30克，白术、牡蛎、泽泻、益母草各25克，鳖甲20克，红花、三棱、莪术、枳壳、大腹皮、莱菔子各15克，红参、甘草各10克。

【适应证】肝硬化腹水。

【用　法】常规煎服法。

【来　源】《病证治疗验方》

方2

【组　成】鸡血藤15克，当归12克，熟附子、生白术、炒白芍各9克，桂枝6克，青皮、陈皮、炙甘草各4.5克。

【功　效】温阳补气养血。

【适应证】早期肝硬化。

【用　法】常规煎服法。

【来　源】《祖传方》

七　西医治疗

1. 一般治疗：①代偿期患者适当减少活动，避免劳累，给予高热量、高蛋白、高维生素、易消化的饮食。②失代偿期患者应卧床休息，肝功能损害严重或有肝性脑病先兆表现者，应卧床休息，并限制或禁食蛋白质。盐、水的摄入根据病情调整。禁酒及对肝有损害的药物。

2. 药物治疗：①适当选用保肝药（如维生素B族及维生素C、维生素E，肌苷、辅酶A等），但不宜多用。②护肝药物如葡醛内酯、能量合剂、肝细胞生长因子等。③应用抗纤维化药物：青霉胺、秋水仙碱等。

3. 手术治疗：对肝功能储备良好发生出血或已发生过出血者，争取到医院专科手术治疗。

4. 腹水治疗：①休息和限制水、钠的摄入量。②应用利尿剂，常用利尿剂有螺内酯、呋塞米、氢氯噻嗪等。③放腹水加输注白蛋白。④提高血浆胶体渗透压，定期输注血浆、新鲜血或白蛋白，有助于促进腹水消退。⑤腹水浓缩回输，可改善腹胀，提高血浆蛋白。

第十七节　急性胰腺炎

急性胰腺炎是由各种原因引起的胰腺消化酶对胰腺自身消化所致的急性炎症。临床特征是突然发作的上腹部疼痛，疼痛剧烈而伴恶心、呕吐，数小时之后即可伴有血、尿胰淀粉酶升高，一般预后良好，严重者可有休克、呼吸衰竭、败血症等表现。本病属中医“心胃疼”“脾心痛”“胃脘痛”“结胸”范畴。

一　单方对药

方1

【组　成】卖麻藤茎适量。

【适应证】急性胰腺炎。

【用　法】水煎成200%浓度的煎剂备用。每次服20毫升，每日3次。

【来　源】《当代妙方》

方2

【组　成】番泻叶10~15克。

【适应证】急性胰腺炎。

【用　法】用白开水200毫升冲服，每日2~3次。

【来　源】《偏方治大病》

二　外治法

方1

【组　成】大黄、芒硝、蒲公英各30克，木香、牵牛子、桃仁、赤芍各15克，冰片6克。

【适应证】急性胰腺炎。

【用　法】上药共研细末，香油调匀，贴敷神阙穴，塑料薄膜封包外固定。每日换药1次。

【来　源】《当代中医外治妙方》

方2

【组　成】生大黄15克，白芍、柴胡各12克，黄芩、芒硝（冲）、枳实各10克，延胡索9克。

【适应证】急性胰腺炎。

【用　法】上药加水煎取药液500毫升，药温38℃，保留灌肠。每日2次，7~10日为1个疗程。

【来　源】《当代中医外治妙方》

三　验方精选

方

【组　成】白芍30克，茯苓15克，法半夏12克，甘草10克，生姜3克，大枣3枚。

【适应证】急性胰腺炎。

【用　法】常规煎服法。

【来　源】《偏方治大病》

四　西医治疗

1. 一般治疗：卧床休息，重者禁食4~7日，并同时给以胃肠减压。

2. 抑制胰腺分泌药物：可选5-氟尿嘧啶（5-FU）、醋唑酰胺、雷尼替丁、奥美拉唑、胰高血糖素、生长抑素等。

3. 抗胰酶疗法：可选抑肽酶、福埃针、二磷酸胞嘧啶胆碱、FUL-175系新合成的蛋白分解酶阻断剂、胰岛素等。

4. 抗生素治疗：可选氨苄西林、阿米卡星、庆大霉素、头孢菌素，头孢哌酮等。

5. 肾上腺皮质激素（有下列情况者可应用）：中毒症状明显，具有酶血症者；心肌损害严重；急性呼吸衰竭者；病情突然恶化，拟进行手术者；有肾上腺皮质功能减退证据者。

6. 补充血容量：除输注晶体溶液外，还应给予血浆、低分子右旋糖酐、白蛋白等胶体溶液。

7. 加强脏器功能监测，防治并发症：①纠正水、电解质和酸碱平衡紊乱：因患者频繁呕吐，持续胃肠减压等可丢失大量水分与电解质，故注意补充。②胰性脑病：积极抗胰酶治疗，应用脱水剂降颅内压及脑细胞代谢活化剂。③注意保护心、肝、肾、肺等功能。

8. 其他治疗：①止痛剂：可选用阿托品、哌替啶、普鲁卡因、硫酸镁等。②硝苯地平，用至腹痛消失及血、尿淀粉酶恢复正常。③腹腔灌洗。

9. 手术治疗，到医院专科治疗。

五　生活常识与注意事项

1. 休息与活动：指导患者日常生活要有规律，发病后应卧床休息；病情缓解后，可参加正常活动，但应避免过度劳累。

2. 饮食鼓励患者养成良好的饮食

习惯。初期一般禁食，待能进食后宜清淡，易消化的饮食。忌肥腻煎炸、辛辣刺激食物，忌暴饮暴食，避免摄入过冷、过热、过饱、粗糙食物，忌饮酒吸烟。

3．患者应遵医嘱用药，并注意观察病情变化和药物的疗效及副作用。如病情加重，应及早告诉医生。保持乐观，不要紧张、惊恐。

六　预防

防止诱发急性胰腺炎的各种因素，尤其不要暴饮暴食，忌肥腻煎炸饮食，戒烟酒。

第十八节　慢性胰腺炎

慢性胰腺炎是一种胰腺实质的慢性炎症性疾病。临床上分慢性复发性胰腺炎和慢性无痛性胰腺炎。主要表现为腹痛、腹泻、慢性消化不良等症状。

西医治疗

1．对症治疗：主要是止呕吐及止疼痛。可以参照急性胰腺炎使用止痛剂。止呕吐可用维生素B_6、甲氧氯普胺等。

2．胰酶的应用：在急性发作期不宜用，在发作间歇期可用。

3．支持治疗：有吸收不良腹泻时，可用高蛋白、高碳水化合物、低脂饮食。有胰岛功能不全时，可并发糖尿病，应给以胰岛素等。

4．手术指征：①内科治疗3~6个月疗效不明显，不能缓解腹痛，影响生活，影响进食而致营养不良，可手术进行胰管引流。②腺脓肿及假性囊肿形成者。③能合并胰腺癌者。④瘘管形成者。⑤胰腺炎所致胆总管狭窄者，尤其是发生梗阻性黄疸者。⑥脾静脉血栓和门静脉高压症引起出血。符合手术指征者，应到医院专科治疗。

第十九节　急性胆囊炎

急性胆囊炎系因化学性刺激或细菌感染引起的胆囊急性炎症。起病多与饱食、吃油腻食物、劳累及精神因素等有关，常突然发病。发病时右上腹绞痛、呈阵发性加剧，并向右肩或胸背部放射，伴有恶心及呕吐，或发冷及发热，或双眼巩膜黄染，胆囊可触压时疼痛加重。本病属中医学“胁痛”“胆胀”等病证范畴。

一 饮食疗法

方1

【组　成】元明粉、大黄各10克，龙胆草6~10克。

【适应证】急性胆囊炎，胆石症。

【用　法】上药用沸开水浸泡5分钟，取上清液当茶饮。每日1~2次。

【来　源】《偏方治大病》

方2

【组　成】泥鳅适量。

【适应证】急性胆囊炎，腹痛，呕吐。

【用　法】焙干研末。每次9克，开水冲服，每日3次。

【来　源】《偏方大全》

二 单方对药

方1

【组　成】金钱草120~240克。

【适应证】急性胆囊炎，肝胆湿热型。

【用　法】煎水，代茶饮用。

【来　源】《消化病临床手册》

方2

【组　成】嫩柳枝20克，猪胆汁1只。

【适应证】急性胆囊炎。

【用　法】将嫩柳枝煎成约50毫升液，然后趁热将猪胆汁混入。每次25毫升，用白糖水送服，每日2次。

【来　源】《偏方大全》

三 按摩、针灸

（一）按摩

1. 足部反射区按摩。

2. 穴位按摩：点按阳陵泉、胆囊穴、丘墟、足临泣。每穴各50次。

（二）针灸

1. 取穴：胆俞、中脘、足三里、胆囊穴、阳陵泉。绞痛加合谷，高热加曲池，呕吐加内关，黄疸加至阳。选穴2~4个，深刺，捻针3~5分钟，留针30分钟，每日2次。

2. 耳针：取神门、交感、皮质下、肝、胆、十二指肠穴或耳郭探测敏感区，选反应明显的2~3个穴位，重刺激，留针30分钟，每日2次。

四 外治法

方1

【组　成】金钱草、白芷、青皮、虎杖各30克，郁金、乳香、血竭各20克，大黄、玄明粉各60克，薄荷冰10克。

【适应证】胆囊炎。

【用　法】上药共研细末。用时取

60克左右，以适量蜂蜜调成膏状，摊贴于10厘米×10厘米及4厘米×4厘米不吸水棉纸上，敷于胆囊投影区皮肤及神阙穴，用塑膜覆盖，胶布固定，24小时换药1次。5次为1个疗程。

【来　源】《药到病除小绝招》

方2

【组　成】栀子、大黄、芒硝各10克，冰片1克，乳香8克。

【适应证】胆囊炎。

【用　法】上药共为细粉，为1次量。加蓖麻油30毫升，75%酒精10毫升，蜂蜜适量，调为糊状，敷于胆囊区，每日1次，可保持8~12小时。用至腹胁疼痛缓解而不拒按为止。

【来　源】《药到病除小绝招》

五　中成药

可对症选用柴胡舒肝丸、胆宁片、茵莲清颗粒、熊胆粉、胆胃康片、消炎利胆片等。

六　验方精选

方1

【组　成】大黄、黄柏、柴胡各12克，干姜10克，白芍、枳实、法半夏、郁金各9克，龙胆草6克。

【适应证】急性胆囊炎。

【用　法】常规煎服法。

【来　源】《偏方大全》

方2

【组　成】川楝子12克，枳壳、苍术、甘草各10克，厚朴9克，广木香、大黄、陈皮各6克。

【适应证】急性胆囊炎。

【用　法】常规煎服法。

【来　源】《偏方大全》

七　西医治疗

1. 一般治疗：休息，禁食，静脉补充营养及纠正水、电解质平衡紊乱。

2. 解痉镇痛：可选阿托品、硝酸甘油、哌替啶等。

3. 抗菌治疗：常选用氨苄西林与氨基糖甙类联合应用，也可根据细菌培养及药物敏感试验结果选择抗生素。

4. 手术治疗，符合手术者应到医院专科治疗。

八　生活常识与注意事项

急性发作期应卧床休息。饮食不宜过饱，切忌肥腻煎炸、辛辣刺激食物，忌暴饮暴食，忌饮酒。

第二十节　慢性胆囊炎

慢性胆囊炎是胆囊慢性病变，大多数合并胆囊结石，少数为非胆石慢性胆囊炎。慢性囊炎症状、体征不典型，多数表现为胆源性消化不良，厌油腻食物、上部闷胀、嗳气、胃部灼热等，与溃疡病或慢性阑尾炎近似，胆囊区可有轻度压痛或叩击痛；若胆囊积水，常能扪及圆形、光滑的囊性肿块。

一　饮食疗法

方1

【组　成】白糖少许，鲜嫩小麦秆100克。

【功　效】消炎利胆。

【适应证】胆囊炎。

【用　法】麦秆（采用春天已灌浆，尚未成熟的小麦）加水煮半小时左右，加白糖使之微甜代茶饮。每次半小碗，每日3次。

【来　源】《偏方大全》

方2

【组　成】猪胆1个，糯米150克。

【适应证】胆囊炎。

【用　法】将糯米炒黄后与猪胆汁混合在一起，每日早、晚各服10克，用面汤或温开水冲服。轻者3剂，重者5剂，即可治愈。

【来　源】《偏方治大病》

二　单方对药

方1

【组　成】蒲公英50克或鲜蒲公英全草100~150克。

【适应证】慢性胆囊炎。

【用　法】将蒲公用凉水浸泡，煎5~7分钟，饭后当茶饮。连服1个月。

【来　源】《奇效方》

方2

【组　成】威灵仙30克。

【适应证】胆囊炎。

【用　法】加水煎分2次服。

【来　源】《偏方治大病》

三　按摩

1. 足部反射区按摩 。

2. 穴位按摩。

取穴：肝俞、胆俞、内关、合谷、阳陵泉。

四　外治法

方1

【组　成】大黄30克，冰片1.5克。

【适应证】慢性胆囊炎。

【用　法】上药共研成细末，用适

量醋调成糊状，敷于胆囊区（右乳直下肋缘边左右）。每日数次。

【来　源】《偏方大全》

方②

【组　成】芒硝30克，大黄60克（均研细），大蒜1头，米醋适量。

【适应证】慢性胆囊炎。

【用　法】用上药末各30克与大蒜共捣成糊状，用布包好外敷于期门穴，10分钟后，取下放置备用。继将大黄末30克调敷于期门穴。以上为1次剂量，于1日内可反复敷贴数次，敷前涂一层薄凡士林。贴时间不可过久。

【来　源】《药到病除小绝招》

五　中成药

可对症选用柴胡舒肝丸、茵莲清颗粒、熊胆粉、胆胃康胶囊、消炎利胆片等。

六　验方精选

方①

【组　成】绵茵陈30克，白芍、郁金各15克，香附12克，柴胡、延胡索、木香各10克，青皮、甘草各5克。

【功　效】疏肝利胆。

【适应证】慢性胆囊炎。

【用　法】常规煎服法。

【来　源】《偏方大全》

方②

【组　成】威灵仙15~30克，柴胡、青蒿、枳实、茯苓、郁金、陈皮、法半夏各10克，白芍6~10克，生甘草3克。

【功　效】疏肝，利胆，和胃。

【适应证】慢性胆囊炎。

【用　法】常规煎服法。

【来　源】《偏方大全》

七　西医治疗

1. 某些非胆石性慢性胆囊炎可能通过饮食的节制、解痉、利胆及抗感染治疗而取得一定效果。伴有结石者、急性发作的机会较多，且可引起一系列严重并发症，偶或可引致胆囊癌。非胆石性慢性胆囊炎可以内科治疗为主，而伴有结石及伤寒病带菌者最好手术切除胆囊。如十二指肠引流液中发现有梨形鞭毛虫或华支睾吸虫感染者，应行驱虫治疗。

2. 慢性胆囊炎手术治疗的适应证：①发作时疼痛剧烈，且伴有黄疸者。②在胆绞痛发作时，有急性胆囊炎之症状或体征者。③肝功能肯定有障碍者。④胰腺功能不正常者，如近期内出现血糖过高现象等。⑤胆绞痛发作时有心功能不全表现者。⑥经内科治疗疗效不好，反复发作者。符合手术者应到医院专科治疗

第二十一节 胆石症

胆石症是胆管或胆囊产生胆石而引起剧烈的腹痛、黄疸、发热等症之疾病，是最常见的胆道疾病。按结石所含成分，分为胆固醇结石、胆素结石、混合型结石，其中以胆固醇结石最为多见；按发生的部位来分，可分为胆囊结石、肝外胆管结石和肝内胆管结石。

一 饮食疗法

方1

【组　成】香油120毫升，核桃仁20克，冰糖100克。

【适应证】胆石症。

【用　法】将香油放在锅里煮沸，加入核桃仁炸酥后捞出，加冰糖共研细，加油调为糊状，置于容器内。每4小时服1汤匙，一般数日后即可排出结石。对慢性胆结石患者，每日吃生核桃仁10个，连吃1个月后，如症状已消失，可减为每日7个；2个月如未发病，再减为每日4个，连吃3个月。

【来　源】《偏方治大病》

方2

【组　成】米醋、鸡蛋各适量。

【适应证】胆石症。

【用　法】鸡蛋洗净后放入优质米醋中。放至蛋壳软化，仅剩一层薄皮裹着已胀大的鸡蛋后，用筷子将皮挑破，把蛋清、蛋黄与醋搅均匀即可。每日早晨空腹服1次，每次用开水兑成2~3倍，最好加点儿蜂蜜调匀后服下。

【来　源】《偏方治大病》

二 单方对药

方1

【组　成】金钱草30克，鸡内金10克。

【适应证】胆石症。

【用　法】水煎服。

【来　源】《偏方大全》

方2

【组　成】鲜蒲公英全草100~150克。

【功　效】清热解毒，利胆降压。

【适应证】胆石症。

【用　法】水煎服。15日为1个疗程，连续使用1~2个疗程。

【来　源】《偏方大全》

三 按摩、针灸

（一）按摩

1. 足部反射区按摩。

2. 穴位按摩：点按阳陵泉、胆囊穴、胆俞、肝俞、太冲、期门、丘墟、足临泣。每穴各50次。

（二）针灸

取穴：肝俞、胆俞、腕骨、阳陵泉、足临泣、行间。作强刺激。

四 外治法

方1

【组　成】王不留行。

【适应证】胆石症。

【用　法】取耳穴：肝、胆、脾、胃。用王不留行压上穴，每日自行按压4~5次；3日换药1次，双耳交替使用。同时内服：郁金、鹿角霜各80克，白矾、鸡内金、芒硝各60克。共研细末，每次5~10克。用金钱草60克，煎水冲服，每日3次，30日为1个疗程。

【来　源】《当代中医外治妙方》

方2

【组　成】天花粉5 000克，大黄、黄柏、姜黄、白芷各2 500克，天南星、陈皮、苍术、厚朴、甘草各1 000克。

【适应证】胆石症。

【用　法】上药共研细末，装入瓶内备用。用时取细末适量，开水调敷，外敷腹部压痛部位，厚约0.8厘米，敷贴范围大于压痛范围3~5厘米。每日换1次，3~5日为1个疗程。

【来　源】《当代中医外治妙方》

五 中成药

可对症选用胆石通、胆石素、消炎利胆片、熊去氧胆酸、胆乐胶囊等。

六 验方精选

方1

【组　成】茵陈30克，海金沙15克，枳实10克。

【适应证】胆石症。

【用　法】常规煎服法。

【来　源】《偏方大全》

方2

【组　成】金钱草20克，党参、白术、茯苓、木香、砂仁、柴胡、白芍各15克，海金沙、鸡内金各10克，甘草5克。

【适应证】胆石症，肝郁脾虚，身倦乏力，食少腹胀，胁隐痛，便溏。

【用　法】常规煎服法。

【来　源】《偏方大全》

七 西医治疗

（一）非手术疗法

1. 以胆道排石汤为主的中西医结合疗法。

2. 饮食控制：在急性发作期，应禁食脂肪类食物，采用高碳水化合物流质饮食。富有胆固醇的食物如动物的脑、肝、肾、鱼卵及蛋黄等，不论在胆石症的发作期或静止期，均以少食为宜。无胆总管梗阻或静止期，植物油脂有利胆作用，可不必限制。

3. 增进胆汁排泄：可选用硫酸镁、去氢胆酸、胆酸钠、苯丙醇等。

4. 消除胆绞痛：①解痉剂可选用：硝酸甘油、阿托品、安胃宁等。②镇静止痛剂的使用：诊断明确者在疼痛严重时，可临时使用异丙嗪、哌替啶、美沙酮等，与解痉药物同时使用可增强疗效。

5. 其他对症治疗：考来烯胺治疗梗阻性黄疸引起的皮肤瘙痒症有肯定的疗效，应用时要同时补充维生素A、维生素D、维生素K及钙盐。黄疸所致瘙痒时，也可用炉甘石洗剂洗擦。

（二）手术疗法

手术治疗的主要适应证，符合者尽快到医院专科治疗。①胆石症伴有并发者。②胆管结石伴有严重梗阻、感染、中毒性休克，经非手术治疗不缓解，甚或加重者。③长期反复发作或黄疸长期未能完全消退者。④虽经非手术治疗而排石，但临床疗效不佳者。⑤X线造影发现胆管有机械性梗阻者。⑥伴有严重胆囊病变，症状发作频繁，胆囊肿大。较大的胆囊结石或胆囊造影曾显示胆囊管细小迂曲。临床指向坏疽性胆囊炎或穿孔伴有腹膜炎者。

第二十二节　胆道蛔虫病

胆道蛔虫病是蛔虫从小肠逆行进入胆道，引起胆道括约肌的强烈收缩，使患者突然感到剧烈右上腹疼痛的急症。本病属中医“蛔厥”范畴。

一　饮食疗法

方1

【组　成】食醋。

【适应证】胆道蛔虫病。

【用　法】每次饮60毫升，每日3次。

【来　源】民间方

方2

【组　成】豆油150克，花椒20克、葱白3根，乌梅10克，白醋50克。

【适应证】胆道蛔虫病。

【用　法】先将豆油烧热，加入花椒、葱白，待有香味后倒入碗内。再将乌梅煎煮取液，与白醋一起倒入上述碗内混匀后一次服完。

【来　源】《偏方治大病》

二 针灸

选穴：内关、合谷、足三里、中脘、胆俞。强刺激。

三 外治法

方1

【组　成】大黄、芒硝各75克，冰片25克。

【适应证】胆道蛔虫病。

【用　法】上药共研末，用醋调匀，外敷右上腹痛处。

【来　源】《消化病临床手册》

方2

【组　成】食盐500克，食醋50~100毫升。

【适应证】胆道蛔虫病。

【用　法】上药放锅内炒热，用两层纱布包裹令患者仰卧屈膝，放于腹部热敷。冷时再加温，约1小时。

【来　源】《消化病临床手册》

四 验方精选

方1

【组　成】十大功劳60克，穿破石、两面针各30克。

【功　效】止痛安蛔。

【适应证】胆道蛔虫病。

【用　法】上述药物均为鲜品，洗净切片。常规煎服法，每日服3次。

【来　源】《祖传方》

方2

【组　成】乌梅24克，槟榔、金钱草各15克，川楝子、大黄、苦楝根皮各12克，黄芩、蜀椒、柴胡各9克。

【功　效】利胆，杀虫，消积。

【适应证】胆道蛔虫病。

【用　法】常规煎服法，每日服3次。

【来　源】《祖传方》

五 西医治疗

（一）内科治疗

1. 止痛：可选用阿托品、盐酸消旋山莨菪碱、阿司匹林等。

2. 利胆排蛔：可应用十二指肠管做十二指肠减压，同时注入33%硫酸镁，有利于蛔虫退出，并反复吸引十二指肠管，当吸引有阻塞感时，则在负压吸引下，拔出十二指肠管同时吊出蛔虫。

3. 防治感染：可适当应用抗生素治疗。

（二）手术疗法

非手术治疗无效，腹痛剧烈，发作频繁且合并较重的胆道感染者；合并胆道出血，经非手术疗法治疗无效者；合并急性出血性坏死性胰腺炎者；合并重症胆管炎，或全身中毒症状严重者。符合手术者，需到医院采取手术治疗。

第二十三节 蛔虫病

蛔虫病是蛔虫寄生于人体所致的疾病，除一般肠道症状外，还可引起肠梗阻等，是最常见的肠道寄生虫病。中医称为“虫证”。

一 单方对药

方

【组 成】桑白皮60克。

【功 效】驱除蛔虫，调理脾胃。

【适应证】蛔虫病。

【用 法】上药研末，加水煎。每日分3次，空腹顿服。

【来 源】《古今桑系列验方大全》

二 西医治疗

可选用甲苯达唑、复方甲苯达唑、阿苯达唑、噻咪唑、左旋咪唑、哌嗪等。

三 生活常识与注意事项

鼓励患者养成良好的饮食习惯。饮食宜清淡，易消化的饮食。讲究卫生，饭前饭后要勤洗手，不吃未煮熟的食物，尤其教育小儿做到这一点。忌肥腻煎炸、辛辣刺激食物，忌暴饮暴食。

四 预防

及时治愈肠虫病，防止诱发肠虫病的各种因素。讲究卫生，勤洗手，不吃未煮熟的食物，忌肥腻煎炒食物。

第四章 血液系统疾病

第一节 贫血

贫血是人体外周血血红蛋白含量低于正常水平的症状，是许多疾病的临床表现，而不是一种独立的疾病。贫血的临床症状有面色苍白，呼吸短促，浑身乏力，心情忧郁、易怒，冷漠、注意力不集中、怕冷、失眠心慌，头晕耳鸣，晕厥、健忘食少，月经量少，舌淡脉细等。中医认为，治疗贫血既要增加营养及补血，又要重视补气，因为气能生血。严重的必须从补肾着手，因为肾中精华能化生成血。

一 饮食疗法

方1

【组　成】猪蹄1只，花生仁50克，大枣10克，调料适量。

【功　效】滋阴益气，补血。

【适应证】贫血、紫癜等。

【用　法】按常法炖熟服食。每日1剂。

【来　源】《小偏方大功效》

方2

【组　成】鸡半只，龙眼肉、当归各15克。

【功　效】温中益气，补血。

【适应证】老年气血虚弱，产后体虚乏力，营养不良所致的贫血。

【用　法】鸡洗净切块，龙眼肉、当归洗净。共置锅内，加水炖熟，调味，吃肉喝汤。每日1剂。

【来　源】《小偏方大功效》

二 单方对药

方1

【组　成】何首乌25克，菠菜12克。

【适应证】贫血。

【用　法】何首乌加水煎2小时，透心后去渣，加入菠菜，再煮10分钟熟后服。1次服完，每日1剂。

【来　源】《小偏方大功效》

方2

【组　成】海参。

【功　效】补肾经，滋阴血。

【适应证】失血过多、贫血。

【用　法】海参切片焙干，研细末。每次9克，温开水送下，每日3次。

【来　源】《小偏方大功效》

三　按摩、针灸

（一）按摩

1. 足部反射区按摩。

2. 穴位按摩：拇指点揉血海、涌泉、足三里、三阴交、血海、肝俞、脾俞、太溪、上巨虚、下巨虚。每穴各50次。

3. 手部按摩：按摩脾脏、心脏反射区。

（二）针灸

取穴：膈俞、脾俞、三焦俞、大肠俞、关元、足三里。每日各灸小艾炷五壮，或用艾条灸，每日灸治。如为急性贫血，于上列诸穴针治外，并于穴之上、下、左、右行皮肤针捶击。

四　中成药

可对症选用归脾丸、香砂六君丸、八珍丸、十全大补丸、归参补血片、补肾益气丸、补肾养血丸、龟龄集、龟胶膏、生血宝、当归补血口服液、人参归脾丸等。

五　验方精选

方1

【组　成】黄芪20克，当归、杞子、白芍、黄精、熟地黄各15克，党参、何首乌、鸡血藤各10克，大枣、陈皮、川芎各5克。

【功　效】补益气血。

【适应证】气血两虚型贫血。

【用　法】常规煎服法。

【来　源】经验方

方2

【组　成】龟甲、生地黄各23克，杜仲、当归、制首乌各20克，人参（另煎）、天冬、牛膝、枸杞、白芍、墨旱莲各15克，黄柏10克，紫河车粉5克（冲服）。

【适应证】贫血肝肾阴虚证。

【用　法】常规煎服法。

【来　源】《偏方秘方验方》

六　西医治疗

1. 病因治疗及对症治疗。

2. 可选用抗贫血药，如多糖铁复合物、蔗糖铁、琥珀酸亚铁、富马酸亚铁、甲钴胺等，还可补充维生素、微量元素与营养药物。

七　生活常识与注意事项

1. 保持心情舒畅，避免精神过度紧张。预防各种感染和感冒，防止外伤。饮食营养要充足。忌食辛辣油腻及不易消化的食物，忌烟酒。

2. 病情严重时，要注意卧床休息，配合治疗。缓解阶段可以适当参加散步、慢跑、太极等锻炼，以增强体质。防止劳累过度。应尽可能寻找病因或致病因素，针对病因防治，防止病情加重。

八 预防

及早治疗相关病症，防止诱发本病。防感冒，防感染。生活要有规律，劳逸结合，加强运动，防止过劳及外伤。顺四时、适寒温，惜精神，调饮食，适当补充补血食物。有失血过多者要及时调治。

第二节 血小板减少性紫癜

血小板减少性紫癜是一种以血小板减少为主要特征的出血性疾病。其主要表现为皮肤及脏器的出血性倾向及血小板显著减少，可分为特发性、继发性和血栓性三种。临床表现为紫癜、瘀斑、黏膜出血、内脏出血等，严重者会发生颅内出血导致死亡。本病属中医的“血症”“发斑”范畴。并认为实证中以血热妄行和气滞血瘀多见，虚证中以气血（气阴）两虚为主要病机。

一 饮食疗法

方1

【组　成】猪肉500克，花生仁150克，大枣（洗净）10枚，生姜适量。

【适应证】血小板减少性紫癜。

【用　法】将猪肉、花生仁、大枣、生姜共同放入锅中，加水500毫升，以大火烧开后，撇去浮沫，放入油、盐，转用小火炖至酥烂。分1~2次热服。

【来　源】《偏方大全》

方2

【组　成】泥鳅250克，花生仁150克，猪瘦肉100克。

【适应证】血小板减少性紫癜，贫血。

【用　法】同放于砂锅中，加水800毫升，烧开后，加入姜片和精盐，以小火炖至花生酥烂，入味精，淋些许麻油。分2次趁热吃渣喝汤。

【来　源】《偏方大全》

二 单方对药

方1

【组　成】鲜牛腿骨1根。

【适应证】血小板减少性紫癜。

【用　法】不加油盐，炖汤服。一般2日服完。注：勿用病牛骨。

【来　源】《小偏方大功效》

方2

【组　成】兔肉200克，大枣12

枚，调料适量。

【功　效】补中益气养血。

【适应证】血小板减少性紫癜。

【用　法】按常法煮汤服食。每日1剂。

【来　源】《小偏方大功效》

三　按摩、针灸

1. 足部反射区按摩。

2. 针灸：可选血海、足三里、三阴交、阴陵泉等穴。

四　外治法

方1

【组　成】大蒜适量。

【适应证】血小板减少性紫癜。

【用　法】大蒜捣烂如泥，敷贴涌泉，12小时更换1次。连续5日为1个疗程。

【来　源】《药到病除小绝招》

方2

【组　成】紫草30克。

【适应证】血小板减少性紫癜。

【用　法】加水煎浓缩后供外用，每日擦于患处。

【来　源】《小偏方大功效》

五　中成药

可对症选用犀角地黄丸、失血奇效丸、二至丸、知柏地黄丸、归脾丸、当归补血丸、人参归脾丸、左归丸等。

六　验方精选

方1

【组　成】党参30克，鸡血藤、熟地黄各20克，何首乌、黄芪各15克，黄精、枸杞子、龙眼肉、路路通、白术、大枣各10克。

【功　效】补气摄血。

【适应证】血小板减少性紫癜，气血虚者。

【用　法】常规煎服法。

【来　源】经验方

方2

【组　成】土大黄30克，丹参15克，鸡内金10克。

【适应证】贫血，血小板减少性紫癜。

【用　法】常规煎服法。每日1剂，连服15剂为1个疗程。

【来　源】《偏方秘方验方》

七　西医治疗

（一）对症治疗

急性出血及血小板数过低时应适当休息，防止各种创伤，避免使用可能引起血小板减少的药物。必要时可输新鲜血液或浓缩血小板悬液，但反复输注，易引起抗血小板抗体形成，使血小板更迅速地破坏。因此，仅适用于抢救危重出血患者或在脾切除手术时，不适用于一般治疗。用塑料输血器械可减少血小板的破坏。

（二）**糖皮质激素**

为治疗本病之首选药物，常用泼尼松、地塞米松等。

（三）**脾切除**

其适应证为慢性型经3~6个月或急性型经1~2周内科积极治无效；泼尼松有效，但每日维持量在20毫克以上；拟进行其他手术，但有导致出血的危险。

（四）**免疫抑制剂**

此类药物毒性作用大，在糖皮质激素或脾切除术无效时考虑使用。

八　生活常识与注意事项

保持个人卫生，预防各种感染和感冒，防止外伤。

第三节　过敏性紫癜

过敏性紫癜是一种血管变态反应性出血性疾病。本病是机体对某些物质发生变态反应，引起广泛性小血管炎，使血管动脉和毛细血管通透性和脆性增高，伴渗出性出血和水肿。皮肤和黏膜累及最多见，但亦可发生于胃肠道、关节和肾脏。各种感染、某些食物、药物、寒冷、虫咬伤、花粉等均可诱发本病。

一　饮食疗法

方1

【组　成】绿豆50克，大枣、红糖适量。

【适应证】过敏性紫癜，血小板减少性紫癜，皮肤瘙痒，贫血低热症。

【用　法】上药混合后加水400毫升，煮至绿豆“开花”时，加入大枣和红糖，煮沸10分钟。分1~2次吃渣喝汤。连服10~15日。

【来　源】《偏方大全》

方2

【组　成】鹌鹑蛋15枚，龙眼肉10~15克，红糖4克。

【适应证】过敏性紫癜。

【用　法】将鹌鹑蛋打碎去壳，和龙眼肉、红糖一同放置碗中加水（如有鸡鸭浓汤更好），放饭锅上蒸熟食用。晨服1次。常服更妙。内有痰火及湿滞停饮者忌服。

【来　源】《小偏方大功效》

二　单方对药

方1

【组　成】鲜韭菜500克。

【适应证】过敏性紫癜。

【用　法】洗净捣烂绞汁，加健康儿童尿50毫升。分2次服，每日1剂。

【来　源】《偏方秘方验方》

方2

【组　成】甘草30克，大枣20枚。

【适应证】过敏性紫癜。

【用　法】上药加水煎至枣烂为度，吃枣喝汤。每日1剂。

【来　源】《小偏方大功效》

三　按摩、针灸

（一）按摩

1. 足部反射区按摩。

2. 穴位按摩：拇指点按足三里、三阴交、阴陵泉、太溪。每穴各30~50次。

（二）针灸

取穴：血海、足三里、三阴交、阴陵泉。

四　中成药

可对症选用归脾丸（膏）、二至丸、消风散丸、槐花散、十全大补丸、升降散等。

五　验方精选

方1

【组　成】仙鹤草30克，墨旱莲、紫草、茜草、生地黄各15克，玄参12克，僵蚕、知母、赤芍、牡丹皮各10克，蝉蜕6克。

【适应证】过敏性紫癜。

【用　法】常规煎服法。

【来　源】《病证治疗验方》

方2

【组　成】水牛角（先煎1小时）30克，生地黄、茜草、丹参各15克，蝉蜕12克，地龙、牡丹皮各10克，防风8克，焦大黄6克。

【适应证】过敏性紫癜。

【用　法】常规煎服法。

【来　源】《病证治疗验方》

六　西医治疗

（一）病因治疗

祛除病因，防治感染，忌食用过敏食物和药物，不接触过敏物。

（二）药物治疗

1. 抗组胺药：可选用苯海拉明、氯苯那敏、异丙嗪、布克利嗪、赛庚啶、酮替芬、葡萄糖酸钙等。

2. 糖皮质激素：可选用泼尼松、地塞米松等。

3. 免疫抑制剂：以上治疗效果不佳者可用免疫抑制剂，如环磷酰胺或硫唑嘌呤。

（三）其他药物

还可选用维生素C、氨甲环酸、氨甲苯酸、苯丁酸氮芥、山莨菪碱、西咪替丁等。

七 生活常识与注意事项

应尽可能寻找病因或致病因素，防止再接触。消除感染灶，驱除肠道寄生虫，必要时应用抗生素和驱虫药。避免或禁食易引起过敏的食物及药物。避免虫咬、寒冷、精神紧张。

第四节 缺铁性贫血

缺铁性贫血是由于人体内贮存铁缺乏，使血红蛋白合成减少而引起的一种小细胞低色素性贫血。它是贫血中最常见的类型，以生长发育期的儿童和育龄妇女发病率较高。引起缺铁性贫血的主要病因有：铁摄入量不足，铁吸收障碍，铁丢失过多。

一 饮食疗法

方1

【组　成】桑椹30克，龙眼肉15克，糯米100克，蜂蜜适量。

【功　效】滋补肝肾，养血，补血。

【适应证】贫血，血虚型。症见面色苍白，头晕心悸。

【用　法】上药一同入锅，加水煎取药汁。药汁加入糯米煮粥，粥成调入蜂蜜即可服食。

【来　源】《民间偏方奇效方》

方2

【组　成】阿胶10克，鸡蛋1只。

【适应证】缺铁性贫血。

【用　法】阿胶研成细末，将鸡蛋打碎后，同阿胶末置小碗内，加黄酒、红糖适量，搅拌。加水少许，隔水蒸成蛋糊食用。每日1次。

【来　源】《偏方治大病》

二 单方对药

方1

【组　成】连根新鲜菠菜100~150克，粳米100克。

【适应证】缺铁性贫血。

【用　法】菠菜洗净后用手撕开，与粳米一起放入砂锅，加水800毫升，煮至米烂汤稠，即可食用。

【来　源】《小偏方大功效》

方2

【组　成】大枣50克，黑木耳10克，白糖适量。

【功　效】补血。

【适应证】贫血，皮肤苍白无光，

体弱无力。

【用 法】大枣煮烂，去皮核；黑木耳泡发，洗净，干燥粉碎。黑木耳粉、大枣、白糖共煮，黏稠状。早餐前，晚餐后服。

【来 源】《民间偏方奇效方》

三 按摩、针灸

（一）按摩

1. 足部反射区按摩。

2. 穴位按摩：拇指点揉血海、涌泉、足三里、三阴交、血海、肝俞、脾俞、太溪、上巨虚、下巨虚。每穴各50次。

（二）针灸

取穴：膈俞、脾俞、三焦俞、大肠俞、关元、足三里。

四 中成药

可对症选用归脾丸、香砂六君丸、八珍丸、十全大补丸、归参补血片、补肾益气丸、补肾养血丸、龟龄集、龟胶膏、生血宝、当归补血口服液、人参归脾丸等。

五 验方精选

方1

【组 成】党参、黄芪各30克，鸡血藤、熟地黄、何首乌、枸杞子各20克，当归、白芍、川芎各15克，补骨脂、黄精、白术、阿胶（另烊）各10克，大枣、陈皮、炙甘草各5克。

【功 效】补气血，益肝肾。

【适应证】缺铁性贫血。气血两虚，肝肾不足证。

【用 法】常规煎服法。

【来 源】经验方

方2

【组 成】当归、黄精、枸杞子各200克。

【适应证】缺铁性贫血气血亏虚证。

【用 法】上药用黄酒150毫升拌匀，蒸后晒干，共研为末，炼蜜为丸。每丸15克，每日2次。

【来 源】《偏方秘方验方》

六 西医治疗

1. 病因治疗：病因或原发病确诊后，要积极治疗，这是纠正贫血、防止复发的关键环节。

2. 一般处理：重度贫血者应卧床休息，进食含铁丰富、高蛋白、高维生素、高热量食物。养成良好的饮食习惯，不挑食、不偏食，这是预防和辅助治疗缺铁性贫血的重要措施。合理的饮食和饮食搭配，可增加富含铁的食物，适当搭配富含维生素C的蔬菜和水果，有利于铁的吸收。

3. 药物治疗：可选用硫酸亚铁、富马酸亚铁、右旋糖酐铁、蔗糖酐铁等。

七 生活常识与注意事项

口服铁剂的不良反应是恶心、呕吐及胃部不适，应餐后服用。为避免牙齿及舌质染黑，口服液体铁剂时须使用吸管将药液吸至舌根部咽下，再喝温开水并漱口。服铁剂期间，粪便会变成黑色是正常现象，应告知患者以消除顾虑，如不能耐受可从小剂量开始。

八 预防

大力防治寄生虫病，普遍开展妇幼保健工作，为预防缺铁性贫血的重要措施。钩虫是引起本病的主因之一，要定期检查，及时驱虫。孕期、哺乳期妇女要补给足量的铁。补血、补铁食物，如豆类、蛋类、海带、紫菜、黑木耳、菠菜、银耳等食物，肉类及各种动物血类。

第五节　再生障碍性贫血

再生障碍性贫血又称“再障”，是因骨髓造血组织显著减少，引起造血功能衰竭而发生的一组全血细胞减少综合征。临床特点主要是：进行性贫血、出血及感染。无肝、脾、淋巴结肿大。实验室检查：全血细胞减少，网织红细胞绝对减少，骨髓增生低下。临床上分为急性与慢性两型。急性型：症状较重，早期突出的症状可能是感染和出血。高热、畏寒、出汗、皮肤感染、肺部感染较多见。重者可因败血症而死亡。皮肤出现瘀点、瘀斑、鼻衄、齿龈出血、消化道出血、女性月经过多等出血症状。

一 饮食疗法

方

【组　成】牛骨髓、龙眼肉、大枣（去核）各400克。

【适应证】再生障碍性贫血。

【用　法】加清水3 000毫升，慢熬成膏。每次2匙，每日2次。

【来　源】《小偏方大功效》

二 单方对药

方1

【组　成】怀山药、黄鼬粉各1 000克。

【功　效】生血止血，解毒止痛。

【适应证】再生障碍性贫血。

【用　法】黄鼬剔除内脏，去皮毛，烤干研粉，加怀山药粉和匀备用。每次4~5克，温开水冲服，每日3次。

【来　源】《小偏方大功效》

方2

【组　成】三七90克。

【适应证】再生障碍性贫血。

【用　法】锅内置鸡油适量，后放入三七炸至老黄色，存性研末即成。每次3克，冲服，每日2次。

【来　源】《偏方秘方验方》

三　中成药

可对症选用十全大补丸、乌鸡白凤丸、六味地黄丸、三才封髓丹等。

四　验方精选

方1

【组　成】黄芪60克，党参、黄精各30克，淫羊藿、杞子、补骨脂各15克，仙茅、鹿角胶、阿胶珠（烊）各10克。

【适应证】再生障碍性贫血。

【用　法】常规煎服法。

【来　源】《单方偏方精选》

方2

【组　成】紫河车200克，阿胶90克，三七60克，海螵蛸、肉桂各50克，鹿角胶（烊化）、龟甲胶（烊化）各30克，皂矾20克。

【适应证】再障衄血，便血，皮下出血等。

【用　法】共研细末，炼蜜为丸如梧桐子大。每次服4丸，每日2次，陈皮汤送下。

【来　源】《偏方秘方验方》

五　西医治疗

1. 一般处理：①去除病因。②休息和活动。③饮食：给予高热量、高蛋白、富含维生素、易消化的流质或半流质饮食，以补充能量。大出血病人应暂禁食。

2. 对症处理：①预防感染：保持病室空气清新、定期消毒，保持皮肤清洁、干燥。注意个人卫生，制定探视制度，严格无菌操作。②预防出血：做好饮食护理，避免过硬、过粗的食物，保持病室湿度，防止鼻黏膜干燥而出血。③输血：有输血指征者，输浓缩红细胞为宜。必要时输白细胞或血小板悬液。④抗感染：有明确感染者应及时应用广谱抗生素。⑤其他疗法尚有相关药物治疗、脾切除、造血干细胞移植等。

六　生活常识与注意事项

1. 注意保暖，避免受凉感冒，尽量少去公共场所，防止交叉感染。避免外伤，教会病人防治出血的简单方法。

2. 用药指导：向病人解释再障的治疗措施及药物的副作用，说明坚持按医嘱用药的重要性，使病人认识到再障治疗的长期性和艰苦性，不得自行减量或停药。注意个人卫生，保持口腔清洁。

七　预防

对造血系统有损害的药物严格掌握指征，如氯霉素、磺胺药、保泰松、安乃近、阿司匹林等，防止滥用。对有损害人体造血系统毒物和环境应做好防范和环境毒物测定。对长期因职业关系接触X线、放射性物质物，毒物如农药、苯及其衍生物等的人员，应提高自我保护意识，做好防护工作，定期检查血象。

第六节　白细胞减少症

外周血白细胞总数持续低于3.5×10^9/升时，中性粒细胞百分数正常或稍低，称为白细胞减少症。常见的症状有：头晕、乏力、四肢酸软、食欲减退、低热、睡眠不佳等表现；少数无症状。部分患者易反复发生各种感染。本病属祖国医学“虚劳”“虚损”“温病”等病症范畴。

一　饮食疗法

方1

【组　成】猪脊髓1具，枸杞子50克，调料适量。

【功　效】养气血，益精髓，补肝肾。

【适应证】肝肾阴虚型白细胞减少症。

【用　法】猪脊髓、枸杞子洗净，放入锅内，加水炖熟，放入调味服食。分2次服，每日1剂。

【来　源】《小偏方大功效》

方2

【组　成】胡萝卜200克，羊肝20克，乌梅10克。

【功　效】健脾化滞，补肝益血，清热解毒。

【适应证】白细胞减少症。

【用　法】胡萝卜、羊肝切块，同乌梅一起加水煎煮20分钟，去掉乌梅，服食。每日1剂，连服10日为1个疗程。

【来　源】《小偏方大功效》

二　单方对药

方

【组　成】黄精、虎杖各15克。

【适应证】白细胞减少症。

【用　法】上药加水浓煎服。每日服1次。

【来　源】《实用内科学》

三 按摩、针灸

1. 按摩：足部反射区按摩。

2. 针灸：可选大椎、内关和曲池、足三里，两组轮换针刺，每日1次。耳针可取肾穴埋针5~7日，与针灸交替使用。

四 中成药

可对症选用复方胎盘片、补中益气丸、十全大补丸、右归丸、左归丸、升白颗粒、生血宝、乌鸡白凤丸、当归补血丸、归脾丸等。

五 验方精选

方1

【组　成】鸡血藤、炙黄芪各30克，熟地黄、枸杞子、山茱萸各24克，杭芍药18克，当归、巴戟天、补骨脂各12克，锁阳9克。

【功　效】补气养血，填精补髓。

【适应证】白细胞减少症。

【用　法】常规煎服法。

【来　源】《小偏方大功效》

方2

【组　成】鸡血藤、大枣各30~60克，黄芪30克，黄精15克，女贞子、丹参各12克。

【功　效】健脾益气，养心和血，补肾。

【适应证】白细胞减少症血虚甚者。

【用　法】常规煎服法。伤阴重者加干地黄、玄参、麦门冬；湿热偏重者加石韦、白茅根。放疗引起者。

【来　源】《偏方秘方验方》

六 西医治疗

1. 一般处理：注意劳逸结合，适当锻炼身体。

2. 对有反复感染病史者应做好各种预防措施，主要针对口咽、皮肤及呼吸道感染。万一发生感染应及早使用抗菌药物。

3. 对继发性患者治疗原发疾病，去除病因。药物引起者立即停药。

4. 现有刺激白细胞生成药物，种类虽多，但疗效尚不满意。

第七节 白血病

白血病是一类发生于骨髓造血干细胞的恶性克隆性疾病。特点是大量的白细胞和幼稚细胞（白血病细胞）在骨髓和其他造血组织中进行性、失控性、弥漫性异常增生，进入血流并浸润、破坏其他器官和组织，抑制正常造血功能，使正常造血细胞减少。临床表现以进行性贫血，反复感染，出血和不同程度的肝、脾淋巴结肿大伴周围血中白细胞的质和量异常为特征。

一 饮食疗法

方1

【组　成】猪皮500克，黄芪18克，生姜6克，大枣250克。

【功　效】清热止血。

【适应证】慢性白血病。

【用　法】将猪皮洗净去毛切块，加水适量与黄芪、生姜同炖煮成黏稠的汤，再加大枣（去核）煮熟，加冰糖适量即成。分顿适量佐餐食用。

【来　源】《小偏方大功效》

方2

【组　成】灵芝50克，蜂乳50毫升。

【适应证】白血病。

【用　法】灵芝洗净切碎，加水250毫升，煎半小时。水煎2次，2次药液混合后，分3次服完。每次用蜂乳调匀服。每日1剂，连服30日为1个疗程。

【来　源】《小偏方大功效》

二 单方对药

方1

【组　成】守宫适量。

【适应证】急性淋巴细胞性白血病。

【用　法】焙干研末为散。每次2~3只，每日3次，开水送服。

【来　源】《奇效方》

方2

【组　成】蟾蜍15只（每只约125克），黄酒1 500毫升。

【适应证】急、慢性白血病。

【用　法】蟾蜍剖腹去内脏，置黄酒中煮沸2小时，药液过滤即得。每次服15~30毫升，每日3次。

【来　源】《小偏方大功效》

三 按摩、针灸

1. 足部反射区按摩。

2. 针灸

取穴：膈俞、肝俞、脾俞、三焦俞、命门、关元、足三里。每日或隔日用艾条灸治，有主诉症状，则加取对症穴位。

四 中成药

可对症选用芪精口服液、黄芪口服液、当归芦荟丸等。

五 验方精选

方1

【组　成】土茯苓30克，白花蛇舌草25~30克，半边莲18~24克，金银花15~24克，紫草、夏枯草、生地黄、山豆根各12~18克，重楼、山慈姑各9克。

【适应证】急性白血病。

【用　法】常规煎服法。

【来　源】《小偏方大功效》

方2

【组　成】八仙草60克，龙葵、半枝莲、忍冬藤各30克。

【适应证】白血病。

【用　法】常规煎服法。连服1~2个月。

【来　源】《小偏方大功效》

六 西医治疗

1．化学药物治疗：是治疗白血病的主要手段。急性白血病的化疗过程分为诱导缓解治疗和缓解后治疗两个阶段。

2．对症支持治疗：①防治感染，可选择广谱抗生素治疗。②控制出血，血小板过低者，应输浓缩血小板悬液或新鲜血，辅以全身和局部止血。发生弥散性血管内凝血时，予以相应处理。③改善贫血，严重贫血者可输浓缩红细胞或全血。④预防尿酸性肾病，鼓励患者多饮水并碱化尿液，口服别嘌呤醇抑制尿酸合成。

3．造血干细胞移植。

4．其他处理措施：①休息与活动，白血病病人以休息为主，保证每日的睡眠在7~9小时。缓解期和化疗间歇期坚持每日适量活动。适当应用镇痛药，保证病人休息，减少体力消耗。②饮食护理，给予高蛋白、高维生素、高热量、清淡易消化的饮食。③感染的预防，应行保护性隔离。定时消毒，避免交叉感染。加强口腔、皮肤及肛周护理。④贫血的预防和处理，对严重贫血、乏力明显者，输血或输浓缩红细胞。⑤化疗不良反应及处理，因治疗的需要及为减少患者反复穿刺的痛苦，建议留置深静脉导管。严格遵守化疗用药原则，并观察疗效及不良反应。

七 生活常识与注意事项

1．安置患者在安静、舒适的环境中卧床休息。脾大者嘱患者在取左侧卧位，以减轻不适感，尽量避免弯腰和碰撞腹部，以免发生脾破裂。

2．化疗期间，应注意白细胞及血

小板计数，定期复查肝、肾功能。鼓励患者多饮水，必要时加服碳酸氢钠片，以防高尿酸血症对肾脏的损害。密切观察病情及药物的反应和副作用，及时报告医生。

3. 白血病患者机体内蛋白质的消耗量远大于正常人，因此宜多补充量多质优高蛋白的食物，以维持各组织器官的功能。

八 预防

对长期因职业关系接触X线，放射性物质物，毒物如农药、苯及其衍生物等的人员，应提高自我保护意识，做好防护工作，定期检查血常规。

第五章 呼吸系统疾病

第一节 急性上呼吸道感染

急性上呼吸道感染是鼻腔、咽或喉部急性炎症的总称。一般病情较轻，病程较短，预后良好。但由于发病率高，具有一定的传染性，应积极防治。根据病因和病变范围的不同，临床可有不同的类型。

普通感冒，急性病毒性咽炎或喉炎，急性疱疹性咽峡炎，咽结膜热，细菌性咽-扁桃体炎。本病属中医学的"感冒""咽喉病""温病"。

一 中成药

可对症选用银翘散、清热解毒口服液、疏风解毒胶囊、双黄连口服液、黄连上清丸、局方至宝丹、万氏牛黄清心丸、勒马回胶囊、正柴胡颗粒（风热证）、连花清瘟颗粒、栀子金花丸、银黄颗粒、银翘解毒丸、清开灵颗粒、感冒软胶囊等。

二 验方精选

方1

【组　成】板蓝根30克，蒲公英20~30克，芦根12~15克，金银花、连翘各12克，黄芩、桑叶、桔梗、杏仁、竹叶各10克，荆芥、甘草各6克。

【适应证】急性上呼吸道感染。

【用　法】常规煎服法。

【来　源】《当代妙方》

方2

【组　成】大青叶、蒲公英各30克，前胡、桔梗各12克，杏仁9克，苏叶、薄荷各3克。复方阿司匹林0.5克，维生素C 0.1克，氯苯那敏4毫克，白糖50克。

【适应证】急性上呼吸道感染。

【用　法】将药制为冲剂，装入塑料袋内。用时，每日1袋，置杯内，开水冲服。服此药时不再加服西药。以上为1日剂量。

【来　源】《当代妙方》

三 西医治疗

1. 对症治疗：①休息，病情较重或年老体弱者应卧床休息。②解热镇痛，可选用解热镇痛药，如复方阿司匹林、对乙酰氨基酚、吲哚美辛、布洛芬等。③减充血剂，鼻塞，鼻黏膜充血水肿时，可使用盐酸伪麻黄碱，也可用1%麻黄碱滴鼻。④抗组胺药，感冒时常有鼻黏膜敏感性增高，频繁打喷嚏、流鼻涕，可选用马来酸氯苯那敏或苯海拉明等抗组胺药。⑤镇咳剂，对于咳嗽症状较明显者，可给予右美沙芬、喷托维林等镇咳药。

2. 病因治疗：①抗菌药物治疗，可酌情使用青霉素、第一代头孢菌素、大环内酯类或喹诺酮类。②抗病毒药物治疗，广谱抗病毒药物利巴韦林和奥司他韦对流感病毒、副流感病毒和呼吸道合胞病毒等有较强的抑制作用，可缩短病程。

四 生活常识与注意事项

注意呼吸道患者的隔离，减少探视，防止交叉感染。患者咳嗽或打喷嚏时，应避免对着他人。警惕并发症。高热时用物理降温。

第二节　气管、支气管炎

气管、支气管炎是指由于感染或非感染因素引起的气管、支气管黏膜及其周组织的慢性非特异性炎症。临床上以咳嗽、咳痰，或伴有喘息及反复发作为特征。本病分为急性和慢性。本病多属中医学的“咳嗽”范围。

一 饮食疗法

方1

【组　成】萝卜、饴糖。

【功　效】止咳化痰。

【适应证】支气管炎。

【用　法】将萝卜（红皮萝卜更好）洗净不去皮，切成薄片，放于碗中，上面放饴糖（即麦芽糖）2~3匙，搁置一夜，即有溶成的萝卜糖水，取之频频饮服。

【来　源】《特效偏方》

方2

【组　成】沙参、百合各15克，川贝母3克。

【功　效】润燥生津。

【适应证】燥热型急性支气管炎。症见干咳无痰，或痰中带血、鼻干、咽干、大便干燥、小便黄少。

【用　法】上药共研粗末，冲入沸水，加盖焖30分钟，代茶饮用。每日1剂。

【来　源】《特效偏方》

二 单方对药

方1

【组　成】麻黄1.5克，梨1个。

【适应证】急性支气管炎。

【用　法】梨去核，将麻黄插在梨的周围如刺猬状，蒸熟后去掉麻黄，吃梨喝汤。每日1个，连吃3日。

【来　源】《验方治病10分钟》

方2

【组　成】丝瓜藤100克（干品50克）。

【功　效】止咳祛痰，镇咳平喘。

【适应证】可缓解急性支气管炎症状。

【用　法】上药水煎后取浓汁，分2次早、晚代茶饮。

【来　源】《传世奇效偏方》

三 按摩、针灸

（一）按摩

1. 基本反射区按摩。

2. 穴位按摩：按摩鱼际、解溪、迎香。

3. 其他按摩：①拇指按压胸骨上缘的小凹处，每次3秒，连续10次。②两手交替摩搓胸部，由一侧肩部自上而下呈斜线搓至对侧肋下角处100次，然后两手自上而下拍打胸部100次。③用一只手的拇指、食指用力按压另一手拇指指甲根的两侧，约3~5分钟。

（二）针灸

取穴：大杼、肺俞、天突、尺泽、外关、经渠、三阴交。每日针1次，针后频饮热开水。

四 外治法

方1

【组　成】决明子60克，莱菔子30克。

【适应证】急性支气管炎。

【用　法】上方共捣碎混匀，填脐窝，固定。

【来　源】《药到病除小绝招》

方2

【组　成】面粉90克，白芥子40克。

【适应证】急性支气管炎。

【用　法】上药为末，加水做成饼，敷于胸背，以胶布固定。每日1次。

【来　源】《验方治病10分钟》

五 中成药

可对症选用小青龙颗粒、桂龙咳喘宁胶囊、急支糖浆、降气定喘丸等。

六 验方精选

方1

【组　成】金银花、天冬、麦冬、枇杷叶、桑枝、陈皮各15克。

【适应证】急性支气管炎。

【用　法】常规煎服法。

【来　源】《验方治病10分钟》

方2

【组　成】石膏30克，川贝母15克，山楂、海浮石、桔梗、杏仁、炙枇杷叶各10克，炙麻黄、甘草各5克。

【适应证】急性支气管炎。

【用　法】常规煎服法。

【来　源】《验方治病10分钟》

七　西医治疗

1. 一般治疗：休息、保暖、多饮水、补充足够的热量。

2. 抗菌药物治疗：根据感染的病原体及药物敏感试验选择抗菌药物治疗。可选用大环内酯类、青霉素、头孢菌素类和喹诺酮类等药物。多数患者口服抗菌药物即可，症状较重者可用肌内注射或静脉滴注。

3. 对症治疗：咳嗽无痰，可选用右美沙芬、喷托维林或可待因；咳嗽有痰而不易咳出，可选用盐酸氨溴索、溴己新等，也可雾化帮助祛痰。发生支气管痉挛，可用平喘药物如茶碱类、受体激动剂等。发热可用解热镇痛药。

八　生活常识与注意事项

戒烟，避免被动吸烟。急性支气管炎失治、误治，反复发作易成为慢性支气管炎，应早防早治愈。并积极预防感冒。

九　预防

适寒温，调饮食，加强运动，积极防病。

第三节　慢性支气管炎

慢性支气管炎，简称“慢支”，是气管、支气管黏膜及其周围组织的慢性非特异性炎症。临床上以咳嗽、咳痰或伴有气喘等反复发作为主要症状。多于冬季发作，春夏季缓解。常并发阻塞性肺气肿，严重者常发生肺动脉高压，甚至肺源性心脏病。本病多属中医学的“咳嗽”“痰饮”“喘病”范畴。

一　饮食疗法

方1

【组　成】紫苏叶（洗净）、生姜（切丝）各10克，新鲜橘皮（或干橘皮3克）9克，红糖10~15克。

【适应证】慢性支气管炎，风寒感冒，头痛，畏寒，无汗，鼻塞流涕，咳嗽。

【用 法】紫苏叶洗净，生姜切丝，与新鲜橘皮一起放入瓷杯内，以沸水冲泡，上盖，浸泡10分钟，再调入红糖搅匀，代茶热饮。

【来 源】《特效偏方》

方2

【组 成】蜂蜜40克，鸡蛋1个。

【适应证】慢性支气管炎。

【用 法】先将蜂蜜用锅微炒，然后加水少许，待沸后打入鸡蛋1个。每日早、晚空腹各服1次，吃蛋饮汤。

【来 源】《特效偏方》

二 单方对药

方1

【组 成】三七0.6克，人参0.3克。

【功 效】扶正纳气。

【适应证】老人虚劳咳喘。

【用 法】上药共研细末，用黄酒调服。每日1次。

【来 源】《传世奇效偏方》

方2

【组 成】向日葵茎髓60克。

【功 效】止咳。

【适应证】慢性支气管炎。

【用 法】上药加水煎去渣，取药汁饮服。每日1~2剂。

【来 源】《传世奇效偏方》

三 按摩、针灸

1. 按摩

（1）基本反射区按摩。

（2）穴位按摩：按摩鱼际、解溪、迎香。

2. 针灸

取穴：肺俞、天突、中脘、俞府、尺泽、足三里；风门、身柱、肩井、太渊、气海、丰隆。每日交换做中刺激之针治。

灸法取穴：以身柱、肺俞、灵台、天突、膻中、脾俞、中脘、足三里、丰隆。每日各灸小炷，如大者五或七壮。

四 外治法

方1

【组 成】当归、桑白皮、五味子、川贝母、青皮、茯苓、杏仁、半夏、甘草、茯苓、杏仁各12克，没药、乳香各6克，丁香3克。

【适应证】咳嗽，痰湿蕴肺型。久咳（慢性气管炎、支气管炎）。

【用 法】用香油150毫升将前十一味药熬煮去渣，再将没药、乳香、丁香掺入后加黄丹120克收膏。摊贴于背部第四、第五胸椎椎体两侧。

【来 源】《民间偏方奇效方》

方2

【组 成】糯米、白胡椒、桃仁、杏仁各7粒，栀子9克。

【适应证】老年性慢性支气管炎。

【用　法】共研细末，用鸡蛋清调和均匀后敷于涌泉穴，固定。

【来　源】《特效偏方》

五　中成药

可对症选用寒喘祖帕颗粒、止咳宝片、桂龙咳喘宁胶囊、苓桂术甘丸、胆龙止喘片、三子养亲丸、咳克平胶囊、熊胆川贝口服液、复方鲜竹沥液、苏黄止咳胶囊、牛黄蛇胆川贝液、蜜炼川贝枇杷膏、急支糖浆、补金片、补肺丸、金水六君丸、人参保肺丸、百合固金丸、养阴清肺口服液、麦味地黄丸、蛤蚧定喘丸等。

六　验方精选

方1

【组　成】北沙参25克，黄芪15克，百合、法半夏各12克，茯苓、桔梗、杏仁、紫菀、甘草各10克。

【功　效】补气平喘，止咳化痰。

【适应证】慢性支气管炎。

【用　法】常规煎服法。

【来　源】《传世奇效偏方》

方2

【组　成】蜂蜜30克，石膏15克，杏仁5克，枇杷叶2片，雪梨2个（捣烂取汁）。

【适应证】慢性支气管炎。

【用　法】将杏仁研如泥，布包石膏、枇杷叶同煎，去渣取汁，加入梨汁，共取药汁约500毫升。分次调入蜂蜜饮用。

【来　源】《验方治病10分钟》

七　西医治疗

1. 急性加重期的治疗：①控制感染，可选用喹诺酮类、大环类酯类、β内酰胺类口服，病情严重时静脉给药。②镇咳祛痰可试用复方甘草合剂、溴己新、盐酸氨溴索、桃金娘油等，干咳用右美沙芬等。③平喘可加用氨茶碱、茶碱控释剂，或长效β2激动剂加糖皮质激素吸入。

2. 缓解期治疗：①戒烟，避免有害气体和其他有害颗粒的吸入。②增强体质，预防感冒，也是防治慢性支气管炎的主要内容之一。

八　生活常识与注意事项

1. 避免尘埃和烟雾的刺激，避免出入空气污染的公共场所和剧烈运动，外出时戴口罩，防止感冒。彻底戒烟，并避免二手烟。

2. 为患者提供舒适、整洁、安静的环境，减少与刺激物的接触。经常开窗通风，保持室内空气的新鲜、洁净，保持室内温度为18~22℃，湿度为50%~70%。

3. 注意保暖，尤其背部的保暖，

避免寒冷刺激，防止着凉，季节转换时要及时增减衣服。

4. 避免尘埃和烟雾刺激；避免出入空气污染的公共场所和剧烈运动，外出戴口罩防止感冒；避免虾、蟹、花粉等易过敏的食物及药物。

5. 饮食既要清淡，又要保证高热量、高蛋白、高维生素。进食时让患者取半卧位或坐位，以利于吞咽，餐后2小时内避免平卧；饮食不宜过饱，不宜寒凉冷饮，避免煎炸油腻、辛辣等刺激性食物。

6. 病情稳定后适当参加运动、按摩，锻炼身体，提高免疫力。

九 预防

1. 及早治疗相关病症，以免诱发本病。适寒温，惜精神，调饮食，加强运动；对易感冒、易咳嗽、咳痰者，寒冷季节或气候骤然变化时，应注意保暖，尤其背部防寒；外出时可戴口罩，避免寒冷空气伤肺。

2. 认真普及预防呼吸道疾病的知识，改善环境卫生和工业卫生，积极消除烟尘和空气污染，加强劳动保护。必要时用转移因子，胸腺素，脾氨肽，丙种球蛋白提高免疫力。

第四节 支气管哮喘

支气管哮喘，简称哮喘，是气道慢性特异性炎症性疾病。该病表现为易感者对各种激发因子具有气道高反应性，可引起广泛的可逆性气流受限，出现反复发作性的喘息、气急、胸闷或咳嗽等症状，常在夜间和（或）清晨发作和加重，多数患者可自行缓解或治疗后缓解。目前认为哮喘是多基因遗传病，受遗传因素和环境因素双重影响。本病应属中医学的“哮证”。

一 饮食疗法

方

【组 成】黑母鸡1只，醋1 500毫升。

【功 效】补益敛肺平喘。

【适应证】用于日久不愈，身体虚弱之哮喘。

【用 法】将黑母鸡剥洗干净后和醋共煎熟后，分次食用。

【来 源】《传世奇效偏方》

二 单方对药

方1

【组 成】醋60毫升，露蜂房30克。

【功 效】祛风解毒。

【适应证】支气管哮喘。

【用 法】上药加水适量同煎煮。分2次饮服，连服2周。

【来　源】《传世奇效偏方》

方②

【组　成】鲜仙人掌茎60克，蜂蜜40克。

【适应证】支气管热性哮喘。症见喘息痰鸣，不能平卧，咳吐黄稠痰，口干舌红，脉滑数。

【用　法】鲜仙人掌去皮、刺，留茎洗净切细，置保温杯中，用沸水适量冲泡，盖紧静置15分钟，取清液，加入蜂蜜，顿饮或分2次。症状消失后即停药。

【来　源】《民间偏方奇效方》

三　按摩、针灸

1. 足部反射区按摩。

2. 针灸

（1）取穴：肺俞、督俞、天突、膻中、肩井、中脘、气海、列缺、足三里、三阴交。每日针治1次，连续数日。发作停止1周之后，以肺俞、督俞、身柱、灵台、气海、足三里，每日用小艾炷各灸三壮至七壮，或用艾灸条薰灸，连续灸治两三月。

（2）神阙穴艾灸疗法：将新鲜的姜或者蒜切成0.2厘米厚的薄片，用针扎一些小孔，放在神阙穴上，在其上方点燃艾条，灸3~5分钟，以局部皮肤潮红为度。贴敷疗法：将新鲜大蒜2瓣捣碎，贴敷于肚脐，贴3~5分钟。蒜末取下后洗净。

四　外治法

方①

【组　成】麻黄、吴茱萸、白芥子各15克，姜汁适量。

【适应证】支气管哮喘。

【用　法】前三味药共研细末，过筛，贮瓶备用。用时取药末适量，以姜汁调成糊状，填入脐孔中，固定。2日换药1次，6次为1个疗程。

【来　源】《外敷治病10分钟》

方②

【组　成】麻黄、肉桂、公丁香各20克。

【适应证】支气管哮喘。

【用　法】上药共研细末，贮瓶备用。用时取适量药末，用水调成膏状，敷于脐孔中，固定。每日换药1次，10次为1个疗程。

【来　源】《外敷治病10分钟》

五　中成药

可对症选用寒喘丸、寒喘祖帕颗粒、小青龙合剂颗粒、止咳宝片、苏子降气丸、蠲哮片、桂龙咳喘胶囊、降气定喘丸、胆龙止喘片、清气化痰丸、五海咳喘片、止嗽定喘口服液、勒马回胶囊、蛤蚧养肺丸、补肺丸、金水宝胶囊、补金片、金水六君丸、人参保肺丸、固本咳喘片、养阴清肺口服液、蛤蚧定喘丸等。

六 验方精选

方1

【组　成】黄芪30克，茯苓、党参、黄芩、山药、白术各15克，法半夏、陈皮、葶苈子各12克，桔梗、麻黄、甘草、杏仁各10克。

【适应证】支气管哮喘。

【用　法】常规煎服法。

【来　源】《病证治疗验方》

方2

【组　成】沙参30克，玉竹15克，炙枇杷叶12克，桑白皮、麦冬、五味子、百合、川贝母各10克，花旗参6~9克（另煎）。

【功　效】宣肺养阴，止咳平喘。

【适应证】哮喘属肺阴虚者。症见喘促短气，气怯声低，喉有鼾声，咳声低弱，痰吐稀薄，咳呛痰少黏腻，烦热口渴，咽喉不利，颜面潮红。舌质淡红，剥苔，脉细数。

【用　法】常规煎服法。

【来　源】《古今桑系列验方大全》

七 西医治疗

（一）一般治疗

消除病因和诱发因素，如脱离变应原。防治合并存在的疾病，如过敏性鼻炎，返流性食管炎等。免疫调节治疗。经常检查吸入药物使用是否正确和对医嘱的依从性。

（二）药物治疗

治疗哮喘的药物可以分为控制药物和缓解药物。

1. 控制药物：是指需要长期每日使用的药物。这些药物主要通过抗炎作用使哮喘维持临床控制，其中包括吸入糖皮质激素（简称激素）、白三烯调节剂、长效β_2受体激动剂（LABA，须与吸入激素联合应用）、缓释茶碱、色苷酸钠、抗IgE抗体及其他有助于减少全身激素剂量的药物。

2. 缓解药物：指按需使用的药物。这些药物通过迅速解除支气管痉挛从而缓解哮喘症状，其中包括速效吸入β_2受体激动剂、吸入糖皮质激素、吸入性抗胆碱能药物、短效茶碱及短效口服β_2受体激动剂等。

3. 其他治疗哮喘药物

（1）抗组胺药物：口服第二代抗组胺药物（H_1受体拮抗剂）如酮替芬、氯雷他定、阿司咪唑、氮卓司丁、特非那定等。阿司咪唑和特非那定可引起严重的心血管不良反应，应谨慎使用。

（2）其他口服抗变态反应药物：如曲尼司特、瑞吡司特等可应用于轻至中度哮喘的治疗，其主要不良反应是嗜睡。

（三）长期治疗方案的确定

哮喘的治疗应以患者的病情严重程度为基础，根据其控制水平类别选择适当的治疗方案。哮喘药物的选择既要考虑药物的疗效及其安全性，也要考虑患者的实际状况，如经济收入和当地的医疗资源等。要为每个初诊患者制定哮喘防治计划，定期随访、监测，改善患者的依从性，并根据患者病情变化及时修订治疗方案。哮喘患者长期治疗方案分为5级。

（四）急性发作的处理

哮喘急性发作的治疗取决于发作的严重程度及对治疗的反应。治疗的目的在于尽快缓解症状、解除气流受限和低氧血症，同时还需要制定长期治疗方案以预防再次急性发作。

（五）其他处理

1．环境与体位：为患者提供安静、舒适、温湿度适宜的环境，保持室内清洁、空气流通。病室不宜布置花草，避免使用羽绒或蚕丝织物。哮喘发作时，协助患者采取舒适的半卧位或坐位以减轻体力消耗。

2．护理：哮喘患者常会大量出汗，应每日以温水擦浴，勤换衣服和床单，保持皮肤的清洁、干燥和舒适。协助并鼓励患者咳嗽后用温水漱口，保持口腔清洁。

3．饮食：提供清淡、易消化、热量充足、富含维生素A和维生素C的饮食。帮助患者找出与哮喘发作有关的食物，戒烟酒。哮喘发作时，鼓励患者每日饮水2 000~3 000毫升。

4．氧疗：重症哮喘患者常伴有不同程度的低氧血症，应遵医嘱给予吸氧，吸氧流量为每分钟1~3升，吸氧浓度一般不超过40%。为避免气道干燥和寒冷气流的刺激，吸入的氧气应尽量温暖湿润。

八　生活常识与注意事项

1．β_2受体激动剂用药不宜长期、大量使用，否则会引起气道β_2受体功能下降。由于本类药物（特别是短效制剂）无明显抗炎作用，宜与吸入激素等抗炎药配合使用。

2．糖皮质激素：吸入性治疗药物全身性不良反应少，少数患者可出现口腔念珠菌感染、声音嘶哑或呼吸道不适，指导患者吸药后必须立即用清水充分漱口，以减轻局部反应和胃肠吸收。

3．茶碱类药物不良反应为胃肠道、心脏和中枢神经系统毒性反应。

4．胆碱与β_2受体激动剂联合吸入治疗，有舒张支气管及减少痰液的作用。常用异丙托溴铵吸入或雾化吸入，约10分钟起效，维持4~6小时。

5．色苷酸钠是非糖皮质激素抗炎药物，对预防运动或过敏原诱发的哮喘最为有效。少数病例有咽喉不适、胸闷、偶见皮疹，孕妇慎用。

第五节　支气管扩张

支气管扩张是指直径大于2毫米中等大小的近端支气管由于管壁的肌肉和弹性组织破坏引起的异常扩张。主要表现为慢性咳嗽，咳大量脓性痰和（或）反复咯血。支气管扩张多发生于下叶。由于左下叶支气管细长，与主气管的夹角大，且受到心脏血管的压迫，引流不畅，易发生感染，所以左下叶支气管扩张更多见。

一　饮食疗法

方1

【组　成】桑白皮、阿胶各15克，糯米100克，红糖8克。

【功　效】滋阴润肺，通络止血。

【适应证】支气管扩张咯血属阴虚肺热者。

【用　法】将桑白皮洗净，入砂锅煎取药汁2次。糯米洗净，入砂锅，加水煎10分钟，倒入药汁，加阿胶，然后加红糖煮成粥即可。待温空腹吃下。

【来　源】《古今桑系列验方大全》

方2

【组　成】猪肺250克，桑白皮50克，白及30克。

【功　效】清肝泻肺，止血。

【适应证】支气管扩张，咯血，属肝火犯肺者。症见咳嗽少痰，痰中带血，或反复咯血，口干咽燥，潮热盗汗。舌红苔少，脉细数。

【用　法】将猪肺洗净，同桑白皮、白及一齐放入瓦罐，加酒少许，加清水适量，煮熟调味即可。饮汤吃猪肺。

【来　源】《古今桑系列验方大全》

二　单方对药

方1

【组　成】款冬花、白及各等分。

【功　效】润肺生肌，化痰止咳。

【适应证】支气管扩张（轻症）。

【用　法】上药共研细末。每次3克，用冰糖（3克）水送服，每日3次。

【来　源】《千家妙方》

方2

【组　成】款冬花、冰糖各9克。

【适应证】支气管扩张，咳嗽。

【用　法】上药用开水冲泡，频频服用。每日1剂。

【来　源】《小偏方大功效》

三　针灸

取穴：肺俞、督俞、脾俞、丰隆、

中脘、气海、足三里。隔日针治1次，或每日用小艾炷各灸三至五壮，久灸效果较明显，亦可用念盈药艾灸条薰灸。

四 中成药

可对症选用青蒿鳖甲片、勒马回胶囊、栀子金花丸、咳喘宁口服液、蛤蚧定喘丸、养阴清肺口服液、蜜炼川贝枇杷膏等。

五 验方精选

方1

【组　成】百合、鱼腥草、薏苡仁、冬瓜仁各30克，白及、百部、桔梗各20克，杏仁、前胡、川贝母各10克，甘草5克。

【适应证】支气管扩张。

【用　法】常规煎服法。

【来　源】《病证治疗验方》

方2

【组　成】生地黄、太子参各90克，藕节70克，代赭石60克，百合、白及各15克，桑白皮（吴茱萸汁炒）12克，阿胶（烊化）、侧柏炭各10克。

【功　效】宣肺清热，行气止血。

【适应证】支气管扩张，咯血。

【用　法】常规煎服法。

【来　源】《古今桑系列验方大全》

六 西医治疗

支气管扩张的治疗原则是促进痰液引流和防治呼吸道感染。

1. 保持呼吸道通畅：可应用祛痰药（如氯化铵、溴己新、复方甘草合剂等）及支气管舒张药（如β_2受体激动剂等）稀释脓痰和促进排痰，再经体位引流清除痰液。强调痰液引流与应用抗生素同样重要。

2. 控制感染是急性感染期的主要治疗措施。可根据病情、痰培养及药物敏感试验选用抗生素。轻症者，可口服阿莫西林，或用第一、第二代头孢菌素。重症患者特别是铜绿假单胞菌感染者，常需静脉给药，如第三代头孢菌素类药物。如有厌氧菌混合感染，加用甲硝唑、替硝唑或克林霉素。

3. 手术治疗：经内科治疗无效，可考虑手术切除病变肺段或肺叶。

第六节　肺炎

肺炎是指终末气道、肺泡和肺间质的炎症，可由各种病原微生物、理化因素、免疫损伤、过敏等引起，是呼吸系统的常见病。主要临床表现有发热，全身衰弱，咳嗽，咳痰，胸痛，呼吸困难等。肺炎按解剖特点分为：大叶性（肺泡性）肺炎，小叶性（支气管性）肺炎，间质性肺炎。本病属于中医学“肺热喘咳”等范畴。

一 饮食疗法

方1

【组　成】猪瘦肉120克，鲜百合50克，调料适量。

【功　效】养阴清热，润肺止咳。

【适应证】肺炎之潮热、咳嗽。

【用　法】按常法煮汤服食。每日1剂。

【来　源】《小偏方大功效》

方2

【组　成】鲜莲藕1 500克，大枣1 000克，鲜生姜300克，秋梨20个，冰糖、蜂蜜各适量。

【适应证】用于肺炎。

【用　法】莲藕、大枣、生姜、秋梨捣烂取汁，加热熬膏，入冰糖融化后，再用蜜收膏。可每日早、晚随意服用。

【来　源】《小偏方大功效》

二 单方对药

方1

【组　成】桑白皮、葶苈子各10克。

【功　效】宣肺清热，解毒祛邪。

【适应证】麻疹并发肺炎。

【用　法】水煎服。每日1剂，分2次温服。

【来　源】《古今桑系列验方大全》

方2

【组　成】一枝黄花15克。

【功　效】清热消炎。

【适应证】用于感染性肺炎、呼吸道感染等。

【用　法】加水煎汤饮服。

【来　源】《传世奇效偏方》

三 针灸

取穴：风池、大杼、身柱、肺俞、膈俞、曲池、合谷、足三里、内庭。其他如外关、后溪、丰隆、行间等穴亦可采用。宜以26号针浅刺略捻即出。

四 外治法

方1

【组　成】白芥子3份，面粉1份。

【适应证】各种肺炎。

【用　法】白芥子炒黄、炒香，研为细末，加入面粉用开水调成糊状，敷双侧肺俞、阿是穴（胸前和背后罗音最明显部位）。敷药前局部用热水洗净，盖1~2层油纱布，然后敷药。待局部发红，或有烧灼感时去掉。一般敷2小时以上，每日1~2次，3~5日为1个疗程。

【来　源】《药到病除小绝招》

方②

【组　成】白芥子、青皮、紫苏子各等量。

【适应证】肺炎迁延不愈者。

【用　法】将上药炒热，布包敷于炎性病灶在背部体表的投影区，每晚敷20分钟（须体温降至正常时施行），7日为1个疗程。

【来　源】《药到病除小绝招》

五　中成药

可对症选用川贝枇杷冲剂、清金止嗽丸、清咳平喘颗粒、清气化痰丸、炎热清胶囊、蛇胆川贝散、牛黄消炎灵胶囊、牛黄清宫丸、安脑牛黄片、扶正养阴丸、川贝末胶囊、参麦止嗽糖浆、清气化痰丸、苏黄止咳胶囊、勒马回胶囊、熊胆川贝口服液、复方鲜竹沥液、牛黄蛇胆川贝液等。

六　验方精选

方①

【组　成】石膏60克，金银花、鱼腥草各30克，连翘、全瓜蒌各15克，桔梗、麻黄、杏仁、甘草各10克。

【适应证】用于肺炎。

【用　法】常规煎服法。高热期每日3剂，每4小时服1次，热退后改为每日1剂。

【来　源】《验方治病10分钟》

方②

【组　成】紫苏子、沙参、白芥子、瓜蒌仁各15克，玉竹、陈皮、法半夏、冬瓜仁、桔梗、麦冬、五味子、款冬花各10克。

【适应证】肺炎。

【用　法】常规煎服法。

【来　源】《验方治病10分钟》

七　西医治疗

1. 对于轻症肺炎患者，建议口服阿莫西林或阿莫西彬克拉维酸治疗；青年无基础疾病患者或考虑支原体、衣原体感染患者可口服多西环素或米诺环素；我国肺炎链球菌及肺炎支原体对大环内酯类药物耐药率高，在耐药率较低地区可用于经验性抗感染治疗。喹诺酮类用于上述药物耐药率较高地区或药物过敏或不耐受患者的替代治疗。对于重症肺炎患者，建议尽快到医院就诊，及时治疗。个体基础疾病多、病情危重的，应配合医生到重症监护室治疗。

2. 中毒性肺炎的抢救措施：主要积极抗感染和抗休克。采用有效、足量和联合抗菌药疗，应尽可能由静脉给药，使其迅速达到有效的血浓度，以利控制感染。迅速纠正血容量不足；适当运用血管活性药物；注意纠正酸碱平衡和电解质紊乱。病情严重者，加用激素治疗。注意防治心、肾、呼吸功能不全。

3．其他处理：患者应卧床休息，给予易消化饮食，鼓励多喝水。随时注意观察病情变化，如血压、呼吸、脉搏、体温、神志和尿量等。高热时可用物理降温或用小量退热药；咳嗽可用祛痰止咳药；胸部剧痛时可用胶布局部紧束患侧，必要时用可待因，呼吸困难、发绀者应吸氧。

第七节　慢性阻塞性肺气肿

慢性阻塞性肺气肿系指肺脏充气过度，终末细支气管远端部分，包括呼吸细支气管、肺泡管、肺泡囊和肺泡产生异常和恒久性膨胀，并伴有破坏性改变的一种病理状态。它是由于支气管长期炎症，管腔狭窄、阻碍呼吸，而导致肺泡过度充气膨胀、破裂，从而损害和减退肺功能而形成的。慢性支气管炎、支气管哮喘，硅沉着病、肺结核均可引起本病。主要症状有咳嗽、多痰、气急、发绀，持续发展可导致肺心病。合并感染加重导致呼吸衰竭或心力衰竭。本病属于中医学的“肺胀”范畴。

一　饮食疗法

方1

【组　成】猪肺500克，桑白皮、甜杏仁各30克，黄酒1匙，盐少许。

【适应证】慢性支气管炎伴有肺气肿。

【用　法】猪肺切块，加入桑白皮、甜杏仁加水适量煮沸，加入黄酒1匙，盐少许，后再转小火炖2小时，弃渣吃肺喝汤。每日2次，2日吃完。

【来　源】《特效偏方》

方2

【组　成】南瓜3个，麦芽100克，鲜姜汁50克。

【适应证】肺气肿。

【用　法】南瓜去籽，切块，加水煮烂取汁，加入麦芽及鲜姜汁，文火熬成膏。每日服70克，分早、晚服。

【来　源】《特效偏方》

二　单方对药

方1

【组　成】莱菔子适量，粳米100克。

【功　效】行气消食，平喘化痰。

【适应证】用于肺气肿，症见咳嗽多痰，嗳气腹胀，不思饮食，胸闷气喘。

【用　法】莱菔子炒熟后研末，每次用10~15克，同粳米煮粥食用。

【来　源】《小偏方大功效》

方2

【组　成】甜瓜子仁30克，白糖适量。

【功　效】润肺通肠，散结消瘀。

【适应证】用于肺气肿。

【用　法】将甜瓜子仁和糖混匀后捣烂即可，温开水冲服。每日2剂。

【来　源】《传世奇效偏方》

三　按摩、针灸

（一）**按摩**

1. 患者冬季怕冷，也最易发生伤风感冒。每次呼吸道感染后症状加重，肺功能亦受影响。耐寒锻炼可提高患者的抵抗力。从春季开始，先用两手摩擦头面部及上下肢暴露部分，每日数次，每次数分钟，至皮肤微红为止。天气转暖时，改用毛巾浸温水中，拧干摩擦头面部及四肢，每日2次。夏天，在室内用毛巾浸于冷水中，拧干做全身摩擦，每日1~2次。入秋后改用冷水擦脸。翌年再照上述方法继续锻炼。不少患者经耐寒锻炼后，多年极少伤风，呼吸道感染也大为减少。

2. 按、揉、推刮肺区，气管，支气管反射区20分钟。

3. 穴位按摩：用拇指指端按压解溪、孔最，每次3分钟。

（二）**针灸**

1. 取穴：肺俞、心俞、魄户、尺泽、中脘、足三里、三阴交、风门、督俞、膏肓、曲泽、气海、丰隆、太渊。每日或隔日做中等度刺激之针治。

或取肺俞、魄户、督俞、膏肓、肾俞、阳关，每日用小艾炷灸五至七壮，持续3~4个月。

2. 在大椎、风门、肺俞、天宗、天府、肾俞拔罐10分钟。

四　外治法

方1

【组　成】吹气球。

【适应证】肺气肿。

【用　法】每日吹40次气球，以保持肺细胞与支气管的弹性，防止或减轻肺气肿。临床试验显示，吹气球的效果优于单纯的深呼吸锻炼。

【来　源】《偏方治大病》

方2

【组　成】青萝卜500克，生姜15克。

【功　效】祛风散寒，止咳平喘。

【适应证】肺气肿。

【用　法】将青萝卜洗净切丝，生姜切片。武火炒至六成熟，然后放入纱布包即可。热敷肚脐15分钟，每日2次，1周为1个疗程。

【来　源】《传世奇效偏方》

五 验方精选

方1

【组 成】芦根40克，鳖甲（先煎）30克，阿胶（另烊）15克。

【功 效】养阴润肺，化痰止咳，平喘。

【适应证】肺气肿。

【用 法】常规煎服法。

【来 源】《特效偏方》

方2

【组 成】当归15克，紫苏子（包煎）、瓜蒌皮各10克，五味子5克，沉香3克。

【适应证】肺气肿。

【用 法】常规煎服法，连服10~20日。

【来 源】《传世奇效偏方》

六 西医治疗

1. 控制性氧疗：氧疗的目的是维持血氧饱和度 88%~92%，氧疗 30~60分钟后应进行动脉血气分析，以确定氧合满意而无二氧化碳潴留或酸中毒。

2. 抗菌药物：病情较轻者推荐使用青霉素、阿莫西林加或不加用克拉维酸、大环内酯类、氟喹诺酮类、第一代或第二代头孢菌素类抗生素，一般口服给药。病情较重者：①可用β-内酰胺类/酶抑制剂、第二代头孢菌素类、氟喹诺酮类和第三代头孢菌素类。②有铜绿假单胞菌危险因素者如能口服，则可选用环丙沙星，需要静脉用药时可选择环丙沙星、抗铜绿假单胞菌的β-内酰胺类，不加或加用酶抑制剂，同时可加用氨基糖苷类药物。③应根据患者病情的严重程度和临床状况是否稳定选择使用口服或静脉用药，静脉用药3日以上，如病情稳定可以改为口服。

3. 支气管舒张剂：①可选用β_2受体激动剂，如沙丁胺醇、特布他林、福莫特罗等。②抗胆碱药，主要品种有异丙托溴铵气雾剂、噻托溴铵等。③茶碱，缓释型或控释型茶碱。

4. 激素：建议口服泼尼松，也可以静脉给予甲泼尼龙 。

5. 其他药物 ：①祛痰药，选用盐酸氨溴索、乙酰半胱氨酸等。②抗氧化剂，选用抗氧化剂（N-乙酰半胱氨酸、羧甲司坦等）。

七 生活常识与注意事项

禁止吸烟，控制职业病或环境污染，保持环境卫生，减少空气污染，远离工业废气。消除及避免烟雾、粉尘和刺激性气体及有害物体吸入，避免对呼吸道的影响。指导用药，观察疗效和副作用及不良反应。

第八节　慢性肺源性心脏病

慢性肺源性心脏病（简称肺心病）是指慢性肺胸疾病或肺血管慢性病变逐渐引起肺动脉高压，进而造成右心室肥大，最后发生心力衰竭的一类心脏病。症见心悸、气促，发绀等症。当右心室衰竭时则表现颈静脉怒张、肝大、肝颈静脉回流征阳性、腹水及下肢水肿等。肺心病急性加重期还可能出现其他并发症，如：肺性脑病、酸碱平衡失调及电解质紊乱、上消化道出血、休克、心律失常、广泛性血管内凝血等。

一　饮食疗法

方1

【组　成】老南瓜皮、桑椹各30克，白果12克。

【功　效】止咳定喘。

【适应证】肺心病咳喘者。

【用　法】上药加水煎分2次服。每日1剂。

【来　源】《古今桑系列验方大全》

方2

【组　成】川贝母10克，米汤500毫升、冰糖30克。

【适应证】肺源性心脏病。

【用　法】将川贝母洗净研末，与冰糖一起放入米汤内，隔水炖15分钟，调匀即可。每日早、晚温服。

【来　源】《传世奇效偏方》

二　单方对药

方1

【组　成】紫河车适量。

【功　效】温肾补精，益气养血。

【适应证】肺心病。

【用　法】焙干研末。每次3克，每日3次。

【来　源】《传世奇效偏方》

方2

【组　成】金银花10克，西红花2克。

【功　效】清热解毒，活血通脉。

【适应证】肺心病。

【用　法】加水煎服或用开水冲泡代茶饮用。每日2次，每次1剂。

【来　源】《千家妙方》

三　按摩、针灸

1. 足部反射区按摩。

2. 选穴：大椎、肺俞、孔最、丰隆。进行艾灸或用三棱针点刺穴位，迅速退出，然后拔罐10分钟。每日1次。

四 中成药

可对症选用补金片、桂枝茯苓丸、正北芪蜂王浆、七味都气丸、固本咳喘片、冬虫草液、参麦注射液、川芎嗪注射液、参附注射液等。

五 验方精选

方1

【组　成】党参、桑白皮、天门冬、浙贝母、百合、黄芪、仙鹤草各15克，麦冬、守宫、西洋参（另炖）、杏仁、五味子各10克。

【功　效】益气养阴，化痰止咳，行气消肿。

【适应证】肺心病合并胸腔积液，属气阴两虚者。症见气促，咳嗽，少痰，咳声低微，痰血，纳少气短，口干不多饮。舌质红，脉细数。

【用　法】常规煎服法。

【来　源】《古今桑系列验方大全》

方2

【组　成】党参60克，茯苓、白术各30克，制附子（先煎）、麦冬各20克，葶苈子、桑白各12克，桂枝、泽泻各10克。

【功　效】温阳利水，散结化痰。

【适应证】肺心病急性发作期属水气凌心型。症见咳嗽气急，发热畏寒，面色苍白，不能平卧，心悸浮肿，口唇、指甲青紫。舌质淡，苔白腻，脉沉弱。

【用　法】常规煎服法。

【来　源】《古今桑系列验方大全》

六 西医治疗

（一）改善呼吸功能

1. 控制感染：合并感染时，抗生素的应用应足量、联用。危重患者要静脉给药，10~14日为1个疗程。尽早作痰培养。可选用2~3种联合用药：常用药物有交沙霉素、头孢羟氨苄胶囊、氨苄西林、头孢菌素类、三代头孢类、泰能及沙星类等。

2. 保持呼吸道通畅：①排痰引流，神志清者，可用α-糜蛋白酶。昏迷患者，可用吸痰器或用导管插入气管吸痰。此外，可选用祛痰剂，如氯化钾、碘化钾、溴己新、氨溴索等。②支气管扩张药物，可选用氨茶碱、沙丁胺醇、喘定、异丙肾上腺素、曲托喹酚、氯丙那林、克仑特罗等。③肾上腺皮质激素，可选用泼尼松、氢化可的松、地塞米松等。

3. 吸氧。

4. 有指征时使用呼吸机对症治疗。

5. 呼吸兴奋剂：有肺性脑病者可酌情应用呼吸兴奋剂。

（二）其他处理

①纠正呼吸性酸中毒。②镇静剂常用10%水合氯醛，安定。③其他疗法：

可选用肝素、支链氨基酸、山莨菪碱、蝮蛇抗栓酶等。肺心病治疗的关键乃在于积极控制感染，通畅呼吸道，控制呼吸和心力衰竭，改善肺、心功能。故应综合治疗，有条件者应到医院诊治，以免延误时机，发生并发症。

七 生活常识与注意事项

顺四时，适寒温；调饮食，惜精神。

八 预防

加强运动，积极防病。

第九节 肺结核

肺结核是由结核分枝杆菌引起的慢性传染性疾病。结核分枝杆菌可侵及全身多个脏器，但临床上以肺结核最为常见。常见的全身症状有周身不适，精神萎靡，易倦乏力，性情烦躁，食欲减退，体重减轻，盗汗，不规则低热，两颧潮红，妇女月经不调，其中以咳嗽、咯血、潮热、盗汗及身体消瘦为主要特征。本病属中医学“肺痨”范畴。

一 饮食疗法

方1

【组　成】鲜嫩功劳叶60克。

【适应证】肺结核，肺阴亏损型。症见潮热、咳嗽咳血，颧红、舌质红、苔薄黄少津、脉细数。

【用　法】水煎数沸，代茶频频饮之。

【来　源】《民间偏方奇效》

方2

【组　成】苦丁茶、茶叶各500克。

【功　效】滋阴清热，补肾壮骨。

【适应证】肺结核，肺肾阴虚型。症见肺痨咳嗽，劳伤失血，头晕耳鸣，腰膝酸软。

【用　法】将上药晒干共研为粗末、混匀，加入适量面粉糊做黏合剂，用模型压成方块状，每块重约4克，烘干即得。开水冲泡，代茶饮，每次1块，每日2~3次。苦丁茶即枸骨嫩叶。

【来　源】《民间偏方奇效》

二 单方对药

方1

【组　成】蜈蚣3条。

【适应证】肺结核。

【用　法】蜈蚣去头、足焙干研细末，温开水送服。每日3次，连服30

日，停药1周后继续服。

【来　源】《验方治病10分钟》

方2

【组　成】儿茶30克，明矾24克。

【适应证】肺结核咯血者。

【用　法】上药共研细末备用。小量咯血每次服0.2克，每日3次；中量咯血每次服0.4克，每日3次；大量咯血每次服0.4克，每日6次，直到血止。

【来　源】《验方治病10分钟》

三　按摩、针灸

1. 穴位按摩：按摩心俞、肺俞、内关、尺泽、孔最、中府，每穴1分钟。

2. 针灸

（1）咳嗽：以肺俞、督俞、膏肓、尺泽、太渊为主。

（2）发热：以大椎、身柱、厥阴俞、间使、复溜为主。

（3）咯血：轻者用尺泽、列缺，重者加取膈俞、商阳、行间。

四　外治法

方1

【组　成】大蒜10克（捣如泥），硫黄末6克，肉桂末、冰片末各3克。

【适应证】肺结核咯血者。

【用　法】大蒜去皮捣如泥，与其余药末共调匀，敷于双侧涌泉穴。隔日换药1次。

【来　源】《外敷治病10分钟》

方2

【组　成】五倍子、辰砂各2克。

【适应证】肺结核。

【用　法】上药共研细末，冷开水调成糊状，每晚临睡前敷于神阙穴，胶布固定，次晨即可揭去，连敷两夜。脐部有溃烂者不宜用。

【来　源】《药到病除小绝招》

五　中成药

可对症选用清气化痰丸、百合固金丸、麦味地黄丸片、青蒿鳖甲片、勒马回胶囊、补金片、栀子金花丸、二陈丸等。

六　验方精选

方1

【组　成】壁虎500克（焙干），百部、百合、白及各100克，川贝母50克。

【适应证】肺结核。

【用　法】上药分别研为细末，混合拌匀装入胶囊。每次3粒，每日3次，连服3个月。

【来　源】《验方治病10分钟》

方2

【组　成】仙鹤草15克，百合、白及、百部、沙参、麦冬、天冬、玉竹各

10克。

【功　效】补益肺阴。

【适应证】肺结核证属肺阴不足者。

【用　法】常规煎服法。

【来　源】《传世偏方奇效方》

七　西医治疗

1. 结核病的化学药物治疗，应尽早专科治疗。其主要作用是：杀菌以控制疾病，临床细菌学阴转；防止耐药以保持药效；灭菌以杜绝或防止复发。

2. 对症治疗

（1）结核毒性症状：在有效抗结核治疗后1~2周内可自行消退，无须特殊处理。有严重中毒症状或大量胸腔积液不能很快吸收时，可在使用有效抗结核药物的同时加用糖皮质激素，减轻炎症和过敏反应，促使渗出液吸收，减少纤维组织形成和胸膜粘连的发生。

（2）咯血：小量咯血时，嘱患者卧床休息，消除紧张情绪，咯血可自行停止；大量咯血，需绝对卧床休息，首选垂体后叶素，主要作用是收缩小动脉，使肺循环量减少，从而减轻咯血。高血压病、冠心病患者及孕妇禁用。

3. 手术治疗：手术治疗适合于经合理化学治疗后无效、多重耐药的厚壁空洞、大块干酪灶、结核性脓胸、支气管胸膜瘘患者，及大咯血保守治疗无效者。

八　生活常识与注意事项

1. 肺结核患者活动期及伴有咯血、高热等结核中毒症状，或结核性胸膜炎伴大量胸腔积液者，应卧床休息，取患侧卧位，防止病灶向健侧扩散，以利于健侧肺的通气。

2. 患者应单居一室，外出时戴口罩；注意个人卫生，严禁随地吐痰，不面对他人打喷嚏或咳嗽。打喷嚏或咳嗽时，用双层纸巾遮住口鼻，纸巾用后焚烧。餐具用后应先煮沸5分钟再清洗，便器、痰具用0.1%含氯消毒剂浸泡消毒1小时后再清洗；被褥、书籍可在阳光下曝晒6小时以上消毒灭菌。

3. 病室应保持阳光充足、空气清新、通风良好、整洁安静，每日用紫外线，或用0.1%过氧乙酸1~2毫升加入空气清新剂溶液消毒。

4. 本病传染性较强，治疗较特殊，应尽早到专科医院治疗，彻底治愈。不能随便停药、更换药物，以免误延病情，害人害己。

九　预防

讲究个人卫生，公共卫生，环境卫生。尽量不接触传染源或少接触传染源。去公共场所尤其医院，应戴口罩，不要随地吐痰。住户空气要流通，要有阳光照射。预防接种结核疫苗。

第六章 泌尿系统疾病

第一节 泌尿系感染

泌尿系感染又称尿路感染，系细菌侵犯尿道、膀胱、输尿管或肾脏引起感染性疾病的总称。临床可分上泌尿道感染（包括输尿管炎、肾盂肾炎）、下泌尿道感染（包括尿道炎、膀胱炎）。下泌尿道感染可单独存在，而上泌尿道感染往往伴发下泌尿道炎症。主要表现为尿频，尿急，尿痛，尿道分泌物增多，有时可出现血尿、脓尿，或伴有发热恶寒，甚至疼痛难忍。尿常规检查可见白细胞，中段细菌培养可检出致病菌。本病属中医学的“淋证”范畴。

一 饮食疗法

方1

【组　成】绿豆芽500克，白糖适量。

【适应证】尿路感染，湿热型。症见尿频、尿急、尿痛，口苦。

【用　法】绿豆芽绞汁，加白糖当茶频饮。每日1剂。

【来　源】《民间偏方奇效方》

方2

【组　成】红糖1块（鸡蛋大小），稻草1把。

【适应证】膀胱炎。

【用　法】上药加水煎，去渣，分早、晚服。每日1剂。

【来　源】《传世奇效偏方》

二 单方对药

方1

【组　成】玉米须60克。

【功　效】利湿。

【适应证】慢性膀胱炎。

【用　法】玉米须洗净，用沸水冲沏，当茶饮。

【来　源】《特效偏方》

方2

【组　成】生莲藕节100克，白冬瓜1个。

【适应证】尿路感染，热迫血溢型。症见尿频尿急、尿道刺痛、尿中带血。

【用　法】水煎汤代茶饮。

【来　源】《民间偏方奇效方》

三　按摩、针灸

（一）**按摩**

1. 足部反射区按摩。

2. 手部反射区按摩：刺激膀胱、尿道、肾脏等器官的反射区3~10分钟。

3. 端坐在椅子上，小腿与地面呈直角，然后以膝盖为轴心前后轻移双脚，右小腿向前移动时，左小腿同时向后移动，两腿交替进行，以此拉动腹部、臀部、尾椎等部位的穴位，缓解膀胱炎症。

（二）**针灸**

1. 取穴：大肠俞、膀胱俞、上髎、中髎、曲泉、血海、阴陵泉、三阴交，做强刺激。

2. 取穴：足三里、关元、列缺，行中刺激，连针3日。

四　外治法

方1

【组　成】土茯苓、苦参各30克，黄柏、地肤子各20克。

【适应证】尿道炎。

【用　法】上药加水煎，外洗患处。

【来　源】《很老很老的老偏方》

方2

【组　成】土茯苓30克，苦参、牛膝各15克，黄柏、蛇床子各10克，白矾6克。

【适应证】尿路感染。

【用　法】上药加水煎取液，坐浴2次（其中1次在临睡前）。先熏蒸会阴部，然后坐浴。每日1剂。

【来　源】《验方治病10分钟》

五　中成药

可对症选用八正合剂，三金片，泌淋清胶囊，泌淋胶囊，金砂五淋丸，知柏地黄丸，分清五淋丸，清热通淋片，宁泌泰，肾安胶囊等。

六　验方精选

方1

【组　成】白花蛇舌草30克，萆薢20克，滑石、薏苡仁、白茅根各15克，牛膝、石菖蒲、黄柏、栀子、鱼腥草、车前子各10克，甘草5克。

【功　效】清热利湿。

【适应证】泌尿系感染，属湿热蕴结型。症见尿频尿急，小便短赤或尿少，尿道灼热刺痛，少腹胀痛，口干苦。舌红，苔微黄，脉滑数。

【用　法】常规煎服法。

【来　源】经验方

方2

【组　成】石韦、车前子各60克，栀子30克，甘草15克。

【适应证】尿路感染，湿热蕴结型。症见尿频、尿急、尿痛，尿多或尿少，尿道热涩疼痛。

【用　法】常规煎服法。

【来　源】《民间偏方奇效方》

七　西药治疗

在未有药物敏感试验结果时，应选用对革兰阴性杆菌有效的抗菌药物，常用的是喹诺酮类或复方磺胺甲恶唑。如急性膀胱炎，可不做尿细菌培养，先给予治疗。

1. 初诊用药：常用3日疗法，即用药3日，可选用甲氧苄啶、复方磺胺甲恶唑、氧氟沙星等。

2. 复诊处理：停服抗生素7日后，复诊时可能有两种情况：①没有膀胱刺激征者，做清洁中段尿细菌定量培养。若结果为阴性，表示急性膀胱炎治愈。若结果为细菌≥10^5/毫升，且为同样细菌，则按肾盂肾炎处理。②仍有膀胱刺激征者，做清洁中尿细菌定量培养和尿常规。若有细菌尿和白细胞尿，按肾盂肾炎处理，且应作IVP，明确尿路有无解剖异常。若无细菌尿，但有白细胞尿，可能为感染性尿道综合征。若没有细菌尿，也没有白细胞尿，可能为非感染性尿道综合征。

八　生活常识与注意事项

1. 饮食注意营养均衡，既清淡又富有营养食物，忌食烈酒、辣椒、醋、酸味水果、辛辣等刺激性食物。

2. 调整生活规律，适当休息，日常多饮水，勤排尿（2~3小时排尿1次），排尿彻底，不留残尿。

3. 养成勤洗手的习惯，讲究个人卫生。学会正确清洁外阴部的方法，避免擦便纸污染尿道口。经常清洗外阴，选择棉质内裤，避免穿紧身内裤，以保持外阴清洁干爽，减少细菌生长的机会。

4. 多食有利尿作用的食物，如西瓜、菠萝、芹菜、薏苡仁、赤小豆。

5. 不做过劳运动与乘马骑车，把握好性生活频度，性交后尽快排尿，减少细菌积聚。

九　预防

注意个人卫生，女性朋友更要重视经期卫生，不要忍尿憋尿，防止感染。避免使用尿道路感染器械和插管。生活要有规律，惜精神，调饮食，适寒温。忌辛辣、煎炸、肥腻食物。加强运动，提高抗病力。及早治疗相关疾病，防止诱发或加重本病。

第二节　急性肾盂肾炎

本病是细菌侵犯肾盂和肾实质引起的疾病。多发于女性，可分为急性和慢性两类。急性肾盂肾炎，起病急，常有怕冷，发热，寒战，全身不适，尿频，尿急，尿痛，一侧或两侧腰酸、腰痛，肾区有叩击痛，输尿管有压痛，少数患者可有向阴部下传的腰痛。尿液混浊，尿细菌培养阳性。本病属中医的“淋证”范畴。

一　饮食疗法

方1

【组　成】龙葵500克，白糖90克。

【功　效】清热解毒，利尿。

【适应证】用于肾盂肾炎。

【用　法】龙葵晒干，加水煎复渣混合后浓缩，趁热加白糖搅匀。每次100毫升，代茶饮用。每日3次。

【来　源】《传世奇效偏方》

方2

【组　成】绿豆、黑豆各50克，车前子15克，蜂蜜适量。

【适应证】用于肾盂肾炎。

【用　法】将车前子用纱布包好，与绿豆、黑豆一同放入锅中，加水适量煎煮，至豆烂熟，离火，弃药包，调入蜂蜜适量即成。吃豆饮汤。

【来　源】《验方治病10分钟》

二　单方对药

方1

【组　成】山楂90克。

【适应证】急性肾盂肾炎。

【用　法】山楂加水煎，分次服用。每日1剂，连服7日。

【来　源】《传世偏方奇效方》

方2

【组　成】珍珠草30~60克，大枣6枚。

【适应证】肾盂肾炎。

【用　法】上药加水煎2次，初煎液1次空腹服，复煎液当茶饮。每日1剂。

【来　源】《验方治病10分钟》

三　验方精选

方1

【组　成】大蓟、薏苡仁各60克，金钱草15克，蒲公英、知母、甘草各9克。

【功　效】清热解毒，利水通淋。

【适应证】急性肾盂肾炎。

【用　法】常规煎服法。

【来　源】《千家妙方》

方2

【组　成】白花蛇舌草30克，生地榆、生槐角、瞿麦、白茅根、土茯苓各15克，白槿花10克，甘草梢5克。

【功　效】清泄湿热，通淋利尿，凉血消毒。

【适应证】肾盂肾炎属湿热证者，表现为小便短数，灼热刺痛。舌红苔黄，脉濡数。

【用　法】常规煎服法。

【来　源】《首批国家级名老中医效验秘方精选续集》

第三节　慢性肾盂肾炎

慢性肾盂肾炎多数由急性期未经彻底治疗转变而来，一般病程超过半年者为慢性。常有不规则低热，疲倦，乏力，腰酸，腰痛，而尿频、尿痛、尿急等尿路症状多不明显，有的人可长期无自觉症状，只有尿液检查才可发现异常。晚期患者可出现乏力、食欲减退、贫血、消瘦、夜尿、水肿、高血压、尿毒症等。

一　饮食疗法

方

【组　成】野鸭肉适量。

【功　效】健脾益肾、清热利湿。

【适应证】慢性肾盂肾炎。

【用　法】炒熟吃野鸭肉，量不限。3日1次，6日为1个疗程。

【来　源】《千家妙方》

二　单方对药

方

【组　成】珍珠草（全草）30~45克（注：珍珠草勿放在阳光下暴晒，以免叶果脱落而影响疗效。），大枣6枚。

【功　效】健脾益肾，清热利湿。

【适应证】慢性肾盂肾炎。

【用　法】加水煎服。头煎液1次空腹服下，复煎液当茶饮。

【来　源】《千家妙方》

三　按摩、针灸

1. 足部反射区按摩。

2. 针灸：选三焦俞、督俞、次髎、足三里、委中，用轻刺激后再用艾条灸治。

四　中成药

可对症选用大补阴丸、归芍地黄

丸、三金片、知柏地黄丸、六味地黄丸、肾安胶囊等。

五 验方精选

方1

【组　成】白花蛇舌草30克，石菖蒲、萆薢、黄柏、石苇各15克，怀牛膝、土贝母各10克，马勃5克，蝎子尾1克。

【适应证】慢性肾盂肾炎。

【用　法】常规煎服法。

【来　源】《验方治病10分钟》

方2

【组　成】白僵蚕、桑白皮、阿胶各70克，黄芪、白茅根各30克，当归、地肤子、熟地黄各15克，白果、肉桂各5克。

【适应证】慢性肾盂肾炎。

【用　法】常规煎服法。

【来　源】《验方治病10分钟》

六 西医治疗

1. 治疗的关键是积极寻找并去除易感因素。急性发作时，治疗与急性肾盂肾炎相同。

2. 及早排除引流不畅：如病情允许时，应尽快做影像学检查，以尽早发现有无尿路梗阻，并予以及时处理。

3. 无症状细菌尿：对于非妊娠妇女的无症状细菌尿，一般不予治疗；对妊娠妇女则必须治疗，治疗与一般尿道感染相同，宜选用肾毒性较小的抗生素，如青霉素类、头孢菌素类等。学龄前儿童的无症状细菌尿也应予以治疗。

第四节　急性肾炎

急性肾炎是以肾组织结构发生炎性改变为基本特征，引起不同程度肾功能减退的一种疾病。肾炎种类很多，根据最初发病原因可分为原发性肾小球肾炎与继发性肾小球肾炎。按照时间来划分，则分为急性肾炎与慢性肾炎。紫癜性肾炎、狼疮性肾炎、糖尿病肾病、高血压肾病等称为继发性肾炎。

一 饮食疗法

方1

【组　成】厚皮西瓜1个，大蒜240克，砂仁120克。

【适应证】急性肾炎。

【用　法】将西瓜开一小口，去瓤，将两药放入内盖好，用泥包好，火上烤干研面，开水调服。每次10克，每日3次。

【来　源】《验方治病10分钟》

方2

【组　成】冬瓜500克，赤小豆40克。

【适应证】肾炎水肿。

【用　法】上药加水两碗水煮沸，用小火煨20分钟即可。

【来　源】《特效偏方》

二　单方对药

方1

【组　成】荠菜100克，葶苈子20克。

【功　效】清热利水。

【适应证】肾炎水肿。

【用　法】水煎2次，每次用水300毫升。

【来　源】《特效偏方》

方2

【组　成】白茅根、石苇各100克。

【适应证】急性肾炎。

【用　法】水煎复渣分2次服。每日1剂。

【来　源】《特效偏方》

三　按摩、针灸

（一）按摩

1. 足部反射区按摩。

2. 手反射区的按摩：按摩刺激肾脏反射区。

3. 五指并拢推背，合十指推背，用大鱼际掌根揉背。

（二）针灸

取穴：天柱、风门、肾俞、大肠俞、上髎、章门、外关、阴陵泉、三阴交。每日或隔日做强刺激之针治

四　外治法

方1

【组　成】蓖麻子（去壳）50克，大蒜（去皮）5瓣。

【适应证】急性肾炎。

【用　法】上药共捣如泥，纱布包裹，压成饼状，于晚上敷双涌泉穴固定，次日去掉。连用7日。

【来　源】《外敷治病10分钟》

方2

【组　成】萱草根、马鞭草、乌桕叶各60克，葱白7根，生姜皮6克。

【适应证】急性肾炎。

【用　法】上药共捣烂混匀，做成2个药饼，每次用1个敷神阙穴固定。每日2次。热水热熨2次，每次30分钟。

【来　源】《外敷治病10分钟》

五　中成药

可对症选用肾炎四味片、消风散丸、玉屏风颗粒、二妙丸等。

六 验方精选

方1

【组　成】生石膏、茺蔚子、苦参、大力子各10克，防风、荆芥各8克，知母、生白术、当归各6克，蝉蜕5克，木通4克。

【功　效】疏风清热，除湿利水，止痒。

【适应证】急性肾炎。

【用　法】常规煎服法。

【来　源】《中国秘方验方精选续集》

方2

【组　成】黄芪30~60克，白茅根、茯苓各30克，泽泻、滑石、猪苓、金银花、连翘各10克，通草9克，甘草6克。

【适应证】急性肾炎。

【用　法】常规煎服法。

【来　源】《单方偏方精选》

七 西医治疗

本病患者的治疗以休息、对症治疗为主。本病为自限性疾病，不宜用糖皮质激素及细胞毒性药物。

1. 一般处理

（1）休息与运动：急性期患者应绝对卧床休息 6周至2个月，肉眼血尿消失、水肿消退、血压正常后方可离床活动。病情稳定后逐渐增加运动量，避免劳累和剧烈活动，坚持1~2年。

（2）饮食：当患者有水肿、高血压或心力衰竭时，应严格限制钠盐（摄入量<3克/日），对于病情特别严重者应完全禁盐。急性期应限制蛋白质摄入。

2. 对症治疗：利尿消肿，可用氢氯噻嗪或呋塞米；降压可用贝那普利、氯沙坦、氨氯地平等。

3. 控制感染灶：应给予青霉素治疗，或病情反复且扁桃体病灶明显者，应考虑行扁桃体摘除术。

4. 透析治疗：对于少数急性肾衰竭者，应血液透析或腹膜透析。

八 生活常识与注意事项

水肿初期，应吃无盐饮食，尤其是水肿或高血压者，更应该选择低盐或无盐饮食。限制蛋白质的摄入。防感冒，防劳累，尤应节制房事。禁用或慎用损害肾脏的药物：如中药牵牛子、商陆、甘遂、大戟、芫花、朱砂、斑蝥等应禁用；天麻、蜈蚣、雷公藤、苍耳子、防己、木通等应慎用或用量宜少；如西药链霉素、庆大霉素等应慎用。

九 预防

宜慎起居，以防外邪侵袭，防感冒；避免冒雨涉水，感受外来之湿邪。预防咽喉疾病，尤其扁桃体炎。劳逸有度，房室有节，生育有节。

第五节 慢性肾炎

慢性肾炎是慢性肾小球肾炎的简称，是一种常见而难治的慢性肾脏疾病。临床以水肿、蛋白尿、血尿、高血压为特征，本病以中青年最多见，男性发病率高于女性。本病属于中医学的“水肿”“虚劳”“腰痛”“眩晕”等病范畴。

一 饮食疗法

方1

【组　成】活鲫鱼（每条30克以上）2条，地榆15~30克，鲜土大黄9~15克。

【适应证】慢性肾炎。

【用　法】将鱼洗净，与药一同加水煮熟，睡前半小时或1小时吃鱼喝汤。每日1剂，3~5剂为1个疗程。

【来　源】《偏方治大病》

方2

【组　成】鲤鱼1条，冬瓜200克，黄豆50克。

【适应证】慢性肾炎。

【用　法】上药一同煮熟，加入少许葱、盐调味服食。每日中午1剂，连用15日。

【来　源】民间方

二 单方对药

方1

【组　成】仙人掌1块。

【适应证】慢性肾炎。

【用　法】仙人掌去皮刺，加水煎去渣。每日1剂，分3次服。

【来　源】《传世奇效偏方》

方2

【组　成】鲜水杨梅草100克。

【适应证】慢性肾炎。

【用　法】水煎去渣，每日1剂，分2次服。

【来　源】《传世奇效偏方》

三 按摩、针灸

（一）按摩

1. 足反射区按摩。

2. 手反射区的按摩：按摩刺激肾脏反射区。

3. 五指并拢推背，合十指推背，用大鱼际掌根揉背。

4. 穴位按摩：揉按肾俞、下极俞、水分。每穴1分钟。

（二）针灸

取穴：三焦俞、气海俞、大肠俞、上髎、气海、足三里、阴陵泉；关元俞、次髎、天枢、关元、足三里、三阴交。每日轮换先予轻刺激，后以艾灸条灸治之。

四 外治法

方1

【组　成】萱草根、马鞭草、乌柏叶各60克，葱白7根，生姜（连皮）6克。

【适应证】慢性肾炎。

【用　法】将上药捣匀，做成2个药饼，每次用一个敷神阙穴固定。每日更换2次，热水熨2次，每次30分钟。

【来　源】《单方偏方精选》

方2

【组　成】茯苓皮、大腹皮、白术、怀山药各30克。

【适应证】慢性肾炎。

【用　法】上药加水煮30分钟，去渣取汁，加入2 000毫升沸水，一起倒入盆中熏蒸，待温度适宜时泡洗双脚。每次40分钟，每日1次，30日为1个疗程。

【来　源】《特效偏方》

五 中成药

可对症选用肾炎康复片、昆明山海蒙片、猪苓多糖注射液、桂枝茯苓丸、黄芪桂枝五物丸、济生肾气丸等。

六 验方精选

方1

【组　成】黄芪20克，茯苓、白术、山茱萸各15克，泽泻、淫羊藿各10克，丹参10克。

【适应证】慢性肾炎。

【用　法】常规煎服法。

【来　源】《单方偏方精选》

方2

【组　成】白茅根、益母草、金银花各15~30克，竹叶10克。

【适应证】慢性肾炎。

【用　法】常规煎服法。

【来　源】《单方偏方精选》

七 西医治疗

慢性肾炎的治疗应以防止或延缓肾功能进行性恶化，改善或缓解临床症状及防治严重并发症为目标。

1. 休息与活动。根据病情作适当安排。

2. 饮食：一般给予低盐、优质低蛋白、高维生素饮食。

3. 降压治疗：有明显水钠潴留的容量依赖型高血压病患者选用噻嗪类利尿药。对肾素依赖型高血压首选血管紧张素转换酶抑制剂，也可用血管紧张素Ⅱ受体拮抗剂。其他还可选用钙通道阻滞剂和β受体阻滞剂。常用氢氯噻嗪，贝那普利，氯沙坦，氨氯地平等。

4. 抗血小板聚集：可选用双嘧达莫、阿司匹林等。

第六节 肾病综合征

肾病综合征简称为肾综，是一种临床以大量蛋白尿（尿蛋白定量＞3.5克/日）、低蛋白血症（血浆白蛋白＜30克/升）、高脂血症及不同程度水肿为特征的症候群。常见病因为肾小球肾炎及肾小球肾病、红斑狼疮性肾炎、多发性骨髓瘤等。属于中医“水肿”“虚劳”“腰痛”等范畴。

一 饮食疗法

方1

【组　成】胡萝卜1根，牛奶200毫升。

【功　效】健脾和胃，补虚化滞。

【适应证】肾病综合征。

【用　法】胡萝卜洗净，上笼蒸熟，捣烂，加入煮沸的牛奶中，再煮沸即成，1次服下。每日1~2剂。

【来　源】《偏方秘方验方》

方2

【组　成】猪排骨500克，陈蚕豆20克。

【功　效】健脾祛湿，滋阴补虚，消肿。

【适应证】肾病综合征。

【用　法】猪排骨洗净斩块，蚕豆洗净，共置锅内，加水炖熟食用。每日1剂。

【来　源】《小偏方大功效》

二 单方对药

方

【组　成】花生仁150克，大蒜（去皮）100克。

【功　效】健脾，祛湿，退肿。

【适应证】肾病水肿，脾虚湿盛者，四肢困重，下肢水肿，小便不利。

【用　法】上药一同放入砂锅内，加水适量，大火煮沸，再改用小火煲至烂熟。调味食用。

【来　源】《特效偏方》

三 按摩

1. 足部反射区按摩。

2. 用两手中指指腹擦鼻的两侧，由攒竹穴至迎香穴。

四 外治法

方1

【组　成】黄芪、黄精各30克，丁香、肉桂、大黄、土鳖虫各10克，甘遂8克。

【适应证】肾病综合征。

【用　法】共研细末，加姜汁、大蒜适量，调成糊状。外敷肾俞、涌泉、神阙穴，麝香壮骨膏固定。每晚1次，次日去除。连用2个月；再隔1个月，用1个月。同时用泼尼松，每日0.8~1.5毫克/千克，晨8:00顿服，用8周，渐减量，用0.5~1.5年。雷公藤片，每次1~2片口服，每日3次，用12周，间隔4周；再重复用4周，间隔4周。双嘧达莫，每次50~100毫克口服，每日3次。

【来　源】《当代中医外治妙方》

方2

【组　成】复肾膏（含鱼腥草90克，王不留行45克，大黄、降香、川芎各30克，细辛15克，冰片10克，肉桂、水蛭各9克。制成软膏）。

【适应证】肾病综合征。

【用　法】用复肾膏擦背部双侧肾脏相泛体表部位，用中频离子导入仪治疗，每次45分钟。隔日1次，1个月为1个疗程。低蛋白饮食，用至症状消失为止。

【来　源】《当代中医外治妙方》

五 中成药

可对症选用大补阴丸、济生肾气丸、黄芪口服液、月见草油胶丸、人参败毒散、知柏地黄丸、大黄䗪虫丸等。

六 验方精选

方1

【组　成】熟附子（先煎）、茯苓、薏苡仁各30克，淫羊藿15克，干姜1克。

【功　效】温肾，健脾，利水。

【适应证】肾病综合征脾肾阳虚所致水肿。

【用　法】常规煎服法。分3次服。

【来　源】《特效偏方》

方2

【组　成】鱼腥草、金银花、白茅根各15克，益母草、夏枯草、败酱草、茯苓皮、大腹皮、桑白皮、蒲公英、土茯苓各10克，汉防己、大黄各5克。

【适应证】肾病综合征之水肿、血尿、尿蛋白者。

【用　法】常规煎服法。

【来　源】《病证治疗验方》

七 西医治疗法

1. 一般治疗

①尿蛋白定量下降到2克/日以下时，可恢复适量的室外活动。②低盐饮

食，每日约2~3克。③蛋白质摄入，以优质蛋白饮食为主。④低脂饮食，应以不饱和脂肪酸为主，并给予富含可溶性纤维饮食（如燕麦）。⑤保证热量的供给。⑥微量元素的补充，如钙、镁、锌、铁等。

2. 对症治疗

（1）利尿消肿可选用：①噻嗪类利尿剂，如氢氯噻嗪。②潴钾利尿剂，如螺内酯。③袢利尿剂，如呋塞米。④渗透性利尿剂，如低分子右旋糖酐或706羟乙基淀粉（130/0.4）氯化钠。⑤提高血浆胶体渗透压，如输注血浆或白蛋白。⑥对顽固性肾性水肿可联合用多巴胺、酚妥拉明、10%葡萄糖、呋塞米静脉注射。

（2）减少蛋白尿：可用血管紧张素转化酶抑制剂类药物及中药。

（3）抗凝：可选用肝素、华法林、小剂量阿司匹林及尿激酶等。

3. 抑制免疫与炎症反应

（1）可选用糖皮质激素：如泼尼松等。

（2）细胞毒药物：常用于激素无效型，如环磷酰胺、氮芥、环孢素A。

4. 并发症防治

（1）感染：用激素治疗时，不必预防性地使用抗生素，因其不能预防感染，反而可能诱发真菌二重感染。一旦出现感染，应及时选用敏感、强效及无肾毒性的抗生素。

（2）血栓及栓塞：给予抗凝剂如肝素，并辅以抗血小板药如双嘧达莫。一旦出现血栓或栓塞时，应及早应用尿激酶或链激酶溶栓，并配合应用抗凝剂。

八 生活常识与注意事项

严重水肿者应尽量避免肌内注射，以免药物滞留、吸收不良或针孔药液外渗，导致局部潮湿、糜烂或感染。加强皮肤护理，观察水肿、尿蛋白、腹围、体重、血压的变化，做好记录。

第七节 急性肾功能衰竭

急性肾功能衰竭指的是由各种原因所引起的急性肾实质的损害，使其肾功效急剧衰退，无法维持体液及电解质、酸碱平衡，不能排泄代谢产物而形成的临床综合征。临床的主要表现为少尿或者是无尿、高血钾、代谢性酸中毒和氮质血症、尿毒症等。本病属中医学的“关格”“蓄闭”“蓄血”“中毒”等范畴。

一 饮食疗法

方1

【组　成】小米、粳米、薏苡仁各30克，陈皮6克，乌贼1条（约100克），西瓜皮、冬瓜皮、萝卜各50克。

【功　效】养血和血。

【适应证】急性肾功能衰竭尿闭者。

【用　法】小米、粳米、薏苡仁加水煎煮取汁，加入乌贼、西瓜皮、冬瓜皮、萝卜，共熬成糊食用。

【来　源】《千家妙方》

方2

【组　成】兔肉250克（洗干净，切成肉丁），枸杞子25克。

【功　效】滋阴养肾，肾阴虚。

【适应证】急性肾功能衰竭。

【用　法】上药加水适量，文火焖熟，再放入少许姜、酒、油、盐、味精调味。每日1剂，随意食用，连续服用几日。

【来　源】《千家妙方》

二 单方对药

方

【组　成】大黄适量。

【功　效】通腑泄浊。

【适应证】急性肾功能衰竭（少尿、无尿期）。

【用　法】研末或加水煎服。

【来　源】《千家妙方》

三 验方精选

方1

【组　成】滑石、紫苏叶各30克，牵牛子20克，黄芩15克，川芎、黄连各10克，薄荷9克。

【功　效】荡涤浊邪，泻热行水，降低血中非蛋白氮。

【适应证】急、慢性肾功能衰竭。

【用　法】上药加水1 200毫升，煎得300毫升，加入大黄，微火煮沸3分钟，去渣。另用鲜崩大碗500克，温开水洗数遍，捣烂后绞取汁200毫升左右，和上药液混匀，每日1剂，分3次服。神昏痉厥者鼻饲给药。

【来　源】《首批国家级名老中医效验秘方精选》

方2

【组　成】党参、薏苡仁各15克，益母草12克，黄芪10克，当归9克。

【功　效】健脾温肾。

【适应证】慢性肾炎并急性肾功能衰竭。

【用　法】常规煎服法。

【来　源】《千家妙方》

四 西医治疗

治疗原则为去除病因、控制液体出入量、利尿、纠正电解质紊乱及酸中毒、处理并发症、供给足够营养、早期施行透析治疗。

1. 休息与活动：少尿期要绝对卧床休息，以减轻肾脏的负担，对意识障碍者，应加床护栏。当尿量增加、病情好转时，可逐渐增加活动量，但应注意利尿后的过分代谢，患者会有肌肉无力的现象，应避免独自下床。

2. 病因治疗：这是治疗急性肾小管坏死的首要原则。如对外伤、严重感染、休克、血容量不足、电解质紊乱等积极进行治疗。

3. 针对主要发病环节治疗：①纠正血容量不足：对血容量不足而出现少尿者，立即在30~60分钟内补液500~1 000毫升。补液后若尿量增至每小时30毫升以上，中心静脉压仍在0.588千帕以下，提示血容量仍不足，应继续补液。如中心静脉压增至0.784~0.981千帕之间，应减慢补液速度。如中心静脉压不再下降，说明补液已足，应停止补液。②解除肾小管阻塞，用20%甘露醇。③解除肾血管痉挛可应用罂粟碱、酚妥拉明、多巴胺、前列腺素，川芎嗪、维拉帕米等血管活性药物。

4. 少尿期的处理：①液体控制：严格控制入水量，坚持“量出为入”的原则。每日入液量=显性失水量+前一日尿量+非显性失水量（约400毫升）。②饮食和营养：无并发症的每日需热量104~1254千焦/千克，蛋白质0.6克/千克，其中一半以上为高生物价的动物蛋白，如鸡蛋、鱼、牛和精肉等。高分解代谢的患者，每日需热量146.3~209千焦/千克。③纠正代谢性酸中毒。④纠正电解质紊乱。

5. 预防感染：感染是急性肾衰竭的主要死亡原因，故应采取切实措施预防感染的发生。

五 生活常识与注意事项

急性肾衰竭的患者容易感染，但使用抗生素又容易出现肾损害，故临床使用时务必选用对肾脏低毒或无毒的抗生素。

第八节 慢性肾功能不全

慢性肾功能不全又称“慢性肾功能衰竭”，是在各种慢性肾脏病基础上，缓慢出现的肾功效减退而至衰竭，临床以体内代谢废物滞留，水及电解质紊乱，酸碱平衡失调等为主要表现的综合症候群。表现为头晕、易疲劳、记忆力减退、皮肤瘙痒等多种表现。本病属中医学的“水肿”“关格”“癃闭”“腰痛”“虚劳”“肾风”等范畴。

一 饮食疗法

方1

【组　成】乌骨鸡1只（重约750克），六月雪根20克（洗净装于纱布袋中）。

【功　效】利尿排毒，补肾。

【适应证】慢性肾功能衰竭，出现酸中毒，引起厌食倦怠、恶心、呕吐、头晕、少尿者。

【用　法】上药一同放于砂锅中注入清水600毫升，大火烧开后，撇去浮沫，加入姜片和黄酒，转用小火炖至酥烂。捡出药纱袋，下精盐、味精、麻油，调匀。分1~2次乘热吃肉喝汤。

【来　源】《千家妙方》

方2

【组　成】冬虫夏草3~5克。

【功　效】补肾益肺，改善肾功效。

【适应证】急、慢性肾功能衰竭。

【用　法】煎汤连渣服。或者研成粉末装胶囊内服用，也可以单独隔水蒸服。

【来　源】《千家妙方》

二 单方对药

方

【组　成】龙眼肉10克，人参6克。

【功　效】养血安神。

【适应证】慢性肾功能衰竭、贫血，心悸怔忡者。

【用　法】共煮内服。

【来　源】《千家妙方》

方2

【组　成】冬虫夏草菌丝适量。

【功　效】保肺，补精益气。

【适应证】慢性肾功能衰竭。

【用　法】将冬虫夏草菌丝制成胶囊，口服。

【来　源】《千家妙方》

三 按摩

足部反射区按摩。

四 外治法

方1

【组　成】大黄30~60克（如后下则用10克左右），牡蛎30克，蒲公英20克。

【功　效】清热，解毒，通腑。

【适应证】慢性肾功能衰竭。

【用　法】上药煎液加温水至600~800毫升，保留灌肠。

【来　源】《千家妙方》

方2

【组　成】煅牡蛎（先煎）50克，六月雪、益母草各30~50克，生大黄20~30克（以每日大便1~2次为度），制附片10克。

【适应证】慢性肾功能衰竭。

【用　法】上药加水煎，取液150毫升保留灌肠大于1小时，每日1次。2周为1个疗程，疗程间隔2~3日。

【来　源】《当代中医外治妙方》

五　中成药

可对症选用生脉饮、金水宝胶囊、百令胶囊、芪精口服液、黄芪口服液、肾炎康片、肾康宁颗粒、大黄附子丸、五苓散等。

六　验方精选

方①

【组　成】六月雪30克，泽泻、炒续断、桑寄生、土茯苓各15克，生晒参（另服）、晚蚕沙、制半夏、生半夏、炒枳壳各9克，炒陈皮、炒竹茹各6克，川连3克。

【功　效】通关开格，行水泄浊。

【适应证】慢性肾功能衰竭（尿毒症）。

【用　法】常规煎服法。

【来　源】《古今桑系列验方大全》

方②

【组　成】茯苓皮30克，白茅根15克，车前子、地肤子、泽泻、菟丝子、桑椹各12克，巴戟天、当归、白术、山楂各10克。

【功　效】滋补肾阴，行水泄浊。

【适应证】肾衰属阴虚水泛，阴损浊逆者。

【用　法】常规煎服法。

【来　源】《古今桑系列验方大全》

七　西医治疗

1. 非透析治疗：①饮食治疗，低蛋白饮食0.6~0.8克/（千克·日），如有条件在低蛋白饮食的基础上，补充适量0.1~0.2克/（千克·日）必需氨基酸和/或a–酮酸。②纠正酸中毒，可选用碳酸氢钠。③高血压的治疗，可选用洛丁新、氯沙坦、缬沙坦、硝苯地平控释片、非洛地平、硝普钠等。④肾性贫血的治疗，可选用促红细胞生成素、多糖铁复合物、叶酸、维生素B_{12}等。⑤治疗肾性骨病，可选用碳酸钙/维生素D_3（钙尔奇D）、骨化三醇、高磷血症用醋酸钙等。⑥清理毒素，可选用尿毒清、药用炭片（爱西特）、包醛氧化淀粉等。

2. 肾脏替代治疗：血液透析或腹膜透析。

3. 肾移植：任何病因所致不可逆性肾衰竭患者均可接受肾移植。

八　生活常识与注意事项

低蛋白、低磷、低盐、低脂，又要优质蛋白、高热量、高钙等饮食。

第九节　泌尿系结石

泌尿系统结石是指尿石症，又称尿路结石、尿结石，是泌尿系统各部位结石病的总称，是泌尿系统的常见病。主要症状：尿中有时夹有砂石，尿色混浊；小便艰涩灼痛，时或突然阻塞，尿意窘迫，尿道刺痛，或觉腹痛、腰痛难忍，甚或尿中带血等。

一　饮食疗法

方1

【组　成】核桃仁、香油、冰糖各120克。

【适应证】膀胱结石。

【用　法】将核桃仁用香油炸酥，捞出，然后用冰糖共研细，再以香油调为糊状。每日2次，连服3日。

【来　源】《偏方大全》

方2

【组　成】荸荠120克，鸡内金15克。

【功　效】清热利湿，消坚涤石。

【适应证】尿路结石，湿热型。症见尿中有时挟有砂石，尿色黄赤混浊；小便艰涩灼痛，时或突然阻塞，尿意窘迫，尿道刺痛，或觉腹痛腰痛难忍，甚或尿中带血等症。

【用　法】煎汤代茶饮。

【来　源】《偏方大全》

二　单方对药

方1

【组　成】鱼腥草适量。

【适应证】尿路结石。

【用　法】泡开水频饮。

【来　源】《奇效偏方》

方2

【组　成】金钱草15克，鸡内金10克。

【适应证】膀胱结石。症见尿中挟有砂石，尿道热涩疼痛，轻微腰痛，口苦恶心，身热重困。

【用　法】加水煎服。每日1剂。

【来　源】《偏方大全》

三　按摩、针灸

（一）**按摩**

1. 足部反射区按摩。

2. 穴位按摩：拇指按揉涌泉、阴陵泉、三阴交、照海、地机、太溪、太冲、肾俞、膀胱俞、委阳、委中、太溪、复溜、阳陵泉。每穴各50次。

3. 手部按摩：按摩肾脏、膀胱、下淋巴系统反射区。

（二）针灸

取穴：肾俞、膀胱俞、气海、关元、中极、阴陵泉、三阴交、太溪、太冲。用轻刺激，再以艾条灸治之。每日1次。

四 外治法

方1

【组　成】鲜虎杖根100克，乳香15克，琥珀、麝香各10克。

【适应证】尿路结石。症见小便排出砂石或溺血。

【用　法】用鲜虎杖根（干品粉碎亦可）和诸药混合，捣如膏。取药膏如枣大数块，分别贴于神阙、膀胱俞、肾俞等穴，用胶布密封。每日换药1次。

【来　源】《偏方大全》

方2

【组　成】生姜厚片、生川乌粗末、生草乌粗末各100克，白酒适量。

【适应证】尿路结石。症见畏寒，小便排出砂石。

【用　法】将上药炒热装入白棉布袋（35厘米×20厘米）内。蒸熨结石部位和腰酸部位，每日1次，每次30~60分钟。

【来　源】《偏方大全》

五 中成药

可对症选用当归芍药胶囊、八正散、四逆散、乌梅丸、排石颗粒、肾石颗粒、大补阴丸等。

六 验方精选

方1

【组　成】金钱草30克，生地榆20克，生何首乌、海金沙、滑石、红藤各15克，生大黄（后下）、制没药、杜仲各10克。

【适应证】泌尿系结石。

【用　法】常规煎服法。

【来　源】《病证治疗验方》

方2

【组　成】郁金30~60克，金钱草30克，石韦、滑石、海金沙、鸡内金各15克，生地黄、萹蓄、瞿麦、车前子、冬葵子各12克，川牛膝10克。

【适应证】泌尿系结石。

【用　法】常规煎服法。

【来　源】《单方偏方精选》

七 西医治疗

1. 中西结合治疗泌尿系结石，可参考以下治疗方法及时间安排：①8:30口服排石汤（金钱草、石韦、皂角刺、车前子、滑石、陈皮、木香）300毫升。②9:30饮水1 000毫升（半小时饮完）。③10:00使用呋塞米20毫克肌内注射。④10:30分别用推拿按摩、经络仪治疗。⑤11:00结束。

2. 治疗输尿管结石，可选用黄体酮肌内注射，盐酸消旋东莨菪碱静脉滴注，口服异山梨酯、诺氟沙星等。

3. 如果手术指征明显，应手术治疗。

八 生活常识与注意事项

1. 忌食草酸含量高食物，如苋菜、菠菜、杧果、草莓、芝麻、大黄、可可、巧克力、茶叶、坚果（栗子、杏仁、核桃）。忌食味精，鸡精。

2. 多运动，尤其跑步，跳绳等。多饮水，常吃柑橘，少吃菠菜。

九 预防

多饮水，加强运动，尤其跳跃、跑步等运动。

第十节 急性前列腺炎

急性前列腺炎是指前列腺特异性和非特异感染所致的急性炎症，症见恶寒、发热、乏力等全身症状；局部症状是会阴或耻骨上区域有重压感，久坐或排便时加重，且向腰部、下腹、背部及大腿等处放射；排尿时有烧灼感、尿急、尿频，或直肠胀满、便急和排便感，大便时尿道口可流出白色分泌物。

一 饮食疗法

方1

【组　成】新鲜猪肝（洗净切片）100克，鲜马鞭草（洗净切碎）60克。

【适应证】急性前列腺炎。

【用　法】上药同置瓷盘中，隔水蒸熟，吃猪肝饮汤。每日1次。

【来　源】《前列腺病有问必答》

方2

【组　成】赤小豆50克，鲤鱼（或鲫鱼）1条。

【适应证】急性前列腺炎。

【用　法】先煮鱼取鱼汤。水煮赤小豆成粥，将熟放入鱼汤调匀，佐餐食。

【来　源】《前列腺病有问必答》

二 单方对药

方1

【组　成】生贯众、石莲子各90克。

【适应证】前列腺炎。

【用　法】上药共研末，分3份。取1份，沸水冲泡后代茶饮。每日1剂，分3次服用。

【来　源】《小偏方大功效》

方2

【组 成】山慈姑花30克，凌霄花20克。

【适应证】前列腺炎。

【用 法】上药共研为细末。每次6克，白开水送服，每日3次。

【来 源】《小偏方大功效》

三 按摩

1. 足部反射区按摩。

2. 用手掌心搓热，逆时针方向按摩小腹5分钟。

3. 仰卧，双手重叠在脐下3寸丹田处逆时针轻轻按揉30次。

4. 用手掌揉搓大腿内侧30次。

5. 轻轻按摩阴部。

6. 穴位按摩：用拇指指腹按压中极、命门、肾俞、关元、阴陵泉、会阴、关元、内关、合谷、三阴交、太溪等穴。

四 外治法

方1

【组 成】蒲公英、大黄、萆薢、白芷各30克，甘草10克。

【适应证】前列腺炎。

【用 法】上药加水煎煮取液，放入盆内，待温度适宜后，坐浴30分钟。隔日1次。

【来 源】《很老很老的老偏方》

方2

【组 成】生大黄30~60克。

【适应证】急性前列腺炎或慢性前列腺炎急性发作者。

【用 法】煎水后倒入木盆中，患者做坐浴，要使整个会阴部浸淹在内。每次15~30分钟，每日1~2次。

【来 源】《前列腺病有问必答》

五 中成药

可对症选用八正散、知柏地黄丸、宁泌泰颗粒、五味消毒丸、肾安胶囊等。

六 验方精选

方1

【组 成】阿胶（烊）30克，黄连、生栀子、金樱子各20克，白芍15克，黄芩10克，鸡子黄2枚。

【适应证】前列腺炎。

【用 法】常规煎服法。

【来 源】《首批国家级名老中医效验秘方精选》

方2

【组 成】生地黄、败酱草各30克，萹蓄、土茯苓、金银花、石韦、大黄（后下）、车前草各15克，鱼腥草、龙胆草各12克，黄柏、甘草梢、天花粉各10克。

【适应证】急性前列腺炎及热性病症。

【用　法】常规煎服法。

【来　源】《首批国家级名老中医效验秘方精选》

七　西医治疗

1. 一般治疗：如退热、止痛、输液、休息、保持大便通畅等。如发生排尿困难，有时迫不得已需插导尿管导尿，做膀胱穿刺抽取尿液。

2. 主要是抗感染，使用有效的抗菌药物。如庆大霉素、卡那霉素、头孢霉素、诺氟沙星、氧氟沙星、左氧氟沙星等。

八　生活常识与注意事项

消除紧张焦虑的不良情绪，适度房事，防止体外排精、房事中断、前列腺受到挤压。

九　预防

戒除手淫坏习惯，适度房事。注意个人卫生，防止感染。

第十一节　慢性前列腺炎

慢性前列腺炎分为细菌性前列腺炎和前列腺病。慢性细菌性前列腺炎常由急性前列腺炎转变而来；慢性前列腺病常由病毒感染、泌尿系结石、前列腺慢性充血等引起。

一　饮食疗法

方1

【组　成】新鲜马齿苋500克。

【适应证】慢性前列腺炎。

【用　法】洗净捣烂，用纱布分批包好挤出汁，加少许白糖和白开水喝下。每日早、晚空腹喝，1周后可愈。

【来　源】《前列腺病有问必答》

方2

【组　成】黄芪20克，党参15克，冬瓜50克。

【功　效】健脾益气，升阳利尿。

【适应证】慢性前列腺炎。

【用　法】上药置于砂锅内加水煎15分钟，去渣留汁。趁热加入冬瓜煮至熟，再加油、盐适量调匀即成，佐餐食用。

【来　源】《小偏方大功效》

二　单方对药

方1

【组　成】马齿苋、车前草各60克。

【功　效】清热利湿。

【适应证】慢性前列腺炎湿热证下注者。

【用　法】洗净，加水煎汤代茶饮。

【来　源】《前列腺病有问必答》

方2

【组　成】绿豆50克，车前子25克（包煎）。

【适应证】慢性前列腺炎湿热者。

【用　法】上药一同煮至熟透，吃绿豆，饮水。每日早晚各吃1次。

【来　源】《很老很老的老偏方》

三　按摩、针灸

1. 足部反射区按摩。

2. 针灸

取穴：命门、肾俞、八髎，关元、三阴交、神门、内关、合谷、太溪。

四　外治法

方1

【组　成】麝香末0.5克，白胡椒粉（7粒研末）。

【适应证】慢性前列腺炎。

【用　法】洗净肚脐，然后把麝香放入，再将白胡椒粉盖在上面，后盖一张软片纸，胶布固定，四周贴紧。每隔7~10日换药1次。

【来　源】《很老很老的老偏方》

方2

【组　成】黄柏、半边莲、鸡血藤、王不留行、土茯苓、虎杖各30克，乳香20克。

【适应证】慢性前列腺炎。

【用　法】上药加水煎，取液100毫升，药温40℃保留灌肠。每次30分钟，每晚睡前1次。

【来　源】《当代中医外治妙方》

五　中成药

可对症选用八正散、六味地黄丸、知柏地黄丸、普乐安片、前列康、前列癃闭片、前列通瘀片等。外用可选用金黄膏或青敷膏等。

六　验方精选

方1

【组　成】黄芪、生地黄、党参、车前子各15克，怀牛膝12克，黄连、蒲黄、黄柏、黄精各10克。

【功　效】益气、解毒、利湿。

【适应证】慢性前列腺炎。

【用　法】常规煎服法。

【来　源】《首批国家级名老中医效验秘方精选》

方2

【组　成】车前子、蒲公英各15克，萆薢、泽泻、赤芍、牡丹皮、王不留行各10克，黄柏、青皮各8克，苦参6克，木香、甘草各5克。

【适应证】慢性前列腺炎。

【用　法】常规煎服法。

【来　源】《首批国家级名老中医效验秘方精选》

七　西医治疗

口服抗菌药物有：诺氟沙星、复方新诺明、利福平、红霉素、依诺沙星、环丙沙星、头孢呋辛酯等，治疗效果好。

第十二节　前列腺增生症

前列腺增生症即良性前列腺增生的简称，也有称良性前列腺肥大。但从病理学角度上说，细胞增多为增生，细胞增大为肥大。前列腺增生症病理学证实是细胞增多，而不是细胞肥大，因此，正确命名应为良性前列腺增生症，简称前列腺增生。

一　饮食疗法

方1

【组　成】去壳南瓜子90克。

【适应证】前列腺增生。

【用　法】上药分早、中、晚3次服。7日为1个疗程，连服2~3个疗程。

【来　源】《很老很老的老偏方》

方2

【组　成】肉苁蓉10~15克，羊肉、粳米各60克。

【功　效】补阳气，益精血。肾阳虚。

【适应证】前列腺增生属肾阳虚小便淋沥，大便秘结者。

【用　法】肉苁蓉加水煎汁去渣，放入羊肉、粳米共煮熟，加入葱白2条、生姜3片等调味即可食用。

【来　源】《小偏方大功效》

二　单方对药

方1

【组　成】栀子3枚，独头大蒜1枚，盐少许。

【功　效】清热泻火，解毒通闭。

【适应证】前列腺肥大。

【用　法】上药共捣烂如泥，做成饼状，贴敷肚脐上，固定。每日换药1次，便通即止。

【来　源】《小偏方大功效》

方2

【组　成】生葱250克，食盐50克。

【适应证】老年性前列腺肥大。

【用　法】生葱洗净、切碎，与食盐一同入锅中炒热后取出，用棉布包好，待温度适宜时熨小腹（以不烫皮肤为准）。凉后再热，连熨数次，时间为2~4小时见效。

【来　源】《小偏方大功效》

三　按摩、针灸

（一）按摩

1．足部反射区按摩：每日中午和晚上睡前各按30~50次。

2．穴位按摩：神阙穴、三阴交、阴陵泉、中极、命门、涌泉、会阴、关元、神门、内关、太溪、水道、肾俞。每穴各30次。

（二）针灸

取穴：中极、命门、涌泉、会阴、曲骨、关元、神门、内关、外关、太溪、水道、肾俞、八髎。

四　外治法

方1

【组　成】白胡椒7粒研末，麝香末0.5克。

【适应证】前列腺增生。

【用　法】洗净肚脐，然后把麝香放入，再将胡椒粉盖在上面，后盖一张软片纸，胶布固定，四周贴紧。每隔7~10日换药1次，10次为1个疗程。

【来　源】《很老很老的老偏方》

方2

【组　成】野菊花、苦参、马齿苋、败酱草各30克，延胡索、当归、槟榔各15克。

【适应证】前列腺增生。

【用　法】上药加水煮取2 000毫升，坐浴半小时。每晚1次，5日为1个疗程。

【来　源】《很老很老的老偏方》

五　中成药

可对症选用前列康、前列通瘀片、前列癃闭通，普乐安片，前列通瘀胶囊等。

六　验方精选

方1

【组　成】浙贝母20克，鸡内金、苦参各15克，当归10克，水蛭粉3克（分2次冲服）。

【适应证】前列腺增生。

【用　法】常规煎服法。

【来　源】《病证治疗验方》

方2

【组　成】熟地黄40克，山药、山茱萸各20克，茯苓、牡丹皮、牛膝、泽泻各15克，车前子、肉桂、制附子（先煎）各10克。

【适应证】前列腺增生。

【用　法】常规煎服法。

【来　源】《奇效方》

七　西医治疗

可选用：①黄酮哌酯、酚苄明、阿呋唑嗪、保列治等。②激素类药物主要有：甲羟孕酮、羟孕酮。③α-肾上腺素能受体阻滞剂有：酚妥拉明、酚苄明、妥拉唑啉等。

八　生活常识与注意事项

少骑自行车，勿久坐。注意下半身保暖，避免受寒、勿受潮湿。每日做收腹提肛操。不忍尿，不憋尿，防止膀胱过度充盈、防感染。

九　预防

1. 平时避免睾丸受伤，及时彻底治疗睾丸疾病。阴囊部位尽量避免放射性物质接触或照射等，有助于避免功能的衰退。

2. 常吃大蒜、洋葱、苹果、黑木耳、菜花、番茄、花椰菜等有保护前列腺功效。性生活要适度，要戒除手淫或中断性交的习惯。

第十三节　乳糜尿

乳糜尿为肠道吸收营养物质形成的乳糜液（脂肪皂化后的液体）不能按正常淋巴道引流至血液，因淋巴管堵塞逆流至泌尿系统淋巴管中，以致引起泌尿系统淋巴管内压力增高、曲张、破裂，乳糜液流入尿中，尿呈乳白色，临床上称此种尿为乳糜尿。属中医五淋中的“膏淋”范畴。

一　饮食疗法

方1

【组　成】枸杞子、冰糖各15克，银杏、龙眼肉各6个。

【适应证】乳糜尿。

【用　法】上药共煮饮服。

【来　源】《奇效方》

方2

【组　成】大豆7粒，鸡蛋清适量。

【适应证】乳糜尿。

【用　法】上药共煮熟，食用。

【来　源】《奇效方》

二　单方对药

方

【组　成】向日葵梗心10克。

【功　效】清热利尿。

【适应证】乳糜尿。

【用　法】上药加水2 000毫升煎至1 500毫升，每日分2次，早、晚空腹服完。

【来　源】《千家妙方》

三　验方精选

方1

【组　成】石莲子60克，白及30克，萹蓄、萆薢、菟丝子、乌贼骨各20克，乌药、生石菖蒲各15克。

【适应证】乳糜尿。

【用　法】常规煎服法。

【来　源】《病证治疗验方》

方2

【组　成】荠菜50克，金钱草30克，茯苓、萆薢、益母草、墨旱莲各15克，淡竹叶10克，乌药、香茅、石菖蒲各5克。

【适应证】乳糜尿。

【用　法】常规煎服法。

【来　源】《病证治疗验方》

四　西医治疗

1．病因治疗：乳糜尿多分为寄生虫性和非寄生虫性两大类。绝大多数是由于班氏丝虫所致；极少数病者也可由于结核，肿瘤，胸、腹部创伤或手术，原发性淋巴管系统疾病（包括先天畸形）等所致；也偶见于妊娠、肾盂肾炎等所致。针对病因所诊断的疾病作相应治疗。

2．对症治疗：如有炎症者，应用抗生素对症治疗，未明诊断应中医辨证治疗，需手术者应行尽早手术治疗。

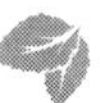

第七章 内分泌系统疾病

第一节 糖尿病

糖尿病是一种与遗传因素有关又与多种环境因素相关联的全身性慢性内分泌代谢疾病。其主要特点是高血糖和尿糖，临床常表现为多饮、多尿、多食，以及疲乏、消瘦等。临床分有1型、2型、其他特殊类型和妊娠糖尿病。在临床上除碳水化合物外，尚有蛋白质、脂肪代谢异常。若未得到早期诊治，病情严重或应激时常易发生急性代谢紊乱，例如酮症酸中毒、高渗性昏迷等。久病常可引起慢性微血管和大血管病变的发生，导致神经、眼、心、脑、肾等器官的损害，造成相应器官功能缺陷及衰竭，严重地威胁着患者的健康和生命。本病属中医“消渴”“消瘅”范畴。

一 饮食疗法

方1

【组　成】冬瓜1个。

【功　效】清热润燥，补肾收摄。

【适应证】糖尿病所致的口干、口渴、多饮、多尿等。

【用　法】用玻璃片轻轻刮下冬瓜皮上的白霜。用开水冲服，每次如弹丸大即可。症状重且久者，每日2次，连服2~3日；症状轻者，服1或2次。

【来　源】《千家妙方》

方2

【组　成】鲜菠菜根250克，鸡内金10克，大米50克。

【功　效】止渴，润燥，养胃。

【适应证】糖尿病。

【用　法】鲜菠菜根洗净切碎，与鸡内金共煎煮30分钟，然后下大米煮成烂粥。每日分2次连菜与粥服食。

【来　源】《千家妙方》

二 单方对药

方1

【组　成】天冬20克，麦冬10克。

【功　效】滋阴润肺。

【适应证】糖尿病，脂肪沉着，结核病之消耗热。

【用　法】上药加水煎取汁，浓缩成膏状。每次6克，每日服2次。

【来　源】《千家妙方》

方2

【组　成】鲜苎麻根100克，路边青25克。

【功　效】解毒健胃，利尿降糖。

【适应证】糖尿病。

【用　法】上药加水1 000毫升，煎至600毫升左右，每日分3次温服或代茶饮。一般2~3个月为1个疗程，连服2个疗程。

【来　源】《千家妙方》

三　按摩、针灸

（一）按摩

1. 足部反射区按摩。

2. 穴位按摩：拇指点按足三里、三阴交、太溪、阴陵泉、公孙。每次各30~50次。

（二）针灸

主穴：关元、下巨虚、别浊平（在上巨虚下1寸）、肾俞（双）、关元、足三里（双）、三阴交（双）。

配穴：上消加少商，中消加中脘，下消加太溪。

四　外治法

方

【组　成】生黄芪100克，桑白皮、麻黄、桃仁、杏仁、赤芍、泽泻、川芎各60克。

【适应证】糖尿病肾病水肿。

【用　法】将上药装入无纺布袋中，加水、加压煎煮2次，混合药液。兑适量温水，全身浸泡，使周身微汗出，每次30~40分钟。每日1次，10日为1个疗程。

【来　源】《当代中医外治妙方》

五　中成药

可对症选用玉泉丸颗粒、十味玉泉片、天麦消渴片、木丹颗粒、天芪降糖胶囊、芪蛭降糖片、参芪降糖片、金芪降糖片、津力达颗粒、消渴丸、消渴康颗粒、渴乐欣胶囊、糖脉康颗粒、糖乐舒等。

六　验方精选

方1

【组　成】葛根、玄参、生地黄各20克，山药、黄芪、太子参、麦冬、黄精各15克，地骨皮、山茱萸、虎杖、五味子、乌梅、苍术各10克。

【功　效】养阴清热，益气降糖。

【适应证】糖尿病气阴虚型。

【用　法】常规煎服法。

【来　源】经验方

方2

【组　成】山药30克，地骨皮、玉米须、薏苡仁根各15克，蚕茧10克。

【功　效】健脾消食，清热利湿。

【适应证】糖尿病。

【用　法】常规煎服法。

【来　源】《千家妙方》

七　西医治疗

（一）心理治疗

1. 解除疑虑、担心、害怕心理，从实际出发，患者有什么心理问题，以科学的态度，进行宣传教育，使患者得到较为科学而满意的解答。

2. 解决麻痹、轻视、满不在乎、盲目乐观的思想，如对用药、饮食、生活随意增减和轻易更换等。

3. 进行本病发生、发展，转化规律和具体防治措施的教育。如据血糖、尿糖和血脂的高低调整饮食与用药等。

4. 正确处理家庭、社会、工作、学习等有关知识的教育，和形成有规律的生活重要性的教育。

（二）饮食治疗

糖尿病患者要想体重向正常方向发展，血脂和血糖控制在优良范围，提高健康水平，改善生存质量，少发生或延缓发生并发症，调节饮食结构和总热量，是最基本的措施。

（三）运动治疗

坚持运动是糖尿病的治疗方法之一。治疗必须根据患者的病情、年龄、身体状况做合理的个体化设定，尽量做到适时、适量、适度、有效的运动，但必须持之以恒。

（四）药物治疗

可根据病情、病程、体质、体形和胰岛素功能选用。

1. 磺胺类：如格列本脲、格列齐特、格列吡嗪、格列苯脲等。

2. 双胍类：如二甲双胍缓释片、迪化糖锭等。

3. 糖苷酶抑制剂：如拜糖平、卡博平、伏格列波糖片等。

4. 噻唑烷二酮类：如瑞格列奈、罗格列酮、吡格列酮等。

5. 胰岛素类：如普通胰岛素、诺和胰岛素、赖脯胰岛素、甘精胰岛素等。

6. 还可选用：如利格列汀、维格列汀、达格列净、卡格列净等。

八　生活常识与注意事项

1. 重视糖尿病教育。首先对糖尿病患者进行糖尿病知识的教育，使他们学会糖尿病基本知识，正确应对糖尿病。

2. 进行糖尿病的“三级预防”：

（1）第一级预防即对患有糖尿病的危险人群进行预防，使这些人不进入或少进入到糖耐量低减阶段。

（2）第二级预防即对已进入到糖耐量低减阶段的患者的预防，使他们不进入或少进入、减缓进入到临床糖尿病阶段。

（3）第三级预防即对已进入到临

床阶段的糖尿病患者的预防。

3. 正确使用降糖药：①降糖药是在饮食控制与体育锻炼的基础上使用的，一般是从小剂量开始试用，根据自我监测记录和空腹血糖、餐后2小时血糖来调节剂量，从小到大，直至合适的用量，这种剂量只适用于本人，对其他糖尿病患者是不适宜的。②使用降糖药不要换来换去。③注意药物的副作用和调整使用。

4. 自我监测病情及定期检查：糖尿病患者要每天做好自我监测记录，包括体重、血压、饮食情况，血糖、四段四次尿糖、尿酮体、尿蛋白等记录。还要定期3个月检查糖化血红蛋白，半年至1年检查肝功能、肾功能、微量蛋白尿，评价治疗效果或调整治疗方案。

5. 惜精神，调饮食，加强运动是治疗糖尿病的重要措施。

6. 糖尿病患者生活要有规律：控制体重的增加，已肥胖的人要减肥。

九 预防

1. 重视教育，制定相应的预防措施，其中健康教育占首要位置。

2. 高血压、高血脂、动脉硬化与糖尿病有关，应尽早治疗和纠正。

3. 调养心肝，安神降糖。养脾肾，以固根本。

4. 顺应四时，慎起寒暑；饮食有节，起居有常；调节情志，戒忧思怒；劳逸适度，动静结合。

第二节 尿崩症

尿崩症是由于下丘脑神经垂体（后叶）功能减低，导致抗利尿激素合成和分泌不足引起的疾病。临床表现为多尿、烦渴，尿量可多达每日5~10升。化验检查尿比重＜1.006，血清抗利尿激素水平低下，禁水试验、加压素试验、高渗盐水试验均为阳性。本病属中医学“消渴”证的范畴。

一 饮食疗法

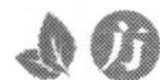

【组　成】小黑母鸡1只（500克左右，洗净去内脏，斩块），制首乌、大枣、黑芝麻各120克，黑枣、山药各60克。

【功　效】补肾健脾。

【适应证】脾肾两虚尿崩症。

【用　法】上药一起加水炖熟食

用，服完为度。每周1剂。

【来　源】《内分泌疾病中西医结合诊治》

二　单方对药

方

【组　成】活蚌适量。

【功　效】滋阴补肾。

【适应证】肾阴虚尿崩症。

【用　法】取出蚌肉，捣烂取水，温服。每日数次。

【来　源】《内分泌疾病中西医结合诊治》

三　针灸

1. 体针取穴：分三组，交替使用。第一组：肺俞、风池、风府等穴；第二组：肾俞、足三里、哑门等穴；第三组：三焦俞、通里、百会、三阴交等穴。除肺俞、肾俞等穴用补法，其他穴位均用平补平泻法。

2. 耳针取穴：脑点、内分泌、交感、神门、肾、膀胱等穴。每次取2~3穴，留针20~30分钟或埋针。

四　外治法

方

【组　成】玄参、麦冬各15克，人参、补骨脂、山药各10克，鹿茸粉2克。

【适应证】尿崩症。

【用　法】上药共研细末备用。每次5克，用黄酒调糊，敷于涌泉穴。48小时更换1次，3次为1个疗程。

【来　源】《内分泌疾病中西医结合诊治》

五　中成药

可对症选用六味地黄丸、知柏地黄丸、金匮肾气丸、补中益气丸、缩泉丸等。

六　验方精选

方1

【组　成】生地黄、黄芪各30~60克，山药15~45克，熟附子各6~40克，覆盆子15~30克，炙升麻10~15克，山茱萸6~12克，生甘草6~10克，肉桂1~3克（后下）。

【功　效】补肾化气，阴阳并补。

【适应证】尿崩症，阴阳两虚型。

【用　法】常规煎服法。肾阴虚甚加枸杞子、石斛；纳少腹胀者加山楂、麦芽、枳壳；胃脘积热大便不通或头痛甚者加生石膏、生大黄、黄芩；夜寐不安者加夜交藤、合欢花。

【来　源】《内分泌代谢证治精要》

方2

【组　成】花生50克，荞麦子30克，刺参20克，万丈深、鸡肾参、酥油、金钱参、五味子各10克。

【适应证】尿崩症，肺肾气虚型。

【用　法】常规煎服法。或用补肺汤合大补元煎加减。

【来　源】《内分泌代谢证治精要》

七 西医治疗

1. 病因治疗：根据不同的病因作相应的积极治疗如及时切除脑部肿瘤（巨大垂体瘤、颅咽管瘤、松果体瘤等）及全身性疾病所致的尿崩症（白血病、淋巴瘤、黄脂瘤）等的相应治疗。

2. 药物治疗：可选用1-脱氨-8右旋精氨酸加压素、鞣酸加压素油剂、赖氨酸加压素粉剂、去氨加压素片、氯噻嗪、氢氯噻嗪、卡马西平等。

八 生活常识与注意事项

治疗期间，监测体重，应记录出入量，应予足量饮水，防止失水、失钾，但也应防止饮水过量而致水中毒。

第三节　甲状腺功能亢进症

甲状腺功能亢进症是由多种病因引起的甲状腺激素产生过多，从而使得人体出现代谢率增高及神经系统兴奋性增高为主要表现的综合征。同时还伴有甲状腺肿大，甲状腺功能亢进症的眼症，以及其他器官、系统的一些表现，例如心慌、胸闷、气急、食欲亢进、体重下降等，是一种常见的内分泌疾病。本病属中医“瘿瘤”“脏躁”等范畴。

一 饮食疗法

方1

【组　成】萝卜250克，橘皮20克，紫菜15克。

【适应证】甲状腺功能亢进症。

【用　法】煮汤食之。橘皮可不吃。

【来　源】《小偏方大功效》

方2

【组　成】川贝母、昆布、丹参各15克，薏苡仁30克，冬瓜60克，红糖适量。

【适应证】甲状腺功能亢进症，痰湿凝结型。

【用　法】前三味煎后去渣，入后味煮粥。每日1剂，连服15~20剂。

【来　源】《偏方秘方验方》

二 单方对药

方1

【组　成】昆布30克，全蝎1只

（焙焦研末）。

【适应证】甲状腺功能亢进症。

【用　法】昆布煎汤送服全蝎末。每早1次，连服10余日。

【来　源】《偏方秘方验方》

方2

【组　成】蒲公英60克。

【适应证】甲状腺功能亢进症术后突眼加重。

【用　法】水煎2碗，温服1碗，剩下1碗趁热熏洗。每日1次。

【来　源】《甲亢临床检查与最佳治疗方案》

三　按摩、针灸

（一）按摩

1. 足部反射区按摩。

2. 穴位按摩：拇指按太冲、行间、三阴交、太溪、足三里。每穴各50次。

3. 手上按摩：手部甲状腺反射区，每次按摩刺激时间为3~5分钟。

（二）针灸

1. 取穴：合谷、足三里、天突、天容、间使、三阴交、气瘿、颈3~5夹脊。毫针刺，用平补平泻法。

2. 耳针

取穴：神门、皮质下、内分泌、甲状腺、平喘、心、脾、脑点。

四　外治法

方1

【组　成】黄药子、生大黄各30克，重楼15克，全蝎、僵蚕、土鳖虫各10克，明矾5克，蜈蚣5条。

【适应证】甲状腺功能亢进症。

【用　法】上药共为细末，用醋、酒各半调敷，保持湿润。每料药可用3日，7料为1个疗程。

【来　源】《甲亢临床检查与最佳治疗方案》

方2

【组　成】激光疗法。

【适应证】甲状腺功能亢进症。

【用　法】方法：取扶突穴（双侧，或加天突穴）为主穴，睛明穴或耳门穴为辅穴，采用激光聚焦照射穴位，主穴每次照射5~7分钟，辅穴每次照射3~5分钟。每日1次，10次为1个疗程。治疗1~2个疗程后待病情缓解后，休息数日，再巩固1~2个疗程（隔日1次）。

【来　源】《甲亢临床检查与最佳治疗方案》

五　中成药

可对症选用复方甲亢膏、复方甲亢宁片、甲亢丸、昆明山海棠片、甲亢灵等。

六 验方精选

方①

【组　成】夏枯草、墨旱莲、怀山药、煅牡蛎、煅龙骨、丹参各15克。

【适应证】甲状腺功能亢进症。

【用　法】常规煎服法。

【来　源】《小偏方大功效》

方②

【组　成】龙齿30克，茯苓、菊花各15克，竹茹、白蒺藜、昆布各12克，法半夏、甘草、枳实各9克，陈皮5克。

【适应证】甲状腺功能亢进症，痰热上扰证。

【用　法】常规煎服法。

【来　源】《小偏方大功效》

七 西医治疗

1. 一般治疗：注意适当休息，注意保护眼睛，避免过度紧张劳累。

2. 注意饮食：尽量提供高热量、高蛋白、富含维生素及钙磷的食物。不能过多食用高碘食物，也不要过多服用含碘中药。

3. 药物治疗：抗甲状腺药物有硫脲类和咪唑类两大类。硫脲类有丙硫氧嘧啶和甲硫氧嘧啶，咪唑类有甲羟咪唑和卡比马唑。

4. 随症选用美托洛尔，普萘洛尔或放射性碘-131治疗。必要可行手术治疗。

八 生活常识与注意事项

食物宜富于营养，以高热量、高蛋白、高维生素，适量脂肪和钠盐摄入为原则；忌吃葱、蒜、姜、花椒等辛辣刺激性佐料食物；忌煎炸、烧烤等燥热性油腻食物及暴饮暴食；戒烟酒，忌浓茶、咖啡、可可等兴奋性饮料；不要多吃高碘食物，比如：海带、紫菜、海蜇、海苔及藻类食物等，防止甲亢控制不良。避免精神负担，避免剧烈运动消耗体能，注意休息。坚持规范服药，监测药物的反应和副作用。

九 预防

饮食宜清淡富于营养的食物，少吃高碘食物，不吸烟，少喝酒。

惜精神，避免各种长期、强烈的精神刺激，消除忧虑、悲伤、惊恐、紧张等心理状态。防止过度疲劳，戒除不良嗜好。加强运动。

第四节　甲状腺功能减退症

甲状腺功能减退症简称甲减，系由多种原因引起的甲状腺激素合成、分泌或其本身生物效应不足所致的一种全身性内分泌疾病。主要表现为乏力、畏寒、颜面浮肿、嗜睡、懒言、心率缓慢、腹胀、表情淡漠、反应迟钝、面色苍黄、体重增加、毛发易脱落、食欲减退、性欲低下等代谢活动下降的症候群，称为成人甲减。本病属中医“五迟”“虚劳”“水肿”等病范畴。

一 饮食疗法

方

【组　成】羊肉200克，黄芪、党参各30克，枸杞子、当归各15克，生姜10克，大枣5枚。

【适应证】甲状腺功能减退症、气阳虚者。

【用　法】常规炖熟，吃肉饮汤。

【来　源】民间方

二 单方对药

方

【组　成】甘草20克，人参10克。

【适应证】甲状腺功能减退症。

【用　法】上药文火炖煎，取汁250毫升，早、晚2次服。30日后改隔日1剂，2个月为1个疗程。人参加量至20克。同时可加用甲状腺素片，每日15~30毫克。

【来　源】《内分泌代谢证治精要》

三 按摩、针灸

1. 按摩：按摩手上甲状腺反射区，每次按摩刺激时间为3~5分钟。

2. 针灸

（1）体针：主穴取内关、合谷、关元、气海、足三里、三阴交，均取双侧穴。配穴：肾俞、脾俞、胃俞、阳陵泉、曲池、命门。留针20分钟，其间行针2次。

（2）耳针：取穴神门、交感、肾上腺、皮质下、内分泌、肾，均取双侧。上穴可分2组，交替使用，留针20分钟。

四 外治法

方1

【组　成】选肾俞、脾俞、命门3穴，用二味温补肾阳的中药研粉。

【适应证】甲状腺功能减退症。

【用　法】敷在穴位上，厚约1厘米，将直径约5厘米的空心胶木圈放在药粉上，以大艾炷施灸。每周3次，每次3穴，每穴3~5壮，4个月为1个疗程。

【来　源】《内分泌代谢证治精要》

五 中成药

可对症选用斑龙丸、补中益气汤、定志丸、半硫丸、全鹿丸、香砂六君丸、补中益气丸、温阳片、桂枝茯苓丸、金匮肾气丸、右归丸等。

六 验方精选

方1

【组 成】党参15克，白术、茯苓各9克，熟附子6克（先煎），炙甘草5克，干姜3克，肉桂1克（另烊）。

【适应证】甲状腺功能减退症。

【用 法】常规煎服法。

【来 源】《小偏方大功效》

方2

【组 成】黄芪、党参、生薏苡仁各30克，肉桂（另烊）、熟附子（先煎）、淫羊藿、枸杞子各12克，仙茅9克。

【适应证】甲状腺功能减退症。

【用 法】常规煎服法。

【来 源】《内分泌代谢证治精要》

七 西医治疗

1. 甲状腺激素替代治疗：选用甲状腺片、左甲状腺素等。

2. 病因治疗：如缺碘性甲状腺功能减退症给予补碘，高碘化物引起的甲状腺功能减退症应停用碘化物；药物导致的甲状腺功能减退症，药物减量或停用后，甲状腺功能减退症可自行消失；锂盐治疗精神病有3%~4%发生甲状腺功能减退症，停药可好转；下丘脑或垂体有肿瘤的患者，行肿瘤切除术后甲状腺功能减退症有可能得到不同程度的改善；亚急性甲状腺炎、无痛性甲状腺炎、一过性甲状腺功能减退症，随原发病治愈后，甲状腺功能减退症也会消失。

八 预防

对慢性病、虚劳体弱者及相关病症，要及时治疗，以免诱发本病。

第五节 单纯性甲状腺肿（甲状腺结节）

单纯性甲状腺肿是指散发性、原因不明的弥散或结节性甲状腺肿，无明显的甲状腺激素分泌异常。

甲状腺结节是一种常见的甲状腺疾病，指各种原因导致甲状腺内出现一个或多个组织结构异常的团块。甲状腺结节分为良性及恶性两大类，良性者占绝大多数，恶性者不足5%。按病因可分为结节性甲状腺肿、炎性结节、毒性结节性甲状腺肿、甲状腺囊肿、甲状腺肿瘤等。本病属中医“气瘿”“瘿脖子”“瘿病”范畴，俗称“粗脖子”“大脖子”。

一 饮食疗法

方1

【组　成】水发海带、豆腐各120克，调料适量。

【功　效】软坚化痰，清热利水。

【适应证】甲状腺肿大。

【用　法】将上药按常法煮汤服食。每日1剂，连服15~20日。

【来　源】《偏方大全》

方2

【组　成】荔枝干50克，杏仁10克，茶叶3克，白糖适量。

【功　效】散结，理气化痰。

【适应证】甲状腺肿大。

【用　法】将杏仁去皮、尖，与荔枝干共置于砂锅内，加水煎沸约20分钟，连汤带药一同倒入大碗中，温浸片刻，加白糖适量调匀，代茶饮用。每日1剂。

【来　源】《偏方大全》

二 单方对药

方1

【组　成】鲜牛蒡根150克。

【适应证】对甲状腺肿大，并对胃癌、宫颈癌有一定疗效。

【用　法】上药加水500毫升，煎至250毫升，分2次服。

【来　源】《小偏方大功效》

方2

【组　成】海带15克，全蝎1只。

【功　效】软坚散结，通经利水。

【适应证】甲状腺肿大。

【用　法】将全蝎研为细末，以海带煎汤后送服。每日清晨1剂，连服10日。

【来　源】《偏方大全》

三 针灸

1. 根据肿块大小，在边缘向腺体斜进针2/3，有双侧刺、单侧直刺、独针合谷3种刺法。

2. 针刺内关、合谷、腺体穴，留针30分钟，每周2~3次。

四 外治法

方1

【组　成】陈醋500克，猪胆汁10个。

【功　效】泻热润燥，活血。

【适应证】瘰疬。

【用　法】胆汁与醋共熬为膏状备用。用时先用花椒熬水洗患处，然后将药膏摊于布上。每日敷换1次。

【来　源】《千家妙方》

方②

【组　成】鲜山药30克，蓖麻子仁3克。

【功　效】消瘿化瘰。

【适应证】甲状腺肿大。

【用　法】上药共洗净捣烂，贴敷于患部。每日更换2次。

【来　源】《千家妙方》

五　中成药

可对症选用消瘿丸、海夏丸、昆布丸、小金丸等。

六　验方精选

方①

【组　成】海藻、昆布、海螵蛸各60克，青木香15克，陈皮、海蛤粉各6克。

【功　效】疏肝理气，解郁消肿。

【适应证】单纯性甲状腺肿大，肝郁气滞，痰气交凝者。

【用　法】上药共研细末，炼蜜为丸。每次9克，水、酒送服均可。每日1~2次。

【来　源】《内分泌代谢证治精要》

方②

【组　成】当归、海藻、赤芍各15~30克，法半夏、川贝母、黄药子、牡蛎（先煎）、桃仁各9~15克。

【功　效】活血化痰消瘿。

【适应证】单纯性甲状腺肿。

【用　法】常规煎服法。

【来　源】《内分泌代谢证治精要》

七　西医治疗

1. 甲状腺恶性结节的处理：首选甲状腺切除术治疗。

2. 良性结节的处理：绝大多数良性甲状腺结节的患者不需要特殊治疗，仅需定期随访。随访时间每半年或1年一次。随访内容包括甲状腺超声检查，必要时可重复甲状腺细针穿刺。只有少数患者需要治疗。

3. 可疑恶性和诊断不明的甲状腺结节的处理，重复细针穿刺，如果仍不能确诊，则推荐手术切除。

4. 良性甲状腺结节。左甲状腺素片抑制治疗：可先试用小剂量甲状腺激素，疗程应在半年以上，短期治疗无效。若结节缩小，可将甲状腺素减量长期服用，将促甲状腺激素维持在正常低限。在治疗过程中结节增大者，可直接手术治疗或重新穿刺评估；结节无变化者，停止治疗，仅随访观察；超声引导下经皮乙醇（酒精）注射；放射性的碘治疗。手术切除：甲状腺结节出现局部压迫症状如呼吸困难、胸闷、声音嘶哑、吞咽困难等时，可选择手术切除甲状腺结节的方法来治疗。

八 生活常识与注意事项

一定要专科确诊后作相应治疗。有恶变迹象者尽快手术治疗。

第六节 亚急性甲状腺炎

亚急性甲状腺炎又称巨细胞性甲状腺炎、肉芽肿性甲状腺炎等，简称亚甲炎，亦有称亚急性非化脓性甲状腺炎。早期见颈前肿痛，压疼明显，常向颌下、耳后或颈部等处放射。本病属中医学“瘿”“瘿痈”范畴。

一 外治法

方

【组　成】芙蓉膏药物组成：芙蓉叶、藤黄、天南星粉、冬绿油、薄荷油、麝香、樟脑。

【功　效】清热解毒，消肿止痛。

【适应证】亚急性甲状腺炎。

【用　法】上药共研末加适量凡士林调制成膏剂。用时将药膏涂于敷料上，厚约5毫米，超出肿块边缘2厘米以上，直接外敷于颈前肿块处，敷料上加盖一层塑料纸，胶布固定，每日1次。病情好转后改隔日更换药膏，至局部无压痛时停用，疗程12~48日。

【来　源】《内分泌代谢证治精要》

二 中成药

可对症选用雷公藤片、银翘解毒丸、双黄连口服液、丹栀逍遥散等。

三 验方精选

方1

【组　成】鹿角片15克，熟地黄、白芥子、当归、党参、茯苓各10克，麻黄、甘草各5克，干姜、肉桂（另烊）各4克。

【功　效】温阳化痰，消肿散结。

【适应证】亚急性甲状腺炎。

【用　法】常规煎服法。

【来　源】《内分泌代谢证治精要》

方2

【组　成】生龙骨、生牡蛎各30克，板蓝根18克，玄参、夏枯草、黄芪、僵蚕各15克，连翘、柴胡各12克，青蒿9克，甘草6克。

【功　效】清热、疏肝散结。

【适应证】亚急性甲状腺炎。

【用　法】常规煎服法。6周为1个疗程。

【来　源】《内分泌代谢证治精要》

四　西医治疗

轻症者用阿司匹林、吲哚美辛等非甾体消炎药即可以控制症状，疗程在2周左右。症状较重者可给予泼尼松20~40毫克/日，分次口服，症状可迅速缓解，体温下降，疼痛消失，甲状腺结节也很快缩小或消失。用药1~2周后可逐渐减量，疗程为1~2个月。但停药后可复发，再次治疗仍有效。过早减量或者过快停药容易使病情反复。有甲状腺毒症者可给予普萘洛尔以控制症状。如甲状腺摄碘率已恢复正常，停药后一般不再复发。

第八章 骨伤科常见病

第一节 骨折

骨折指由于外力作用破坏了骨的完整性和连续性，以局部肿痛，畸形，异常活动及功能障碍为临床特点的一种病。其主要临床表现为：骨折部有局限性疼痛和压痛，局部肿胀和出现瘀斑，肢体功能部分或完全丧失，完全性骨折尚可出现肢体畸形及异常活动。对于多发性骨折、骨盆骨折、股骨骨折、脊柱骨折及严重的开放性骨折，患者常因广泛的软组织损伤、大量出血、剧烈疼痛或并发内脏损伤等而引起休克。中医学有“折疡”“疾骨”等名称。

一 饮食疗法

方1

【组　成】牛蹄甲50克，黄酒适量。

【功　效】止血，消瘀，接骨。

【适应证】骨折初期红肿，血瘀。

【用　法】牛蹄甲文火煮3~4小时，冲入黄酒适量。每日1剂，分2次服用。

【来　源】《小偏方大功效》

方2

【组　成】雄乌骨鸡1只（约500克），三七5克，黄酒、精盐、姜片各适量。

【功　效】补虚强筋，接骨。

【适应证】骨折。

【用　法】雄乌骨鸡宰杀后去毛及内脏，洗净。鸡腹内装入三七5克，放入砂锅内，加黄酒、精盐、姜片及清水适量，大火烧沸，改用文火炖至烂熟即可食用。每日1剂。

【来　源】《千家妙方》

二 单方对药

方1

【组　成】骨碎补50克，土鳖5克。

【适应证】骨折。

【用　法】水煎去渣，加酒少许。每日1剂，分2次服，连服5~7日。

【来　源】《千家妙方》

方2

【组 成】升麻、白芷各15克。

【适应证】骨折损伤，手术后局部青紫或红肿不消。

【用 法】泡酒服或水煎服均可。

【来 源】《偏方秘方验方》

三 按摩

1. 足部反射区按摩。

2. 穴位按摩：拇指点按侠溪、涌泉、足三里、三阴交。每穴各3~50次；点按阳陵泉1~2分钟。

四 外治法

方1

【组 成】血竭20克，儿茶7.2克，乳香、没药、红花各4.5克，麝香、冰片、朱砂各3.6克。

【适应证】跌打损伤，筋伤骨断。

【用 法】共研为细末，用黄酒调敷骨折处。

【来 源】《药到病除小绝招》

方2

【组 成】陈小米120克，炒糯米30克，白及、百部、百合、乳香、没药各15克，白蔹、百草霜各10克，麝香0.3克。

【功 效】活血接骨，消肿止痛，

【适应证】外伤骨折。

【用 法】上药共研细末，加醋熬成膏，外敷患处。

【来 源】《药到病除小绝招》

五 中成药

可对症选用双骨三子胶囊（骨折复位后）、伤科接骨片、红药片、跌打七厘散、接骨七厘散胶囊、跌打活血散、活血止痛胶囊、伤科灵喷雾剂、消肿止痛酊、镇痛活血酊、筋骨伤喷雾剂、红药贴膏、云南白药膏、伤科灵喷雾剂、骨友灵搽剂、骨痛灵酊等。

六 验方精选

方1

【组 成】鳖（大者）10个，自然铜（煅、酒淬3次）10克，巴豆1粒（取霜），母丁香1个，麝香1克。

【适应证】骨折。

【用 法】上药共研为细末。每次1克，以酒送下，每日2次。

【来 源】《偏方大全》

方2

【组 成】大黄、没药、血竭、硼砂、自然铜各6克，土鳖虫3个。

【适应证】骨折。

【用 法】上药共研为末，以饭为丸，萝卜子大。每次1克，用黄酒调下，每日3次。

【来 源】《偏方大全》

七 西医治疗

1. 复位：将移位的骨折端恢复正常或接近于正常的解剖关系，重建骨骼的支架作用。应到医院专科治疗。

2. 固定：骨折愈合需一定时间，用固定的方法将骨折维持于复位后的位置，待其稳固地愈合。

3. 功能锻炼：在不影响固定的前提下尽快恢复患肢肌、肌腱、关节囊、韧带等软组织的舒缩活动。

4. 防止并发症。

八 生活常识与注意事项

1. 骨折早期（伤后1~2周）饮食宜清淡开胃，易消化、易吸收的食物。

2. 中期（伤后2~4周）此阶段患者食欲及胃肠功能均有所恢复，饮食上应从清淡转为适当的高营养补充，以满足骨骼生长的需要。

3. 后期（伤后5周以上） 饮食上无禁忌，可食用各种高营养食物及富含钙、磷、铁等矿物质的食物。骨折复位后，外用加内服效果佳。

九 预防

在日常生活中，处事走路要小心谨慎，各种动作不宜过猛、过剧烈，是防止本病的关键。运动应适时、适量、适度，防止过度、过猛、过剧。老年人多有骨质疏松，容易骨折，所以更要小心预防。

第二节 踝关节扭伤

踝关节扭伤指踝关节过度内、外翻导致以踝部肿胀，剧痛及功能受限为特点的踝部软组织损伤。属中医学的“筋伤”“崴脚”范畴。踝关节扭伤又称踝部伤筋，系指由于足踝过度内翻而引起的踝关节外侧副韧带撕裂，常在下台阶时致伤。

一 饮食疗法

方1

【组　成】羊肉300克，当归20克，生姜12克。

【功　效】养血活血，温经散寒，止痛。

【适应证】踝关节扭伤或骨折后期及年老体虚患者。

【用　法】上药加水1 500毫升煮至烂熟。吃肉喝汤。

【来　源】《奇效方》

方2

【组　成】鲜猪排骨250克，骨碎

补15克，当归、续断各10克。

【功　效】有助于去瘀续新。

【适应证】踝关节扭伤。

【用　法】上药水煮1小时以上，吃肉喝汤。每日1次，连吃1~2周。

【来　源】《奇效方》

二　单方对药

方1

【组　成】大葱适量。

【适应证】踝关节扭伤。

【用　法】大葱适量捣烂，炒热后敷贴患处。凉则换，每次20~40分钟。每日1~2次，3~5次为1个疗程。

【来　源】《药到病除小绝招》

方2

【组　成】石蜡适量，

【适应证】踝关节扭伤。

【用　法】将石蜡制成约50℃的温热药饼，敷贴患处。每日1次，3~5次为1个疗程。

【来　源】《药到病除小绝招》

三　按摩

1. 足部反射区按摩。

2. 穴位按摩：点按照海、承山、解溪、足三里、昆仑、太溪、公孙、太白、三阴交、环跳、丘墟、悬钟、阳陵泉。每穴各30~50次。

四　外治法

方1

【组　成】大黄150克，木瓜、蒲公英各60克，地鳖虫、黄柏、乳香、没药、栀子各30克。

【适应证】踝关节扭伤。

【用　法】上药共研细末，用凡士林调敷。每日1次，3~5次为1个疗程。

【来　源】《药到病除小绝招》

方2

【组　成】五倍子50克，栀子、生草乌、大黄、生南星各30克，土鳖虫、乳香、没药各20克，细辛10克。

【适应证】踝关节扭伤之肿痛剧烈者。

【用　法】上药共研细末，取适量醋调外敷患处。每日1~2次，10次为1个疗程。

【来　源】《药到病除小绝招》

五　验方精选

方1

【组　成】当归、鸡血藤各15克，桑枝、桂枝、牛膝、续断、赤芍、桃仁、川芎、乌药各10克，黄柏6克。

【功　效】舒筋活络，行血止痛。

【适应证】踝关节扭伤。

【用　法】常规煎服法。

【来　源】《古今桑系列验方大全》

【组　成】桑枝12克，牛蒡子、白僵蚕、白蒺藜、独活、秦艽、法半夏、白芷各9克。

【功　效】宣通气血，祛风逐湿，温经止痛。

【适应证】各种新发或陈旧性软组织挫伤。

【用　法】常规煎服法。

【来　源】《首批国家级名老中医效验秘方精选续集》

第三节　股骨头坏死症

股骨头坏死症系股骨头血运受阻，遭受破坏而引起的股骨头骨质缺血，故多称为股骨头缺血性坏死或股骨头无菌性坏死。骨坏死早期主要表现为局部的僵痛不适，继而出现疼痛加重，活动受限及肌肉萎缩。在中医看来，早期主要为骨痹，后期则痹病日久，发为痿痹。其原因则有创伤，内损和外邪侵袭。常见的类型有激素性股骨头坏死、酒精性股骨头坏死、外伤性股骨头坏死、老年股骨头坏死、儿童股骨头坏死。

一　外治法

方1

【组　成】土茯苓45克，炒玉米、丹参、葛根、昆布、海藻各30克，当归、红花、川续断、赤芍、艾叶、天花粉、姜黄各15克，黑豆500克，醋180毫升。

【功　效】活血，益肾，散结。

【适应证】肾阳不足，瘀血阻滞儿童缺血性股骨头坏死。

【用　法】共入锅加水煎至500毫升时，加入黑豆，待黑豆将药液吸收完时，再加入醋，拌匀后装入布袋。放患处热敷，药冷为止。再敷时，将袋中的药液倒入锅，放适量水加热后加醋90毫升拌匀，装袋热敷。每日1剂，早晚各敷1次。

【来　源】《千家妙方》

方2

【组　成】自然铜、海龙、海马、丹参、淫羊藿、莪术、川芎、红花、苏木、鸡血藤、血竭、姜黄、石菖蒲等量。

【适应证】股骨头坏死。

【用　法】将上药研末，备用。用时用药末60克，加温开水调糊，外敷患处，固定，每日2次。下肢皮肤牵引，扶双拐行走。禁用激素类药，禁酒，禁浓茶、绿豆汁。

【来　源】《当代中医外治妙方》

二　中成药

可对症选用左归丸（股骨头骨骺坏死症）、当归芍药胶囊（股骨头无菌性坏死）等。

三　验方精选

方1

【组　成】淫羊藿30克，透骨草24克，丹参18克，当归、炙黄芪、赤芍、五加皮、续断、牛膝各15克，木瓜10克，蜈蚣3条，全蝎3克。

【适应证】股骨头无菌性坏死。

【用　法】上药研粉，每次服3克，每日3次。亦可煎服，每日3次，3日为1个疗程。注：建议适当限制患者活动。可加入骨碎补、海桐皮各15克。

【来　源】《千家妙方》

方2

【组　成】黄芪40克，丹参、补骨脂各30克，泽泻、炙何首乌各15克，血竭10克。

【功　效】益气血，养经脉，祛瘀滞。

【适应证】用于激素性或酒精性股骨头坏死。

【用　法】常规煎服法。早期患者加用红花；中后期加龟甲、鳖甲、煅龙骨、煅牡蛎、当归、熟地黄。

【来　源】《千家妙方》

四　西医治疗

1. 早期保守治疗为主，做理疗、石膏固定、对症并配合中医治疗。

2. 晚期或病情严重者可专科手术治疗。

五　生活常识与注意事项

1. 治疗期间，病重者应卧床休息，严禁负重。不要盲目补血，少吃油腻食物，忌辛辣刺激，忌烟、酒。

2. 治疗半年至1年，同时嘱患者卧床休息或行走时扶双拐，以避免患肢负重，并适当配合不负重状态下轻缓髋关节屈曲和外展活动。

六　预防

积极治疗相关病症，尤其及早治愈各种痹病，防止外伤，以防诱发本病。

第四节　骨质增生症

骨质增生症又称增生性关节炎、老年性关节炎，是中年以后发生的一种慢性关节炎。长年累月地过度使用某些关节能形成此病。好发于膝、髋、腰椎、颈椎、手指等关节，常有慢性劳损或外伤病史。骨质增生起病缓慢，有时因轻伤才感到疼痛，早期症状是关节酸痛，活动不便，这种感觉在早晨起床时或久坐起立时最为明显，经片刻活动后即行消失，但过多活动又觉不适。

一 饮食疗法

方1

【组　成】鸡血藤、当归各80克，红花、制何首乌、乌梅各60克。

【适应证】骨质增生。

【用　法】上药共研为粗末，装入绢袋内，把口扎紧。浸入乙醇体积分数50%以上白酒2 500毫升，20日后取药酒饮之。每次饮20~30毫升，每日早、晚各1次，最大量不超过50毫升。

【来　源】《千家妙方》

方2

【组　成】羊胫骨1根，黄酒适量。

【功　效】益肝肾，强筋骨。

【适应证】治筋骨痛或骨质增生所致的腰痛。

【用　法】羊胫骨用火烤至焦黄色，捣碎，研末。每饭后以温黄酒送服，每日2次。

【来　源】《千家妙方》

二 单方对药

方1

【组　成】金荞麦全草150克。

【适应证】肿胀性骨质增生。

【用　法】上药加水煎，饭后服。每日早、晚各服1次。

【来　源】《千家妙方》

方2

【组　成】苍耳子100克。

【适应证】骨质增生。

【用　法】加水1碗，三沸后略停片刻，用干净布蘸洗患处数分钟。每日3次。

【来　源】《偏方秘方验方》

三 按摩

1. 基本反射区按摩。

2. 穴位按摩：点按涌泉、足三里、阳陵泉、肾俞、大杼、委中、后溪、命门、腰阳关、腰眼、昆仑、太溪，每穴各30~50次。

四 外治法

方

【组　成】中药酒（含红花药、当归、伸筋草20克，浸泡于1升乙醇体积分数50%白酒）。

【适应证】骨质增生。

【用　法】用弯钳夹住纱布蘸药酒反复搽患处，每次5分钟，每日2次。用

1周。

【来　源】《当代中医外治妙方》

五 中成药

可对症选用壮骨关节丸、壮骨止痛胶囊、抗骨增生丸、骨仙片、骨刺片、骨刺宁片、骨康胶囊、骨康灵片、丹愈灵片、仙灵骨葆片、金天格胶囊、活血止痛胶囊、理骨红膏、活血止痛膏、威灵仙止痛膏、海马麝香追风膏、通络骨质宁膏、骨友灵搽剂、骨质宁搽剂等。

六 验方精选

方1

【组　成】白芍30克，威灵仙20克，当归、鸡血藤、乌梢蛇、木瓜各15克，延胡索、玄参各10克，红花、炙甘草各8克。

【适应证】骨质增生。

【用　法】常规煎服法。

【来　源】《病证治疗验方》

方2

【组　成】熟地黄、黄精、肉苁蓉各30克，淫羊藿、威灵仙各18克，小茴香、制川乌（先煎）、桂枝各12克。

【适应证】骨质增生。

【用　法】常规煎服法。

【来　源】《奇难杂症》

七 西医治疗

1. 全身治疗：①避免损伤，尽量减轻受累关节负重。②体重超重者应适当减轻体重。③药物治疗：水杨酸及非甾体类药物可以止痛，痛点及关节内可注射泼尼松龙25~50毫克，行封闭治疗。

2. 局部治疗：①急性患者可适当休息或用弹力绷带固定支持。②理疗和各种热疗可以促进血液循环、减轻疼痛。③可行关节融合术、成形术，年龄较大者可行人工关节置换术。

八 生活常识与注意事项

及时治疗关节的损伤，减轻体重，避免过度劳累及运动过量过度。

九 预防

避免长期剧烈运动，防止肥胖，控制体重。

第五节　骨质疏松症

骨质疏松症是指由于多种原因引起的骨质吸收超过骨质形成而导致骨萎缩缺少的一种病症。

一 饮食疗法

方1

【组　成】猪血、豆腐各200克，枸杞子10克，调料适量。

【功　效】益肾补精，养血健脾。

【适应证】骨质疏松症。

【用　法】按常法煮汤服食。每日1剂。

【来　源】《小偏方大功效》

方2

【组　成】甲鱼1只，枸杞子30克，熟地黄10克，西洋参5克，调料适量。

【功　效】滋补肝肾。

【适应证】肝肾阴虚型骨质疏松症。

【用　法】甲鱼宰杀，去肠、头、爪及甲壳，洗净切块，与枸杞子、熟地黄、西洋参共置砂锅内，加水炖1小时，调味，吃肉喝汤。每日1剂。

【来　源】《小偏方大功效》

二 单方对药

方1

【组　成】猪头骨1 000克，海带150克。

【适应证】骨质疏松症。

【用　法】高压锅内加水2 000克，将猪头骨、海带一同放入内，大火烧沸，小火炖烂，加调料出锅候冷食用。

【来　源】《小偏方大功效》

方2

【组　成】黄豆芽、猪排骨各500克。

【适应证】骨质疏松症，腰腿痛。

【用　法】以高压锅炖猪排骨汤备用。黄豆芽去根洗净切两段，放入砂锅，加入猪排骨汤，小火炖30分钟，放入调料，候冷食用。

【来　源】《小偏方大功效》

三 按摩、针灸

1. 足部反射区按摩。

2. 针灸取穴：肾俞、脾俞、足三里、太白、太溪。

先令患者取仰卧位，针刺双侧足三里、太白、太溪。

四 外治法

方1

【组　成】益母草露120克，白及、杜仲、续断各20克，地龙、土鳖虫、凤仙花、鹿角胶各10克，川乌、威灵仙各6克，梅片1克，麝香0.2克。

【适应证】骨质疏松症，骨质增生症。

【用　法】上药除麝香、梅片、益母草露外，其余共研为细末，放砂锅内掺匀，熬至滴水成珠为宜。将药膏摊到布上，再将研细的麝香、梅片均匀地撒在膏药上，敷贴于痛处（即阿是穴）。每3日更换1次，6次为1个疗程。

【来　源】《当代中医外治妙方》

方②

【组　成】三七、白花蛇、自然铜、威灵仙根、寒水石、滑石、乳香、没药（原方未注明药量）。

【适应证】骨质疏松症，骨质增生症。

【用　法】上药共研为细末，用白酒调成糊状，敷痛处（阿是穴）。

【来　源】《当代中医外治妙方》

五　中成药

可对症选用左归丸、右归丸、仙灵骨葆丸、骨疏康胶囊、骨松宝颗粒、金天格胶囊、藤黄健骨胶囊、活血止痛膏、海马麝香追风膏、威灵仙止痛膏等。

六　验方精选

方①

【组　成】熟地黄20克，女贞子、菟丝子、杜仲、淫羊藿各15克，骨碎补12克，黄精10克。

【功　效】补肾益髓，壮骨通络。

【适应证】骨质疏松症。

【用　法】上药共研细末装入胶囊。每次6克，白开水冲服，每日3次。

【来　源】《骨与关节病效方300首》

方②

【组　成】黄芪30克，茯苓25克，熟地黄、山药、泽泻各20克，山茱萸、杜仲、牛膝各15克，鸡血藤、桃仁、三七、熟附子各10克，玄胡5克。

【功　效】补肾壮骨，活血通络。

【适应证】中老年骨质疏松症。

【用　法】常规煎服法。痛剧者加大三七用量。

【来　源】《骨与关节病效方300首》

七　西医治疗

1. 高钙膳食，有骨折者同时给予足量蛋白质。多运动，戒烟忌酒，多晒太阳。防外伤、摔倒。

2. 可选用：碳酸钙/维生素D、葡萄糖酸钙、醋酸钙颗粒、醋酸钙片、维生素D滴剂胶囊、骨化三醇、阿法骨化醇、替勃龙、尼尔雌醇（戊炔雌醇）、雌二醇贴皮剂、甲基睾酮、苯丙酸诺龙、鲑降钙素（密盖息）、鳗降钙素（依降钙素，益盖宁）、依替膦酸二钠、阿伦膦酸钠等对症治疗。

八　生活常识与注意事项

摄入足够的钙、维生素D等，及时治疗关节、脊柱、骨性疾病。有骨折者给予固定、复位或手术治疗。继发性骨质疏松症主要是积极治疗原发病。

九　预防

避免长期剧烈、过度、过量的运动或活动，避免过度劳累。重视补钙。

第六节　颈椎病

颈椎病指颈椎间盘退行性变及其继发性椎部关节退行性变所致脊髓、神经、血管损伤所表现的相应症状和体征。主要症状有颈背疼痛、上肢无力、手指发麻、下肢乏力、行走困难、头晕、恶心、呕吐等症状，有的还会出现视物模糊，心动过速，吞咽困难。

一　饮食疗法

方1

【组　成】丹参15克，大米50克，山楂30克，桃仁（去皮）6克。

【功　效】活血化瘀，通络止痛。

【适应证】颈椎病。

【用　法】上药洗净，丹参先煎去渣取汁，放入大米、山楂、桃仁，加水适量，大火煮沸，小火熬成粥食用。山楂用水煮一下去酸味，如有酸味可加一点白糖调服。

【来　源】《特效偏方》

方2

【组　成】木瓜、陈皮、川贝母、丝瓜络各10克，粳米50克。

【功　效】化痰，除湿。

【适应证】痰湿阻络型颈椎病。

【用　法】上药洗净，木瓜、陈皮、丝瓜络先煎，去渣取汁，入粳米煮粥，加入川贝母（打碎），粥熟后加冰糖适量即可食用。

【来　源】《奇效方》

二　单方对药

方1

【组　成】黄豆2 500克。

【适应证】颈椎病。

【用　法】黄豆晒干，装进一个用布缝好的口袋里，把口袋当枕头用。

【来　源】《奇效方》

方2

【组　成】决明子12克，桃仁10克。

【适应证】脊髓型颈椎病引起的颈部疼痛。

【用　法】上药加水煎，去渣取汁，加入适量蜂蜜调制。每次取适量饮服，每日2次。

【来　源】《特效偏方》

三　按摩、针灸与运动

（一）按摩

1. 足部反射区按摩。

2. 穴位按摩：印堂、率谷、太阳穴、昆仑、承山、委中、足三里、曲池、手三里、后溪、合谷、大椎、大杼、天宗。每穴各30~50次。

（二）针灸

选穴：腕骨、外关、肩井、风池。或艾条灸，每次选用3~4个穴位，艾条悬起灸，每穴每次5~10分钟，10次为1个疗程。

（三）运动

用头写“米”字治颈椎病：先将两掌搓热，擦后颈和颈部左右侧，然后两脚并立，吸气时提肛收腹，头后仰，同时两手在身后互握，用力向上提，呼气时放松还原。接着两脚与肩同宽站稳，两手叉腰、以头部带动颈部写“米”字，做八个方位的旋转。写完8个“米”字后即可休息。每日早晚各做1次。

（四）其他

①颈部刮痧，刮到出现紫红色或紫黑色痧点，等痧点褪完后再刮，直到痧变成正常的红色。②每天用两条宽鞋带把大脚趾吊在床棱上，每次15分钟，每日2次。③把装着大盐粒的布袋子放在微波炉里加热，每日睡觉时枕在脖子下面，每天15分钟。

四 外治法

方1

【组　成】伸筋草、五加皮、乳香、没药各12克，秦艽、当归、红花、土鳖虫、路路通、桑叶、桂枝、骨碎补、川乌、草乌各10克。

【适应证】颈椎病。

【用　法】上药加水煎煮20分钟，过滤取药液温浴患处。每次20分钟，每日1次。

【来　源】《验方治病10分钟》

方2

【组　成】伸筋草、五加皮、乳香、没药各12克，秦艽、当归、红花、土鳖虫、路路通、桑叶、桂枝、骨碎补、川乌、草乌各10克。

【适应证】颈椎病。

【用　法】上药加水煎煮20分钟，过滤取药液温浴患处。每次20分钟，每日1次。

【来　源】《验方治病10分钟》

五 中成药

1. 口服可选骨刺丸、根痛平片、颈复康冲剂、参桂再造丸、抗骨质增生丸、骨仙片、颈痛灵、颈舒灵、骨刺消痛液、仙灵骨葆片、风湿骨痛宁胶囊、颈舒颗粒等。

2. 外用药膏可选金不换膏、二活二乌膏、骨友灵贴膏、骨质宁搽剂、威灵仙止痛膏等。

六 验方精选

方1

【组　成】乌梢蛇、自然铜、当归、川芎、鹿衔草各15克，全蝎10克，蜈蚣2条。

【适应证】颈椎病。

【用　法】常规煎服法。

【来　源】《验方治病10分钟》

方2

【组　成】白芍240克，伸筋草90克，葛根、红花、桃仁、乳香、没药各60克，甘草30克。

【适应证】颈椎病。

【用　法】上药共研细末，水泛为丸，每次服3克，每日3次。1个月为1个疗程。

【来　源】《特效偏方》

七　西医治疗

（一）非手术治疗

1. 颏枕带牵引：用于脊髓型以外各型颈椎病。坐、卧位均可进行牵引，头屈15度左右，牵引重量为2 000~6 000克。牵引时间以项背部肌能耐受为限，每日数次，每次1小时。2周为1个疗程。

2. 颈托和围领：可使用充气型颈托。

3. 推拿按摩：各家手法繁多，各有所长，但主张以轻手法为主，切忌暴力。以改善脊髓型以外的早期颈椎病的局部血循环，减轻肌痉挛。

4. 理疗：理疗在颈椎病的治疗中，起到多种作用，可加速炎性水肿消退和松弛肌肉作用。一般认为，急性期可行离子透入、超声波，紫外线或间动电疗法等。疼痛减轻后用超声波、碘离子透入，感应电或其他热疗。

5. 药物治疗：可使用非甾体抗炎药、肌肉松弛剂及镇静剂症治疗。局部有固定且范围较小压痛点时，可用醋酸泼尼松龙2毫升局部封闭治疗。也可辅助用维生素B_1，维生素B_6，维生素E，硫酸软骨素A。

（二）手术治疗

诊断明确的颈椎病经非手术治疗无效或反复发作者，或脊髓型颈椎病症状进行性加重者，适于手术治疗。应到医院专科治疗。

八　生活常识与注意事项

平时保暖保湿防寒，经常做颈操。积极配合按摩、牵引等治疗。

九　预防

1. 养成良好的工作与睡眠体位。固定姿势（如看书、写字）的时间最好不超过1小时。

2. 用手上下提捏后颈部肌肉，防颈椎病练“日出日落”操，按时钟指针5点、6点、7点、8点、10点、11点、12点方向运动，再从另一边开始做这个动作，每次重复10次。

3. 枕头：睡眠时不宜用高枕或无枕，最好将枕头调整成中间低两侧高的形状（8~10厘米）。

第七节 腰椎间盘突出症

腰椎间盘突出症是髓核突出压迫神经根或马尾神经而引起腰痛、下肢痛、腰部活动障碍等一系列症状的疾病。本病属中医学中的“痹病”“腰腿痛”范畴。

一 饮食疗法

方1

【组　成】羊肾4个，杜仲30克。

【功　效】补肾阳、活经络。

【适应证】腰椎间盘突出症。

【用　法】将羊肾去筋膜，切开。杜仲炒熟研末后放入羊肾内，外用荷叶包裹，再包2~3层纸，慢火煨熟，用少许白酒送服。

【来　源】《奇效方》

方2

【组　成】黑豆90克，核桃仁60克，猪肾2只。

【功　效】益肾填精。

【适应证】腰椎间盘突出症。

【用　法】共煮熟食用。

【来　源】《奇效方》

二 单方对药

方1

【组　成】鲜夜交藤30克。

【适应证】腰椎间盘突出引起的放射性腰腿痛。

【用　法】加水煎。可以常服。

【来　源】《千家妙方》

方2

【组　成】桑寄生180克。

【适应证】腰椎间盘突出引起下肢放射性疼痛。

【用　法】切片，晒干后浸酒，纸包阴干。每次用15克，加水煎，早、晚各服1次。

【来　源】《千家妙方》

三 按摩、针灸

1．按摩：点按命门、阳陵泉、环跳、肾俞、大肠俞、委中、承山等穴。每穴30~50次。

2．针灸：选肾俞、大肠俞、八髎、殷山、承扶、委中、环跳、昆仑。

3．手法治疗：应到医院专科治疗。

4．骨盆牵引：对初次发作或反复发作的急性期，可在伤者腰部系上骨盆牵引器作持续牵引，每侧牵引重量为10千克，足跟一侧床位抬高，以便作对抗牵引。

5．擦腰法：两手掌根紧贴腰部，用力擦动，动作快而有力，以腰部有温热感为度。

四 外治法

方1

【组　成】纯生铁末500克，食盐水60~70毫升。

【适应证】腰椎间盘突出症。

【用　法】上药共混合后装入布袋，以棉垫或毛巾包好已发热的药袋敷于患处，每次20分钟。每日1次，10~15次为1个疗程。

【来　源】《验方治病10分钟》

方2

【组　成】千斤拔50克，红花20克，伸筋草、刘寄奴、路路通、紫草、千年健、桂枝各15克，木瓜、乳香、没药、钻地风、苏木各10克。

【适应证】腰椎间盘突出症。

【用　法】上药混合后均匀装入布袋内（20厘米×15厘米），扎紧袋口后放入锅中，加适量清水，煮沸数分钟后置于电炉子上保温。外用，敷于患处。

【来　源】《偏方大全》

五 中成药

可对症选用坐骨神经痛膏、腰痛丸、腰痛宁胶囊、舒筋丸、独活寄生丸、强肾镇痛丸、玉真散、大活络丹、腰痹通胶囊、痹祺胶囊、活血止痛胶囊、舒筋健腰丸等。

六 验方精选

方1

【组　成】制川乌、熟附子各20克（两药先煎1小时），桂枝、白芍、黄芪各30克，麻黄、炙甘草、苍术各20克，川牛膝、红花、当归、地龙、木瓜各15克，细辛6克。

【适应证】重症腰椎间盘突出症。

【用　法】常规煎服法。

【来　源】《病证治疗验方》

方2

【组　成】黄芪20克，白芍30克，当归、甘草、杜仲、牛膝各15克，白花蛇1条。

【适应证】腰椎间盘突出症。

【用　法】常规煎服法。

【来　源】《病证治疗验方》

七 西医治疗

1. 卧床休息：急性期局部肿痛剧烈应严格卧床（包括不坐起进食及大、小便，睡板床），3~4周后多数可好转。

2. 牵引：目的在于使椎间隙增大，减低其内部压力，使其完全或部分还纳突出物。牵引重量根据个体差异在7~15千克之间，抬高床尾对抗牵引，共2周。

3. 推拿、按摩：对早期病例有较

好效果，具备专业训练人员才能进行，避免加重损伤。

4. 硬膜外注射：常用醋酸泼尼松龙1.7毫升，2%利多卡因4毫升行硬膜外注射，每7~10日1次。3次为1个疗程。

5. 手术治疗。需到医院专科治疗。

八 生活常识与注意事项

注意劳动、运动时姿势，避免长久弯腰和过度负重，以免加速腰椎间盘的病变。加强腰背肌的功能锻炼，加强对腰椎间盘的保护。要卧硬板床，避免卧软床。

第八节 急性腰扭伤

急性腰扭伤指是一种以腰部肌肉、韧带、筋膜为主的急性扭挫伤。损伤后立即出现剧烈性腰痛，腰肌紧张及活动受限为特征。其发生主要是由于在体力劳动或搬抬重物时用力过度，姿势不当，或动作不协调，以及跌仆或暴力直接打击腰部所致。发病突然，有明显的腰部扭伤史，严重者在受伤时腰部有撕裂感和响声。伤后立即出现腰部疼痛，呈持续性剧痛，次日因局部出血、肿胀，腰痛更为严重。本病属中医学的"闪腰""瘀血腰痛"等范畴。

一 饮食疗法

方1

【组　成】狗脊、骨碎补各15克，制川乌5克，猪尾1条。

【适应证】急性腰扭伤。

【用　法】上药加酒少许煎煮熟，吃猪尾，喝汤。服后休息。

【来　源】民间方

方2

【组　成】大黄、白芷、肉桂、樟脑各10克。

【适应证】急性腰扭伤。

【用　法】上药共研为粗末，用250毫升白酒浸泡3日，每次服15毫升。每日3次。

【来　源】《验方治病10分钟》

二 单方对药

方

【组　成】生姜、雄黄适量。

【适应证】急性腰扭伤。

【用　法】将生姜内层挖空，把雄黄研成细粉放入姜内，上面用姜片盖紧，放于瓦上用火烘干。待姜呈老黄色时取下，放冷，研细末贮于玻璃瓶内，用时把药粉撒在伤湿止痛膏上，贴患处。

【来　源】《验方治病10分钟》

三　按摩、针灸

（一）按摩

1. 足部反射区按摩。

2. 穴位按摩：拇指点按太冲、昆仑、承山、阳陵泉、委中等穴。每穴30~50次。

3. 其他按摩：伤者俯卧，先将脊柱拔伸，再自肩部起循脊柱两旁自上而下揉按，过承扶穴则改用揉捏，下至殷门、委中、承山，重复3次。同时掌按命门、阳关，用分筋手法点按肾俞、志室、大肠俞等穴。然后提腿扳动，摇晃拔伸数次，两侧俱伤者，两腿同时扳动，最后将腿放下，再在脊柱两旁自上而下推拿揉捏，轻轻叩击腰部并揉按数次。按摩后，腰部应适当制动，卧硬板床，待症状减轻再进行腰背肌锻炼。

（二）针灸

1. 针刺阿是穴，留针10分钟，待胀痛麻感消失后起针。

2. 还可选取肾俞、志室、大肠俞、阳关、委中穴或耳穴腰骶区。有腿痛者则配以环跳、秩边、承山等穴。用平补平泻或泻法，亦可用梅花针叩打压痛点再拔火罐，留罐10~15分钟。

四　外治法

方1

【组　成】生附子30克。

【适应证】急性腰扭伤。

【用　法】上药研细末，调拌白酒，外敷贴双足涌泉穴。

【来　源】《药到病除小绝招》

方2

【组　成】茴香20克，红花12克，丁香10克，樟脑6克。

【适应证】急性腰扭伤。

【用　法】上药共研细末，调拌白酒，外敷贴腰部。

【来　源】《药到病除小绝招》

五　中成药

可对症选用七厘散、风湿骨痛宁胶囊、马钱子散、国公酒、跌打丸、小活络丹、舒筋活血片、活血止痛胶囊、止痛消肿膏、跌打风湿膏等。

六　验方精选

方1

【组　成】黑杜仲30克，牛膝、续断各15克，当归、白术各9克。

【适应证】急性腰扭伤。

【用　法】常规煎服法。

【来　源】《当代妙方》

方2

【组　成】泽兰、归尾、赤芍、牡丹皮、牛膝、续断、乌药、元胡、桃仁各9克，红花4.5克。

【适应证】急性腰扭伤。

【用　法】常规煎服法。痛剧者加乳香、没药、三七等。

【来　源】《当代妙方》

七 西医治疗

1. 卧硬板床休息，可减轻肌肉痉挛和疼痛，以利损伤部位的修复。严重者，可在腰部两旁置沙袋固定。

2. 骨盆牵引，可解除肌肉痉挛。

3. 甲醋酸泼尼松龙或醋酸氢化可的松0.5毫升加2%普鲁卡因2毫升做局部痛点封闭，对腰肌、筋膜及韧带损伤效果较好。每周封闭1次，一般封闭1次即有明显好转。

4. 按摩推拿，对骶棘肌、腰背筋膜、小关节突半脱位、骶髂关节损伤等显效。旋转推拿法对椎间小关节滑膜嵌顿有很好的效果。

5. 腰背筋膜破裂产生肌疝者，应手术探查，修补筋膜。

6. 服用非甾体类药物，可选用吲哚美辛、芬必得、醋酸芬酸钠片等。

7. 急性症状缓解而有残余疼痛时，可用理疗、针灸、磁疗、电针等。

8. 急性疼痛减轻后应逐渐锻炼腰部肌力，能促进血液循环，加速局部血肿和渗出液的吸收，防止粘连、肌肉萎缩等。

八 生活常识与注意事项

卧床休息1~2周，睡硬板床，在身体两侧放置两个枕头固定位置，避免晚上睡觉翻身，尤其伤者是小孩时很有必要这样操作。

九 预防

要采用正确的弯腰姿势，弯腰劳动的人员，应在劳动间隙作适当的腰部活动，如做屈伸腰、转体等运动。从事重体力劳动者，应用阔腰带保护腰部。

第九节　风湿性关节炎

风湿性关节炎是一种结缔组织炎症，患者有关节和肌肉游走性酸楚、疼痛症状，一般发生于膝、踝、肩、肘、腕等大关节，患部红肿，有灼热、剧痛，常反复发作。本病属中医学“痹病”范围。

一 饮食疗法

方1

【组　成】母乌鸡1只，麻黄、牛蒡子各12克。

【适应证】风湿性关节炎。

【用　法】先将乌鸡去毛及内脏，洗净，置砂锅内加水至没过鸡为度，然后将麻黄、牛蒡子包裹，同放锅内炖烂熟，调味后喝汤吃肉。早、晚各服1次。

【来　源】《验方治病10分钟》

方2

【组　成】麻黄、杜仲、牛膝各15克，老母鸡1只。

【适应证】风湿性关节炎。

【用　法】将上药用纱布包好，置于老母鸡腹腔中，不加佐料，清水煮熟，先空腹吃鸡肉，后喝汤。食后立刻盖被发汗，待汗出透后，可更换衣以防着凉。

【来　源】《验方治病10分钟》

二　单方对药

方1

【组　成】八角枫100克。

【功　效】祛风除湿，舒经活络。

【适应证】风湿性关节炎。

【用　法】八角枫切碎，入白酒内浸20日。每次饮10毫升，每日3次。

【来　源】《传世奇效偏方》

方2

【组　成】威灵仙100克，白酒500毫升。

【功　效】宣通经络。

【适应证】风湿性关节炎。

【用　法】上药共浸泡7日，晾干，研成细末，炼蜜为丸，每粒重8克。每次服1丸，每日2次。

【来　源】《传世奇效偏方》

三　外治法

方1

【组　成】透骨草30克，艾叶、红花各15克，花椒10克。

【功　效】活血通经，疏风止痛。

【适应证】风湿性关节炎。

【用　法】上药加水适量，慢火煮1小时，熏洗患处。每日2次。

【来　源】《传世奇效偏方》

方2

【组　成】追地风、千年健、透骨草各30克。

【功　效】祛风止痛。

【适应证】风湿性关节炎。

【用　法】上药加水适量，慢火煮1小时，熏洗患处。每日2次。

【来　源】《传世奇效偏方》

四　验方精选

方1

【组　成】白术120克，生姜60克，炙甘草30克，大枣12枚，炮附子（先煎）10克。

【功　效】祛风湿，温经络，止疼痛。

【适应证】风湿性关节炎。症见不能自转侧者。

【用　法】常规煎服法。

【来　源】《传世奇效偏方》

方2

【组　成】杜仲25克，天花粉20克，生地黄、山药各18克，白芍、白术、海藻、枸杞子各12克，山茱萸、柏子仁、泽泻、槐角、益智仁各9克。

【功　效】补养肝肾，健脾和胃。

【适应证】风湿性关节炎。

【用　法】常规煎服法。

【来　源】《传世奇效偏方》

五　西药治疗

明确诊断，依据病症作相应治疗。如属风湿热者，按风湿热治疗。

1. 一般处理：急性发作期或病重者卧床休息，好转后逐渐增加活动。

2. 清除链球菌感染：常用青霉素，如对青霉素过敏者，可给红霉素、四环素，或口服磺胺类药物。

3. 水杨酸制剂：常用的有阿司匹林。

4. 对水杨酸制剂不能耐受的患者，可用安基比林、保泰松等。

5. 肾上腺皮质激素：常用的有泼尼松、地塞米松等。

6. 还可选用：氯诺昔康片、双氯芬酸钠肠溶缓释片、骨瓜注射液、鹿瓜多肽注射液、野木瓜注射液、罗通定注射液等。

7. 外用可选用：氟比洛芬凝胶、复方吲哚美辛达克罗宁贴膏、扶他林软膏等。

六　生活常识与注意事项

急性期，疼痛较重，活动期应卧床休息，病情好转后逐渐增加活动量，但运动不能过度，注意保护关节。注意保暖，防风、寒、湿诸邪再次侵犯，以免加重病情。经常食用一些补气血，强筋骨之类的食物。

七　预防

顺四时，适寒温，注意保暖，一定要防寒冷、潮湿等邪气侵入。加强运动，提高免疫力。及时治疗相关病症，免诱发本病。

第十节　类风湿性关节炎

类风湿性关节炎是一种以关节病变为主，发病原因尚未完全清楚的全身慢性结缔组织疾病。其特点为侵犯多个关节，常以手足小关节起病，多呈对称性。病程长，具有多发性、对称性，关节疼痛、肿胀，有急性发作和自行缓解并反复交替出现等特点。后期患者可出现关节强直和畸形、功能丧失，病变趋于自行静止。

一 饮食疗法

方1

【组　成】淫羊藿35克，米酒500毫升。

【适应证】类风湿性关节炎，风湿偏盛、肝肾亏损型。症见肢体关节疼痛，惧湿畏寒，腰膝酸软。

【用　法】上药共浸泡2周后服用。每日饭后服1小盅。

【来　源】《民间偏方奇效方》

方2

【组　成】茜草、松节各15克。

【适应证】类风湿性关节炎，痰瘀痹阻型。症见关节肿大，疼痛，甚至强直畸形屈伸不利。

【用　法】上药加白酒500毫升共浸泡7日，适量饮之。

【来　源】《民间偏方奇效方》

二 单方对药

方1

【组　成】桑枝25克，豨莶草4克。

【功　效】清湿热，通经络。

【适应证】类风湿性关节炎热痹初期。

【用　法】上药加水煎服。每日服2次。

【来　源】《千家妙方》

方2

【组　成】生地黄60~90克。

【功　效】清热除痹。

【适应证】类风湿性关节炎。症见四肢关节疼痛，红肿，不能屈伸。

【用　法】上药加水煎，每日1剂，分3次服。

【来　源】《千家妙方》

三 按摩、针灸

1. 穴位按摩：点按梁丘、鹤顶、膝眼等穴，每穴30~50次。

2. 针灸

（1）取穴：肩髃、曲池、外关、合谷。针刺治疗，效果较佳。

（2）取穴：阴市、曲泉、膝关、两膝眼、委中、阴陵泉、阳陵泉、三阴交。

急性者：每日用中刺激针治1次。慢性者：隔日针治1次，并用艾条灸治之。

四 外治法

方

【组　成】制川乌、制草乌、透骨草、生卷柏、海桐皮、伸筋草、忍冬藤各30克，花椒、白芷、细辛各15克。

【适应证】类风湿性关节。

【用　法】上药加水煎，熏洗患处，每次30~40分钟。每日1次。

【来　源】《骨与关节病效方300首》

五　中成药

可对症选用五虎追风丸、豨桐丸、尪痹丸、大活络丸、附桂骨痛颗粒、痹祺胶囊、正清风痛宁缓释片、瘀血痹胶囊、活络止痛丸、麝香海马追风膏、麝香活血止痛膏、附桂骨痛膏、代温灸膏等。

六　验方精选

方1

【组　成】黄芪、伸筋草、老鹳草、豨莶草各20克，乌梢蛇15克，当归、羌活、独活各10克，防风、细辛各6克。

【适应证】类风湿性关节。

【用　法】常规煎服法。并用药渣局部外敷。

【来　源】《单方偏方精选》

方2

【组　成】鸡血藤、丹参各30克，青风藤、薏苡仁各20克，秦艽、威灵仙各15克，防风、海风藤、乌蛇各10克，制川乌（先煎）、制草乌（先煎）各9克，雷公藤、甘草各5克。

【适应证】类风湿性关节。

【用　法】常规煎服法。

【来　源】《骨与关节病效方300首》

七　西医治疗

1．药物治疗：可选用阿司匹林、扶他林、芬必得、激素类、氨甲蝶呤、氯诺昔康片，双氯芬酸钠肠溶缓释片等。

2．外用：可选用氟比洛芬凝胶贴膏、复方吲哚美辛达克罗宁贴膏等。

第十一节　痛风性关节炎

痛风又叫“高尿酸血症”，是由于嘌呤代谢紊乱导致血中尿酸过高并沉积于关节、软组织、骨骼、软骨及肾脏等处而引起的疾病。急性期痛风性关节可见关节红、肿、热、痛，慢性期有关节畸形、痛风石、痛风肾（肾功能损害）等。诊断本病主要根据血尿酸增高。本病属中医“痹病”范畴。

一 饮食疗法

方1

【组　成】车前子适量。

【功　效】清热利尿，渗湿止泻。

【适应证】痛风。

【用　法】每次40~100克，加水煎煮，滤渣取汁，代茶饮。每日2次。

【来　源】《传世奇效偏方》

方2

【组　成】鲜蒲公英30克，粳米50克。

【功　效】清热解毒。

【适应证】湿热壅遏型痛风。

【用　法】蒲公英连根洗净切细，加水煎取浓汁200毫升，加入粳米共煮粥，粥熟时加入冰糖适量调味温服。每日2次，3~5日为1个疗程。

【来　源】《传世奇效偏方》

二 单方对药

方1

【组　成】桑枝30克。

【功　效】疏风除湿，通经活络。

【适应证】痛风。

【用　法】桑枝切细炒香，加水240毫升，煎至120毫升，1日饮完。

【来　源】《古今桑系列验方大全》

方2

【组　成】仙人掌适量。

【功　效】清热解毒。

【适应证】急性痛风性关节炎。

【用　法】仙人掌捣烂敷患处（厚1~2毫米）。每日1次。

【来　源】《传世奇效偏方》

三 针灸

取穴：肾俞、气海俞、膀胱俞、关元、三阴交为主穴。如为慢性，即在患部取穴。每日用中刺激针治外，兼用艾条灸治之。

四 外治法

方1

【组　成】清消止痛散（含大黄、牛膝、忍冬藤各5份，苍术4份，黄柏3份。加工为细末）。

【适应证】痛风性关节炎。

【用　法】上药散加陈醋调成糊状，摊绵纸上，药上再覆绵纸，外敷患处，以绷带、保鲜膜、胶布固定。每日换药1次。

【来　源】《当代中医外治妙方》

方2

【组　成】大黄、路路通、蜂蜜各500克。

【适应证】急性痛风性关节炎。

【用　法】上药制成膏剂，涂纱布垫上，厚0.3~0.5厘米，外敷患处，绷带（或胶布）固定，覆以保鲜膜。每日1次，7日为1个疗程。

【来　源】《当代中医外治妙方》

五　中成药

可对症选用痛风定胶囊、木瓜丸、四妙丸、二妙丸、清热祛湿剂、五苓散、豨莶丸、平胃散、新癀片、通络止痛胶囊、活血止痛膏、消炎止痛膏、独活止痛搽剂、消肿外敷散等。

六　验方精选

方1

【组　成】紫花地丁、桑枝、蒲公英、土贝母、石膏各30克，知母、黄柏、牛膝、丝瓜络各10克。

【功　效】清热解毒，活血通脉，疏风除湿。

【适应证】急性痛风性关节炎。

【用　法】常规煎服法。

【来　源】《古今桑系列验方大全》

方2

【组　成】滑石25克，薏苡仁20克，金银花藤18克，川牛膝15克，蒲公英13克，黄柏、苍术各10克，延胡索、当归尾各8克。

【适应证】痛风性关节炎。

【用　法】常规煎服法。

【来　源】《特效偏方》

七　西药治疗

1. 一般治疗：①宜多饮水，少饮酒，少吃动物内脏、豆类及其他高蛋白食品。②避免过劳、着凉、饥饿、精神刺激等。

2. 急性期：可选用秋水仙碱；间歇期可选用别嘌醇、小苏打，必要时可选用依托考昔、芬必得、萘普生、激素等。

3. 慢性期：①促进尿酸排泄。可选用丙磺酸、苯溴马隆，并加服小苏打和多饮水。②抑制尿酸合成。可选用别嘌醇。③补充维生素、纤维素、钙、锌、铁等微量元素。④痛风治疗。可选用别嘌醇、泼尼松、秋水仙碱、丙磺舒等对症治疗。

4. 外用可选氟比洛芬凝胶、复方吲哚美辛达克罗宁贴膏、扶他林软膏等。

八　生活常识与注意事项

尽量少吃含嘌呤量高的食物，忌食老火汤、肥腻、煎炸、海鲜、黄豆类食物，宜低盐、低蛋白、低嘌呤、低脂肪饮食；禁酒；选择食物中含嘌呤量低的食物，如奶类、蛋类、水果、蔬菜、牡蛎、芦笋等。

十 预防

饮食是预防本病的第一要务，含嘌呤高的食物尽量少吃或不吃，尤其是动物内脏、沙丁鱼、浓肉汤，或牛肉、海鲜、贝壳类等。

第十二节　肩关节周围炎

肩关节周围炎（肩周炎）是肩关节的关节囊及其周围组织的一种无菌性炎症。本病属中医的“漏肩风”“五十肩”。主要症状为早期肩关节呈阵发性疼痛，常因天气变化及劳累而诱发，以后逐渐发展为持续性疼痛，并逐渐加重，昼轻夜重，不能向患侧侧卧。

一 饮食疗法

方1

【组　成】猪瘦肉60克，当归20克，胡椒12克。

【功　效】补血散寒，温经止痛。

【适应证】肩周炎急性期。

【用　法】上药共炖至熟。每日1次，喝汤吃肉。

【来　源】《传世奇效偏方》

方2

【组　成】薏苡仁、白酒各500克。

【功　效】除湿散寒，温阳通痹。

【适应证】肩周炎。

【用　法】薏苡仁研细，放入瓶中，加入白酒封固，每日振摇1次，半个月后即可饮用。每次饮30毫升，每日3次。

【来　源】《特效偏方》

二 单方对药

方1

【组　成】汉防己6克，威灵仙4.5克。

【适应证】肩周炎。

【用　法】加水煎服。每日3次。

【来　源】《偏方秘方验方》

方2

【组　成】活螃蟹1个（小的2个）。

【适应证】肩周炎。

【用　法】先将螃蟹用清水浸泡半日，待其腹中泥排完，捣成蟹泥后摊在粗布上（直径不超过8厘米），贴敷在肩胛最痛的区域。晚上贴，第二日早上取下。

【来　源】《偏方秘方验方》

三 按摩、针灸

（一）按摩

1. 足部反射区按摩。

2. 穴位按摩：点按昆仑、肩井、天宗、极泉、中脉、悬钟、足三里、阳陵泉、三间、条口等穴，每穴30~50次。

（二）针灸

选取肩髃透极泉、肩前、曲池为主，臂臑、巨骨、天宗为配合，用捻转提插手法。亦可用水针作肩部穴位注射。

（三）功能锻炼

积极功能锻炼是恢复功能的关键，否则，即使采用手法将粘连剥离，仍可再产生粘连。功能锻炼的方式有前后摆动、回旋运动、爬墙、内收、外展和拉滑车等。

（四）拔罐

①在患者曲池穴、阿是穴（肩部疼痛点）拔罐。②在肩部拔罐，重点拔肩胛骨和肋骨之间的缝隙。

四 外治法

方1

【组　成】生姜1 000克，葱白500克，甜酒250克。

【适应证】肩周炎。

【用　法】上药共捣烂，入锅翻炒至热后敷痛处。凉后再次加热敷于痛处，反复多次。

【来　源】《传世奇效偏方》

方2

【组　成】桂枝、吴茱萸各20克，薏苡仁、苍术、威灵仙各12克，麻黄、樟脑、高良姜各10克，红花、细辛、白芷、没药、赤芍、羌活、独活各6克。

【适应证】肩周炎。

【用　法】上药共研细末，加蜂蜜适量调匀敷患肩，再加水袋熨之。5~10小时1次，连续5日更换敷药。配合功能锻炼。

【来　源】《病症治疗验方》

五 验方精选

方1

【组　成】忍冬藤、桑枝各30克，独活、羌活、当归各12克，秦艽、威灵仙各10克。

【功　效】舒筋活络，祛风止痛。

【适应证】肩周炎。

【用　法】常规煎服法。

【来　源】《古今桑系列验方大全》

方2

【组　成】白芍20~30克，姜黄12~15克，大条蜈蚣12条。

【适应证】肩周炎。

【用　法】上药共研细末，每次12~15克，加水50~70毫升，煮沸待温后服。每日3次，1周为1个疗程。

【来　源】《特效偏方》

六　西医治疗

1. 肩周炎有其自然病程，一般一年左右能自愈，但可能会遗留不同程度的功能障碍，应配合治疗和功能锻炼。

2. 早期给予理疗、针灸、推拿按摩可改善症状。痛点局限时可行局部封闭及口服镇痛药物等。肩外因素所致的肩周炎除局部治疗外，还需对原发病进行治疗。

七　生活常识与注意事项

应重视患肩保暖，勿使肩部受凉。坚持患肩关节练习，加强患肩功能运动，重视外法治疗。

八　预防

注意肩部保暖防寒，防止受凉受潮。坚持肩关节锻炼，常做内旋、外展、外旋、环转上臂、后背手，扩胸等运动，且必须持之以恒。

第十三节　网球肘

网球肘是因网球运动员好发而得名。本病又名劳损性桡骨疼痛、肱骨外上髁炎、前臂伸肌联合肌腱炎、桡骨头滑囊炎等。是由手肘外侧的肌腱发炎所致，用力抓握或提举物体时会感到肘部外侧疼痛。此病症的主要症状为自觉肘关节外上方活动疼痛，局部无红肿，疼痛有时可向上或向下放射，手不能用力握物、不能提重物，拧毛巾等活动可使疼痛加重。

一　按摩

穴位按摩：按摩手三里、曲池、曲泽、侠白、尺泽等穴。每穴2分钟。

二　外治法

方1

【组　成】川椒、盐适量。

【适应证】网球肘。

【用　法】上药水煎，洗泡患处。

【来　源】民间方

方2

【组　成】川椒、生大黄、五倍子各20克，威灵仙、乳香各15克，生栀子、徐长卿各10克。

【适应证】网球肘。

【用　法】上药共捣烂，加鸭蛋清或热酒调敷患处。

【来　源】民间方

三 选用中成药

可对症选用小金丸（片）、小活络丸（胶囊）、黄芪桂枝五物丸、消炎活血止痛膏、云南白药止痛膏等。

四 验方精选

方1

【组　成】桑枝、忍冬藤、白芍、仙鹤草各30，姜黄、甘草各10克，大枣15克。

【功　效】补气养血，舒筋活络，清热祛瘀。

【适应证】网球肘。

【用　法】常规煎服法。

【来　源】《古今桑系列验方大全》

方2

【组　成】丹参、透骨草各30克，鸡血藤21克，当归18克，香附、延胡索各12克，制乳香、制没药各9克。

【功　效】活血化瘀，行气通络。

【适应证】网球肘瘀血痹阻者。

【用　法】常规煎服法。

【来　源】《首批国家级名老中医效验秘方精选》

第十四节　跟痛症

跟痛症是指由多种慢性疾患所致跟骨跖面的疼痛。其主要表现为单侧或双侧足跟冷或脚底部酸胀或针刺样痛，步履困难。多因跖筋膜创伤性炎症、跟腱周围炎、跟骨滑囊炎、跟骨骨刺及脂肪垫变性引起，发病多与慢性劳损有关。中医学认为，足跟痛多属肝肾阴虚、痰湿、血热等因所致。

一 饮食疗法

方1

【组　成】乌鸡1只。

【适应证】脚跟骨刺导致脚跟痛不能踏地，行走不便。

【用　法】将乌鸡剖净切块，放于大瓷碗中，加入黄酒、姜片、精盐和清水400毫升，盖好，上锅隔水蒸至酥烂，下味精，淋麻油。分1~2次趁热吃鸡肉喝汤。

【来　源】《千家妙方》

方2

【组　成】桑寄生、牛膝、秦艽、熟地黄各60克，当归、杜仲各30克。

【适应证】跟痛症。

【用　法】上药共捣碎，装入布

袋，置容器中。加入米酒2500克，密封，浸泡14日后去渣即成。每次服10~30克，每日2次。

【来　源】《偏方秘方验方》

二　单方对药

方

【组　成】食醋1000克。

【适应证】足跟痛。

【用　法】将食醋加热至适宜温度，倒在脚盆内。每日浸脚半小时至1小时。如醋温度下降，应加热再浸。一般浸10日至半个月以后，足跟痛开始逐渐减轻。

【来　源】《小偏方大功效》

三　按摩、针灸

1. 足部反射区按摩。

2. 穴位按摩：点按悬钟、环跳、昆仑、承山、委中、太溪、解溪、照海、大钟、丘墟、涌泉等穴。每穴1分钟。

3. 在脚后跟痛同侧手的大鱼际边上找到痛点，先在痛点周围点揉，再在痛点用力按揉60下。

4. 每日按揉足跟20分钟。

5. 取穴：仆参、然谷、太溪。进行针刺治疗。

四　外治法

方

【组　成】威灵仙适量。

【适应证】足跟痛。

【用　法】将威灵仙捣碎成粉状，用陈醋调呈膏状。热水浸泡药膏10分钟后，擦于患处。

【来　源】民间方

五　中成药

可对症选用抗骨质增生丸、益肾补骨液、骨质增生丸、骨有灵贴膏、骨刺消痛液、骨刺丸、小活络丸（丹）、小金丸（片）、马钱子散、骨增生镇痛膏等。

六　验方精选

方1

【组　成】山药、白术各25克，熟地黄、山茱萸、桑寄生、木瓜各12克，甘草10克，牛膝9克。

【功　效】补肝益肾，强筋健骨。

【适应证】老年人足跟痛，肝肾精血亏损者。

【用　法】常规煎服法。15日为1个疗程。

【来　源】《古今桑系列验方大全》

方2

【组　成】杜仲、熟地黄、桑寄生、白芍、赤芍、泽兰、党参各15克，秦艽、茯苓各12克，当归、独活、乳香、没药、牛膝各10克。

【功　效】补益肝肾，活血通络。

【适应证】跟骨骨刺。

【用　法】常规煎服法。

【来　源】《古今桑系列验方大全》

七 西医治疗

多用保守疗法，如减少足跟负重和站立、行走，穿着厚底鞋。局部热敷、理疗或醋酸氢化可的松局部注射，注射药物每周1次，连用3~4次。若保守治疗无效，可考虑手术治疗，手术应到医院专科治疗。

八 生活常识与注意事项

1．配合做脚底蹬踏动作，增强跖腱膜的张力，加强其抗劳损的能力，减轻局部炎症。

2．治疗期间应穿布鞋；应适当活动，使气血经络疏通。

九 预防

1．平常注意做好保护足的工作，在各种劳动、运动、爬山等动作中不要损伤足部。

2．足部外伤，劳累后及时修复，平时多做按摩、泡洗保养。

第九章 外科、肛肠科疾病

第一节 疮痈

疮痈生于皮肉之间以局部光软无头，红肿疼痛，结块范围多在6~9厘米，以发病迅速，易肿、易溃、易敛，或有恶寒、发热、口渴等全身症状为主要表现的急性化脓性疾病。是临床常见的外科感染疾病之一，以邻近的多个毛囊及周围皮脂腺和汗腺的急性化脓性感染为临床特征。

一 饮食疗法

方1

【组 成】猪蹄4只。

【功 效】理虚消肿。

【适应证】血虚之四肢疼痛、浮肿，疮疡肿痛等。

【用 法】猪蹄洗净，用刀划口下锅。葱100克切段加盐适量与猪蹄同炖，烧沸后改小火，至肉烂可食。分顿吃肉饮汤，每日2次。

【来 源】《小偏方大功效》

方2

【组 成】生何首乌或夜交藤适量，白酒适量。

【适应证】各种痈疽肿毒。

【用 法】将何首乌切细，用60度的白酒浸泡于瓶中，密封，隔水炖3~5小时。随时适量饮用。

【来 源】《偏方秘方验方》

二 单方对药

方

【组 成】大黄末15克，鸡蛋清适量。

【适应证】一切痈毒、疔疮。

【用 法】取大黄末，以鸡蛋清调匀，擦患处；或用米醋调敷，每日换药1次。成脓者加皂角刺末10克，调敷。

【来 源】《药到病除小绝招》

三 外治法

方

【组 成】乌梅肉30克，冰片0.1克，麻油适量。

【适应证】痈肿初起者。

【用 法】将乌梅肉与冰片共研成细末，加入麻油调拌成糊膏状，敷贴患处，固定。每日换药1次。

【来　源】《外敷治病10分钟》

四 中成药

可对症选用清热解毒丸、如意金黄散外用、三黄丸、拔毒膏、八珍丸、生肌玉红膏、九一散、梅花点舌丹、外科蟾酥丸、穿心莲胶丸、新癀片、白降丹、阳和解凝膏、生肌玉红膏等。

五 验方精选

方1

【组　成】金银花、鲜生地黄、蒲公英各15~30克，连翘、赤芍、天花粉、川贝母、陈皮、重楼、龙葵各9~15克，白芷6~9克。

【功　效】清热解毒，散瘀消肿，活血止痛。

【适应证】蜂窝组织炎，痈症初起，深部脓肿化脓感染。

【用　法】常规煎服法。

【来　源】《首批国家级名老中医效验秘方精选续集》

方2

【组　成】麦冬30克，党参、生黄芪、陈皮、当归、白芍、生地黄各10克，知母、炙甘草各6克，五味子3克，肉桂2克。

【功　效】滋阴养血，引火归原，清瘀排毒。

【适应证】疮疡久溃不敛。

【用　法】常规煎服法。

【来　源】《首批国家级名老中医效验秘方精选续集》

六 西医治疗

1. 早期促使炎症消退：红肿阶段可选用热敷、超短波、红外线等理疗措施，也可外敷贴中药金黄散、玉露散或鱼石脂软膏。

2. 痈初期仅有红肿时，可用50%硫酸镁湿敷，鱼石脂软膏、金黄散等敷贴，也可以碘伏液稀释10倍后每日擦3次。痈范围大、中央坏死组织较多者应及时手术切开排脓，清除坏死组织，伤口内填塞碘伏纱布止血，并每日更换敷料，促进肉芽生长。较大创面者需行植皮术治疗，但“危险三角区”的痈禁止切开。

3. 抗菌治疗：若有发热、头痛、全身不适等全身症状，面部疖或并发急性淋巴结炎、淋巴管炎时，可选用青霉素或复方新诺明等抗生素治疗。

4. 患有糖尿病者应给予降糖药物或胰岛素等相应治疗措施。

5. 休息和营养：要注意休息，加强营养，鼓励摄入含丰富白质、能量以及维生素的饮食，提高机体免疫力。

七 生活常识与注意事项

1. 病情重者适当休息，病情好转后加强运动。饮食忌辛辣刺激性食物，忌肥腻煎炸食物，忌大温、大热、大补食物和药物。忌烟、酒。

2. 痈疮病变范围广泛，有大块组织坏死，全身表现严重者，应早期切开引流。有糖尿病者，应积极治疗糖尿病。

3. 疮口周围皮肤保持经常清洁，以免并发湿疹。外敷膏药宜紧贴患部，箍围药宜注意干湿度，掺药粉宜散布均匀。患在上肢者宜以三角巾悬吊，在下肢者宜抬高，并减少行动。

八　预防

及时治疗相关炎症，防止外伤和感染。若发生外伤或伴发感染的应及时治疗，防止诱发本病。保持皮肤清洁，防止感染。忌长期辛辣燥热肥甘厚味，积热生痰化火诱发本病。

第二节　甲沟炎

甲沟炎是甲沟或其周围组织的感染，多因微小刺伤、挫伤、倒刺或剪甲过深等损伤而引起，致病菌多为金黄色葡萄球菌。

一　单方对药

方1

【组　成】生大黄适量，

【功　效】活血去瘀，抑菌消炎。

【适应证】甲沟炎。

【用　法】取生大黄烘干，研末备用。用时以醋调匀，外敷患处。每日或隔日清洗后更换。

【来　源】《奇效方》

方2

【组　成】蒲公英、野菊花各15克。

【适应证】甲沟炎。

【用　法】加入水200毫升，煎汁约100毫升，浸敷患处。

【来　源】《当代妙方》

二　外治法

方1

【组　成】大黄、栀子各30克，红花10克。

【适应证】甲沟炎。

【用　法】大黄研为豆粒大，栀子捣烂，与红花一起浸入1 000毫升体积分数75%的乙醇溶液中，1周后（冬季15日）滤渣装瓶备用。取适量溶液涂于患处，每日3次。

【来　源】《奇效方》

方2

【组　成】生甘草4克，紫草2克，

麻油60克，蜂蜡4克。

【适应证】甲沟炎。

【用　法】前二味放入麻油中浸24小时，然后用文火熬枯去渣，再放入蜂蜡化开即成。用时将油温热，熏洗患处。每日1~2次，每次20~30分钟。

【来　源】《奇效方》

三　中成药

可对症选用云南白药、六神丸、三黄膏等。

四　验方精选

方1

【组　成】乳香、没药各250克，雄黄175克，白矾125克，冰片50克，麝香4克。

【功　效】清热解毒，消肿散瘀。

【适应证】化脓性指头炎。

【用　法】上药共研为细粉，蜜丸，每丸7.5克。每日3次，每次1丸。重病者可2~3小时1丸，白开水送下。另可用黄柏500克、煅石膏400克，共研为细粉，凉开水调成糊状，敷于患处。

【来　源】《千家妙方》

方2

【组　成】蛇莓草30克，乌蔹莓、千根竹、半边莲、小青仔各15克，雄黄1.5克，酒200毫升。

【适应证】指头炎。

【用　法】将上药加入水250毫升同炖，饭后服。另外，再将药渣加入米饭少许，捣泥外敷患处。孕妇禁用。

【来　源】《当代妙方》

五　西医治疗

1. 早期可用活力碘外擦及理疗，局部热敷，外敷鱼石脂软膏。

2. 如已化脓但尚未波及指甲，可将局部皮肤稍加切除，并清除肉芽组织，以达到充分引流。全身或局部应用抗生素。

3. 脓肿形成需及时行脓肿切开引流，甲下脓肿形成需拔甲引流，并换药处理。拔甲时，应避免损伤甲床，以免日后新生指甲发生畸形。

4. 脓性指头炎：搏动性跳痛一旦出现，要及时切开末节侧减压引流，换药处理。

六　生活常识与注意事项

防止发生外伤事故，如有竹木、鱼骨、针刺等外伤时应及时进行处理。注意指甲卫生，指甲剪得太“秃”，可能造成指甲缝破裂出血感染。

第三节　烧、烫伤

烧、烫伤是一种常见的意外损伤，除日常生活中常见的开水烫伤和火焰、蒸气等高温灼伤外，还包括工业上的强酸、碱、电流、放射线灼伤等。烧、烫伤分三种程度：Ⅰ度伤是指烫伤只损伤皮肤表层，局部轻度红肿、无水疱、疼痛明显，3~4日就可痊愈，没有瘢痕；Ⅱ度伤是指真皮损伤，局部红肿疼痛，有大小不等的水疱，疱底鲜红色，局部红肿剧痛，创面苍白潮湿，肿胀，一般痊愈后留有轻度瘢痕；Ⅲ度伤是指皮下组织甚至脂肪、肌肉、骨骼都有损伤，并呈灰色或红褐色，愈合遗留严重瘢痕。以下治疗方法只限于轻度及面积较小的烧、烫伤，中度和重度烧、烫伤应尽早到医院综合治疗。

一　单方对药

方1

【组　成】侧柏叶、芙蓉叶各30克。

【适应证】烫伤。

【用　法】上药共研为细末，局部外用。每日3次。

【来　源】《偏方大全》

方2

【组　成】鸡子清30克，京墨1根。

【适应证】烫伤。

【用　法】用京墨磨鸡子清擦于患处。每日3次。

【来　源】《偏方大全》

二　外治法

方1

【组　成】羊脂、猪脂、松脂各20克，黄蜡15克。

【适应证】烫伤。

【用　法】先将羊脂、猪脂加热熔化，再放入松脂、黄蜡熔化混匀，冷却备用。局部外用，每日2次。

【来　源】《偏方大全》

方2

【组　成】甘草、黄柏各60克，自然铜、密陀僧各30克。

【适应证】烫伤，创面紫暗，身热不扬，口渴欲饮。

【用　法】上药共研细末，用茶水调匀擦患处。每日3次。

【来　源】《偏方大全》

三　中成药

可对症选用云南白药、连柏烧伤膏、虎黄烧伤搽剂、复方紫草油、烫伤膏、烫疮油、康复新液、湿润烧伤软膏、解毒生肌膏、解毒烧伤软膏、清凉膏、京万红烫伤药膏、烧伤药膏等。

四 西医治疗

1. 现场急救应尽快扑灭伤员身上的火焰，迅速使伤员脱离现场，并给予止痛药，甚至使用麦啶或吗啡。然后脱去或剪开衣服，不要强扯，以免加重皮肤损伤。用消毒或清洁敷料、被单或衣服等简单覆盖创面，避免污染和再损伤。严重烧伤患者应立即补液。若是酸碱烧伤，应立即用大量清水冲洗，并特别注意有无眼睛的损伤，以便及时处理。

2. 轻度烧伤多不发生休克；烧伤越重，休克出现越早，期限越长，病情也越重。休克期的处理原则应尽快恢复血容量。轻度烧伤可口服“烧伤溶液”（每100毫升开水加氯化钠0.3克，碳酸氢钠0.15克，糖适量）或口服盐粥汤，少量多次，逐渐增加，且应以含盐饮料为主。重度烧伤的伤员，应以静脉补液为主。

3. 创面的处理：创面是烧伤一系列严重变化的根源，故创面的正确处理是很重要的，必须保持创面清洁，预防和控制感染。Ⅱ度、Ⅲ度创面，必须到医院治疗。

4. 败血症的防治：败血症是造成烧伤死亡的主要原因，其防治原则如下：①坚持严格的消毒隔离制度，做好床边隔离，减少或防止细菌的侵入，防止交叉感染。②积极增强机体抵抗力，这是防治败血症的基础。③正确处理创面是防治感染的关键。④合理使用抗菌药物。

五 生活常识与注意事项

提高警惕，注意防火。加强劳动保护和防火灭火设备，开展防火宣传教育，注意安全操作及积极做好烧伤的预防工作。

在家庭或幼儿园，开水、热粥、热汤要放好，以防小孩撞翻而引起烫伤；注意不要让小孩玩火。

第四节 睾丸炎

睾丸炎指睾丸或睾丸及附睾被病原体感染，致其发生炎症反应的过程。该病多急性发作，出现发病侧阴囊肿胀、阴囊皮肤发红、睾丸肿大、疼痛明显伴沉重感，可合并同侧腹股沟区牵拉痛，多伴有发热症状。另外，不同睾丸炎类型不同，其症状表现也有差异。

一 中成药

可对症选用消瘰丸、二妙丸、云南

白药散、云南白药酊、如意金黄散等。

三　验方精选

方1

【组　成】柴胡、川楝子、白芍、杧果核、荔枝核、龙眼核各15克，延胡索、青皮、栀子、小茴香各10克，木香、甘草各5克。

【功　效】疏肝解郁，行气止痛。

【适应证】睾丸炎属气滞者。症见单侧或两侧睾丸疼痛，痛引少腹，步行时亦牵引作痛，甚则不能下蹲，胸闷胁痛。舌质淡红，脉弦滑。

【用　法】常规煎服法。

【来　源】经验方

方2

【组　成】生枣仁15克，赤茯苓12克，桑寄生、泽泻、牡丹皮、稽豆衣、橘红、白蒺藜（去刺）、忍冬藤、滑石（包煎）各9克，赤芍、白芍各6克，通草4.5克。

【功　效】疏肝行气，活血消肿。

【适应证】睾丸炎。症见阴雨天感两侧睾丸隐痛；步行时亦牵引作痛，甚则不能下蹲，阴囊肿大下垂，睾丸肿痛，腰酸不能久立。

【用　法】常规煎服法。

【来　源】《古今桑系列验方大全》

四　西医治疗

对症治疗与抗菌消炎为主。

第五节　淋巴管炎

淋巴管炎是由溶血性链球菌从破损的皮肤或其他感染病灶蔓延到邻近淋巴管所引起的急性炎症。好发于手足四肢，如上肢、小腿和股部的内侧。淋巴管炎有深浅之别，浅部的淋巴管炎常见一条或数条红线，由原发病灶向心性迅速蔓延，上肢可延到肘窝或腋窝，下肢可延至蝈窝或腹股沟部；深部的淋巴管炎常出现肤色不变的肢体肿胀，并伴有畏寒、发热等全身症状，严重者可引起败血症、毒血症等危症。

一　单方对药

方1

【组　成】蜈蚣3条。

【适应证】淋巴管炎。

【用　法】上药焙干研末，用香油适量调成稀糊状，浸泡3日后备用。用时用棉签蘸药液少许轻轻擦患处，使药液尽量吸收。

【来 源】《单方偏方精选》

方2

【组 成】铧头草（鲜品）90克，樟脑30克。

【适应证】淋巴管炎。

【用 法】将上药共同打烂置瓷盅内。用时以适量白酒调成糊状膏，加热后敷于患处（药厚约1毫米）。每日或隔日换药1次。

【来 源】《单方偏方精选》

二 外治法

方1

【组 成】芭蕉树干1 500克，石菖蒲（根连叶）100克。

【适应证】淋巴管炎。

【用 法】上药加水煎，以热气熏患处，待药液变温后，用药液洗患处或用纱布浸药液敷患处。每日2次。3~5日为1个疗程。

【来 源】《外敷治病10分钟》

方2

【组 成】鲜蒲公英120克，雄黄6克，冰片1克。

【适应证】淋巴管炎。

【用 法】先将蒲公英洗净，捣成泥状。雄黄与冰片研极细末，与蒲公英泥共搅拌均匀，即成蒲黄膏（此膏保存时间不宜超过24小时，最好随用随制）。治疗时取药膏适量，摊于牛皮纸上，敷贴于患处，胶布固定。每日换药1~2次。3~5日为1个疗程。

【来 源】《外敷治病10分钟》

三 中成药

可对症选用双黄连口服液、六神丸、冬凌草片、西黄丸、牛黄解毒丸、白降丹、生肌玉红膏、黄金散、玉露散、太乙紫金锭等。

四 验方精选

方1

【组 成】紫花地丁15克，连翘、赤芍、僵蚕各12克，当归、牡丹皮各10克，薄荷、栀子、黄芩各9克，黄连、大黄（后下）各6克，甘草3克。

【适应证】急性淋巴管炎。

【用 法】常规煎服法。

【来 源】《千家妙方》

方2

【组 成】百花蛇舌草、蛇六谷（先煎）、蛇莓草各30克，夏枯草15克，党参、海藻、黄药子各12克，焦白术、全当归、炒白芍、法半夏各9克，陈皮6克。

【功 效】益气养血，化痰散结，解毒软坚。

【适应证】用于虚弱，肝气郁结，痰湿夹火凝滞。全身淋巴结肿大。

【用 法】常规煎服法。

【来　源】《千家妙方》

五　西医治疗

1. 网状淋巴管炎应避免局部受压，肿胀区涂碘伏帮助控制感染；管状淋巴管炎伴有红线条时，可予以局部外敷呋喃西林溶液。急性淋巴结炎，若有原发感染，应先处理原发感染灶，淋巴结炎可暂时不处理。若急性淋巴结炎已形成脓肿，则应穿刺抽脓或切开引流。

2. 如有发热等全身表现应及时使用抗生素并对症处理。

3. 观察病情变化，注意患者有无寒战、高热、头晕、头痛、脉搏及心率加快、呼吸急促、意识障碍、白细胞计数显著增多、血细菌培养阳性等全身脓毒症症状，如有异常及时报告医生，并积极配合处理和提供相应护理。肢体感染者，嘱其卧床休息，并抬高患肢。对于丹毒患者要注意做好床边隔离，防止接触性传染。

六　生活常识与注意事项

皮肤轻微破损，或有足癣的，均应重视处理，避免引发感染。

第六节　慢性下肢溃疡

慢性下肢溃疡，又称老烂脚、裤口毒、裙边疮。本病多见于久立、久行的中年男性及继发于下肢静脉曲张和丹毒等病。其临床特点是多发于小腿中下1/3交界处前内外侧（特别是内侧），溃疡发生前患部长期皮肤瘀斑、粗糙，溃烂后疮口经久不愈或已收口；易因局部损伤而复发，以致疮口凹陷，边缘形如缸口，疮面肉色灰白或灰黑，或带绿色脓水，气味臭秽；若疮面碰伤则易出血；溃疡周围皮肤色素沉着，有时伴有湿疹。

一　饮食疗法

方1

【组　成】马齿苋。

【功　效】解毒清热。

【适应证】小腿溃疡。

【用　法】马齿苋适量，洗净，晾去表面水分，捶烂取汁，喝汁敷渣。连续用三五次。

【来　源】《偏方大全》

方2

【组　成】取鲜蒲公英（带根）50克。

【适应证】下肢溃疡。

【用　法】蒲公英洗净，加适量水煮开，即可。喝汤吃蒲公英，一次服用。每日2~3次，单吃。

【来　源】《偏方秘方验方》

二 单方对药

方1

【组　成】米醋适量，鸡蛋7个。

【适应证】小腿溃疡。

【用　法】以醋泡鸡蛋7昼夜，除去醋不用，用鸡蛋液搽患处。每日3次。

【来　源】《偏方大全》

方2

【组　成】鲜螃蟹3只，鸡蛋黄3个。

【适应证】小腿溃疡。

【用　法】把鲜螃蟹洗净，和鸡蛋黄共捣如泥，敷于患处。

【来　源】《偏方大全》

三 外治法

方

【组　成】马齿苋100克，葱白30克，蜂蜜50毫升。

【功　效】消炎解毒。

【适应证】小腿溃疡。

【用　法】共捣烂，敷患处。每日1次。

【来　源】《偏方大全》

四 中成药

1. 初起期：可选九圣散、金黄膏、25%穿心莲软膏等外敷患处。

2. 后期：可口服十全大补合四妙丸；外用疮疡膏外敷患处。

3. 还可选用三黄片、三妙丸、补中益气丸等内服；外用三香膏、冬青膏等。

五 验方精选

方1

【组　成】生黄芪、金银花各30克，全当归、茯苓、丹参各15克，玄参、甘草各10克，陈皮6克。

【功　效】清热解毒，理气活血，养血生肌。

【适应证】下肢溃疡。

【用　法】常规煎服法。每日1剂。10日为1个疗程。

【来　源】《偏方秘方验方》

方2

【组　成】麦冬80克，党参、陈皮、生黄芪、当归、白芍、生地黄各10克，知母、炙甘草各6克，五味子3克，肉桂2克。

【适应证】溃疡经久不敛者，顽固性溃疡。

【用　法】常规煎服法。

【来　源】《当代妙方》

六　西医治疗

注意休息及支持疗法。抗感染，抑制细菌生长，促病早愈。必要时行外科局部治疗。

七　生活常识与注意事项

1. 病重者应卧床休息，创面肉芽组织生长迟缓时，更要绝对卧床休息。创面愈合后也应尽量避免直立用力、肩头负重、经久站立工作和长途步行。患肢宜抬高，减少走动。外敷、清创要无菌操作，防感染。

2. 饮食宜清淡宜高蛋白、营养丰富。忌食海鲜、羊肉、牛肉和辛辣刺激性食物，忌烟酒，忌吃动火伤阴、炙煿厚味之物，忌吃发物。

八　预防

发现小腿部皮肤破损、下肢湿疹和感染时应及时治疗。下肢静脉曲张的患者，尽可能用弹力护套保护，以免意外皮损而引起发生下肢溃疡。有下肢静脉曲张者，必要时宜作大隐静脉结扎术。

第七节　褥疮

褥疮是指因病卧床，患部受压摩擦而形成难愈之溃疡，故称席疮。受压部位初起红斑，继而溃疡，坏死难敛，甚至累及皮下组织、肌肉、骨骼。与季节、年龄、性别无关。主要为重病或慢性疾病引起的并发症。

一　外治法

方1

【组　成】冰片、黄连、黄柏、大黄各等量。

【适应证】褥疮。

【用　法】将后三味药共研极细末加入冰片、香油拌匀，装瓶备用。用时疮面消毒后涂创面，敷盖无菌纱布。初期每日换药2次，当疮面有新鲜肉芽组织生长时，可酌情减少换药次数。每次换药时要清除腐肉。

【来　源】《病证治疗验方》

方2

【组　成】马勃30克。

【适应证】褥疮。

【用　法】将马勃去其外皮，剪成大小不等的薄片，经高压灭菌后取适量置于疮面上，再用敷料覆盖，胶布固定。每日换药1次。

【来　源】《药到病除小绝招》

二 中成药

可对症选用云南白药散剂、补阳还五口服液、双黄连粉针剂、紫草油、拔脓净、生肌散、生肌玉红膏、冰硼散、云南白药散剂、九一丹、三黄软膏、马应龙麝香痔疮膏等。

三 西医治疗

常规治疗或外科局部治疗。必要时予抗菌消炎治疗，并支持疗法。

四 生活常识与注意事项

卧床患者要做好全身卫生清洁，尤其是背部、腰部、臀部，定时清洗、翻背、变换体位。住房保持通风透气，温度要适宜，切忌潮湿、干燥、过热、过冷。定时检查卧位皮肤的变化及温度，一旦有异常，尽早及时治疗。

第八节　血栓闭塞性脉管炎

血栓闭塞性脉管炎是指周围血管的闭塞性炎症病变。病变可累及四肢的中小动脉和静脉，以下肢为多见，一侧两侧均可发病。症见疼痛发凉，皮肤感觉异常，皮色改变，营养障碍，逐渐形成歇性跛行，重者剧烈而持续，夜间为甚，患肢发凉怕冷，并有针刺、麻木或烧灼感，皮肤颜色苍白或紫红色，日久皮干燥、脱屑、皲裂，汗毛脱落，肌肉松弛，甚至患肢坏疽溃疡。

本病属中医学“脱疽”“脱痈”范畴。多由于脾运不健，肝肾不足，寒湿侵袭，凝滞脉络所致。

一 饮食疗法

方

【组　成】毛冬青根150克，鸡血藤、丹参各50克，猪蹄1只。

【功　效】活血通脉。

【适应证】血栓性脉管炎。

【用　法】加水共煮至猪蹄烂，去药渣。吃肉喝汤。

【来　源】《偏方秘方验方》

二 单方对药

方

【组　成】土蜂房、醋各适量。

【适应证】脱疽。

【用　法】用土蜂房煅研细末，用醋调搽，可迅速痊愈。

【来　源】《偏方秘方验方》

三 外治法

方1

【组　成】金银花60克，五倍子、诃子各15克。

【适应证】湿热毒盛型，气血两虚型脉管炎。

【用　法】上药煮水后湿敷患处，每日2~3次，每次湿敷30分钟。治疗同时可配合内服药物。治疗期间忌烟酒。

【来　源】《药到病除小绝招》

方2

【组　成】透骨草60克，生草乌、生川乌、蜈蚣、蝎子、红花各30克，肉桂20克。

【适应证】皮肤发紫无溃烂者。

【用　法】上药浸入60度白酒中浸泡24小时，棉球蘸药酒局部轻揉搽患处。

【来　源】《西药治病10分钟》

四 中成药

可对症选用脉管炎片、脉管复康胶囊、增液颗粒、生化丸、华佗再造丸、紫金锭、云南白药酊、礞石滚痰丸等。

五 验方精选

方1

【组　成】刘寄奴、生黄芪各15克，当归、苏木、乳香、没药、血竭各9克。

【功　效】补气血，健脑髓，养经脉，通脉络。

【适应证】血栓闭塞性脉管炎。

【用　法】常规煎服法。局部可用加味七厘散外敷。

【来　源】《西药治病10分钟》

方2

【组　成】罂粟壳60克，红花15克，川乌、水蛭（焙黄）、炒地龙各9克。

【适应证】血栓闭塞性脉管炎。

【用　法】上药放入1 250毫升的黄酒内，浸泡7日后过滤去渣，取出浸液，痛时服用。每次服5~10毫升。

【来　源】《西药治病10分钟》

六 西医治疗

1. 对症治疗或手术治疗。

2. 抗凝、抗血小板凝集，改善血液循环的治疗，并营养血管、神经治疗。

七 生活常识与注意事项

1. 寒冷季节宜注意身体保暖，尤其四肢；忌食辛辣刺激食物，少吃或不吃黏性食物，如年黍米面、年糕、芝麻糖之类；不抽烟，不饮酒。

2. 保持足部清洁、防止感染；因湿冷比干冷对病情更为有害，故宜保持足部干燥；因患部已有血液循环不良，即使轻微外伤亦易引起组织坏死和溃疡形成，故切忌任何形式的外伤。

八 预防

防寒保暖，避免四肢受寒湿侵袭；及时治疗四肢相关性疾病，尤其下肢，预防发展至本病；防止趾（指）的外伤感染。

第九节 痔疮

痔疮是肛门直肠下端和肛管皮下的静脉丛发生扩张所形成的一个或多个柔软的静脉团的一种慢性疾病。按其生成部位不同分为内痔、外痔、混合痔3种。

一 饮食疗法

方

【组　成】蕹菜2 000克，蜂蜜250克。

【适应证】外痔。

【用　法】蕹菜洗净切碎捣汁。菜汁放在锅内，用小火煎煮浓缩，至煎液较稠厚（约剩250克）时加入蜂蜜，煎至稠黏如蜜时，停火，待冷装瓶备用。每次1汤匙，以沸水冲化饮用。每日2次。

【来　源】《偏方秘方验方》

二 单方对药

方1

【组　成】熟鸡蛋黄。

【适应证】外痔。

【用　法】将熟鸡蛋黄研碎，用文火煎出油备用。用时将蛋黄油涂敷在痔核表面，每次1~2滴。每日早、晚各1次。

【来　源】《偏方秘方验方》

方2

【组　成】丝瓜适量。

【适应证】肛门久痔。

【用　法】烧存性，研末，酒送服6克。每日1剂。

【来　源】《特效偏方》

三 按摩

1. 足部的肛门反射区找最疼点按揉。

2. 用食指揉按长强穴（尾骨尖与肛门连线中点处）和肛门周围，每次15分钟，每日2次。

四 外治法

方1

【组　成】芫荽250克。

【适应证】痔疮。

【用　法】芫荽洗净，趁热水熏洗患处。

【来　源】《特效偏方》

方2

【组　成】南瓜子100克。

【适应证】痔疮。

【用　法】加水煎汤，趁热熏洗肛门。每日最少2次。熏药期间禁食鱼类发物。

【来　源】《特效偏方》

五　中成药

可对症选用消痔丸、痔疮内消丸、痔疮膏、地榆槐花丸、脏连丸、化痔膏、马应龙麝香痔疮膏、归脾丸、阿胶补血膏、云南白药、京红痔疮膏等。

六　验方精选

方

【组　成】蒲公英30克，土茯苓15克，生地榆9克（出血用30克）。

【功　效】清热利湿，凉血活血。

【适应证】痔疮肿痛或出血。

【用　法】常规煎服法。

【来　源】《偏方秘方验方》

七　西医治疗

1. 注射疗法：适用于Ⅰ~Ⅱ期内痔，注射硬化剂（5%鱼肝油酸钠、5%二盐酸奎宁注射液等）于黏膜下痔血管周围，产生无菌性炎症反应，黏膜下组织、静脉丛纤维化，使痔萎缩而愈，治疗效果较好。

2. 单纯性痔切除术：主要适用于Ⅱ度、Ⅲ度内痔和混合痔。

3. 痔环形切除术：适应于严重的环形痔。

4. 痔剥离术：适用于血栓性外痔。

八　生活常识与注意事项

1. 饮食尽量清淡，多吃蔬菜和水果。忌吃辛辣、油腻、刺激性食物；不吸烟、不喝酒、不要暴饮暴食，定时定量吃饭，吃到八分饱，以防肠胃道功能紊乱。

2. 长期从事久坐、久站、久蹲工作的患者会加重病情及有复发的可能性，故不宜久坐、久立，应隔一段时间稍微活动一下，放松肌肉，做做提肛运动。要养成良好的排便习惯，防止便秘或泄泻。

3. 因蹲下来的排便姿势容易诱发痔疮以致脱肛，建议坐便。

九　预防

加强运动，尤其多做“提肛运动”，即“肛门收缩运动”，做到“一收一放”，即“收缩、放松肛门”。要养成良好的排便习惯，防止经常发生便秘。饮食宜清淡。忌吃辛辣、油腻、燥热、刺激性食物，戒烟酒。长期从事久坐、久站、久蹲工作者，要适时改变工作姿势与运动。

第十节 直肠脱垂

直肠脱垂是指肛管和直肠的黏膜层及整个直肠壁脱落坠出，向远端移位，脱出肛门外的一种疾病。

一 饮食疗法

方1

【组　成】陈醋250克，大枣120克（洗净）。

【功　效】益气，散瘀，解毒。

【适应证】直肠脱垂。

【用　法】用醋煮枣，待煮至醋干即成。分2或3次将枣吃完。

【来　源】《偏方秘方验方》

方2

【组　成】田螺1 000克。

【适应证】小儿直肠脱垂。

【用　法】用剪刀把田螺尖部剪去，净锅烧热后放油，下田螺翻炒，炒至螺口上的盖子脱落，加入红酒50毫升、葱、姜同炒，水焖10分钟，加胡椒粉翻匀出锅即可。佐餐食用。

【来　源】《特效偏方》

二 单方对药

方1

【组　成】鲜韭菜120克。

【适应证】直肠脱垂。

【用　法】加水煎洗患处，将熏洗后的直肠纳回，并用渣敷肛门半小时。

【来　源】《偏方秘方验方》

方2

【组　成】炒王不留行30克。

【适应证】直肠脱垂。

【用　法】上药研为细末。每早、晚用开水送服9克。

【来　源】《偏方秘方验方》

三 外治法

方1

【组　成】蝉蜕、地龙、香油各适量。

【适应证】习惯性直肠脱垂。

【用　法】蝉蜕、地龙研细末，与香油调匀。每次大便后，用温水把肛门洗净，将上药涂于肛门，有一定效果。

【来　源】《偏方秘方验方》

方2

【组　成】蓖麻子仁、五倍子各30克。

【适应证】直肠脱垂。

【用　法】共捣烂如泥状，分别敷于百会穴、神阙穴和脐下2寸石门穴处。另加热敷，每2日换药1次，6日为1

个疗程，连用5个疗程。

【来　源】《外敷治病10分钟》

四　中成药

可对症选用补中益气丸、肾气丸、十全大补丸、参芪十一味颗粒等。

五　验方精选

方1

【组　成】猪肝（放入锅内焙干）200克，乌梅10克，川芎、艾叶各6克，阿胶珠5克，黄连3克。

【适应证】直肠脱垂。

【用　法】共研细末，每次冲服3克。每日3次。

【来　源】《特效偏方》

方2

【组　成】炙黄芪30~120克，山茱萸15~30克，炒枳实10~15克，煨诃子10克，全蝎粉（冲）6~10克，炙升麻、生柴胡各3~6克。

【适应证】直肠脱垂。

【用　法】常规煎服法。

【来　源】《病证治疗验方》

六　西医治疗

1. 非手术治疗：①保持大便通畅。②便后用温水或1：5 000高锰酸钾溶液坐浴。③扩肛疗法：在局部麻醉下，先用食指缓慢、均衡地扩张肛门括约肌，逐渐伸入中指，持续扩张5分钟，可解除括约肌痉挛，促进溃疡愈合。

2. 手术疗法：适用于非手术治疗无效、经久不愈的陈旧性肛裂。①肛裂切除术：术后创口不缝合，经坐浴、换药而愈合。②肛门内括约肌切断术：治愈率高，但有导致肛门失禁的可能。

七　生活常识与注意事项

大便干燥时，可以适当服用润肠通便的药物。脱肛时要及时处理，防止感染及坏死。久咳，便秘患者尽量不要用力过度，以免加重病情。

第十章 眼、鼻、口腔、咽喉及耳部疾病

第一节 结膜炎

结膜炎是对结膜组织在外界和机体自身因素的作用下发生的炎性反应的统称。急性细菌性结膜炎俗称“红眼病”，其表现为眼睛红肿痛，充血流泪，有多量脓性或黏性分泌物，异物感，奇痒或灼热感，严重者影响视力。

一 饮食疗法

方1

【组 成】枸杞叶、鲜蚌肉各250克，鲜桑椹45克。

【功 效】补肝益肾，去湿清热。

【适应证】急性结膜炎属肝经有热者。症见头晕目眩，两眼昏花，干涩视蒙。

【用 法】把全部用料洗净，先将桑椹、蚌肉放入锅内，加清水适量，武火煮沸后，文火煮1小时，加枸杞叶煮片刻，调味。随量饮用。

【来 源】《古今桑系列验方大全》

方2

【组 成】桑白皮（蜜炙）50克，粳米100克，薏苡仁20克。

【功 效】清热除湿，清肝明目。

【适应证】余邪残留之急性结膜炎。

【用 法】桑白皮用水浸泡，熬煮2次，去渣取药汁。药汁加入粳米、薏苡仁，煮至熟烂，佐餐用。

【来 源】《古今桑系列验方大全》

二 单方对药

方1

【组 成】板蓝根、白茅根各60克。

【适应证】急、慢性结膜炎。

【用 法】常规煎服法。

【来 源】《特效偏方》

方2

【组 成】鲜蒲公英60克，生栀子6克。

【功 效】清热解毒，泻火。

【适应证】急性结膜炎。

【用 法】常规煎服法。

【来 源】《特效偏方》

三 按摩、针灸

1. 足部反射区按摩。

2. 取穴：合谷、曲池、攒竹、睛明、瞳子髎、阳白、风池、丝竹空。每次取2~3穴，隔日用中刺激针治。

3. 挑刺法：在患者肩胛间按压其过敏点或在大椎穴两旁0.5寸处选点挑刺。

四 外治法

方1

【组　成】黄连3片，鸡蛋清5个，冰片3克。

【功　效】清热泻火，解毒。

【适应证】急性结膜炎。

【用　法】将黄连洗净，用水浸泡一夜，切片，与冰片同放在鸡蛋清内调匀，去除面上泡沫，密封保存。每日用少许点眼。

【来　源】《特效偏方》

方2

【组　成】野菊花50克，桑叶30克，红花15克。

【功　效】清热解毒。

【适应证】急性结膜炎。

【用　法】上药放入砂锅内，加水煎汤，候温，洗患眼。每日2次。

【来　源】《古今桑系列验方大全》

五 中成药

可对症选用明目蒺藜丸、保光清凉散、清凉眼药膏、泻青丸、清热散结片、拨云散、金鸡颗粒、黄连羊肝丸、双丹明目胶囊、金花明目丸、熊胆眼药水、双黄连滴眼剂、夏天无滴眼液、八宝眼药、马应龙八宝眼膏等。

六 验方精选

方1

【组　成】木贼、苍术、蝉蜕、黄芩各15克。

【适应证】急性结膜炎。

【用　法】上药共研细末。每次1.5克，用开水送下。饭前服用此药，服后仰卧片刻。

【来　源】《偏方大全》

方2

【组　成】黄豆30克，夏枯草15克，桑叶、杭白菊各12克，白糖15克。

【功　效】疏散风热，清肝明目。

【适应证】急性结膜炎。

【用　法】前四味药常规煎服法，加白糖饮服。

【来　源】《古今桑系列验方大全》

七 西医治疗

1. 用生理盐水或3%硼酸水冲洗结膜囊，亦可先用2%硝酸银涂在眼结膜后再冲洗。

2. 局部可选用抗生素眼药水，如0.25%氯霉素眼药水、0.1%利福平眼药水、0.5%庆大霉素眼药水等；可选用磺胺类眼药水，如15%磺胺醋酰钠眼药水；可选用氟喹诺酮类眼药水，如0.3%氧氟沙星滴眼液、0.3%依诺沙星滴眼液，每日4次，重者应适当增加滴眼数，可每小时1次，并全身用药。

3. 睡前涂抗生素眼膏，可延长抗菌作用并防止眼睑被分泌物封闭。

4. 如系病毒感染，可选用抗病毒眼药水，如0.1%利巴韦眼药水、0.1%利福平眼药水等。

5. 流行性角结膜炎，可兼用0.5%醋酸可的松滴眼液点眼。

八 生活常识与注意事项

1. 注意个人卫生，勤洗手，不用脏手或不洁手帕揉眼。患者在用眼药水点眼时，不宜先点患眼后点好眼，以免引起传染。

2. 忌食辛辣、刺激性食品，如葱、韭菜、大蒜、辣椒、羊肉等，酒酿、芥菜、象皮鱼、带鱼、鳗鱼、虾、蟹等海腥发物。

3. 当发现“红眼”患者时，应及时进行隔离。不与患者同用洗漱用具，如毛巾、脸盆等。远离强光、不要晒太阳。忌忧郁、愤怒。

九 预防

1. 加强卫生宣传教育，利用各种信息载体宣传本病防治知识。

2. 加强理发店、游泳池等集体场所的卫生管理，不洁的水亦是传染途径，家庭、学校或托儿所、幼儿园容易发生流行，避免直接或间接与患者接触，切断传染途径。

第二节 白内障

白内障是由于晶状体混浊，光线无法投射在视网膜上，导致视物模糊的病证。本病属中医学的“圆翳内障”。

一 饮食疗法

方1

【组 成】小米50克，绿豆20克，砂仁10克。

【功 效】健脾和胃，益气明目。

【适应证】白内障。

【用 法】同入砂锅内煮成米粥。每日2次，早晚食用。

【来 源】《偏方治大病》

方2

【组　成】黑豆（俗称马料豆）30粒。

【功　效】补肾明目。

【适应证】白内障。

【用　法】温水洗净后，再用开水泡软，生吃豆，喝汤。每日清晨1次，久服有效。

【来　源】《偏方大全》

二　单方对药

方1

【组　成】猪肝150克，枸杞叶100克。

【功　效】清肝明目。

【适应证】老年性白内障。

【用　法】猪肝洗净切条，与枸杞叶共煮熟，每日1剂，分2次温服。

【来　源】《传世奇效偏方》

方2

【组　成】蝉蜕9克。

【适应证】早期白内障。

【用　法】用温开水或黄酒送服。每日1剂。

【来　源】《小偏方大功效》

三　按摩、针灸

本病初期、中期可用针刺疗法。选用睛明、瞳子髎、攒竹、鱼腰、承泣、合谷、足三里、光明、三阴交等穴，每次2~3穴。

四　中成药

可对症选用千金磁朱丸、障眼明片、拨云退翳丸、消朦眼膏等。

五　验方精方

方1

【组　成】白芍20克，枸杞子、车前子、桑椹、党参、当归各15克，墨旱莲10克，熟地黄、玄参各9克。

【功　效】养血，敛阴，明目。

【适应证】老年性白内障。

【用　法】常规煎服法。

【来　源】《祖传方》

方2

【组　成】石决明30克，决明子、女贞子、枸杞子各20克，白芍15克。

【功　效】养阴平肝，蠲翳明目。

【适应证】老年性白内障。

【用　法】常规煎服法。

【来　源】《偏方大全》

六　西医治疗

可施行白内障针拨术，或白内障摘出术。如发展过程中诱发青光眼，须按青光眼进行治疗，并考虑同时手术摘除白内障，以免延误病情，丧失治疗时机。

七 生活常识与注意事项

1. 忌食辛辣、刺激性食物，忌烟酒。注意保持情绪舒畅，忌忧郁、愤怒。患者在用眼药水点眼时，宜连续使用，不要随时停用。术后定期复诊，观察屈光变化，根据需要佩戴合适的眼镜。

2. 加强用眼卫生，尽量不用手揉眼，不用不洁手帕，毛巾擦眼，正确使用眼药水，保持正确的用眼姿势，光源充足等。

八 预防护理

注意精神调摄，遇事泰然处之，保持情绪舒畅。加强用眼卫生，宣传防盲治盲知识，提早预防。积极防治慢性病，尤其是糖尿病，要及时有效地治疗。饮食宜含丰富的蛋白质，钙、微量元素，及早戒烟酒。

第三节 夜盲症

夜盲症是指对弱光敏感度下降，暗适应时间延长的重症表现。多因维生素A缺乏所致，也有先天夜盲者。主要症状为白天视觉几乎正常，黄昏时光线渐暗则视物不清。

一 饮食疗法

方1

【组　成】羊肝500克。

【功　效】养肝明目。

【适应证】夜盲症、视力减退等。

【用　法】炒至刚熟加调料即成。每日1剂，佐餐食用。

【来　源】《偏方大全》

方2

【组　成】大米100克，鸡肝2副，盐少许。

【功　效】补肝养血，明目。

【适应证】夜盲症、双目昏花。

【用　法】按常法煮粥服食。每日1剂，分2次食用。

【来　源】《偏方大全》

二 单方对药

方

【组　成】豨莶草适量，猪肝（或鸡肝）15克。

【适应证】夜盲症。

【用　法】将豨莶草焙干研细末。每日取3克，加入猪肝共蒸熟食用。

【来　源】《偏方治大病》

三 按摩、针灸

1. 按摩手部眼、胰、肾、肝脏反射区。

2. 取穴：肝俞、胆俞、风池、睛明、合谷、足三里。魂门、阳纲、完骨、攒竹、手三里、光明。

每日或间日轮换针治，用轻刺激，背部诸穴并行灸治。

四 外治法

方

【组　成】野茅草根32克，鱼眼草根30克，白牡丹叶27克。

【适应证】夜盲症。

【用　法】上药取鲜品洗净切段，加水煎用药气熏眼。每日熏3次，熏2~3日即缓解。

【来　源】《小偏方大功效》

五 中成药

可对症选用芍杞颗粒、芪明颗粒、明目地黄丸、杞菊地黄丸、石斛夜光丸等。

六 验方精选

方1

【组　成】黄芩、桔梗、防风（去芦）、炒大黄、芍药各30克。

【适应证】夜盲症。

【用　法】上药共研为细末。每次9克，加入芒硝0.15克，临睡前用开水冲服。

【来　源】《偏方大全》

方2

【组　成】谷精草、木贼草、夜明砂、蚌粉、蝉蜕各30克。

【适应证】夜盲症。

【用　法】将上药共研成末。取猪肝切开，掺药末在内，扎紧，放锅内煮熟，细嚼咽下。

【来　源】《偏方大全》

七 西医治疗

可试用血管扩张剂及组织疗法。

八 生活常识与注意事项

多吃鸡肝、羊肝、鱼肝油、鲤鱼，菠菜、萝卜、水果等食物。

九 预防

对婴儿和发育时期的青少年，应提倡食物多样化，除主食外，副食方面包括鱼、肉、蛋、豆类、乳品和动物内脏及新鲜蔬菜之类，都应该有。补充维生素A。

第四节 青光眼

青光眼又称青盲，是一种发病迅速、危害性大、随时导致失明的常见疑难眼病。

一 饮食疗法

方

【组　成】豆豉、葱、马齿苋子各适量。

【功　效】明目，除邪气，利大肠，去寒。

【适应证】青盲白翳。

【用　法】把马齿苋籽研为末。豆豉、葱煮粥，每次用马齿苋籽末9克搅匀食用。

【来　源】《偏方大全》

二 单方对药

方1

【组　成】木贼草、白蒺藜各15克。

【适应证】青光眼。

【用　法】上药研成细末，加入猪肝适量炒熟，食之。

【来　源】《偏方大全》

方2

【组　成】绿豆120克，决明子30克。

【功　效】清肝明目。

【适应证】青光眼、双目红赤肿痛等。

【用　法】常规煎服法。

【来　源】《偏方大全》

三 针灸

选合谷、足三里、太阳、攒竹、太冲、风池、曲池、内关、列缺等穴，每次2~3穴。中度刺激。

四 中成药

可对症选用明目上清丸、黄连羊肝丸（片）、丹红化瘀口服液、磁朱丸等。

五 验方精选

方1

【组　成】茯苓15克，元参、车前子、桔梗、葶苈子各10克，黄芩、龙胆草、知母、防风各6克，细辛2克，大枣3枚，羚羊角粉0.3克（分冲）。

【适应证】青光眼。

【用　法】常规煎服法。

【来　源】《偏方大全》

方2

【组　成】生牡蛎、珍珠各30克，熟地黄、生地黄各12克，女贞子、夏枯草、黄芩各9克。

【适应证】青光眼。

【用　法】常规煎服法。

【来　源】《偏方大全》

六　西医治疗

1. 可选用1%~2%毛果芸香碱液滴眼液、2%噻吗酰胺和2%卡替洛尔滴眼液、乙酰唑胺、二氯苯磺胺、盐酸左布洛尔滴眼液、酒石酸溴莫尼定滴眼液等。

2. 口服或肌内注射镇静剂如苯巴比妥可以减轻患者恐惧，止痛，缓解症状，有助于减低眼压；2%利多卡因3~4毫克，球后注射或颞侧注射，可以止痛、减压；吲哚美辛有抑制前列腺素合成的作用，减轻眼内组织水肿和高眼压性虹膜反应，有助于降低眼压。

3. 如急性发作，经点缩瞳药及内服药24小时后未能控制眼压，或慢性而屡次急性发作，或虽不发作而眼压持续偏高者，可考虑采用抗青光眼手术治疗。

七　生活常识与注意事项

1. 指导患者学会自我监测，如出现眼胀、头痛、虹视，应立即就诊。有闭角型青光眼家族史者，应警惕青光眼的发生。告知患者应保持平和的心态，近距离工作不要时间过长，不宜佩戴有色眼镜，以防眼压升高。嘱手术后患者定期复查眼压、视力及视野。对于绝对期青光眼的患者应指导其多用听觉、触觉和残余视力。

2. 不要暴饮暴食，多吃利尿的食物，如西瓜、冬瓜、赤小豆等。戒烟酒，不喝咖啡，不喝浓茶，不吃辛辣刺激性的食物。

第五节　沙眼

沙眼是一种慢性传染性结膜炎，由感染沙眼衣原体引起。其病变过程为早期炎性浸润，结膜混浊，乳头及滤泡增生，伴有角膜上缘浅层浸润和血管侵入。随后在病变之间有条状瘢痕形成，最后病变结膜瘢痕化。常因睑板受累，肥厚弯曲，以致眼睑内翻，损害加重，严重影响视力。临床症见有痒、流泪、怕光、疼痛、分泌物多、异物感等。

一　单方对药

方1

【组　成】黄柏30克。

【适应证】沙眼。

【用　法】加水500克，煮沸半小时过滤，药汁点眼，每次1~2滴。每日

3~4次

【来　源】《小偏方大功效》

方2

【组　成】海螵蛸1根，黄连水适量。

【功　效】消炎止泪。

【适应证】沙眼。

【用　法】将海螵蛸放入黄连水中浸泡30分钟后，取出晒干备用。用时轻轻擦患处，每日1次。

【来　源】《小偏方大功效》

二　外治法

方1

【组　成】苦瓜1个（大而熟的），芒硝15克。

【适应证】沙眼。

【用　法】将苦瓜去子留瓤，装入芒硝，悬于通风处，数日后瓜外透霜，刮取备用。每次用少许涂于眼结膜，早、晚各涂1次。

【来　源】《特效偏方》

方2

【组　成】猪胆1个，黄连3克，冰片、硼砂各1.5克。

【适应证】沙眼。粟粒增生及角膜血管翳较重，有过滤泡增生，自觉磨痛者。

【用　法】将后三味研细末，装入猪胆内，阴干，再研极细末，装瓶，勿令漏气。每次用少许点眼。每日2~3次。

【来　源】《特效偏方》

三　中成药

外用可选用犀黄散、外障眼药水等。

四　验方精选

方1

【组　成】防风、川羌活各9克，生地黄、黄芩、全当归、杭白菊、沙蒺藜、红花各6克，正川芎4.5克。

【适应证】沙眼。症见内眼板形成沙粒，滤泡增生。

【用　法】水煎服。每日1剂。

【来　源】《特效偏方》

方2

【组　成】玄明粉（冲服）12克，陈皮、连翘、黄连、玄参、大黄、桔梗、生地黄、知母、黄芩各10克，防风8克，荆芥6克。

【功　效】祛风清脾，祛湿。

【适应证】沙眼。

【用　法】常规煎服法。

【来　源】《传世偏方奇效方》

五　西医治疗

可选用25%氯霉素眼药水滴眼、0.1%利福平眼药水、0.1%酞丁胺滴眼液、0.3%氧氟沙星滴眼液等。

六 生活常识与注意事项

1. 告知患者沙眼的危害性，早治疗、坚持治疗，减少并发症的发生。增加睡眠或经常间断性闭目养神，避免夜间劳作。患有沙眼的人，要单独使用洗脸用具，避免交叉感染。并定期对患者使用的脸盆、毛巾等消毒。沙眼衣原体常附在患者眼的分泌物中，与分泌物接触的情况均可造成沙眼传播感染，必须杜绝。

2. 多饮开水，多吃新鲜蔬果。忌服辛辣、酸、燥热、煎炸食物及药物，如辣椒、生姜、火烤的食物等。忌油腻食物，忌烟酒。

3. 沙眼的发病，多因防护不慎而致，故必须做好预防工作。注意卫生，提倡流水洗手、洗脸，一人一巾，讲究卫生，勿用不洁手帕擦眼。

第六节 近视、弱视

近视是眼睛看不清远物、却看清近物的眼病。弱视是指最佳矫正视力低于或等于0.8的视力状况，包括有明显器质性病变形成的弱视和无明显器质性病变造成的弱视。

一 饮食疗法

方1

【组　成】银耳、枸杞子各20克，茉莉花10克。

【适应证】肝肾两虚之近视。

【用　法】上药加水煎汤饮。每日1剂，连服数日。

【来　源】《小偏方大功效》

方2

【组　成】龙眼肉、枸杞子、山茱萸各15克，猪（牛、羊）眼1对。

【功　效】明眼护目。

【适应证】近视。

【用　法】猪眼洗净，加上药隔火炖服之。

【来　源】《小偏方大功效》

二 单方对药

方1

【组　成】鲫鱼一尾（约2 000克），枸杞子10克。

【适应证】近视，视物模糊。

【用　法】鲫鱼洗净去内脏，与枸杞子一起煮汤，吃肉喝汤。

【来　源】《小偏方大功效》

方2

【组　成】枸杞子30克，大豆100克。

【适应证】肝虚目暗，老年多泪，目眩。

【用　法】同煮为粥。

【来　源】《小偏方大功效》

三 按摩、针灸

1. 头部穴位按摩：选睛明、攒竹、鱼腰、瞳子髎、承泣、四白、太阳、络却、风池等穴。耳部穴位按摩：选肾、肝、脾、心、脑干、眼等穴。

2. 耳针法：选眼、肝、目1、目2等穴，毫针刺，每次选取2~3穴，留针20~60分钟，间歇运针；或用揿针埋藏或王不留行籽埋压，每3~5日更换1次，双耳交替，嘱患者每日自行按压数次。

四 中成药

内服可对症选用石斛夜光丸（颗粒）、石斛明目丸、芍杞颗粒、芪明颗粒等。外用：可用1%丁公藤眼药水滴眼。

五 验方精选

方1

【组　成】神曲、山楂、鸡内金、麦芽、谷芽、覆盆子、五味子、菟丝子、枸杞子、金樱子、车前子各适量。

【功　效】补益肝肾明目。

【适应证】近视。

【用　法】常规煎服法。

【来　源】《祖传方》

方2

【组　成】兔肝（炙干）2具，枸杞子、菟丝子（酒浸）、蕤仁各30克。

【功　效】滋肾养肝，明目。

【适应证】近视。

【用　法】上药共研细末，炼蜜为丸如桐子大。每次20丸，温开水送服，每日2次。

【来　源】《祖传方》

六 西医治疗

1. 应均衡营养膳食，多吃富含蛋白质和维生素的食物，如动物肝脏、鱼、蛋等；保持良好的生活规律，锻炼身体，增强体质。

2. 假性近视可使用睫状肌麻痹剂等松弛睫状肌，如1%阿托品眼液或眼膏、0.5%~1%托吡卡胺眼液等。点眼后，指压泪囊区3~5分钟，以免引起不良反应。

3. 准确验光确定屈光度，选择合适凹透镜矫正或进行屈光性手术。

七 生活常识与注意事项

1. 注意用眼卫生。读写时，距离应保持在30厘米左右，光亮度、反衬度要适宜，不要在动荡的汽车上或行走时看书，用眼1小时后应休息10分钟并看远处。常做眼保健操，定期检查视力。

2. 高度近视要避免剧烈运动外伤，以免引起眼底出血、视网膜脱离。忌食辛辣、刺激食物，多吃含维素A的食物。

3. 屈光手术后要遵医嘱使用眼药，避免污水溅眼，不要揉眼和游泳，外出时可戴太阳镜以减少强光刺激，定期随访。

4. 患近视后，即使是近视300度以下，只要影响了眼睛调节与集合的平衡，特别是出现了隐斜状况，就一定要佩戴眼镜。

第七节　睑腺炎

睑腺炎俗称麦粒肿，为常见的眼睑化脓性炎症。是在眼睑边缘忽起小疖，形若麦粒，红肿疼痛，继而成脓，穿皮而破，肿退结痂而愈。

一　饮食疗法

方

【组　成】冰糖15克，秦艽9克。

【适应证】睑腺炎。

【用　法】上药加水煎，当茶饮。

【来　源】《小偏方大功效》

二　单方对药

方1

【组　成】青皮15克。

【功　效】理气散结。

【适应证】睑腺炎。

【用　法】加水煎服。每日服3次，每日1剂。

【来　源】《祖传方》

方2

【组　成】蒲公英30，野菊花15克。

【适应证】睑腺炎。

【用　法】加水煎。分2次服。

【来　源】《小偏方大功效》

三　按摩、针灸

1. 反射区按摩。

2. 穴位按摩：拇指点按内庭、行间、光明、太冲等穴各30~50次。

3. 头部穴位按摩：睛明、攒竹、鱼腰、丝竹空、承泣。

4. 耳部穴位按摩：耳尖、肝、心、耳屏尖、肾上腺、眼穴。

5. 针灸：选合谷、外关、攒竹、睛明、丝竹空、童子髎、鱼腰、四白等，每次2~3穴。

6. 耳针法：选眼、肝、脾穴，毫针刺，留针20分钟，间歇运针。

7. 挑刺法：在肩胛间第1~7胸椎两侧探寻淡红色疹点，用三棱针点刺，挤出少量血液，可反复挤3~5次。

四 外治法

方

【组 成】黄芩、黄柏、生大黄、金银花各20克。

【功 效】有退肿消炎作用。

【适应证】睑腺炎。

【用 法】将上药共研细末，加温开水适量，调拌成糊状，取药适量薄薄涂于一层纸上，贴敷于患处。每日1次。

【来 源】《外敷治病10分钟》

五 中成药

可对症选用银翘解毒丸、清火眼丸外用、明目蒺藜丸、熊胆丸、熊胆眼药水、双黄连滴眼剂、板蓝根滴眼液、八宝眼药、马应龙八宝眼膏、鱼腥草滴眼液等。

六 验方精选

方1

【组 成】滑石20克，野菊花15克，僵蚕、川芎各10克。8岁以下儿童剂量减半。

【功 效】清热解毒，收湿敛疮。

【适应证】睑腺炎。

【用 法】常规煎服法。

【来 源】《祖传方》

方2

【组 成】半边莲、紫花地丁、金银花各15克，败酱草、野菊花各12克，白芷、蝉蜕、桑叶、赤芍各10克，荆芥、生甘草各6克。

【功 效】疏风清热，平肝解毒。

【适应证】睑腺炎。

【用 法】常规煎服法。每日1剂。5日为1个疗程。

【来 源】《古今桑系列验方大全》

七 西医治疗

1. 物理治疗：初期局部红肿明显时，可行局部冷敷，每日3~4次。也可对患侧行耳尖放血治疗（放血约30滴）。

2. 抗生素治疗：局部选用抗生素滴眼液，如妥布霉素滴眼液（眼膏）、左氧氟沙星滴眼液（眼膏）、环丙沙星眼药水、0.25%氯霉素眼药水、0.1%利福平眼药水、0.5%四环素眼膏、0.5%红霉素眼膏、磺胺类眼药水、15%磺胺醋酰钠眼药水等。重症者可口服或静脉输入抗生素、磺胺类或喹诺酮类药物。复发性睑板腺炎可品服多西环素、阿奇霉素等。

3. 手术治疗。若有脓肿形成，如脓肿尚未破溃或虽破溃但难以排出脓液时，应行脓肿切开排脓，并放置引流条进行引流。

八 生活常识与注意事项

注意眼部卫生，告知患者禁止挤压或自行针挑排脓，防感染扩散。

第八节 泪囊炎

泪囊炎是指由于各种原因导致的鼻泪管狭窄或者堵塞，泪囊内泪液潴留，刺激泪囊黏膜引起泪囊感染和炎症反应的病症。可发生在任何年龄段的人群，多见于新生儿和中老年女性。主要临床表现是溢泪，伴有黏性和脓性分泌物，泪囊区会出现局部肿胀和轻度压痛，慢性泪囊炎若不及时治疗会造成慢性疼痛或急性发作，急性发作时会出现发热，寒战等感染症状。出现泪囊炎的症状要及早接受诊治，以去除感染，疏通泪道为主要目标。

一 饮食疗法

方1

【组　成】猪蹄（后脚）1只，冰糖50克。

【适应证】迎风流泪。

【用　法】上述食材加适量水，置高压锅内煮至稀烂，一次连汤服完。或分早晚2次服，连服7日即愈。没有根治的话，可再服7日。

【来　源】《偏方治大病》

方2

【组　成】黑豆、黑芝麻各50克。

【适应证】迎风流泪。

【用　法】共研细成末。每日冲服10克，白开水送下，分2次服。

【来　源】《奇效方》

二 单方对药

方1

【组　成】鲜蒲公英（干者30克）60克，鲜野菊花（干者15克）30克。

【适应证】泪囊炎。

【用　法】上药加水首煎内服，次煎洗眼。

【来　源】《千家妙方》

方2

【组　成】龙胆、当归各10克。

【适应证】泪囊炎。

【用　法】上药共为研末，分2次温酒调服。或水煎服。

【来　源】《千家妙方》

三 外治法

方

【组　成】桑叶适量。

【功　效】疏肝清热，止泪明目。

【适应证】泪囊炎，迎风流泪。

【用　法】上药煎汤，温洗眼睛，每日1次。

【来　源】《古今桑系列验方大全》

四 中成药

可对症选用黄连羊肝丸、双丹明目胶囊、金花明目丸、熊胆眼药水、马应龙八宝眼膏等。

五 验方精选

方1

【组　成】桑白皮、生地黄各30克，金银花20克，归尾15克，白蒺藜12克，黄芩、赤芍、牡丹皮、连翘、木贼、桔梗各10克，蝉蜕6克。

【功　效】清热养阴，疏肝明目。

【适应证】泪囊炎。

【用　法】常规煎服法。

【来　源】《古今桑系列验方大全》

方2

【组　成】栀子9克，桑叶、滁菊花各6克，归尾、牡丹皮、赤芍、酒炒黄芩、夏枯草各4.5克，荆芥穗3克，片红花1.8克。

【功　效】清肝祛风，止泪明目。

【适应证】泪囊炎。

【用　法】常规煎服法。

【来　源】《古今桑系列验方大全》

六 西药治疗

可选用头孢羟氨苄胶囊，增效联磺片口服；红霉素眼药膏外用；0.25%氯霉素眼药水滴眼，滴药前先将分泌物挤出。

第九节　急性鼻炎

急性鼻炎是发生在鼻腔黏膜和黏膜下层的急性炎症，主要表现为鼻塞、鼻流浊涕、嗅觉减退，并伴有发热、喷嚏、头痛、头胀、咽部不适等症。

一 饮食疗法

方1

【组　成】生姜、大枣各10克，红糖60克。

【适应证】急性鼻炎。症见流清涕。

【用　法】前二味加水煮沸后加红糖，当茶饮。

【来　源】《特效偏方》

方2

【组　成】白菜心250克，萝卜60克，红糖适量。

【适应证】急性鼻炎。

【用　法】白菜心、白萝卜水煎熟，入红糖即可。吃菜喝汤。

【来　源】《特效偏方》

二　单方对药

方1

【组　成】葱白适量。

【适应证】急、慢性鼻炎。

【用　法】葱白捣烂绞汁，在晚上用盐水洗净鼻腔后，以棉球蘸汁塞于鼻内，应左右交替，以免窒息。

【来　源】《民间偏方奇效方》

方2

【组　成】瓜蒂数个。

【适应证】鼻炎，外感风热型。症见鼻塞时轻时重，鼻痒，喷嚏，涕黄稠。

【用　法】瓜蒂放在瓦上焙干研末，吹于患处。每日3次，连用数日。

【来　源】《民间偏方奇效方》

三　按摩、针灸

1. 足部反射区按摩。

2. 手部反射区按摩：按揉鼻反射区。

3. 选用迎香、印堂、太阳、合谷、风池、曲池、足三里等穴，每次2~3穴，强刺激。

4. 在肺俞、天府、曲池等穴同时拔罐，每次10~15分钟，每日拔1次。

四　外治法

方1

【组　成】苍耳子、辛夷各9克，薄荷、白芷各6克，细辛2.5克，麝香0.6克。

【适应证】鼻炎。

【用　法】共研细末，喷鼻。每日1~2次。

【来　源】《验方治病10分钟》

方2

【组　成】芝麻油适量。

【功　效】清热润燥，消肿。

【适应证】各种鼻炎。

【用　法】滴入鼻腔，每侧3滴。每日3次。

【来　源】《特效偏方》

五　中成药

可对症选用鼻通丸、鼻炎康片、通窍鼻炎片、鼻咽清毒颗粒、千柏鼻炎片、辛夷鼻炎丸、辛芩颗粒、散风通窍滴丸、鼻炎片、鼻渊通窍颗粒、鼻渊舒胶囊、藿胆丸、通窍鼻炎颗粒等。

六 验方精选

方1

【组　成】辛夷花、苍耳子各15克，紫苏叶、石菖蒲、通草、葛根、蝉衣、桔梗、炙麻黄各10克，白芷、细辛、甘草、防风各5克。

【适应证】急性鼻炎，外感风寒型。症见鼻塞时轻时重，恶风寒，鼻痒，打喷嚏，流清涕，头痛。舌质淡，苔薄白，脉浮紧。

【用　法】常规煎服法。

【来　源】经验方

方2

【组　成】党参、黄芪各15克，诃子、白芷各10克，桔梗、防风各6克，细辛5克，甘草3克。

【适应证】急性鼻炎。

【用　法】常规煎服法。

【来　源】《病证治疗验方》

七 西医治疗

用生理盐水清洗鼻腔，以清除鼻内分泌物，改善通气；鼻内使用糖皮质激素，可起到抗炎、减轻充血的作用；鼻内使用减充血剂如1%麻黄素或1%链霉素交替滴鼻；如感染严重，可兼用抗生素治疗；发热头痛重者，可服解热镇痛药物。

八 生活常识与注意事项

1．宜多饮开水，饮食宜清淡，忌辛酸燥热等刺激性食物。

2．多休息，注意保暖，防止再度受寒着凉，加重病情。

3．服药期间应避风寒及接触过敏物质，并且发作时及早服药。指导正确擤鼻、使用滴鼻剂，防止滥用减充血剂，以免引起药物性鼻炎。

4．加强体育锻炼运动，提高体质，并常做鼻部保健操。

第十节　慢性鼻炎

慢性鼻炎是指鼻腔黏膜及黏膜下层的慢性炎症。急性鼻炎反复发作或治疗不彻底是造成慢性鼻炎最常见的病因。本病主要表现为：鼻阻塞常交替发生，鼻涕或多或少或清或黄。重者鼻阻塞常为持续性，且伴有头昏、头胀不适。检查可见鼻黏膜充血、肿胀。根据其不同症状及局部病理变化，可分为单纯性、肥大性、萎缩性三类。

一 饮食疗法

方

【组　成】老刀豆（带壳）30克，黄酒1盅。

【功　效】活血通窍。

【适应证】慢性鼻炎。

【用　法】将刀豆焙焦，研细末，用黄酒调服。每日1~2次。

【来　源】《特效偏方》

二 单方对药

方1

【组　成】蜂房1个。

【功　效】祛风攻毒，消肿排脓。

【适应证】慢性鼻炎。

【用　法】蜂房挤去糖汁，嚼食，每次30克。每日或隔日1次。

【来　源】《千家妙方》

方2

【组　成】鱼腥草30克，苍耳子10克。

【功　效】清热解毒，散寒通窍。

【适应证】慢性鼻炎。

【用　法】上药加水煎，分2次服。每日1剂。

【来　源】《千家妙方》

三 按摩、针灸

1. 足部反射区按摩。

2. 穴位按摩：拇指点按内庭、足三里、隐白、商丘、下巨虚等穴。每穴30~50次。

3. 以双手中指沿鼻梁两侧，从眼角至迎香穴部位上下搓动，每次以200下为宜，每天早晚各1次。搓揉时，勿压太紧，以免搓伤皮肤。常年坚持必有效果。

4. 用艾条悬灸迎香、百会、悬钟等穴，或用10%葡萄糖液做迎香穴位注射。

四 外治法

方1

【组　成】苍耳子（炒后）15~20粒，豆油50克。

【功　效】祛风，消炎，通窍。

【适应证】慢性鼻炎。

【用　法】豆油入锅，煮至沸腾无沫时放苍耳子，至苍耳子黑色焦状为止，再用纱布过滤。将过滤后的药油浸泡纱布（1厘米×4厘米）备用。用时取油纱条放置在双下鼻甲上，隔日或每日涂药1次。也可用此药油滴鼻，每日1次。

【来　源】《奇效方》

方2

【组 成】新鲜萝卜、大蒜各适量。

【功 效】祛痰下气，温肺化痰。

【适应证】慢性鼻炎。

【用 法】上药分别捣烂取汁，各取1毫升，混匀。分2次早、晚滴入鼻孔内，7日为1个疗程，连用2个疗程。

【来 源】《传世奇效偏方》

五 中成药

可对症选用都梁丸、鼻通丸、通关散、胆香鼻炎片、防芷鼻炎片、鼻渊胶囊、玉屏风丸、通窍鼻炎片、当归芍药散、千柏鼻炎片、鼻炎康片、辛夷鼻炎丸、香菊片、通窍鼻炎片、散风通窍滴丸、鼻炎片、鼻炎滴剂等。

六 验方精选

方1

【组 成】荆芥、防风各9克，辛夷、大黄、川芎、甘草各6克。

【功 效】清热凉血，祛风通窍。

【适应证】慢性鼻炎。

【用 法】常规煎服法。

【来 源】《千家妙方》

方2

【组 成】黄芪20克，白术10克，苍耳子9克，防风、辛夷花各6克，炙甘草5克。

【适应证】慢性鼻炎。

【用 法】常规煎服法。

【来 源】《千家妙方》

七 西医治疗

1. 用生理盐水清洗鼻腔，以清除鼻内分泌物，改善通气。

2. 鼻内使用糖皮质激素，可起到抗炎、减轻充血的作用。

3. 鼻内使用减充血剂及糖皮质激素喷鼻剂。

4. 慢性肥厚性鼻炎黏膜肥厚或对减充血剂不敏感者，可考虑鼻甲注射硬化剂，如鼻甲肥大甚至硬实，考虑部分鼻甲切除或电烙法。可根据情况选择手术治疗，如下鼻甲黏-骨膜下切除术、下鼻甲骨折外移术等，需手术者做好围术期的护理。

5. 积极治疗导致慢性鼻炎的全身和局部疾病。

第十一节 过敏性鼻炎

过敏性鼻炎又称变态反应性鼻炎。常见的过敏原有花粉、虫螨、动物毛发、粉尘、牛奶、鸡蛋、海鲜等。冷、热等物理因素亦可引起本病发作。

一 饮食疗法

方1

【组　成】鱼头2只（约150克，去鳃、洗净），生姜15克，辛夷花（纱布另包）12克，细辛3克，白芷2克。

【适应证】过敏性鼻炎属肺气虚外感风寒型。症见阵发性喷嚏，反复发作，鼻流清涕，涕稀色白，鼻塞。舌淡红苔薄白，脉浮缓。

【用　法】上药一同放入锅内，加水用武火煮沸后，改用文火煮2小时，调味即可，常吃。

【来　源】《民间偏方奇效方》

方2

【组　成】鸡肉（洗净切块）90克，鲜藿香15克，砂仁、石菖蒲各6克，生姜、大枣（去核）各少许。

【适应证】过敏性鼻炎，痰浊壅滞型。症见鼻流浊涕，色白不黄但有腥味，伴鼻塞头重，头目不清，喷嚏为阵发性。舌淡红苔白浊，脉缓。

【用　法】上药一同放入锅内，加水先用武火煮沸后，改用文火煮半小时，调味即可常吃。

【来　源】《民间偏方奇效方》

二 单方对药

方

【组　成】苍耳子30~40粒，麻油30毫升。

【适应证】过敏性鼻炎。

【用　法】将苍耳子轻轻捶破，放入小铝杯中，加入麻油，置文火上将油烧开，待苍耳子炸枯时，去苍耳子，待油冷后，装入干燥的玻璃瓶内备用。以消毒小棉球蘸上药油少许，涂于鼻腔内，每晚睡前塞于鼻腔内。每日1次，2周为1个疗程。

【来　源】《千家妙方》

三 外治法

方1

【组　成】王不留行籽。

【适应证】过敏性鼻炎。

【用　法】将王不留行籽消毒后，取1粒粘在小块胶布中间待用。用75%酒精消毒双耳、内鼻、外鼻、肺、肾上腺穴，每穴位贴上王不留行籽胶布，并按压30余下，使耳部产生胀、重、痛的感觉，每日3次以上。5日换药1次，休息2~3日再行第二次压药。4次为1个疗程。

【来　源】《单方偏方精选》

方2

【组　成】鹅不食草、白芷各10克，薄荷6克。

【功　效】祛风通窍。

【适应证】过敏性鼻炎。

【用　法】上药共研细末备用。每次取散少许吹入鼻孔内，每日吹数次，直至治愈为止。

【来　源】《千家妙方》

四　中成药

可对症选用辛夷散、防芷鼻炎片、辛芩冲剂、通窍鼻炎片、玉屏风颗粒、防感片等。

五　验方精选

方1

【组　成】杏仁、紫苏叶、桔梗、前胡、甘草各6克。

【适应证】过敏性鼻炎。

【用　法】常规煎服法。

【来　源】《特效偏方》

方2

【组　成】蜂蜜30克（对服），黄芪、诃子、干地黄、乌梅、豨莶草各10克，防风6克，柴胡3克。

【适应证】过敏性鼻炎。

【用　法】常规煎服法。

【来　源】《民间偏方奇效方》

六　西医治疗

1. 避免接触过敏原：经常开窗通风，勤晒被褥，勿养宠物。花粉症者，在花粉播散季节不宜外出郊游。

2. 选用抗组胺药：氯苯那敏、酮替芬、氯雷他定、苯海拉明、异丙嗪、维丁胶性钙、孟鲁司特。

3. 选用糖皮质激素：如糠酸莫米松（内舒拿）喷雾剂、布地奈德（雷诺考特）喷雾剂、丙酸氟替卡松（辅舒良）喷雾剂、丙酸倍氯米松鼻喷雾剂（伯克钠）、曲安奈德鼻喷雾剂（珍德）等。

4. 选用减充血剂：给予1%麻黄素滴鼻。

5. 变应原特异性免疫治疗：免疫治疗推荐使用标准化变应原制剂，疗程一般2~3年。给药途径目前有皮下注射、舌下含服。治疗过程中要严密观察，备好抢救药品和器械，警惕不良反应的发生。

七　生活常识与注意事项

避免长期处于环境污染的空气中，指导正确使用鼻喷雾剂和滴鼻剂。注意冷、热变化，防止病邪侵袭。对食物如牛奶、鸡蛋、海鲜，动物毛发，花粉，虫螨，粉尘，等等。要注意避开，防止过敏。

第十二节　萎缩性鼻炎

此病原因尚不清楚。发展缓慢，女性患者较多。该病特征为鼻黏膜萎缩，重者鼻甲骨膜及骨质萎缩，并可向下发展至鼻咽、口咽、喉腔等处。

一　饮食疗法

方

【组　成】丝瓜藤（取近根部位的）2~3米（洗净切段），猪瘦肉60克（洗净切片）。

【功　效】清热消炎，解毒通窍。

【适应证】萎缩性鼻炎。

【用　法】一同放入锅内，加水炖熟，去丝瓜藤，加精盐适量调服，饮汤吃肉。每日1剂，5日为1个疗程，服用1~3个疗程。

【来　源】《千家妙方》

二　单方对药

方

【组　成】芝麻油适量。

【功　效】消肿，清热润燥。

【适应证】各种鼻炎。

【用　法】每侧鼻腔滴3滴。每日3次。

【来　源】《千家妙方》

三　针灸

可作迎香穴位埋线治疗。

四　外治法

方1

【组　成】大蒜（选紫皮蒜最佳）。

【适应证】萎缩性鼻炎。

【用　法】蒜洗净，捣烂如泥，过滤取其汁，与生理盐水配成40%大蒜液，或与甘油配成50%大蒜油。用时以棉卷蘸液涂布鼻腔内，每日3次。

【来　源】《奇效方》

方2

【组　成】嫩桃树叶1~2片。

【适应证】萎缩性鼻炎。

【用　法】将桃叶揉成棉球状，塞入患鼻10~20分钟，待鼻内分泌大量清涕不能忍受时取出。每日4次，连用1周。

【来　源】《特效偏方》

五　验方精选

方1

【组　成】苍耳草、鸭跖草、玉米须、丝瓜藤各30克，鹅不食草6克。

【功　效】清热利水，祛风通窍。

【适应证】萎缩性鼻炎。

【用　法】每日1剂。

【来　源】《千家妙方》

方2

【组　成】玄参、生地黄、麦冬各等份。

【功　效】养肺润燥。

【适应证】萎缩性鼻炎。

【用　法】上药共研细末，炼蜜为丸，每丸重9克，每天早、晚各服1丸。

【来　源】《千家妙方》

六　西医治疗

1. 口服维生素B_1或维生素C，维生素E，以及维生素AD胶丸。

2. 鼻腔可滴鱼肝油、复方薄荷樟脑液体石蜡、1%链霉素溶液，25%葡萄糖甘油等。

3. 可用温生理盐水冲洗鼻腔。每次500毫升，每日2次。

4. 手术疗法：可做鼻腔外侧壁内移术、鼻腔黏膜下骨埋植术、前鼻孔关闭术。一年半后，再行前鼻孔成形术。

第十三节　急性鼻窦炎

鼻窦炎是由某种致病因素引起鼻窦发生的炎症。分为急性和慢性炎症两种。症见鼻流浊涕量多，间歇或持续性鼻塞，嗅觉减退，伴有头痛，口苦咽干等。相当于中医的“鼻渊”。

一　饮食疗法

方1

【组　成】蜂蛹40只，高粱酒1 000毫升。

【适应证】各型鼻窦炎。

【用　法】上药浸泡1个月后，过滤，取药装瓶备用。每次3毫升，饭后服。每日1次。20日为1个疗程。

【来　源】《民间偏方奇效方》

方2

【组　成】西瓜藤30克。

【适应证】鼻窦炎，风热袭肺型。症见涕黄或黏白量多，间歇性鼻塞。

【用　法】焙干研末，开水冲服。每日1剂，分2次冲服。

【来　源】《民间偏方奇效方》

二　单方对药

方

【组　成】苍耳子10克。

【适应证】鼻窦炎。

【用　法】用半碗水煎汤口服。每日2次。

【来　源】《偏方治大病》

三　外治法

方1

【组　成】大蒜适量。

【适应证】鼻窦炎。

【用　法】将大蒜切片贴或将大蒜捣如泥状，贴双足心。

【来　源】《药到病除小绝招》

方2

【组　成】香附、荜茇各半，大蒜适量。

【适应证】老年人鼻窦炎。

【用　法】将上药共捣成饼贴囟门，熨斗熨之。

【来　源】《药到病除小绝招》

四　中成药

可对症选用鼻窦炎口服液、川芎茶调丸、鼻通丸、鼻渊丸、胆香鼻炎片、芎菊上清丸、藿胆鼻炎胶囊、鼻窦炎合剂、鼻渊胶囊、玉屏风颗粒、都梁丸等。

五　验方精选

方1

【组　成】金银花15~30克，连翘12克，苍耳子、白芷、赤芍、桃仁、红花、薄荷（后下）各9克，陈皮5克。

【适应证】鼻窦炎。

【用　法】常规煎服法。

【来　源】《验方治病10分钟》

方2

【组　成】黄芪、薏苡仁各30克，败酱草15克，白术、苍耳子、辛夷花、白芷、防风、制附子（先煎）各9克，生甘草3克。

【适应证】鼻窦炎。

【用　法】常规煎服法。

【来　源】《验方治病10分钟》

六　西医治疗

1．全身治疗：①应用抗生素治疗，可选用阿莫西林胶囊、头孢羟氨苄片、头孢拉定胶囊、头孢克洛胶囊、左氧氟沙星片等。②应用抗过敏药，可选用氯雷他定、马来酸氯苯那敏等。③对邻近感染病变，应针对性治疗。

2．局部治疗：①鼻内用减充血剂和糖皮质激素治疗。②体位引流，促进鼻窦内分泌物的引流。③物理治疗。局部热敷、短波透热或红外线照射等。④鼻腔冲洗，用注射器或专用鼻腔冲洗器。

第十四节 慢性鼻窦炎

慢性鼻窦炎多为急性鼻窦炎治疗不彻底迁延演变或邻近器官组织炎症波及而致。本病属中医“鼻渊”范围。是因邪毒积聚鼻窍，伤及肺经，肺气虚损，致津液停阻，气滞则血滞，出现黏膜肿胀，浊涕长流。有因脾虚气弱，不能化湿，阻滞气机而致病。

一 单方对药

方1

【组　成】玉米须、归尾各适量。

【功　效】补血、和血，排脓生肌。

【适应证】鼻窦炎。

【用　法】玉米须晒干切短丝，归尾焙干研末。各取等量混匀，加入干净烟斗，点燃吸，每次吸1~2烟斗。每日吸5次。

【来　源】《千家妙方》

方2

【组　成】丝瓜藤连根30克。

【适应证】鼻窦炎。

【用　法】上药烧存性研末，每次3克，白水冲服。每日2次。

【来　源】《千家妙方》

二 按摩

1. 足部反射区按摩。

2. 鼻部按摩。

三 外治法

方1

【组　成】黄连6克，辛夷花（去心去壳）、豆蔻仁各3克。

【功　效】化痰热，通鼻窍。

【适应证】鼻窦炎。

【用　法】上药共研极细末，贮瓶备用。以棉裹药，塞纳鼻中。

【来　源】《千家妙方》

方2

【组　成】黄芪、白芷、苍耳子各6份，炒白术、防风、辛夷花各3份，石菖蒲、细辛、冰片各1份。

【功　效】益气健脾，祛风通窍。

【适应证】鼻窦炎，尤其小儿急、慢性鼻窦炎。

【用　法】上药共研细末，备用。每次取0.5克药末分别吹入鼻腔（用药前清洁外鼻道）。每日用药3次，5日为1个疗程。

【来　源】《千家妙方》

四 验方精选

方1

【组　成】辛夷花20克，菊花、川

芎各10克。

【功　效】祛风散热，活血止痛。

【适应证】急性鼻炎、鼻窦炎。

【用　法】上药共研细末。每次6克，开水冲服。每日2次。

【来　源】《千家妙方》

方2

【组　成】鱼腥草30克，辛夷花、菊花、白芷、苍耳子、牛蒡子各10克。

【功　效】清肺解毒，祛风通窍。

【适应证】鼻窦炎肺经蓄热型。

【用　法】常规煎服法。

【来　源】《千家妙方》

五　西医治疗

1. 鼻内应用减充血剂和糖皮质激素，改善通气和引流。

2. 黏液促排剂，如标准桃金娘油胶囊（吉诺通）等。

3. 鼻腔冲洗：生理盐水500毫升，每日1~2次，清除鼻腔分液物。可用生理盐水冲洗。

4. 上颌窦穿刺冲洗：每周1次，清除上颌窦腔内脓性分泌物，并可注入抗生素。

5. 应用负压置换法：用负压吸引法使药液进入鼻窦，用于额窦炎、筛窦炎和蝶窦炎，最宜用于慢性全鼻窦炎者。

6. 鼻腔手术。鼻中隔偏曲、中鼻甲肥大、鼻息肉或息肉样变、肥厚性鼻炎、鼻腔异物和肿瘤等造成窦口阻塞，须手术矫正或切除。

7. 鼻窦手术。保守治疗无效后可选择。鼻内镜手术较好，可解除鼻腔和鼻窦口的引流和通气障碍，尽可能地保留鼻腔和鼻窦结构，如中鼻甲、鼻窦正常黏膜和可良性转归的病变黏膜。

第十五节　鼻出血

鼻出血是临床常见症状之一，可单纯由鼻腔、鼻窦疾病引起，也可由某些全身性疾病所致，但前者多见。可单侧出血，也可双侧出血。

一　饮食疗法

方1

【组　成】茜草根30克，猪蹄2只，大枣5枚。

【适应证】鼻出血。

【用　法】加水煎煮，喝汤吃肉。每日1剂，一般1~2剂可愈。

【来　源】《验方治病10分钟》

方2

【组　成】生地黄15克，菊花10

克，乌梅2枚。

【适应证】鼻出血。

【用 法】上药沸水浸泡15分钟，或稍煮沸片刻，滤液加入红糖或白糖40克，代茶频饮。每日1剂。

【来 源】《验方治病10分钟》

二 单方对药

方1

【组 成】血余炭适量。

【适应证】鼻出血。

【用 法】头发烧灰，吹入鼻孔内即止。

【来 源】《外敷治病10分钟》

方2

【组 成】云南白药末适量。

【适应证】鼻出血。

【用 法】用消毒棉球蘸药末塞入鼻腔内，同时用手捏紧双侧鼻翼，止血更快。

【来 源】《外敷治病10分钟》

三 按摩、针灸

穴位按摩或针灸：可选昆仑、飞扬、承筋、至阴、风池、迎香、人中、合谷、上星等穴。

四 外治法

方1

【组 成】独头蒜1枚，冰片1克。

【适应证】鼻出血。

【用 法】将上药捣烂如泥状，敷贴于鼻旁迎香穴处。左侧病贴右侧，右侧病贴左侧。

【来 源】《外敷治病10分钟》

方2

【组 成】白及粉3克。

【适应证】鼻出血。

【用 法】用消毒棉球蘸药粉后塞入出血的鼻腔，1分钟后可止血。

【来 源】《外敷治病10分钟》

五 中成药

可对症选用羚羊清肺丸、清肺抑火丸、十灰散、栀子金花丸、四红丸、云南白药、龙胆泻肝丸、泻青丸、知柏地黄丸、大补阴丸、归脾丸、当归补血丸等。

六 验方精选

方1

【组 成】白茅根、藕节炭、龙骨、牡蛎各20克，生大黄、白及粉（冲服）各10克，生三七粉（冲服）5克。

【适应证】鼻出血。

【用 法】常规煎服法。

【来 源】《验方治病10分钟》

方2

【组 成】生地黄40克，白茅根25

克，玄参、麦冬、赤芍各20克，当归、牡丹皮各15克。

【适应证】阴虚血热型鼻出血。症见鼻出血时作时止，晚上较明显。

【用　法】常规煎服法。

【来　源】《验方治病10分钟》

七　西医治疗

1. 卧床休息，保持安静。出血量较少，可采用简易止血法。

2. 使用抗生素及止血剂，必要时使用镇静剂。可根据情况给予大量的维生素K、维生素C、卡巴克洛、仙鹤草素、凝血质等；如有休克情况出现，应做输血、补液、抗休克等处理。

3. 抽出鼻腔填塞物后2小时内宜卧床休息；指导正确使用滴鼻剂；嘱患者仍须注意饮食、休息，不宜过度活动，以防再次出血。

4. 其他方法：①用湿毛巾或冰袋冷敷前额部及鼻根部和后颈。②麻黄素棉片或肾上腺素棉片填塞鼻腔，压迫止血。③反复少量出血且能找到出血点者可用化学药物烧灼法或电烧灼法破坏出血点组织，使血管封闭或凝固而达到止血目的。④出血较剧烈、渗血面较大或出血部位不明者可采用以下方式止血：a. 鼻腔前鼻孔或后鼻孔填塞止血术；b. 部分患者可行鼻内镜下止血术；c. 极少数患者上述治疗无效，可根据出血部位行相应的血管栓塞术或结扎术。

八　生活常识与注意事项

1. 鼻出血原因较多，一般在出血时先做止血等紧急处理。出血严重者应全身使用止血剂、补液等治疗，必要时输血。教会患者或家属正确的简易止血法。高血压病患者应先用降血压药。

2. 饮食宜清淡，忌辛、辣、酸等刺激性食物，忌烟酒。精神应放松，切忌紧张、忧虑、激动。

九　预防

有鼻出血病史和家族史者，应积极防范，去除各种诱发因素。积极治疗相关病症。经常做鼻部卫生保健、鼻部按摩，去除挖鼻坏习惯及防外伤。少接触风沙，防气候干燥和燥热。适寒温、调饮食、加强运动。

第十六节　口舌溃疡

口舌溃疡是指口腔黏膜及舌部的溃疡性损害周期性反复发作的疾病，主要症状为口舌部出现浅表溃烂，形如黄豆，边缘色红，有黄色假膜，灼热疼痛，可单发或多发在口腔黏膜及舌的任何部位。属中医“口疮”范畴。

一 饮食治疗

方1

【组　成】蜂蜜适量。

【功　效】清热解毒，促进组织再生。

【适应证】口腔溃疡。

【用　法】将口腔洗漱干净，再用消毒棉签将蜂蜜擦于溃疡面上，15分钟后连口水一起咽下。每日数次。

【来　源】《特效偏方》

方2

【组　成】西瓜适量。

【功　效】清热解毒。

【适应证】口舌生疮。

【用　法】取西瓜瓤榨汁，用汁含口中2~3分钟后徐徐咽下。每日数次。

【来　源】《特效偏方》

二 单方对药

方1

【组　成】绿茶适量。

【适应证】口腔溃疡。

【用　法】用沸水冲泡成浓绿茶，在口腔内含漱即可。坚持用绿茶漱口，能加快口腔溃疡的愈合。

【来　源】《特效偏方》

方2

【组　成】细辛、蜂蜜各适量。

【适应证】多发性口腔溃疡。

【用　法】细辛研粉，每次取2克，用蜂蜜调成糊，放于纱布中，贴脐，胶布密封。每日换药1次，连用1周。

【来　源】《特效偏方》

三 按摩

1. 足部反射区按摩。

2. 穴位按摩：点按涌泉、内庭、行间、太冲、解溪、大钟、地仓、下关、大迎、曲池、合谷、手三里、承浆、下关、廉泉。

四 外治法

方1

【组　成】黄连、硼砂各10克，白矾、冰片各5克，青黛3克。

【适应证】口疮。

【用　法】共研极细末，装入瓶内密封备用。用时淡盐水漱口，然后用药末涂于患处。

【来　源】《验方治病10分钟》

方2

【组　成】茵陈蒿30克。

【适应证】单纯性口腔溃疡。

【用　法】上药以250毫升开水浸泡取液，轻者每日漱口数次，重者代茶饮。每日4次。

【来　源】《单方偏方精选》

五　中成药

可对症选用导赤丹、栀子金花丸、口腔炎喷雾剂、清胃黄连丸、牛黄清胃丸、清宁丸、六味地黄丸、口炎清冲剂、滋阴甘露丸、附子理中丸、金匮肾气丸、养胃丸、复方一枝黄花喷雾剂、三才封髓丹、二至丸、云南白药等。

六　验方精选

方1

【组　成】积雪草10克，石膏、寒水石各9克，青黛（布包）、甘草各3克。

【适应证】心火上炎之口疮。

【用　法】常规煎服法。

【来　源】《验方治病10分钟》

方2

【组　成】白茅根15克，生地黄、连翘、麦冬各10克，竹叶、甘草梢各5克，黄连1.5克。

【适应证】口疮。

【用　法】水煎15分钟左右，候凉，分3次服完，每日1剂。

【来　源】《验方治病10分钟》

七　西医治疗

1. 局部治疗：①口腔溃疡药膜贴敷，一日数次。②孤立溃疡可用10%硝酸银烧灼。③大溃疡可用确炎舒松混悬液，按溃疡大小，酌情浸润注射0.5~1.0毫升于溃疡基底部，每周1~2次。为减轻疼痛，可于药液中加等量2%利多卡因。④如疼痛时，可用0.5%~1%普鲁卡因液含漱。⑤2.5%金霉素甘油擦患处，每日4~5次。⑥口含华素片，每日5次。

2. 全身治疗：可选用苯海拉明、泼尼松（强的松）、地塞米松、免疫治疗调节剂等。

八　生活常识与注意事项

1. 起居有常，注意调节生活、工作节律，调整情绪，均衡饮食，忌吃辛辣、酸、油腻等刺激性食物。戒烟酒。注意口腔卫生，勤漱口。多吃新鲜水果、蔬菜，及时纠正偏食，保证摄食营养平衡。

2. 寻找复发诱因，避免和减少诱发因素的刺激。

第十七节　牙周炎

牙周炎是侵犯牙龈和牙周组织（包括牙周韧带、牙骨质和牙槽骨等部位）

的慢性炎症。表现为牙龈发炎肿胀，同时使菌斑堆积加重，并由龈上向龈下扩延。本病属中医的“牙疳”范畴。

一 饮食疗法

方①

【组　成】大活鲫鱼1条，五倍子、明矾各6克，黄酒适量。

【适应证】牙周炎。

【用　法】鲫鱼去肠肚留鳞，五倍子、明矾研细末填入鱼腹内，用黄泥封固烧存性，研为细末（或丸）。每次3克，黄酒送下。每日3次。

【来　源】《特效偏方》

方②

【组　成】金针菜60克，天冬20克，生地黄15克。

【功　效】清热消炎，滋阴润燥。

【适应证】牙周炎。

【用　法】加水煎服。每日1剂，连服5~7日。

【来　源】《特效偏方》

二 单方对药

方①

【组　成】爬岩姜15克。

【适应证】牙周炎。

【用　法】上药切细，泡开水含噙漱口。每日3次。

【来　源】《特效偏方》

方②

【组　成】马鞭草30克。

【适应证】牙周炎。

【用　法】水煎服。每日1剂。

【来　源】《特效偏方》

三 按摩

1. 足部反射区按摩。

2. 穴位按摩：点按涌泉、陷谷、太溪、足三里、厉兑、足窍阴、外关、内庭、颊车、颧髎、太阳、翳风、风池等穴。每穴30~50次。

四 外治法

方①

【组　成】瓦松、白矾各适量。

【适应证】牙周炎。

【用　法】等份水煎，徐徐漱之。

【来　源】《特效偏方》

方②

【组　成】老月黄10克，雄黄5克。

【适应证】牙周炎有效。

【用　法】上药共研细末，装瓶备用。在患处搽少许即可。注：月黄即藤黄，有毒，勿口服。

【来　源】《单方偏方精选》

五 中成药

可对症选用牛黄上清丸、清宁丸、

清胃黄连丸、齿痛消炎灵冲剂、清火栀子胶囊、知柏地黄丸、补肾固齿丸、三黄片、牙周片、增液颗粒、冰硼散、朱黄散、人中白散、六神丸等。

六 验方精选

方1

【组　成】炙甘草10克，细辛4克。

【适应证】牙周炎。

【用　法】加水400毫克，煮沸5分钟，加入绿茶1克即可，分3次饭后服。每日1剂。

【来　源】《特效偏方》

方2

【组　成】菊花、生甘草、海螵蛸各30克。

【功　效】清热泻火，止血敛疮。

【适应证】阳明湿热型牙周炎、牙周脓肿。

【用　法】常规煎服法。

【来　源】《传世奇效偏方》

七 西医治疗

1. 复方新诺明口服，每日2次。

2. 碘氧疗法：用探针或牙签将结晶的碘化钾粉末置于牙周袋的底部，再滴入3%~5%的过氧化氢溶液2~3毫升。每日治疗2~3次。

八 生活常识注意事项

1. 注意口腔卫生，彻底去除牙石及不良修复体、充填体等刺激物。饭后用淡盐水漱口，减少病菌在口中存活的机会。早晚按摩牙龈。

2. 注意口腔卫生清洁，积极保护牙齿，防止口腔感染。学会刷牙的方法，正确使用牙签、牙线，免伤及牙齿及牙周肌肉。切忌食过酸、过冷、过热食物。

第十八节　龋齿（牙痛）

龋齿也就是我们常说的“虫牙”“蛀牙”。症见牙釉质表面色素沉着、粗糙或成龋洞，遇热、酸、甜刺激引起疼痛。

一 单方对药

方1

【组　成】大黄5克，蜈蚣1条。

【功　效】泻火解毒。

【适应证】龋齿牙痛，尤其适于胃火牙痛。

【用　法】共研细末。温开水冲服，1次服完。孕妇忌用。

【来　源】《特效偏方》

方②

【组 成】菊花叶、地骨皮各30克。

【适应证】各种牙痛。

【用 法】加水煎服。每日2~3次。

【来 源】《特效偏方》

二 按摩、针灸

1. 足部反射区按摩。

2. 穴位按摩：点按涌泉、太溪、足三里、厉兑、内庭、颊车、颧髎、太阳、翳风、风池、外关、足窍阴、下关、巨髎、内关、合谷、少海。

3. 取合谷、下关、内庭、颊车、太阳穴和齿痛点（位于中指和无名指交叉处），每次取2~3穴，应用强刺激，不留针。

4. 耳针取穴上颊、下颊、牙痛、面颊等，应用强刺激，留针2~30分钟。

三 外治法

方

【组 成】皂荚、青盐适量。

【适应证】龋齿牙痛。

【用 法】将皂荚内以青盐填充，烧存性，研为细末，敷于痛处。

【来 源】《药到病除小绝招》

四 中成药

可对症选用牛黄上清丸、清宁丸、牙痛散、清胃黄连丸、齿痛消炎灵冲剂、清火栀子胶囊、知柏地黄丸、补肾固齿丸、丁细牙痛胶囊、肿痛安胶囊、齿痛消炎灵颗粒、齿痛冰硼散、复方牙痛酊、速效牙痛酊、脱牙敏糊剂等。

五 验方精选

方①

【组 成】夏枯草、萹蓄各30克，玄参15克，细辛5克。

【适应证】牙痛。

【用 法】常规煎服法。

【来 源】《单方偏方精选》

方②

【组 成】土牛膝40克，元参、生地黄各30克，细辛2克。

【适应证】牙痛。

【用 法】常规煎服法。

【来 源】《验方治病10分钟》

六 西药治疗

1. 浅龋的治疗：对于1年左右即将更换的乳牙，可用药物或者再矿化处理。其余应一次性充填完毕。

2. 中龋的治疗：应该去除变坏的牙体组织，水门汀垫底，上面再用永久充填材料。

3. 深龋的治疗：深龋不会产生自发性疼痛。视情况采取直接盖髓法或间接盖髓法。

4. 对症治疗：有炎症者，适当对

症给予抗生素治疗，如疼痛重者予镇痛剂治疗。

七 生活常识与注意事项

饭后用淡盐水漱口，减少病菌的感染。忌过冰冷、过热刺激牙齿。减少或消除菌斑，改变口腔环境，创造清洁条件是防龋的重要环节。

第十九节 急性咽炎

急性咽炎是咽部黏膜及黏膜下组织的急性炎症。主要表现为咽部干燥灼热疼痛，有部分患者伴随发热、恶寒、头痛等全身症状，自觉咽中不适，有异物感，或干痒灼热感，常有“吭”“喀”动作，症状早晨较轻，午后及入夜加重。

一 饮食疗法

方1

【组　成】绿豆芽50克，木蝴蝶10克，冰糖适量。

【功　效】清肺利咽。

【适应证】用于咽喉痹痛，声音嘶哑、咳嗽。

【用　法】用开水150毫升，温浸10分钟后当茶饮。

【来　源】《特效偏方》

方2

【组　成】葛根10克，桑叶6克，白糖适量。

【功　效】清热解毒。

【适应证】用于咽炎引起的发热恶寒、咽喉疼痛等。

【用　法】将葛根、桑叶洗净，切薄片。放入砂锅内，加水武火烧沸，再用文火煮25分钟，滤出药液。再加水200毫升煮20分钟，停火，过滤。把两次药液混合，加入白糖，代茶饮。

【来　源】《传世奇效偏方》

二 单方对药

方1

【组　成】鲜酢浆草30克（干品9克）。

【适应证】急性咽炎。

【用　法】上药加水煎服，少量多次当茶频饮，可加白糖、蜜糖或冰糖。

【来　源】《偏方治大病》

方2

【组　成】桑叶15克。

【功　效】清热消肿。

【适应证】咽喉肿大。

【用　法】加水煎2次温服。每日1剂。

【来　源】《古今桑系列验方大全》

三　按摩、针灸

1. 反射区按摩：在足部的咽喉、气管、支气管和肺反射区推按10分钟。

2. 穴位按摩：点按尺泽、神庭、百会、风池、廉泉、睛明、天突、翳风、天突、合谷等穴，每穴30~50次。

3. 耳部按摩：在上耳、鼻、咽喉反射区的痛点处贴王不留行籽，每日点按30下。

4. 高热肿痛甚时刺少商出血，针合谷、廉泉、鱼际。痰涎壅盛，牙关拘紧刺少商、商阳出血，针颊车、丰隆、天突。

四　外治法

方1

【组　成】巴豆0.2克，朱砂0.5克。

【适应证】各型咽炎。

【用　法】上药共研细粉，备用。将该细粉放入普通药膏中，贴于印堂穴与天突穴。

【来　源】《民间偏方奇效方》

方2

【组　成】醋50克，小独头蒜30克。

【功　效】消肿止痛。

【适应证】各型咽炎。

【用　法】将小独头蒜放醋中捣烂，调敷患处。

【来　源】《民间偏方奇效方》

五　中成药

可对症选用蓝芩口服液、岗梅口服液、利咽片、三黄片、双黄连口服液、新癀片、甘露消毒丹、西瓜霜片、双料喉风散、冰硼散、冰射散、一枝黄花喷剂等。

六　验方精选

方1

【组　成】生石膏30克，玄参、土牛膝、浙贝母、黄芩、全瓜蒌各15克，射干、赤芍、青果各12克，薄荷10克，甘草6克。

【适应证】急性咽炎。

【用　法】常规煎服法。

【来　源】《病证治疗验方》

方2

【组　成】夏枯草15克，玄参、赤芍、桔梗各12克，大黄、甘草各6克。

【适应证】急、慢性咽炎。

【用　法】常规煎服法。

【来　源】《病证治疗验方》

七 西医治疗

1. 可含服度米芬含片、华素片（西地碘片）、薄荷喉片、含碘喉片，或复方硼酸溶液含漱。

2. 抗菌和抗病毒治疗：抗菌药常用的有青霉素及磺胺类等药物，抗病毒药常用的有吗啉胍、金刚烷胺、干扰素及板蓝根注射液等。

3. 咳嗽选用甘草合剂及喷托维林等止咳药。

八 生活常规与注意事项

积极治疗鼻疗及鼻咽部慢性炎症性疾病，及时治疗伤风感冒；及时治疗附近组织疾患，避免进食强烈刺激性食物，如辛酸辣热炙煿之品。禁止吸烟、饮酒。

第二十节 慢性咽炎

慢性咽炎是指咽部黏膜的弥漫性炎症。常因急性咽炎反复发作，引起咽部黏膜充血、黏膜下淋巴组织增生，治疗不当或根治不彻底，而成慢性咽炎。慢性咽炎的主要症状为咽部干燥不适，有异物感，恶心，咽部充血呈暗红色，或稍有胀痛，咽后壁可见淋巴滤泡。

一 饮食疗法

方1

【组　成】天冬30克，橘络15克，粳米100克。

【适应证】咽炎，肺热伤阴型。症见咽痛不适，伴有微咳，口干欲饮。舌质红苔薄白。

【用　法】前二味药水煎取汁，与粳米煮为粥。每日1剂，连服7日。

【来　源】《民间偏方奇效方》

方2

【组　成】海带300克，白糖适量。

【适应证】咽炎，肺热伤阴型。症见咽痛红肿、口干灼热。

【用　法】海带洗净切丝，放入开水中烫一下捞出，用白糖腌3日食用。每次30克，每日1次。

【来　源】《民间偏方奇效方》

二 单方对药

方1

【组　成】罗汉果1个。

【适应证】梅核气，慢性咽炎，肺热型。症见咽痛，咽痒，干燥不适。

【用　法】罗汉果切碎，用沸水冲泡10分钟后，不拘时饮用。每日1~2次，每次1个

【来　源】《民间偏方奇效方》

方2

【组　成】鲜橄榄4 800克。

【适应证】慢性咽炎，风热型。症见咽喉肿痛、咳嗽、口干舌燥。

【用　法】将鲜橄榄煎汁1次，去核，再煎1次榨净。将2次药汁澄清过滤，蒸发成浓汁。加冰糖12 500克收膏。每次服半匙，开水化服。

【来　源】《民间偏方奇效方》

三　按摩

1. 足部反射区按摩。

2. 穴位按摩：拇指点按涌泉、内庭、太溪、照海、天突、照海、少商、太冲等穴，每穴30~50次。

四　外治法

方1

【组　成】紫金锭30克，三七15克，米醋适量。

【适应证】慢性咽炎。

【用　法】先将前二味药共研细末，分3次用醋调和为膏状，取药1份敷于颈前喉结上方凹陷处，固定，并用醋经常保持湿度。隔日换药1次，5次为1个疗程。

【来　源】《外敷治病10分钟》

方2

【组　成】七叶一枝花90克，金果榄、山苦瓜各30克，青黛15克，冰片1.5克。

【适应证】慢性咽炎。

【用　法】上药分别研成细末，然后合在一起搅拌均匀成药粉，装瓶密封备用。使用时每次取药粉少许，吹入咽部。每日5~10次，10日为1个疗程。

【来　源】《外敷治病10分钟》

五　中成药

可对症选用清喉咽合剂、口炎清冲剂、六味地黄丸、玄麦甘桔冲剂、知柏地黄丸、玉露保肺丸、利咽灵片、健民咽喉片、桂林西瓜霜、草珊瑚含片等。

六　验方精选

方1

【组　成】丹参30克，金银花、牛膝、郁金、玄参、僵蚕各15克，桔梗、甘草、枳壳各10克，木蝴蝶6克。

【适应证】慢性咽炎。

【用　法】常规煎服法。

【来　源】《病证治疗验方》

方2

【组　成】射干、金银花、玉竹、知母、麦冬各250克，红糖400克。

【适应证】慢性咽炎。

【用　法】加水7.5升煎成2.5升，装瓶备用。每次服10毫升，1日3次，10日为1个疗程。休息3~5日，再服1个疗程。

【来　源】《验方治病10分钟》

七　西医治疗

1. 可选用复方硼砂溶液、呋喃西林溶液、2%硼砂液或3%盐水含漱。

2. 激光或冷冻疗法，有一定疗效。

3. 对黏膜萎缩者，可涂3%碘甘油及经常服用维生素A、维生素C、维生素E。

第二十一节　急性扁桃体炎

急性扁桃体炎是指咽部淋巴组织的感染性疾患，引起原因多是细菌或病毒的感染，临床上细菌感染更为多见。

一　饮食疗法

方1

【组　成】青果10个，鲜萝卜1个，冰糖少许。

【功　效】清热消肿。

【适应证】扁桃体红肿发炎、咽炎。

【用　法】加水煎，代茶饮。每日服2次。

【来　源】《千家妙方》

方2

【组　成】苋菜150克，白糖50克。

【功　效】清热消炎，止痛。

【适应证】咽喉痛，扁桃体炎。

【用　法】苋菜洗净，捣烂取汁，加白糖调匀。每日服2次。

【来　源】《千家妙方》

二　单方对药

方1

【组　成】射干根、山豆根各6克。

【适应证】扁桃体炎。

【用　法】上药共研细末，每日吹患处3次。亦可加少许冰片于上药中。

【来　源】《千家妙方》

方2

【组　成】鲜荔枝草50克。

【功　效】凉血利尿，消肿止痛。

【适应证】扁桃体炎。

【用　法】水煎服。每日1剂。1剂见效，2~3剂即可痊愈。

【来　源】《千家妙方》

三　按摩

穴位按摩：可选用风府、风池、

翳风、廉泉、水突、中府、合谷、商阳等穴。

四 外治法

方1

【组 成】灯笼草30克。

【适应证】急性扁桃体炎。

【用 法】上药研末，炒焦，用酒调敷于喉外，加服灯笼草汤剂。

【来 源】《药到病除小绝招》

方2

【组 成】生大黄5~6克。

【适应证】小儿急性扁桃体炎。

【用 法】上药研细末，以食醋调敷足心，包扎8小时即可。每日1次，连续3~4次。

【来 源】《药到病除小绝招》

五 中成药

可对症选用蒲地蓝口服液、清喉利咽颗粒、牛黄解毒丸、栀子金花丸、喉症丸、玄麦甘桔冲剂、清喉咽合剂、藏青果冲剂、蓝芩口服液、双黄连口服液、锡类散、板蓝根冲剂等。

六 验方精选

方1

【组 成】金银花15~30克，山豆根9~15克，生甘草9克，硼砂（冲）1.5克。

【适应证】急性扁桃体炎。

【用 法】常规煎服法。同时配合锡类散吹患处。

【来 源】《单方偏方精选》

方2

【组 成】蒲公英、夏枯草、连翘、板蓝根各10克，前胡、桔梗、黄芩各5克，甘草3克。

【适应证】急性扁桃体炎。

【用 法】常规煎服法。

【来 源】《单方偏方精选》

七 西医治疗

1. 可选用青霉素、头孢唑林钠等。也可根据药敏试验改用其他种类的抗生素等，酌情使用糖皮质激素。

2. 咽痛剧烈或高热时，可选用双氯芬酸钠、对乙酰氨基酚等。

3. 局部治疗：常用复方硼砂溶液、复方氯己定含漱液或1：5 000呋喃西林液含漱。

4. 对频繁反复发作的急性扁桃体炎或有并发症者，可在急性炎症消退2~3周后行扁桃体摘除手术。

八 生活常规与注意事项

本病常并发扁桃体周围脓肿、咽旁脓肿、急性颈淋巴结炎、急性中耳炎、风湿性关节炎、风湿性心脏病及急性肾小球肾炎，因此，发病后应及早治疗，给予足量的抗生素。

第二十二节　慢性扁桃体炎

慢性扁桃体炎是临床上最常见的疾病之一，在儿童多表现为腭扁桃体的增生肥大，在成人多表现为炎性改变。一遇机体抵抗力下降，往往表现出多次、反复呈急性发作状态，如高热、咽痛剧烈、吞咽困难、全身乏力等。久之易成为“病灶感染”，可并发肾炎、心肌炎、风湿性心脏病及关节炎。

一　饮食疗法

方1

【组　成】白花蛇舌草6克，红花、橘络、乌梅、甘草各3克。

【功　效】清热解毒，理气活血。

【适应证】慢性扁桃体炎。

【用　法】上药加水煎，代茶饮。

【来　源】《千家妙方》

方2

【组　成】生地黄12克，玄参、麦冬、山豆根、牛蒡子各9克，甘草6克。

【功　效】滋阴泻火，解毒利咽。

【适应证】慢性扁桃体炎。

【用　法】上药加水煎，代茶饮。

【来　源】《千家妙方》

二　单方对药

方1

【组　成】鲜嫩丝瓜3条。

【功　效】清热解毒，消肿止痛。

【适应证】扁桃体炎。

【用　法】将丝瓜洗净，捣烂取汁，每次饮1杯。每日3次。

【来　源】《特效偏方》

方2

【组　成】黑木耳10克。

【功　效】凉血止血，润燥生肌。

【适应证】扁桃体炎。

【用　法】将黑木耳焙干，研成细面，用小细管吹向喉内，吹数次即愈。

【来　源】《特效偏方》

三　按摩

穴位按摩：点按风池、肩井、风府、廉泉、天突、气舍、水突、翳风、合谷、曲池、极泉、涌泉等穴，每穴30~50次。

四　外治法

方1

【组　成】蝎尾5克。

【适应证】慢性扁桃体炎。

【用　法】上药烘干研为细末，取药粉适量，撒于两块3厘米×3厘米的胶布上面，然后分别贴敷在颈部两侧的天容穴处。每24小时换药1次，3~5次为1个疗程。

【来 源】《外敷治病10分钟》

方2

【组 成】生附子20克，食醋适量。

【适应证】慢性扁桃体炎。

【用 法】将生附子烘干研成极细末，用醋调成糊状药膏。取药膏适量敷于涌泉穴，外盖塑料薄膜，绷带包扎。12~14小时换药1次，连用3~5次。

【来 源】《外敷治病10分钟》

五 中成药

可对症选用金果饮、扶正养阴丸、清热养阴丹、六味地黄丸、增液冲剂、知柏地黄丸等。

六 验方精选

方1

【组 成】金银花、芦根各15克，连翘、射干、山豆根、板蓝根、黄芩、玄参各12克，牛蒡子、薄荷各10克。

【适应证】扁桃体炎。

【用 法】常规煎服法。

【来 源】《验方治病10分钟》

方2

【组 成】白花蛇舌草、野菊花、白茅根、地苦胆、积雪草各30克。

【适应证】扁桃体炎。

【用 法】常规煎服法。

【来 源】《验方治病10分钟》

七 西医治疗

1. 抗生素应用同急性扁桃体炎。

2. 免疫疗法或抗变应性治疗，可选用转移因子或匹多莫德。

3. 慢性扁桃体炎具备手术适应证者，行扁桃体切除术，是有效而彻底的治疗方法。

第二十三节 声音嘶哑

声音嘶哑是喉部（特别是声带）病变的主症，多由喉部病变所致，如声带息肉、声带小结、喉肿瘤等，也可由全身性疾病所引起。

一 饮食疗法

方

【组 成】甘蔗60克，麦冬9克，胖大海3枚。

【适应证】声音嘶哑。

【用 法】上药加水稍煎取汁，不

拘时，徐徐缓饮。

【来　源】《偏方治大病》

二　单方对药

方

【组　成】青蒿60克，胖大海3枚。

【适应证】声音嘶哑。

【用　法】上药加水300毫升煎服。每日1剂。

【来　源】《偏方治大病》

三　按摩

1. 手部按摩：按揉咽喉反射区，按压声带反射区。

2. 刺激舌部反射区：用一块清洁的纱布包裹着舌头，用手指夹住舌头，然后轻轻地把舌头向外拉扯，以感觉良好为度，接着把舌头向两侧摆动。

四　中成药

可对症选用青果丸、金嗓开音丸、清音丸、金沸止嗽丸、橄葱茶、喉症丸含化、清咽利膈丸、金果饮、金嗓清音丸、清喉咽合剂、扶正养阴丸、金嗓利咽丸、金嗓散结丸、声响丸、胖大海喉片、铁笛片等。

五　验方精选

方1

【组　成】全瓜蒌18克，沙参12克，百合、牛蒡子、茯苓、前胡、当归、法半夏、赤芍各10克，桔梗5克。

【适应证】声带息肉。

【用　法】常规煎服法。

【来　源】《单方偏方精选》

方2

【组　成】苏梗、杏仁、桔梗、前胡、蝉蜕、木蝴蝶各10克，牛蒡子、诃子各6克，甘草3克。

【适应证】外感失声。

【用　法】常规煎服法。兼咽痒咳嗽者加麻黄绒（炙）10克，细辛3克；喉干舌燥者加芦根15克，槟榔10克；咽痛者加赤芍15克，射干10克。

【来　源】《偏方治大病》

第二十四节　中耳炎

中耳炎包括分泌性中耳炎、急性化脓性中耳炎、慢性化脓性中耳炎。

一　饮食疗法

方1

【组　成】龙胆草、醋柴胡、川芎

各2克，甘菊花、生地黄各3克。

【功　效】清泻肝胆热。

【适应证】急性化脓性中耳炎，肝经湿热型。症见耳内疼痛渐重或跳痛，疼痛向头部放散，流脓后疼痛减轻，耳鸣声粗，听力障碍。

【用　法】上药共研为粗末，沸水冲泡，不拘时当茶饮。每日1剂。

【来　源】《民间偏方奇效方》

方2

【组　成】茯苓15克，粳米50克。

【功　效】健脾渗湿。

【适应证】化脓性中耳炎。

【用　法】茯苓研细末，与粳米同入砂锅内，加水500毫升煮成稠粥。每日2次，分早、晚温热服食。

【来　源】《特效偏方》

二　中成药

可对症选用银翘解毒丸、羚翘解毒丸、龙胆泻肝丸、六味地黄丸、耳聋左慈丸、七厘散、六神丸（外用）、牛黄解毒片等。

三　验方精选

方1

【组　成】党参、黄芪各30克，金银花15克，当归、赤芍、玄参、车前子、黄柏、知母各10克，甘草5克。

【适应证】慢性中耳炎，长期流脓不止，精神倦怠者。

【用　法】常规煎服法。

【来　源】《验方治病10分钟》

方2

【组　成】生地黄、白芍、白术、磁石、牡蛎（先煎）、麦冬各10克，大枣10枚，葱白6克，甘草3克。

【适应证】化脓性中耳炎。

【用　法】常规煎服法。

【来　源】《验方治病10分钟》

四　西医治疗

1. 保持鼻腔及咽鼓管通畅，可用1%麻黄碱液和含有激素的抗生素滴鼻剂交替滴鼻，也可选用复方黄连滴耳液、0.25%氯霉素溶液、0.5%四环素溶液、1%链霉素溶液、2%~5%石炭酸甘油滴耳液等。

2. 遵医嘱用药。选用合适的抗生素控制感染，稀化黏素类药物有利于纤毛的排泄功能。适当应用糖皮质激素类药物，可减轻炎性渗出。

3. 配合医生行鼓膜穿刺抽液。若积液黏稠，可根据病情行鼓膜切开或鼓膜置管术。

4. 需手术者做好术前准备，术后预防感冒，防止术耳进水。

5. 积极治疗咽部或鼻腔疾病，如扁桃体炎、腺样体肥大、鼻息肉等。

第二十五节　梅尼埃病

梅尼埃病是以膜迷路积水为主要病理基础，以发作性眩晕、波动性耳聋、耳鸣和耳胀满感为临床特征的内耳疾病。

一　饮食疗法

方1

【组　成】生姜10克。

【适应证】脾胃虚寒型眩晕（梅尼埃病）。

【用　法】上药嚼后咽下。

【来　源】《单方偏方精选》

方2

【组　成】木槿花15朵，荠菜50克（鲜者加倍），黄糖40克，鸡蛋4个。

【适应证】内耳眩晕病。

【用　法】前二味药加水1 000毫升，文火煎沸5分钟，去荠菜，再将鸡蛋打入，蛋熟后加入黄糖搅溶化即可。趁热喝汤吃蛋，卧床休息。

【来　源】《单方偏方精选》

二　单方对药

方

【组　成】新鲜仙鹤草（连根）100~300克。

【适应证】梅尼埃病。

【用　法】加水煎沸后去渣，熬成300毫升，分早、中、晚3次服或频服。每日1剂，直至病愈。

【来　源】《单方偏方精选》

三　外治法

方1

【组　成】鲜生地黄若干段。

【适应证】梅尼埃病。

【用　法】将鲜生地黄洗净，取一段大小适宜的塞于患侧外耳道，每4小时换1次。5~7日为1个疗程。注意不要塞置太深，防止损伤鼓膜。

【来　源】《外敷治病10分钟》

方2

【组　成】白芷、川芎、吴茱萸各30克。

【适应证】梅尼埃病。

【用　法】将上药混合后研成细末，装瓶备用。用时取细末适量，以温开水调为糊状，直接敷于肚脐上，固定。每2日换药1次，病愈为止。

【来　源】《外敷治病10分钟》

四　中成药

可对症选用复方首乌地黄丸、眩晕宁颗粒、消眩止晕片、强力定眩片、平眩胶囊、半夏天麻丸、全天麻片、天麻定眩宁、复方天麻蜜环糖肽片、复方丹参片、逐瘀通脉胶囊、旋覆代赭丸、当归芍药散、杞菊地黄丸、川芎茶调散、礞石滚痰丸等。

五　验方精选

方1

【组　成】钩藤（后下）40克，姜竹茹、泽泻各30克，法半夏12克。

【适应证】梅尼埃病。

【用　法】常规煎服法。

【来　源】《单方偏方精选》

方2

【组　成】党参、生姜各12克，吴茱萸10克，大枣4枚。

【适应证】梅尼埃病。

【用　法】常规煎服法。伴恶寒、四肢不温者加炮附子、桂枝各10克；伴呕甚、多痰涎者加代赭石15~30克，法半夏10~15克；气虚甚加黄芪30克。

【来　源】《单方偏方精选》

六　西医治疗

1. 发作期对症处理：对初次发作或间隔1年、数年再次发作者，应予积极对症处理。可选用茶苯海明、盐酸氟桂利嗪、地西泮、盐氯丙嗪等。

2. 间歇期药物治疗：可选用甲磺酸倍他司汀、盐酸异丙嗪、氢氯噻嗪、盐酸氟桂利嗪等。

3. 手术治疗：适用于发作频繁、病状较重、病程较长，并对工作、生活有明显影响者。

附：良性阵发性位置性眩晕的西医治疗：①避免出现眩晕的头位或体位。②耳石复位疗法（首选）。通过改变头位，使沉积的耳石从壶腹嵴松脱，复位到椭圆囊斑上。③眩晕严重者可用前庭抑制剂。

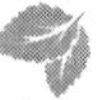

第十一章 皮肤科疾病

第一节 皮肤瘙痒症

皮肤瘙痒症是指无原发皮疹，但有瘙痒症状的一种皮肤病，属于神经性皮肤病，是一种皮肤神经官能症疾患。属中医“痒风”“瘙痒”的范畴。

一 饮食治疗

方1

【组　成】苦菜干、绿豆、猪大肠、食盐各适量。

【适应证】皮肤瘙痒症，风热血燥型。症见皮肤瘙痒，外感风热加剧。

【用　法】把绿豆洗净先煮20分钟，然后装入洗净的猪大肠内，两端扎好，与苦菜干共煮熟，用盐调味，数次吃完。隔1~2日服1剂。

【来　源】《民间偏方奇效方》

方2

【组　成】泥鳅30克，食盐少许，大枣15克。

【适应证】皮肤瘙痒症，血虚肝旺型。症见皮肤瘙痒、干燥者。

【用　法】把泥鳅洗净，与大枣煎汤，熟后入盐少许调味服食。每日1剂，连用半个月。

【来　源】《民间偏方奇效方》

二 单方对药

方1

【组　成】蝉蜕、大叶薄荷各20克。

【适应证】风气客于肌表，瘙痒不已。

【用　法】上药共研为末，温酒调服2克。不拘时服。

【来　源】《偏方大全》

方2

【组　成】露蜂房、蛇蜕各20克。

【适应证】风气客于肌表，瘙痒不已。

【用　法】分别洗净，蜜炙令焦，共研细末，温酒调服3克。每日3次。

【来　源】《偏方大全》

三 按摩、针灸

1. 足部反射区按摩。

2. 穴位按摩：拇指点按涌泉、行间、太冲、京骨、侠溪、三阴交、血海等穴，每穴30~50次。

3. 推按皮肤病效应区（足后跟腱）。

4. 选涌泉、行间、太冲、京骨、侠溪、三阴交、血海等穴进行针灸。

四 外法治疗

方1

【组　成】老葱（连根带子）3根。

【适应证】皮肤瘙痒症。症见全身泛发性瘙痒，晚间加重，难以遏止。

【用　法】加水煎，趁热敷患处。

【来　源】《民间偏方奇效方》

方2

【组　成】生车前子30克，蜂蜜50毫升。

【适应证】遍身瘙痒难忍。

【用　法】生车前子研为末，用蜂蜜调搽患处。

【来　源】《偏方大全》

五 中成药

可对症选用消风止痒冲剂、皮肤病血毒丸、乌蛇止痒丸、湿毒清胶囊、天麻丸、乌蛇止痒丸、润燥止痒丸、肤痒颗粒、金蝉止痒颗粒、消风止痒颗粒、当归补血丸等。

六 验方精选

方1

【组　成】白芍30克，栀子、天花粉、柴胡各9克，甘草6克。

【适应证】身痒，为火郁不散所致。

【用　法】常规煎服法。

【来　源】《偏方大全》

方2

【组　成】大枣10枚，干姜9克，桂枝6克。

【功　效】疏风散寒。

【适应证】风寒袭表型皮肤瘙痒。

【用　法】水煎服。每日1剂，1周为1个疗程。

【来　源】《特效偏方》

七 西医治疗

1. 一般治疗：避免搔抓、摩擦、肥皂热水烫洗，以及饮酒、喝浓茶、浓咖啡，忌食辛辣及肥甘厚腻食物。并调理胃肠功能，保持情绪舒畅。

2. 原发病治疗：对于有原发病如肿瘤、糖尿病等疾病的患者，注重原发病的治疗。

3. 对症治疗：①老年性瘙痒症可用激素治疗，男性可选用丙酸睾酮、甲基睾酮等，女性可选用己烯雌酚、黄体酮等。②应用光疗治疗。

4. 全身治疗：瘙痒剧烈时，可选

用氯丙嗪、苯海拉明、普鲁卡因等。

5. 局部治疗：①夏季可用止痒水涂患处。②冬季可用酚柳青涂患处。③全身瘙痒症可用淀粉浴。④局部瘙痒可用1%氢化可的松软膏或氟轻松软膏涂患处。

八 生活常识与注意事项

及时增减衣服，避免冷热过度刺激。内衣以棉织品为宜。饮食宜清淡，少吃过于辛酸、苦辣食物，少饮浓茶、浓咖啡、酒。防止药物、动物、植物、食物引起的过敏。及时治疗相关病症，免诱发本病。

第二节　湿疹

湿疹是一种常见的由多种内外因素引起的表皮及真皮浅层的炎症性皮肤病，一般认为与变态反应有一定关系。其临床表现具有对称性、渗出性、瘙痒性、多形性和复发性等特点，是一种过敏性炎症性皮肤病。以皮疹多样性，对称分布、剧烈瘙痒反复发作、易演变成慢性为特征。

一 饮食治疗

方1

【组　成】粳米30克，冬瓜适量。

【适应证】湿疹。

【用　法】加水同煮，食用。

【来　源】《特效偏方》

方2

【组　成】黄花菜（即苜蓿菜）鲜根30克。

【功　效】清热利湿。

【适应证】湿疹。

【用　法】水煎去渣，饮服。

【来　源】《特效偏方》

二 单方对药

方1

【组　成】绿豆100克。

【功　效】清热解毒，清暑利湿。

【适应证】湿疹。

【用　法】煎水饮服。

【来　源】《特效偏方》

方2

【组　成】鲜马齿苋300克。

【适应证】急性湿疹。

【用　法】洗净切碎，煎汤服食。每日1剂，连服5~7剂。

【来　源】《特效偏方》

三 按摩、针灸

1. 足部反射区按摩。

2. 穴位按摩：拇指点按大都、太白、三阴交、下巨虚、足三里、阴陵泉等穴，每穴30~50次。

3. 取大椎、曲池、足三里等穴，备穴取血海、三阴交、合谷等穴；亦可根据皮疹部位不同在附近取穴。针灸手法应用：急性湿疹用泻法，慢性湿疹用补法。

四 外法治疗

方1

【组　成】五倍子、苦参、地肤子、蛇床子各20克，百部、白鲜皮、土茯苓、苍耳子各15克，荆芥、白矾各10克。

【功　效】清利湿热，祛风止痒。

【适应证】湿热型湿疹。症见疹色潮红，瘙痒难忍，局部肿胀、糜烂，浸淫成片，口干苦，小便黄。舌红，苔黄腻，脉滑数。

【用　法】上药加水煎汤，熏洗患处。每日2次。

【来　源】经验方

方2

【组　成】蒲公英30克，石菖蒲、苦参、虎杖各20克。

【适应证】湿疹，湿热型。症见潮红、肿胀、瘙痒、糜烂、浸淫成片。舌红，苔黄腻，脉滑数。

【用　法】将上药研细末，熬制成膏，外敷患处。

【来　源】《民间偏方奇效方》

五 中成药

可对症选用龙胆泻肝丸、湿毒清胶囊、乌梢蛇止痒丸、皮肤病血毒丸、润肌皮肤膏、鹅掌风药水、四妙丸、皮敏消胶囊、金鸡颗粒（阴囊湿疹）、皮肤康洗液、黑豆馏油软膏、除湿止痒软膏等。

六 验方精选

方1

【组　成】生地黄、土茯苓、白鲜皮、薏苡仁各20克，知母、黄柏、赤芍、萆薢各15克，苦参、乌蛇、地肤子、防风各10克，荆芥、羌活、蝉蜕各5克。

【功　效】清利湿热，祛风止痒。

【适应证】湿热型湿疹。症见疹色潮红，瘙痒难忍，局部肿胀、糜烂，浸淫成片，小便黄。舌红，苔黄腻，脉滑数。

【用　法】常规煎服法。

【来　源】经验方

方2

【组　成】桑椹、百合各30克，大

枣10枚，青果9克。

【适应证】慢性湿疹。症见多次反复发作，病程日久，皮肤粗糙变厚，境界清楚，有明显瘙痒，血痂。

【用　法】常规煎服法。连续服用10~15日。

【来　源】《民间偏方奇效方》

七　西医治疗

1. 全身治疗可选用：①抗组胺类药物：如苯海拉明、布克利嗪、氯苯那敏、阿司咪唑等。②慢性反复发作者，选用美吡拉敏。③病情严重的急性期，经上述方法治疗，仍不能控制者，可选用泼尼松或苯海拉明加维丁胶性钙肌内注射。④急性期选用钙剂、维生素C、硫代硫酸钠静脉注射或用普鲁卡因静脉封闭，必要时还可用镇静安定剂。

2. 局部疗法：①急性期：可选用3%硼酸水或1/4 000呋喃西林溶液湿敷患处，炉甘石洗剂外涂患处。②亚急性期：可选用花生油50克，氧化锌、羊毛脂各25克，加入少量石灰水调匀外敷，氧化锌糊剂、焦油类糊剂或皮质类固醇霜剂外用。③慢性期：可选用2‰的鱼石脂或2%~5%黑豆馏油敷患处。

3. 其他：对上述治疗效果欠佳者，可再选用赛庚啶、酮替芬、氯雷他啶、西替利嗪等，慢性湿疹患者可联用2~3种不同类的抗组胺药或交替使用。

第三节　带状疱疹

带状疱疹是由水痘带状疱病毒所引起的一种以沿周围神经分布的群集性疱疹和神经痛为特征的急性病毒性皮肤病。主要特点为簇集水疱，沿一侧周围神经作群集带状分布，常伴有明显神经痛。本病属中医“缠腰火龙”“缠腰火丹”，民间俗称“蛇丹”“蜘蛛疮”。

一　饮食疗法

方1

【组　成】菱角500克，红糖、粳米各100克。

【功　效】清热祛湿。

【适应证】湿热型带状疱疹。

【用　法】菱角煮熟，去壳取肉，切碎。粳米加水煮至米粒开花时，放入菱角煮成稠粥，加入红糖调味。作早餐食用。

【来　源】《特效偏方》

方2

【组　成】柴胡15克，陈皮、当归各9克，鸡蛋1只。

【功　效】活血养血，理气止痛。

【适应证】气滞血瘀型带状疱疹。症见皮损消退后局部疼痛不已等。

【用　法】共置锅内，加水同煮，鸡蛋熟后去壳再入锅煮15~20分钟，去渣，吃蛋喝汤。每日1剂，连服5~7日。

【来　源】《特效偏方》

二　单方对药

方1

【组　成】仙人掌适量，糯米粉少许。

【功　效】清热解毒。

【适应证】带状疱疹。

【用　法】仙人掌去刺捣烂，拌入糯米粉调匀，外敷于患处。每日换药1~2次。

【来　源】《传世奇效偏方》

方2

【组　成】大蒜500克，醋65毫升。

【适应证】带状疱疹。

【用　法】大蒜捣烂，加入醋中浸泡24小时，取汁，外涂患处。每日5~6次。

【来　源】《传世奇效偏方》

三　外治法

方1

【组　成】鲜白花蛇舌草100克，冰片2克。

【功　效】清热解毒。

【适应证】带状疱疹。

【用　法】将白花蛇舌草洗净晾干，捣烂挤汁，加冰片调匀外搽患处，干后再涂。

【来　源】经验方

方2

【组　成】马铃薯500克。

【适应证】带状疱疹。

【用　法】捣烂如泥，涂敷患处。每日2~4次。

【来　源】《特效偏方》

四　中成药

可对症选用七厘散、龙胆泻肝丸、消风散丸、银翘解毒丸片、穿心莲片、新癀片、板蓝根颗粒、牛黄解毒丸、九气拈痛丸等。还可用六神丸研细末加适量醋调匀，外涂患处。

五　验方精选

方1

【组　成】败酱草、马齿苋各15克，茵陈蒿、猪苓、鲜仙人掌各10克，金银花、紫草、大黄、木通各5克。

【功　效】清热、利湿、解毒。

【适应证】带状疱疹。

【用　法】常规煎服法。

【来　源】《传世奇效偏方》

方2

【组　成】乌蛇、防风、当归各15克，荆芥、赤芍、白芍、柴胡、黄芩各12克，黄柏、生地、黄连各10克，甘草6克。

【适应证】带状疱疹。

【用　法】常规煎服法。

【来　源】民间方

六　西医治疗

1. 一般治疗：皮损处及周边皮肤保持清洁，避免搔抓，防止感染。

2. 病因治疗：以抗病毒治疗为主，可选用阿昔洛韦、盐酸伐昔洛韦片等。

3. 对症治疗：①皮损较重者，在上述治疗基础上加用干扰素。②老年患者及发生于耳部、三叉神经分布区者，如无严重禁忌证应早期给予泼尼松、地塞米等。③疱疹伴神经痛者，可用吲哚美辛、阿咪替林，或加服艾司唑仑或局部注射2%利多卡因、泼尼松等。④营养神经可用维生素B_1、维生素B_{12}或胸腺喷丁加入氯化钠中静脉滴注。⑤合并细菌感染者配合应用抗生素。

4. 其他治疗：①音频电疗法及激光照射皮损处可消炎止痛、缩短病程。②后遗神经痛的患者以中医中药配合针灸理疗为佳。对于皮质类固醇能否防后遗神经痛有不同的意见，有报道用小剂量（30毫克/日）短程（7~10日）泼尼松在带状疱疹早期（发病72小时内）给药预防，对老年人后遗神经痛的发生取得较好的效果，急性期疼痛明显缩短和减轻。③外用药：可选用喷昔洛韦霜、阿昔洛韦霜、碘苷溶液、紫草油或3%硼酸溶液等。

第四节　神经性皮炎

神经性皮炎是一种以瘙痒和苔藓化为特征的慢性皮肤病。初为局部瘙痒，随后出现多角形或三角形扁平丘疹，坚实、干燥，淡褐色或皮肤色，日久融合成片，增厚扩大，苔藓样变。局限型损害境界清楚，好发于颈部；播散型损害境界多为弥漫，分布十分广泛。均伴有剧痒。

一　单方对药

方1

【组　成】蒜瓣、米醋各适量。

【功　效】散瘀，杀虫，解毒。

【适应证】神经性皮炎。

【用　法】将蒜瓣洗净捣烂，然后用纱布包扎浸于适量米醋内，2~3小时取出，以包擦洗患处。每日2次，每次10~20分钟。

【来 源】《偏方大全》

方2

【组 成】鲜天胡荽全草适量。

【适应证】神经性皮炎。

【用 法】上药洗净阴干，捣烂取汁。使用前先在神经性皮炎部位刮破表皮至略渗血，然后用天胡荽汁涂擦患处。每日2~3次。

【来 源】《单方偏方精选》

二 针灸

艾条1支。把艾条点燃，悬灸于患者神阙、曲池及局部穴位，各灸1壮，每日1次，连续灸5~10日为1个疗程。若艾灸后再于其上喷姜水，疗效更佳。

三 外治法

方

【组 成】鲜羊蹄根、土槿皮、生半夏、生南星、生川乌、生草乌、闹羊花、细辛各适量。

【适应证】神经性皮炎，血虚风燥型。

【用 法】放入50%酒精中浸泡外用。

【来 源】《民间偏方奇效方》

四 中成药

可对症选用消风散丸、顽癣敌、冰黄肤乐软膏、润肌皮肤膏、癣药玉红膏等。

五 验方精选

方1

【组 成】牡丹皮25克，金银花、连翘、桑白皮、白芷、荆芥、白鲜皮、蒺藜各15克，防风、生地黄、蝉蜕各10克，全蝎5克，蜈蚣1条。

【功 效】清热解毒，清金健脾，祛风止痒。

【适应证】神经性皮炎。

【用 法】常规煎服法。每日1剂。7日为1个疗程，疗程间隔3日。或将上药研成细末，香油调敷患处，2周为1个疗程。

【来 源】《古今桑系列验方大全》

方2

【组 成】蚌肉30克，金针菜15克，丝瓜络10克，食盐适量。

【适应证】神经性皮炎。血热风盛型。症见玫瑰红色斑片，附糠秕状鳞屑。

【用 法】把蚌肉洗净，与后二味药共同煎汤，调味后服食。每日1剂，连用10~12剂。

【来 源】《民间偏方奇效方》

六 西医治疗

1. 全身治疗：①对于精神紧张、失眠者，予以安定、氯氮平或氯丙嗪。②皮肤瘙痒剧烈者，给予抗组胺药如苯海拉明，或三环类抗抑郁药如多塞平、阿米替林等。③泛发型者可先用0.25%普鲁卡因等。

2. 局部治疗：①可选用地塞米松、泼尼松龙或倍他米松、曲安奈德加适量盐酸普鲁卡因，作局部皮下封闭。②苯海拉明局部封闭。③初起皮疹外涂可的松或氟轻松软膏效果很好。

七 生活常识与注意事项

本病多属情志不畅，肝气郁结，久郁化火，复感毒邪而致，故保持正常心态，切忌兴奋、忧郁、愤怒等过度情志。

第五节 痱子

痱子是夏天最常见的皮肤急性炎症，由汗孔阻塞引起，多发生在颈、胸背、肘窝、腋窝及手臂屈侧等部位，小儿多见。初起时皮肤发红，然后出现针头大小的红色丘疹或丘疱疹，密集成片，其中有些丘疹呈脓性。生了痱子后剧痒、疼痛，有时还会有一阵阵热辣的灼痛，表浅疱疹易破等表现。本病属中医学“热痱”“瘙痒”等范畴。临床分为晶痱（俗称白痱子），常见于新生儿，或儿童突然大汗暴晒之后；红痱子（红色汗疹），多见于婴幼儿及儿童；脓痱子，它是以孤立、表浅与毛囊无关的粟粒脓疱为特点，治疗上以清暑化湿解毒为原则。

一 饮食疗法

方1

【组　成】冬瓜60克，绿豆30克，海带15克，白糖适量。

【适应证】红痱子。症见灼热，红色小丘疹或丘疱疹，奇痒难忍，兼烦渴，便干，尿短赤等症。

【用　法】水煎汤，白糖调味服食。每日1剂，连服1周。

【来　源】《民间偏方奇效方》

方2

【组　成】鲜鸡屎藤叶30克，蜜枣10枚，红糖少许。

【功　效】补益血气，扶正托毒。

【适应证】白痱子。症见丘疹、丘

疱疹量较少，周围紫黯无光，微痒，兼以面色苍白，少气懒言。

【用　法】前二味加水3碗煎至1碗，去鸡屎藤叶，再加入红糖调味服食。每日1剂，连服1周。

【来　源】《民间偏方奇效方》

二　单方对药

方1

【组　成】黄瓜1条。

【功　效】清热解毒。

【适应证】痱子。

【用　法】洗净，切片，搽患处。每日洗澡后及临睡前各搽1次。

【来　源】《特效偏方》

方2

【组　成】马齿苋适量。

【适应证】痱子。

【用　法】上药煎水，冷后湿敷患处。

【来　源】《药到病除小绝招》

三　外治法

方1

【组　成】枇杷叶60克。

【适应证】痱子。

【用　法】上药洗净，加水适量煎汤，洗澡。

【来　源】《特效偏方》

方2

【组　成】冬瓜适量。

【适应证】痱子。

【用　法】冬瓜去皮，切片绞汁，外擦患处。

【来　源】《特效偏方》

四　中成药

可对症选用金梅冲剂、清凉冲剂、化毒丸、青黛散等。还可选：1%薄荷三黄洗剂外涂。有脓疱或疖肿者，用三黄洗剂外涂；六一散加20%白矾和匀外扑。

五　验方精选

方1

【组　成】金银花、益元散各30克，绿豆衣、薄荷各15克。

【功　效】消暑利湿，生津。

【适应证】痱子。

【用　法】上药加清水1升，煎成汤。代茶饮用，不限量。

【来　源】《传世奇效偏方》

方2

【组　成】芦根30克，金银花、大青叶各20克，荆芥、桔梗、藿香、神曲各12克，蝉蜕、薄荷（后下）、甘草各6克。

【功　效】清热解毒。

【适应证】暑痱。

【用　法】常规煎服法。

【来　源】《传世奇效偏方》

六　西医治疗

1. 一般治疗：适时进服清凉饮料以解暑温、利湿热。在夏季之时，居室应保持通风，睡眠应在阴凉处。

2. 病因治疗：本病主要是由高温、高湿及汗液排泄不畅所致。因此，要加强室内通风散热，以减少出汗和利于汗液蒸发；衣服宜宽大；保持皮肤清洁、干燥。小儿睡觉时出汗较多，应抹干，并经常给小儿翻身，盛夏闷热之时，不要经常把小儿抱在怀里或背在背上。要勤洗澡和更衣，洗澡后可扑上一些爽身粉或六一散，尤其注意额、颈、胸、背、腋窝等皮肤皱襞部位。

3. 对症治疗：①各种清凉粉剂，如痱子粉、婴儿滑石粉等局部外用对轻型病人有效。②清凉止痒剂，如炉甘石洗剂、2%鱼石脂炉甘石洗剂（用于脓痱效果好）。有脓疱或疖肿者，用10%氯霉素外涂患处。③糖皮质激素有助于消除炎症、减轻症状，可遵医嘱使用。

七　生活常识与注意事项

在治疗期间患者应多饮水。饮食宜清淡，切忌辛辣、煎炸、肥甘厚腻及燥热食物和药物。在夏季炎热天气，居室应保持通风，空调温度要适宜，睡眠应在阴凉处。避热就凉，远离郁热住处及环境。

第六节　白癜风

白癜风是一种常见多发的色素性皮肤病。色素脱失斑大小形态不一，呈乳白色，表面光滑，无鳞屑，边缘有色素沉着，境界清楚，数目不定，以面、颈、手背多见，常呈对称分布，患处的毛亦可变白，是一种获得性局限性或泛发性皮肤色素脱失症。易诊断，难治疗。中医学称之为“白癜风”“白驳风”。

一　饮食疗法

方

【组　成】生麻油、白酒各适量。

【功　效】祛瘢，润燥。

【适应证】白癜风。

【用　法】每次用白酒10~15毫升，送服生麻油10~15毫升。每日3次，连服2个月以上。

【来　源】《偏方大全》

二 单方对药

方1

【组 成】当归、柏子仁（去壳）各250克。

【功 效】养血活血。

【适应证】白癜风。

【用 法】上药分别烘干研细粉，蜂蜜适量炼为120丸。每次服1丸，每日3次。

【来 源】《特效偏方》

方2

【组 成】何首乌、枸杞子各15克。

【功 效】滋阴、补肾益肝。

【适应证】白癜风。

【用 法】水煎服。每日2次。

【来 源】《特效偏方》

三 外治法

方1

【组 成】无花果叶、烧酒各适量。

【适应证】白癜风。

【用 法】把无花果叶洗净切细，用烧酒浸泡1周。以此药酒涂擦于患处，每日3次。涂擦此药酒后晒太阳半小时。

【来 源】《偏方大全》

方2

【组 成】补骨脂15克，白蒺藜10克，白酒100毫升。

【适应证】白癜风。

【用 法】上方共浸泡7日后外用，每日2次。如起水疱，待水疱消后再用。

【来 源】《民间偏方奇效方》

四 中成药

可对症选用白灵片、白癜风丸、白灵酊等。

五 验方精选

方1

【组 成】黄芪、茯苓、何首乌、丹参、蒺藜各20克，党参15克，白术、山药、红花、当归、防风、白扁豆各10克，砂仁6克。

【功 效】调和脾胃，通络和营，润肤祛斑。

【适应证】白癜风。

【用 法】常规煎服法。

【来 源】《传世奇效偏方》

方2

【组 成】黄芪、何首乌、蒺藜各15克，当归、川芎、枸杞子、生地黄、白芷各12克，桂枝10克，红花6克。

【功 效】养血祛风，活血通络。

【适应证】白癜风。

【用　法】常规煎服法。

【来　源】《特效偏方》

六　西医治疗

1. 一般治疗：保持心情开朗，要有足够的睡眠，饮食宜清淡富有营养，勿食辛辣刺激及酒类物。

2. 病因治疗：本病病因不明，与多种因素有关。因此，应避免接触有损黑素细胞的化学物质。病损处扩大时，应避免用刺激性强的药物引起皮炎，避免发生同形反应，造成病损进一步发展，避免外伤等。

3. 对症治疗：①补骨脂素及其衍生物，如8-甲氧基补骨脂素和三甲基补骨脂素对产生色素沉着最为有效，可加强紫外线的作用，包括增加黑色素密度、激活酪氨酸酶活性，使黑色素合成转运增加。②糖皮质激素，对泛发性和进展期白癜风患者可口服小剂量糖皮质激素如泼尼松等，对皮损范围小及早期的白癜风患者也可在皮损内注射曲安西龙混悬液。③可选用阿托品或东莨菪碱，每周于白斑中心皮内注射1~2次。④维生素B_{12}，每次0.25~0.5毫克，每周1次，皮损内注射。

对局限型和10岁以下儿童患者可局部应用糖皮质激素治疗，如0.05%卤美他松、0.1%倍他米松二甲基亚砜酒精或霜和0.1%曲安西龙霜外用有一定的疗效。用法为每日外涂1次，3个月内未见色素再生应停止使用。此类药物长期外用可引起皮肤萎缩和毛细血管扩张等副作用。用0.25%~0.5%补骨脂素、10%尿素霜外涂治疗白癜风可提高疗效，用尿素可使黑素细胞容易接受补骨脂素及紫外线照射的作用。

4. 光化学疗法：光化学疗法是将紫外线照射与光敏剂应用相结合的一种疗法。紫外线照射可促使黑素细胞体积增大，树状突延长，细胞内酪氨酸酶活性增强，黑色素合成增加。常用的光敏剂为补骨脂素（8-MOP、TMP），长波紫外线（UVA）加上补骨脂素称PUVA，有显著的色素沉着作用。PUVA适用于10岁以上的局限性皮损者，对长毛部位的较早期皮损疗效好，对慢性、泛发性手足皮损，节段性分布的皮损，线样分布的皮损，无毛部位皮损和浅肤色患者疗效欠佳。

七　生活常识与注意事项

1. 适当增加营养，尽量避免服用维生素C，少吃或不吃富含维生素C的蔬菜和水果。忌食草莓、杨梅，鸡、羊等发物，辛辣燥热食物，忌虾蟹，忌烟酒。用治慢性病心态对待疾病。加强运动，增强体质，多晒太阳。

2. 巩固治疗：白癜风患者临床痊愈后，其免疫功能及微循环障碍方面仍未恢复正常，所以愈后，即白斑完全消失，需再巩固1个疗程。

八 预防

1. 注意环境卫生，住处潮湿、淋雨、风寒、曝晒、摩擦等均可诱发本病，应尽量避免。

2. 防止感染，冻疮、烫伤等外伤均有可能导致本病发生。

第七节 荨麻疹

荨麻疹俗称风团、风疹团、风疙瘩、风疹块（与风疹名称相似，但却非同一疾病），是一种常见的皮肤病。可突然出现皮肤淡红色或苍白色风团，大小不等，瘙痒，并有刺痛或烧灼感，发生迅速，消退亦快，可一日多次发作，还可有发热、腹痛、腹泻或其他全身症状。

一 饮食疗法

方1

【组　成】黑芝麻30克，黄酒15~30克。

【适应证】荨麻疹。

【用　法】黑芝麻研碎，放入杯中，加入黄酒加盖，放锅中隔水蒸15分钟。每晚睡前服食芝麻酒1次。每日1剂，连服1周。

【来　源】《自我按摩保健指南》

方2

【组　成】芫荽、蜂蜜。

【适应证】荨麻疹。

【用　法】取10余棵芫荽的根须洗净切段，煮5分钟，调入蜂蜜饮服。连用3日。

【来　源】《自我按摩保健指南》

二 单方对药

方1

【组　成】玉米须15克，已发酵好的酒酿100克。

【适应证】荨麻疹。

【用　法】将玉米须放入铝锅中，加水适量，煮20分钟后取汁，加入酒酿100克，煮沸食用。

【来　源】《自我按摩保健指南》

方2

【组　成】芋头茎（干茎）30~60克，猪排骨适量。

【功　效】疏风清热解表。

【适应证】风热型。

【用　法】将芋头茎洗净，加入猪排骨炖熟食用。每日服1次。

【来　源】《特效偏方》

三 按摩、针灸

（一）按摩

1. 反射区按摩：足部的大脑、脑垂体、肺、脾、肝等反射区每次5分钟。

2. 穴位按摩：按揉风门、肺俞、脾俞、涌泉、曲池等穴，每穴各30~50次。

（二）针灸

1. 主穴：取曲池、血海、三阴交。面部皮疹加合谷；腰部皮疹加肺俞、肾俞；下肢皮疹加伏兔、风市、委中、足三里。用平补平泻手法，留针10~15分钟。

2. 耳针：取神门、肺区、枕部荨麻疹区（在耳舟区肘肩点上连线内上1/3处），留针1小时。

（三）其他

1. 放血疗法：急性荨麻疹在双耳尖、双中指尖、双足趾尖，经消毒后用三棱针放血，3日1次。慢性者在耳背静脉用三棱针刺放血。

2. 拔火罐疗法：选用大椎、肺俞、神阙，留罐10分钟。每日1次，6次为1个疗程。

四 外治法

方1

【组　成】芝麻根1把。

【功　效】清热、散风、止痒。

【适应证】荨麻疹。

【用　法】洗净后加水煎。趁热烫洗。

【来　源】《奇效方》

方2

【组　成】鲜韭菜根100克。

【适应证】荨麻疹。

【用　法】将上药洗净捣碎，用白纱布包裹，擦患处，疙瘩会自行消退。

【来　源】《奇效方》

五 中成药

可对症选用消风止痒冲剂、皮肤病血毒丸、荆防败毒丸、桂枝合剂、玉屏风丸合桂枝合剂、止痒丸、乌蛇止痒丸、紫云风丸、消风散丸、薄荷三黄洗剂、炉甘石洗剂、肤康止痒水、肤痔清软膏等。

六 验方精选

方1

【组　成】白僵蚕、荆芥穗各10克，蝉蜕5克。

【功　效】止痒清热。

【适应证】荨麻疹。

【用　法】常规煎服法。

【来　源】《偏方大全》

方2

【组　成】葛根、竹叶、蝉蜕、苦参各12克，荆芥、防风、栀子、地骨皮、白鲜皮各10克，大黄（后下）、甘草各6克。

【功　效】祛风、清热、通利。

【适应证】荨麻疹。

【用　法】常规煎服法。

【来　源】《传世奇效偏方》

七 西医治疗

1. 一般治疗：忌食鱼、虾、海鲜及辛辣发散之品。

2. 病因治疗：找出病因，排除发病因素。

3. 对症治疗：①急性荨麻疹：可选用1~2种抗组胺药联合使用，如赛庚啶、阿斯咪唑、氯雷他定、非索那丁等。②慢性荨麻疹：单用H_1受体拮抗剂无效时，可试用H_1受体拮抗剂和H_2受体拮抗剂联合应用以提高疗效。③病情急、皮疹广泛的急性荨麻疹，以及伴有呼吸道或消化道症状者，可加用糖皮质激素治疗。慢性荨麻疹不宜用糖皮质激素治疗。④对伴有喉头水肿、有明显胃肠道症状者，注射肾上腺素有良好的疗效。特别是当患者出现过敏性休克时，要立即给予肾上腺素皮下注射。还可静脉滴注地塞米松或氢化可的松。呼吸困难者，应该立即给氧；窒息用上述方法无效者，必要时做气管切开术。⑤日光性荨麻疹可涂遮光剂。

4. 抗组胺药选用：如氯苯那敏、赛庚啶、苯海拉明、布克利嗪、异丙嗪等，或选用阿司咪唑、特非那定、开瑞坦、斯汀可林、西替利嗪、克敏或美喹他嗪等。重症患者短期内加服泼尼松。

5. 反复发作的慢性荨麻疹，除抗组胺药物外，可酌情选用利舍平、氨茶碱、G-氨基己酸、氯喹、桂利嗪或多塞平等口服，也可注射胎盘组织浆，静脉注射葡萄糖酸钙或硫代硫酸钠，口服或静脉注射维生素C。

八 生活常识与注意事项

注意寻找过敏原，结合病史，如发现对某种食物或药物过敏时，应立即停用，并服缓泻药促进肠道内过敏物质的排泄。床单、被褥要清洁。

九 预防

对有药物、食物、植物、动物过敏者，应做好防范工作，远离过敏原。

第八节　手足癣

手足癣是发生于掌、跖与指、趾间皮肤的浅部真菌感染，足癣俗名“香港脚”，又叫脚气、脚湿气，传染至手而发生手癣（鹅掌风）。中医认为本病多因脾胃湿热或由湿热生虫或疫行相染所致。

一 饮食疗法

方1

【组　成】羊栖菜（海草）30克。

【适应证】足癣。

【用　法】水煎，取汁去渣，当茶饮。每日1剂。

【来　源】《小偏方大功效》

方2

【组　成】紫菜、车前草各15克。

【功　效】清热祛湿。

【适应证】足癣。

【用　法】上药共煎，取汁去渣，分2次当茶饮。每日1剂。

【来　源】《小偏方大功效》

二 单方对药

方1

【组　成】鲜凤仙花适量。

【功　效】活血祛风。

【适应证】手癣。

【用　法】捣烂外敷患处。每日1~2次。

【来　源】《药到病除小绝招》

方2

【组　成】鱼肝油适量。

【适应证】手癣。

【用　法】将丸挤破涂在患处，然后每日涂3~4次。治疗期间保持手部清洁。一般1周左右可治愈。

【来　源】《偏方大全》

三 外治法

方1

【组　成】桑叶7片，砂仁0.9克。

【适应证】鹅掌风。

【用　法】上药用醋煮，滤出药渣，留汁洗患处。

【来　源】《偏方大全》

方2

【组　成】白凤仙花（连根）2大棵，明矾10克。

【功　效】活血通络，消肿止痛。

【适应证】手癣。

【用　法】上药加入醋240克捣烂，搽患处。伏天治疗为宜。

【来　源】《偏方大全》

四 中成药

可对症选用青黛散，用植物油调成糊状，外涂患处。还可选用润肌膏、红油膏、雄黄膏等外搽。每日1~2次。

五 验方精选

方1

【组　成】白蒺藜60克，何首乌30克，马蜂窝12克。

【适应证】脚癣。

【用　法】常规煎服法。

【来　源】《特效偏方》

方2

【组　成】浮萍、荷叶各30克，川楝子18克，甘草10克。

【适应证】脚癣。

【用　法】常规煎服法。

【来　源】《特效偏方》

六　西医治疗

1. 一般治疗：保持皮肤清洁、干燥，皮损处避免搔抓，忌辛辣刺激饮食。及早治疗，防止并发症的发生。

2. 病因治疗：本病为真菌感染所致，治疗以外用抗真菌药为主。如卡氏涂剂、10%冰醋酸、2%克霉唑、复方酮康唑霜和脚气灵软膏等。应尽量避免使用刺激作用和剥脱作用强的酊剂、软膏（如复方土槿皮酊、全量的复方苯甲酸软膏等），以免触发癣菌疹或造成细菌感染等并发症。真菌范围较广泛者，可短期口服抗真菌药物配合治疗。

3. 对症治疗：①浸渍糜烂明显时应先选用枯矾粉、脚气粉等药物将局部干燥后，再采用卡氏涂剂、2%克霉唑和脚气灵、特比萘芬霜、联苯苄唑霜等温和药物。如有继发感染则首先控制细菌感染，然后再用抗真菌药物。②角化过度型足癣病程长，大多数患者都经过多次治疗。治疗应分2步，开始1周采用杀菌作用和剥脱作用强的酊剂，如复方土槿皮酊或全量的复方苯甲酸酊。也可用10%~30%冰醋酸浸泡双足，每次20~30分钟，然后再用癣药膏外搽，如半量的复方苯甲酸软膏、脚气灵或10%~20%的尿素软膏等。③选用派瑞松、达克宁、乌洛托品等外用。

七　生活常识与注意事项

要注意：脸盆、脚盆、毛巾、浴巾等日常生活用品应专人专用。病好后也不要使用自己用过的物品，以防再发。有足癣者夏天尽量穿布鞋或凉鞋，不穿胶鞋、旅游鞋；癣极易复发，要遵医嘱用药；外用药液或膏的方法是从外到内，不能从内到外，以免病灶扩大。

第九节　银屑病

银屑病是一种常见的慢性皮肤病，其特征是在红斑上反复出现多层银白色干燥鳞屑，边界清楚。中医古称之为“白疕”“松皮癣”。

一 饮食疗法

方1

【组　成】乌梅100克，大米100克，白糖少许。

【适应证】银屑病，血燥型。症见皮疹停止发展或逐渐消退，潮红减轻，鳞屑少而附着较紧，瘙痒不堪。

【用　法】乌梅洗净，去核，水煎取汁，加入大米同煮为粥，调入白糖即可食用。

【来　源】《民间偏方奇效方》

方2

【组　成】生槐花、土茯苓各30克，粳米60克，红糖少许。

【适应证】银屑病，血热型。症见皮疹发展迅速，泛发潮红，鳞屑较多，瘙痒明显，伴口干舌燥、便干心烦。

【用　法】前二味加水煎汤取汁，加入粳米、红糖煮粥食用。每日1剂，连服7~8剂。

【来　源】《民间偏方奇效方》

二 单方对药

方1

【组　成】鲜丝瓜叶适量。

【适应证】银屑病，风盛血热型。症见皮疹发展迅速，泛发潮红，鳞屑较多，瘙痒明显，伴口干舌燥、便干心烦。

【用　法】洗净捣烂，涂搽患处，直至局部发红，甚至见隐血为止。7日1次。

【来　源】《民间偏方奇效方》

方2

【组　成】柳条。

【适应证】银屑病。

【用　法】将柳条切成12厘米左右长，放入锅内用水煮，待水呈黑色时，烫洗患处。

【来　源】《偏方治大病》

三 针灸

取大蒜适量去皮，捣烂如泥膏状，敷于患处，厚0.2~0.3厘米，上置艾条按温和灸法操作。每次施灸15~30分钟，或灸至局部灼痛热痒为度。每日或隔日灸治1次，7~10日为1个疗程。

四 外治法

方1

【组　成】白凤仙花12克，白矾6克。

【功　效】清热解毒，收敛。

【适应证】银屑病。

【用　法】研细调匀，涂于患处。

【来　源】《偏方大全》

方2

【组　成】明矾末，石榴皮。

【功　效】抑菌，散瘀。

【适应证】银屑病。

【用　法】用手将鲜石榴皮液挤出，蘸明矾末涂擦患处。每日数次。

【来　源】《偏方大全》

五　中成药

可对症选用克银丸、银屑灵冲剂、银屑丸、紫丹银屑胶囊、白灵片、鱼鳞片、复方青黛片、消银片、猪苓多糖等。

六　验方精选

验方

【组　成】生地黄、白茅根、土茯苓、鸡血藤、板蓝根各15克，赤芍、紫草、当归、丹参、白鲜皮、刺蒺藜各10克。

【适应证】寻常型银屑病。

【用　法】常规煎服法。

【来　源】《病证治疗验方》

七　西医治疗

1. 一般治疗：急性期患者不宜饮酒及吃刺激性的食物。避免物理性、化学性物质和药物的刺激，防止外伤和滥用药物。

2. 病因治疗：积极寻找可能的病因，控制感染，治疗原发病。

3. 对症治疗：①抗肿瘤药物对银屑病有一定疗效，常用的药有甲氨蝶呤、乙亚胺、羟基脲等药，应遵医嘱使用。②维生素类，可选用维生素A，维生素C，维生素D_2等。③维A酸类，可选用阿维A酯。④静脉封闭疗法，用于急性进行期，有一定疗效。⑤选用双丁环磷腺苷与氨茶碱合并应用可提高疗效。

4. 免疫疗法：可选用环孢素A、左旋咪唑、转移因子、疫苗疗法等。

5. 外用药局部治疗：外用药以还原剂、角质剥脱剂及细胞抑制剂为主。可根据病情选用：焦油制剂（如煤焦油、松馏油、糠馏油及黑豆馏油等）、蒽地酚、皮质类固醇、维A酸、卡泊三醇、芥子气软膏、喜树碱及其他外用药等（如5%水杨酸氧化氨基汞软膏，5%~10%硫黄软膏，2%~10%连苯三酚软膏，1：10 000氮芥软膏）。

6. 物理疗法：常用紫外线、光化学疗法、沐浴疗法等。

八　生活常识与注意事项

过敏是银屑病的重要诱发原因之一，应尽量避免接触。

第十节　冻疮

冻疮是人体受寒冷侵袭，引起局部血脉凝滞、皮肤肌肉损伤的疾患。多患于手、足、耳郭等暴露部位，初起局部皮肤呈苍白漫肿、麻木冷感，继则呈青紫色或有斑块、边沿赤红、自觉灼痛、瘙痒等症状。

一　饮食疗法

【组　成】当归20克，肉桂6克，粳米150克，红糖适量。

【适应证】冻疮。

【用　法】前二味药水煎，去渣留农药汁，备用。粳米加水煮粥至熟，加入药汁和红糖，温服。

【来　源】《特效偏方》

二　单方对药

方1

【组　成】萝卜适量。

【适应证】冻疮。

【用　法】萝卜切成大块，放在火上烤热，轻擦患冻疮部位，冷后再烤热再擦。

【来　源】《传世奇效偏方》

方2

【组　成】生姜。

【适应证】手、足冻疮。

【用　法】用生姜自然汁，熬膏涂患处。

【来　源】《民间偏方奇效方》

三　外治法

方1

【组　成】丁香15克，酒150毫升。

【适应证】冻疮久不愈。

【用　法】共煎热敷患处。

【来　源】《民间偏方奇效方》

方2

【组　成】鲜山药适量，蓖麻子仁3~5粒。

【适应证】冻疮。

【用　法】上药共捣烂敷于患处，干即更换，数次即消。

【来　源】《民间偏方奇效方》

四　中成药

对症可选用云南白药酊、冻疮消、冻疮灵等外涂患处，已溃烂者可用20%马勃膏、生肌膏外敷。合并感染者外敷四黄膏。

五　验方精选

方1

【组　成】黄芪、桂枝、芍药、生姜、大枣、鸡血藤、制附子各适量。

【功　效】温经散寒，活血消肿。

【适应证】冻疮。

【用 法】常规煎服法。

【来 源】《特效偏方》

方2

【组 成】当归30克，桂枝（去皮）、炙通草各15克，赤芍12克，大枣（去核）、甘草各10克，细辛3克。

【功 效】温经散寒，养血通脉。

【适应证】能预防耳部冻疮。

【用 法】常规煎服法。每周2剂，连续服用1个月。

【来 源】《传世奇效偏方》

六 西医治疗

①冻疮初起尚无水疱糜烂时，可外用10%樟脑酊、冻疮酊、辣椒酊、复方山莨菪碱软膏等。②形成溃疡无感染时，可外用猪油蜂蜜软膏。如继发感染时，用0.1%依沙吖啶溶液湿敷，使其干燥后外用莫匹罗星软膏包扎。③物理疗法：红外线、热辐射器、恒磁场紫外线、直流电等局部理疗。

七 生活常识与注意事项

注意保暖，防皮肤破损。鞋袜不宜过紧，受冻部位不宜立即烘烤及用热水浸泡，以防溃烂。保持服装、鞋、袜的干燥。注意休息和增加营养，增加抗寒能力。

八 预防

防寒保暖是预防本病的关键，在冬季及在冰冷环境工作者，务必做到防冻。冬季出行应当保护皮肤暴露处，可以使用防寒口罩、手套和耳套。加强营养和运动，以增加抗寒能力。必要时用药物预防。

第十一节 疥疮

疥疮是由于疥虫感染皮肤引起的慢性接触性皮肤病。本病传播迅速，疥疮的体征是皮肤剧烈瘙痒（晚上尤为明显），而且皮疹多发于皮肤皱褶处，特别是阴部。疥疮是通过密切接触传播的疾病。

一 饮食疗法

方1

【组 成】百部根5寸，米酒适量。

【适应证】疥疮。

【用 法】百部根火炙、切碎，加

入米酒，浸7日后可饮用。每次1杯，每日2~3次。

【来 源】《特效偏方》

方2

【组 成】冬瓜200~400克，薏苡仁30~50克，白糖适量。

【适应证】疥疮早期。症见局部有圆形小结节，红肿，疼痛。

【用 法】煎汤代茶饮。每日1次，连服4~5日。

【来 源】《民间偏方奇效方》

二 单方对药

方

【组 成】苍术100克，苦参50克。

【适应证】疥疮中期。症见水疱破后流黄水者。

【用 法】上药研末，炼蜜为丸。每次口服5克，每日2次。

【来 源】《民间偏方奇效方》

三 外治法

方1

【组 成】黄连、苍耳子各10克，冰片2克，凡士林适量。

【适应证】疥疮。

【用 法】上药研末，加入凡士林调匀，擦患处。

【来 源】《民间偏方奇效方》

方2

【组 成】硫黄、雄黄各10克，樟脑3克，麻油适量。

【适应证】疥疮，症见脓疱、脓痂。

【用 法】上三味药研成细末，用麻油调匀。擦患处。

【来 源】《民间偏方奇效方》

四 验方精选

方1

【组 成】威灵仙、蔓荆子、何首乌、苦参各15克。

【适应证】通身疮疥，经年不止。

【用 法】上药研成细末。每次6克，食前温酒调服之。每日3次。

【来 源】《偏方大全》

方2

【组 成】苦参150克，荆芥穗50克，茶适量。

【适应证】疥疮。

【用 法】上药研末，炼蜜为丸，清茶送服。

【来 源】《特效偏方》

五 西医治疗

1. 一般治疗：加强个人卫生，患者的衣服、被褥、毛巾等用具应煮沸杀虫，或日光曝晒。皮损处避免搔抓，忌辛辣刺激饮食。

2. 病因治疗：可选用10%硫黄膏、疥得治霜、优力肤霜、三氯苯醚菊酯霜剂、苯甲酸苄酯、甲硝唑软膏等外用。

3. 对症治疗：①瘙痒严重，影响睡眠时可予氯苯那敏、多塞平等。②有继发感染时应加用抗生素，如红霉素、甲硝唑等。③对顽固难治的疥疮结节可用氟轻松软膏等。④局部封闭：可选用2%苯甲醇溶液、1%普鲁卡因溶液加强的松龙注射液封闭。

第十二节　痤疮

痤疮俗称“青春痘”“暗疮”“粉刺”，是青春期常见的一种毛囊皮脂腺的慢性炎症性皮肤病。当细菌感染后，可引起毛囊炎症，出现红肿浸润、化脓、痛痒，消退后遗留下许多凹陷性小瘢痕。好发部位多在面部、上胸、背部等处。一般在青春期过后可自然痊愈。

一　饮食疗法

方1

【组　成】薏苡仁50克，红糖适量。

【适应证】痤疮，湿热型。症见脓疱，舌红苔薄黄。

【用　法】薏苡仁加水煮粥，粥熟时加入红糖即可。每日1剂，连续服用。

【来　源】《民间偏方奇效方》

方2

【组　成】桃仁15克，甜杏仁10克（用纱布包，加水煎取汁），粳米80克，薏苡仁各25克，绿豆20克，枸杞子，海带各10克。

【功　效】清热解毒，清火消炎，活血化瘀，养明润肤。

【适应证】痤疮。

【用　法】一同煮粥食用。每日2次。

【来　源】《自我按摩保健指南》

二　单方对药

方

【组　成】白花蛇舌草50克。

【适应证】痤疮。

【用　法】加水煎服，每日1剂。药渣加水1 000毫升煎，待温后搽洗患处。每日3次。

【来　源】《单方偏方精选》

三　按摩、针灸

1. 穴位点按：足三里、肺俞、胃俞、小肠俞、三焦俞、百会、四神聪、神庭、玉枕、风池等穴，以有酸胀感为度。

2. 用手指从腕至指端，沿手大肠经，手三焦经，手小肠经做按揉摩擦

5~10遍，用毛刷垂直地刷外侧5遍。

3. 在足太阳膀胱经经线（背部正中线两侧旁开1.5寸和3寸）做自上而下的揉擦，拍打法。

四 外治法

方1

【组　成】浮萍（晾干）150克。

【适应证】痤疮，风热型。症见颜面潮红，粉刺热，疼痛或有脓疱。

【用　法】打碎，过筛为末，以白蜜调和，稀稠得所，入瓷盒中备用。用时敷涂面部。

【来　源】《民间偏方奇效方》

方2

【组　成】新鲜芦荟60克。

【适应证】各型痤疮。

【用　法】把芦荟捣烂取汁，擦洗患处。每日2~3次，10日为1个疗程。

【来　源】《民间偏方奇效方》

五 中成药

可对症选用泻黄散、防风通圣丸、当归苦参丸、痤疮膏等。

六 验方精选

方1

【组　成】金银花、天花粉、苦参、黄芩、生地黄、黄柏各12克，当归、白芷各9克。

【功　效】清热解毒，凉血化瘀，燥湿止痒。

【适应证】痤疮。

【用　法】常规煎服法。

【来　源】《传世奇效偏方》

方2

【组　成】金银花、蒲公英各15克，山楂、虎杖各10克，大黄10克。

【功　效】清热解毒，通腑。

【适应证】痤疮。

【用　法】常规煎服法。

【来　源】《传世奇效偏方》

七 西医治疗

1. 局部治疗：①抗生素类适用于丘疹性痤疮和脓疱性痤疮，如常用1%~2%水氯酊、2%氯霉素酊、1%克林霉素溶液或1%林可霉素溶液等外涂。②硫黄水杨酸制剂适用于丘疹性痤疮、脓疱性痤疮，如常用3%~8%硫黄洗剂或乳剂、1%~2%水杨酸洗剂或霜剂外用。③维A酸类适用于丘疹性痤疮、脓疱性痤疮、结节性痤疮和囊肿性痤疮，如常用0.05%~0.1%维A酸霜（凝胶或溶液）外用。④过氧化苯甲酰适用于丘疹性痤疮、脓疱性痤疮，如常用2.5%~10%过氧化苯甲酰洗剂（凝胶和霜剂）外涂。

2. 全身治疗：①抗生素临床表现以感染为主的应选用抗生素，如四环素、红霉素等。②对于严重结节、囊肿性损害，其他方法治疗无效者，可短期应用皮质激素，亦可与抗生素联合应用，在皮损控制后再单独用抗生素维持。③异维A酸胶丸用于常规治疗失败的重度痤疮及伴高皮脂溢出者，适用于结节性痤疮及囊肿性痤疮。④氨苯砜可用于结节性痤疮、囊肿性痤疮、聚合性痤疮的患者。

八 生活常识与注意事项

远离紫外线、电磁辐射等不良因素。患部切忌挤压，以免引起感染。常用温水、含硫黄或其他去脂类香皂、洗剂洗涤患处。

第十三节 脱发

脱发症见头发脱落成圆形或不规则形，小如指甲，大如钱币或更大，数目不一，皮肤光滑而亮。

一 饮食疗法

方1

【组　成】鲜桑椹、蜂蜜各适量。

【功　效】滋补肝肾，生发养发。

【适应证】头发脱落。

【用　法】依法制成膏，装瓶备用。每次1~2汤匙，温开水送下。每日2次。

【来　源】《古今桑系列验方大全》

方2

【组　成】桑叶茶30克。

【功　效】生发养发。

【适应证】头发脱落。

【用　法】每次15克，开水冲泡饮用，每日2次。药渣加温开水，外涂局部。14日为1个疗程，可连用2~6个疗程。

【来　源】《古今桑系列验方大全》

二 单方对药

方1

【组　成】柚子核25克。

【适应证】脱发，头发枯黄。

【用　法】用开水浸泡约1昼夜。用柚子核及柚子核液涂擦患处。每日2~3次。

【来　源】《特效偏方》

方2

【组　成】陈醋200毫升。

【适应证】头发脱落、头皮痒、头屑多。

【用　法】加水500毫升，烧热洗头。每日1次，宜常洗。

【来　源】《特效偏方》

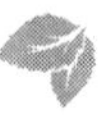

三 按摩

1. 按摩头皮防脱发：五指伸开，用手指头在头皮上轻轻按摩，先前、后方向按摩，再左、右方向按摩，最后转圈按摩，每次10分钟，早晚各1次。持之以恒，既防脱发白发，又延年益寿。

2. 按摩涌泉穴，或艾灸，或泡脚法。

3. 按摩百会穴后，空拳轻叩。

四 外治法

方1

【组　成】榧子3枚，核桃2个，侧柏叶30克。

【适应证】肾虚型脱发。

【用　法】上药共捣碎，浸雪水梳头。

【来　源】《特效偏方》

方2

【组　成】透骨草45克。

【功　效】祛风除湿，活血祛瘀。

【适应证】脂溢性脱发。

【用　法】水煎，先熏后洗，熏、洗各20分钟，洗后勿用水冲洗头发。连用4~12日。

【来　源】《特效偏方》

五 中成药

可对症选用生发丸、除脂生发片、精乌颗粒、乌鸡白凤丸、二至丸、白金丸等。

六 验方精选

方1

【组　成】桑椹、生地黄、熟地黄、鸡血藤、白芍、何首乌各15克，黄芪30克。川芎、墨旱莲各9克，天麻、冬虫夏草、木瓜各6克。

【功　效】滋补肝肾，养血生发。

【适应证】脱发、斑秃。

【用　法】常规煎服法。

【来　源】《古今桑系列验方大全》

方2

【组　成】枸杞子、制何首乌、墨旱莲、熟地黄、桑椹、菟丝子、女贞子、茯苓各12克，当归、肉苁蓉各9克。

【功　效】补肝益肾，生发长发。

【适应证】脱发。

【用　法】常规煎服法。

【来　源】《古今桑系列验方大全》

七 西医治疗

1. 一般治疗：调节饮食，忌食辛辣刺激饮食。避免精神过度紧张。

2. 对症治疗：①对有明显精神因素者，可给予内服溴剂或其他镇静剂。②迅速广泛脱发包括全秃或普秃患者可应用糖皮质激素，如泼尼松口服，数日后可逐渐减量。③局部治疗：局部外用药可促进局部充血或刺激局部，促使毛发再生。常用的如2%米诺地尔溶液、0.1%蒽林霜、0.02%盐酸氮芥溶液等。根据患者的情况，酌情选用。也可进行类固醇激素、维生素E、阿托品、东莨菪碱等药物局部注射。④其他疗法：包括物理疗法、冷冻疗法、氦氖激光疗法、光化学疗法、组织疗法等对斑秃治疗均有一定疗效。

八　生活常识与注意事项

加强营养，多食新鲜水果和蔬菜，忌烟酒及辛辣饮食。保持心情舒畅，避免精神过度紧张，避免恶性刺激，忌忧郁。

九　预防

平时多按摩头皮、勤梳头，常做头部或穴位按摩，以保健护发。生活要有规律，睡眠时间要足够。惜精神，调饮食，多调补肝肾。

第十五节　白发病

白发不包括老年性自然衰老后所致的白发，而指因遗传因素或某些疾病所致的早年性白发病。现代医学认为，白发症主要是毛发黑素形成减少，黑素细胞的功能减弱，酪氨酸酶的活动减低所致。凡情绪过度紧张、用脑过度、忧虑、惊恐、神经外伤等都可能造成白发。此外，发生慢性消耗性疾病时，也可能出现白发。

一　饮食疗法

方1

【组　成】枸杞子、何首乌各15克。

【功　效】养阴补肾，乌发。

【适应证】白发。

【用　法】用开水冲泡代茶服。每日1剂。

【来　源】《特效偏方》

方2

【组　成】黑米100克，黑芝麻、黑豆各10克。

【适应证】须发早白。

【用　法】共煮粥食用。

【来　源】《自我按摩保健指南》

二 单方对药

方❶

【组　成】黄精20克。

【适应证】须发早白，气虚发枯。

【用　法】黄精洗净切片，装入纱布袋内，扎紧口，浸入500毫升酒内，30日即成。每日饮1小盅。

【来　源】《民间偏方奇效方》

方❷

【组　成】制何首乌60克。

【适应证】须发早白，血虚发枯。

【用　法】何首乌切碎，浸入500毫升白酒中，密封，每日摇动数次，5日即可饮用。每日1~2次，每次10~15毫升。

【来　源】《民间偏方奇效方》

三 按摩

1. 穴位按摩：风池、率谷、玉枕、百会、上星等穴。

2. 用刮痧板点揉攒竹、睛明、四白、太阳、丝竹空，刮拭曲池、外关、合谷15分钟。

3. 用双手搓热，贴熨眼部1分钟；用双手搓热，贴熨摩腹1分钟。

4. 五指伸开，用手指头在头皮上轻轻按摩，先前、后方向按摩，再左、右方向按摩，最后转圈按摩，每次10分钟，早晚各1次。持之以恒，既防白发、脱发，又延年益寿。

5. 按摩命门、肾俞、三阴交数遍。最后拿捏颈部及肩部15遍。

6. 梳头：用双手手心向内，手指分开如爪，从额抓到头后颈部，如用梳子梳头一样，但要抓得头皮沙沙作响。反复抓30~50次，抓后以头发有发热感为度。

四 外治法

方❶

【组　成】石榴适量。

【适应证】白发。

【用　法】石榴连同皮、核捣烂，取汁液，涂于须发上。

【来　源】《特效偏方》

方❷

【组　成】米醋1 000毫升，黑大豆500克。

【适应证】女性白发。

【用　法】黑大豆用米醋煮，去豆，再煎如糊状，染发。

【来　源】《特效偏方》

五 中成药

可对症选用桑椹膏、乌发丸等。

六 验方精选

方❶

【组　成】黑豆、黑芝麻各250克，何首乌60克，熟地黄20克。

【功 效】养阴补肾，乌发。

【适应证】白发。

【用 法】上药分别炒熟，研细末，拌匀，以蜂蜜为丸如黄豆大。每次服30~40粒，温开水送服，每日2次。

【来 源】《特效偏方》

方❷

【组 成】巨胜子、菊花、茯苓各1 000克。

【适应证】白发。

【用 法】上药共研细末，以蜂蜜为丸如绿豆大。吞服。每日3次，3个月为1个疗程。

【来 源】《特效偏方》

参考文献

[1] 张丰强，郑英．首批国家级名老中医效验秘方精选[M]．北京：国际文化出版公司，1996.

[2] 米一鹗．首批国家级名老中医效验秘方精选续集[M]．北京：今日中国出版社，1999.

[3] 高山．偏方大全[M]．成都：四川大学出版社，2014.

[4] 刘利，苏坤成，徐兴耀，等．古今桑系列验方大全[M]．北京：中国农业科学技术出版社，2016.

[5] 吴艳华，郭桃美，肖达民，等．单方偏方精选[M]．广州：广东科技出版社，1995.

[6] 曾德环，程方，黎国昌，等．中国秘方验方精选续集[M]．广州：广东科技出版社，1994.

[7] 曹金洪．偏方秘方验方[M]．乌鲁木齐：新疆人民卫生出版社，2014.

[8] 宋敬东．偏方治大病[M]．天津：天津科学技术出版社，2014.

[9] 高景华．特效偏方[M]．西安：陕西科学技术出版社，2013.

[10] 矫浩然．中老年自我治病奇效方[M]．天津：天津科学技术出版社，2015.

[11] 温梦霞．传世奇效偏方[M]．福州：福建科学技术出版社，2015.

[12] 胡永盛，韩捷，孙立，等．民间偏方奇效方[M]．长春：吉林科学技术出版社，2016.

[13] 李世文，康满珍，李亿，等．当代中医外治妙方[M]．郑州：河南科学技术出版社，2018.

[14] 李世文．当代妙方[M]．北京：人民军医出版社，1990.

[15] 朱永康，张亚大，张平，等．前列腺病有问必答[M]．南京：江苏科学技术出版社，2001.

[16] 马洪莲．很老很老的老偏方[M]．天津：天津科学技术出版社，2013.

[17] 杨奕．手到病自除[M]．南京：江苏人民出版社，2009.

[18] 刘仲喜，田新乐，要全芳，等．验方治病10分钟[M]．石家庄：河北科学技术出版社，1996.

[19] 康锁彬，许秀兰，刘旭辉，等. 外敷治病10分钟[M]. 石家庄：河北科学技术出版社，1996.
[20] 刘方泉，高计华，魏俊燕，等. 西药治病10分钟[M]. 石家庄：河北科学技术出版社，1996.
[21] 庞国明，郑万善，韩建涛，等. 药到病除小绝招[M]. 北京：中国科技出版社，2014.
[22] 詹锐文，肖达民，刘晓虹，等. 病证治疗验方[M]. 广州：广东科技出版社，1999.
[23] 胡予. 专家诊治甲状腺疾病[M]. 上海：上海科学技术文献出版社，2012.
[24] 李家庚，傅延龄，肖万泽，等. 内分泌代谢证治精要[M]. 北京：科学技术文献出版社，1999.
[25] 杨晓晖，董秀文，张力，等. 糖尿病医方1000首[M]. 北京：科学技术文献出版社，2000.
[26] 夏仁云，陈安民，张良华，等. 骨科疾病诊疗指南[M]. 北京：科学出版社，1999.
[27] 徐三文，金福兴，广金凤，等. 骨与关节病效方300首[M]. 北京：科学技术文献出版社，2000.
[28] 李世文. 中成药新用途[M]. 郑州：河南科学技术出版社，2017.
[29] 广东中医学院五官科教研组. 五官科学讲义［M］. 出版者：不详，1978.
[30] 陈镜合，岑烈芳，梅广源，等. 现代中医急诊内科学[M]. 广州：广东科技出版社，1996.
[31] 魏执真，王越，周燕青，等. 心律失常中医诊治[M]. 北京：北京医科大学中国协和医科大学联合出版，1998.
[32] 张聪，苏涛锋，赵闯，等. 祖传方[M]. 北京：北京科学技术出版社，2017.
[33] 崔娟. 自我按摩保健指南[M]. 北京：华龄出版社，2012.
[34] 朱永华. 足部按摩保健康[M]. 北京：金盾出版社，2016.
[35] 崔晓丽. 对症按摩[M]. 福州：福建科学技术出版社，2014.
[36] 承谈安. 中国针灸学[M]. 北京：中国医药科学技术出版社，2017.
[37] 吴艳华，余卓文，肖达文，等. 中风及中风后遗症验方[M]. 广州：广东科技出版社，2005.
[38] 张爱卿. 小偏方大功效[M]. 乌鲁木齐：新疆人民卫生出版社，2014.
[39] 万力生，周大桥，钱小奇，等. 皮肤科中西医结合诊疗技巧[M]. 广州：广东科技出版社，2005.
[40] 刘新民，王涤非，凌敏，等. 全科医生诊疗手册[M]. 北京：化

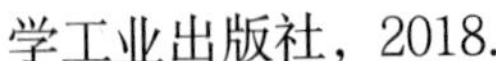

学工业出版社，2018.

[41] 李文亮，齐强，王天明，等. 千家妙方[M]. 北京：解放军出版社，1982.

[42] 候伟. 千家妙方[M]. 乌鲁木齐：新疆人民卫生出版社，2014.

[43] 尚建中，崔丙生，张正行，等. 消化病临床手册[M]. 北京：北京科学技出版社，1999.

[44] 上海第一医学院《实用内科学》编写组. 实用内科学[M]. 北京：人民卫生出版社，1978.

[45] 汪受传. 中医儿科学[M]. 上海：上海科学技术出版社，2017.

[46] 黄振鸣. 奇难杂症[M]. 广州：广东科技出版社，1983.

[47] 黄鹤举，黄德林，王恩良，等. 疑难杂症治验第三卷[M]. 北京：中国医药科技出版社，1995.

[48] 谢幸，苟文丽，林仲秋，等. 妇产科学[M]. 北京：人民卫生出版社，2015.

[49] 广东中医学院妇产科教研组. 妇产科学讲义[M]. 出版者：不详，1973.

[50] 宁波市孝闻卫生防治所. 中医外科[M]. 北京：人民卫生出版社，1975.